Langenbecks Archiv
für Chirurgie

Supplement 1972

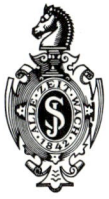

Chirurgisches Forum
für experimentelle und klinische Forschung

89. Kongreß der Deutschen Gesellschaft für Chirurgie, München 10.-13. Mai 1972

Forum-Kommission

F. Linder, Heidelberg
O. Boeckl, Salzburg
H. G. Borst, Hannover
F. W. Eigler, Essen
F. Largiadèr, Zürich
K. Messmer, München
E. Raschke, Bonn
H.-D. Röher, Heidelberg
J. Schmier, Heidelberg
L. Schweiberer, Homburg
M. Trede, Heidelberg

Schriftleitung:
F. Linder, H. Krebs, H. Rudolph

Springer-Verlag
Berlin Heidelberg New York

ISBN 3-540-05791-9 Springer-Verlag Berlin Heidelberg New York

The exclusive copyright for all languages and countries, including the right for photomechanical and other reproductions, also in microform, is transferred to the publisher.

The use in this journal of registered or trade names, trademarks etc. without special acknowledgements does not imply, that such names as defined in the relevant protection laws, may be regarded as unprotected and thus free for general use.

Alle Rechte, einschließlich das der Übersetzung in fremde Sprachen und das der fotomechanischen Wiedergabe oder einer sonstigen Vervielfältigung, vorbehalten. Jedoch wird gewerblichen Unternehmen für den innerbetrieblichen Gebrauch nach Maßgabe des zwischen dem Börsenverein des Deutschen Buchhandels e. V. und dem Bundesverband der Deutschen Industrie abgeschlossenen Rahmenabkommens die Anfertigung einer fotomechanischen Vervielfältigung gestattet. Wenn für diese Zeitschrift kein Pauschalabkommen mit dem Verlag vereinbart worden ist, ist eine Wertmarke im Betrage von DM 0,40 pro Seite zu verwenden. *Der Verlag läßt diese Beträge den Autorenverbänden zufließen.*

Die Wiedergabe von Gebrauchsnamen, Handelsnamen, Warenbezeichnungen usw. in dieser Zeitschrift berechtigt auch ohne besondere Kennzeichnung nicht zu der Annahme, daß solche Namen im Sinne der Warenzeichen- und Markenschutz-Gesetzgebung als frei zu betrachten wären und daher von jedermann benutzt werden dürften.

Printed in Germany by Offsetdruckerei J. Beltz OHG, Weinheim
© by Springer-Verlag Berlin Heidelberg 1972
Library of Congress Catalog Card Number: 72-78341

Vorwort

Aufgabe der experimentellen und klinischen Forschung in unserem Fach ist es, über die Empirie hinaus den Weg für die praktische Chirurgie von morgen zu bahnen. Beide Richtungen werden dann besonders fruchtbar sein, wenn sie sich nicht als Gegensatz, sondern als Ergänzung verstehen. Selbstverständlich ist sich der verantwortungsvolle Chirurg stets mit Anerkennung und Dankbarkeit all der Fortschritte bewußt, die gerade in den letzten 100 Jahren die nicht-chirurgischen Disziplinen mit ihrer Grundlagenforschung (wie zum Beispiel die Pathologie und Bakteriologie, Haematologie, Biochemie und Elektronik bis zur Immunologie etc.) der operativen Medizin beschert haben.

Trotzdem sollte die chirurgische Forschung in der Klinik ebenso wie im experimentellen Laboratorium Anregung und Ziel ihrer Arbeitsprojekte vorwiegend als Dienst am kranken Menschen verstehen. Hierbei ist es keineswegs ausgeschlossen, daß die Exposition mit dem Krankenbett oftmals ganz unerwartet den Anstoß für neuartige Entwicklungen eröffnet, die in ganz anderer Richtung zum klinischen Tragen kommen. Als vielleicht spektakulärstes Beispiel sei hier nur die Entwicklung des extrakorporalen Kreislaufs durch John Gibbon angeführt, die ursprünglich dem verzweifelten Wunsch eines jungen Chirurgen nach einem temporären „Lungenersatz" zur Behandlung der fulminanten pulmonalen Embolie entsprang und in der Folgezeit das Tor zu den bis dahin unvorstellbaren Operationsverfahren am offenen Herzen aufstieß.

Auch in der deutschsprachigen Chirurgie hat die klinische und experimentelle Forschung eine große Tradition, die ihren Niederschlag nicht zuletzt auch bei den jährlichen Kongressen der Deutschen Gesellschaft für Chirurgie gefunden hat. Die Namen von Gustav Simon, der seine erste erfolgreiche Nephrektomie am Menschen erst nach gründlicher experimenteller Prüfung der Auswirkungen einer einseitigen Nierenentfernung am Hund ausführte, von Theodor Kocher mit seinen postoperativen Beobachtungen zur Schilddrüsenphysiologie und von Ferdinand Sauerbruch mit seinem die Thoraxchirurgie ermöglichenden Druckdifferenzverfahren sind nur einige Beispiele, die – auch international anerkannt – die sinnvolle Einheit von experimenteller und klinischer Forschung bis zum heutigen Tag bewiesen haben.

Genau vor 20 Jahren fand auf dem 69. Kongreß unter der Präsidentschaft von K. H. Bauer die erste experimentelle Sondersitzung (Leiter: Erich Freiherr von Redwitz) statt, die in glücklicher Kooperation mit den Experimentalchirurgen bis zu diesem Jubiläumskongreß ständig erweitert wurde. In klarer Erkenntnis einer notwendigen Entwicklung hat nunmehr das Präsidium der Deutschen Gesellschaft für Chirurgie am 22. 1. 1972 beschlossen, die Einrichtung eines einheitlichen Forum für experimentelle und klinische Forschung auch für die folgenden Kongresse zu institutionalisieren und jeweils bis zur ersten Sitzung einen gedruckten Forumband als zitierfähige Unterlage in preisgünstiger Form vorzulegen.

Hierzu erschien es sinnvoll, die im vergangenen Jahr nominierte Auswahlkommission aus verschiedenen Kliniken in enger Kooperation mit der Sektion für experimentelle Chirurgie zunächst weiter amtieren und sich in Zukunft durch eine zeitlich gleitende Zuwahl von neuen Mitgliedern ergänzen zu lassen. Zu diesen gehört ex officio der jeweils amtierende Präsident. Die Bedingungen für die Anmeldung von Beiträgen zum Forum 1973 finden sich auf Seite 433 dieses Bandes.

Um die redaktionelle Bearbeitung dieses ersten Bandes haben sich Herr H. Rudolph, unsere Kliniksekretärin Fräulein I. Baumert und Mr. W. Carney – Boston (Kontrolle der deutsch-englischen Übersetzungen) ganz besonders verdient gemacht.

Die besten Wünsche der Gesellschaft begleiten dieses „Forum" als wichtigen Bestandteil unserer Kongresse, in dem wegen des kleineren Kreises im Gegensatz zu den großen klinischen Fortbildungsthemen mehr Zeit für eine lebendige Diskussion gesichert werden soll.

Heidelberg, im März 1972   Der Präsident für 1971/72
                              Professor Dr. Dr. h. c. Fritz Linder

Inhaltsverzeichnis / Contents

Traumatologie / *Traumatology*

99. Reichmann, W.: Einrichtung und Zweckerfüllung eines Traumatologischen Labors   1
    Design and development of an experimental laboratory for the study of traumatology
100. Sattel, W., Nelson, J. Ph.: Bakteriologische Untersuchungen in einem Querstrom-Operationsraum   3
    Bacteriological evaluation of a cross-flow operating room
    Kramer, G.: Die Therapie der Verbrennungen unter den Bedingungen des Laminar-Flow-Systems   7
    Laminar air flow isolation systems in burn management
102. Städtler, K., Allgöwer, M., Schoenenberger, G. A.: Experimentelle Grundlagen für eine spezifische Differenzierung von Verbrennungs- und Verbrühungstrauma   11
    The experimental basis for a differentiation between burn and scald trauma
103. Sollinger, H. W., Bohmert, H., Petzold, D., Seinfeld, H., Brendel, W.: Abstoßungsphänomene fetaler Hautxenotransplantate   15
    Rejection phenomena of fetal skin xenotransplants
104. Klein, P.: Neue Methode zum Verschluß großer oder schlecht heilender Wunden   19
    A new method for speeding the closure of granulating wounds
105. Stöhrer, M., Preis, G., Georgi, P., Langhoff, J., Franke, D.: Untersuchungen über den Einfluß von Cerclagen auf die Durchblutungsverhältnisse am Hundeknochen   23
    The influence of circlage on blood flow in dog bone
106. Eitel, F., Dambe, L. T.: Instabilität und Vascularisation langer Röhrenknochen im Experiment   27
    Instability and vascularisation of long tubular bones; experimental study
107. Dambe, L. T., van de Berg, A.: Vascularisation der Tibia im Experiment nach stabiler extra- und intramedullärer Osteosynthese   31
    Vascularisation of the tibia following experimental stable extra- and intramedullary osteosynthesis
108. Szyszkowitz, R., Weiss, H., Bindrich, J., Engel, A.: Untersuchungen mit radioaktiv markiertem Knochenzement bei Kombinationsosteosynthesen   35
    Experimental combination osteosynthesis using radioactively labelled bone cement
109. Brennwald, J., Perren, S. M.: Bestimmung der Knochendehnung in vitro und in vivo nach Plattenosteosynthese   39
    The measurement of strain in bone in vitro and in vivo following plate osteosynthesis
110. Kämmerer, H., Gärtner, E.: Der Einfluß von Röntgenstrahlen auf die Knochenbildung   43
    The effect of X-ray on bone growth
111. Dustmann, H. O., Puhl, W.: Hämarthros und Arthrose   47
    Hemarthrosis and degenerative joint disease
112. Pässler, H. H., Henkemeyer, H., Burri, C.: Funktionelle Behandlung nach Bandnaht und -plastik am Kniegelenk   51
    Functional management after ligamentous repair in the knee
113. Wessinghage, D.: Erfahrungen mit der Silastic-Fingergelenksprothese nach Swanson   55
    Experience with the Swanson Silastic phalangeal joint prosthesis
114.–117. Veröffentlichung im Kongreßbericht in Langenbecks Arch. Chir. 1972
    Will be published in the Kongressbericht in Langenbecks Arch. Chir. 1972

Transplantation / *Transplantation*

118. Wintzer, G., Voigtmann, R., Salfner, B., Siebel, E., Uhlenbruck, G.: Zur Methodik der Isolierung und Charakterisierung von Transplantationsantigenen 59
    The isolation and characterization of transplantation antigens
119. Coburg, A. J., Pichlmayer, R.: Immunsuppression mit Prednisolon als Stoßtherapie nach Organtransplantationen 63
    Immunosuppression with prednisolone in the management of transplant rejection
120. Thiede, A., Sonntag, H.-G., Leder, L.-D., Müller-Hermelink, H.-K., Müller-Ruchholtz, W.: Morphologische Blut- und Lymphknotenveränderungen durch immunosuppressiv wirksame heterologe Antiseren 67
    The effect of immunosuppressive heterologous antisera as seen in perifetal blood and lymph nodes
121. Halbfass, H. J., Staib, I., Heinze, V., Vonend, E., Mattes, P., Filser, T.: Anwendung von Lymphocytenfraktionen zur Herstellung immunsuppressiver Antiseren 71
    The use of lymphocyte fractions in the production of immunosuppressive antisera
122. Largiader, F.: Linder, E., Uhlschmidt, G., Grob, P.: Spätresultate der ALG-Therapie nach Nierentransplantation 75
    Late results of ALG therapy following renal transplantation
123. Michaelis, W. E., Köhnlein, H. E., Schuler, U.: Die Wirkung lokal applizierter Corticosteroide auf die Überlebenszeit von Hauttransplantaten bei Inzuchtmäusen 79
    The effect of locally applied corticosteroids on the survival time of skin transplants in inbred mice
124. Klaue, P.: Vergleichsuntersuchungen von immunsuppressiver Aktivität und schädlichen Nebenwirkungen der Corticosteroide Methylprednisolonazetat und Triamcinolonazetonid bei Hautallotransplantationen bei Kaninchen 83
    Comparison of the immunosuppressive activity and side effects of methylprednisolone and triamcinolone in the management of canine skin transplants
125. Mendler, N., Corell, J., Land, W., Gams, E., Wolff, A., Pielsticker, K., Schraut, W. Sebening, F.: In-vitro Hämoperfusion xenogener Organe in verschiedenen Spezieskombinationen 87
    In vitro hemoperfusion of xenogenous organs using several species combinations
126. Gams, E., Eckersdorf, B., Frost, H., Land, W., Pielsticker, K., Sebening, F.: Untersuchungen zur hyperakuten Abstoßung von xenogen transplantierten Schweineherzen 91
    Hyperacute rejection of xenogenetically transplanted pig hearts
127. Wagner, O.: Das Verhalten des Pulmonalgefäßwiderstandes in Abhängigkeit vom Herzminutenvolumen nach Denervation und Reimplantation der linken Lunge beim Hund 95
    The behaviour of pulmonary and cardiac minute volume after denervation and reimplantation of the left lung in dogs
128. Kozuscheck, W., Siedek, M., Hörster, B., Abels, I., Sennekamp, N.: Prognostische Bedeutung der Gamma-GT-, LAP- und Lysozym-Aktivitäten im Urin unter Langzeitperfusion 99
    The prognostic meaning of gamma GT, LAP, and Lysozyme activity in urine during prolonged renal perfusion
129. Grotelüschen, B., Wilmanns, R., Pichlmayer, R.: Nierenkonservierung durch Kombination von Dauerperfusion und anschließender hypothermer Lagerung 103
    Kidney preservation using continuous perfusion and hypothermia
130. Grundmann, R., Liebau, G., Pichlmaier, H.: Stoffwechseluntersuchungen an hypotherm perfundierten Hundenieren 107
    Metabolic investigations of the hypothermic perfused dog kidney
131. Reinhardt, H. W., Lauschke, H., Kaczmarczyk, G., Neumayer, H. H., Goepel, M.: Funktionsuntersuchungen am allogenen Nierentransplantat der Ratte 111
    Functional investigations of allogenic renal transplants in rats

132. Dostal, G., Mohr, R., Kinsky, R., Hermann, G.: Quantitative Bestimmung der Suppression antikörperbildender Milzzellen durch passives Enhancement nach Nierentransplantation bei Ratten 115
Quantitative measurement of spleen cell antibody suppression following passive enhancement in kidney transplanted rats

133. Bussmann, J. F., Hartung, U., Loewe, K. R., Dietze, W.: Beitrag zur autologen Dünndarmtransplantation 119
Autologous small bowel transplantation

134. Mach, K. M., Sporn, J., Preston, F. W., Merkel, F. K.: Lymphgefäßregeneration nach experimenteller heterotoper auto- und homologer Dünndarmtransplantation 123
Lymphatic regeneration after experimental heterotopic autologous and homologous small bowel transplantation

135. Meyer, W., Castelfranchi, P. L., Lillehei, R. C.: Funktionelle und morphologische Ergebnisse nach Pankreas-Allotransplantationen ohne Duodenum 127
Functional and morphologic investigations following pancreatic allotransplantation without duodenum

136. Zimmermann, G., Boeckl, O., Fritzsche, H., Hell, E., Kroiss, A., Lasczc, M.: Die Stimulierbarkeit des Pankreas nach allogener heterotoper Substitutions- und Auxiliartransplantation sowie während in vitro-Perfusion mit allogenem Blut 131
The behaviour of the allogenic heterotopic pancreatic graft

137. Bockhorn, H., Grotelüschen, B., Tidow, G., Lauchart, W., Ziegler, H., Coburg, A., Schmidt, E., Lesch, P., Taegder, K., Pfeiffer, A., Seidler, D., Trautwein, G., Pichlmayr, R.: Die allogene Schweinelebertransplantation. Eine funktionelle, enzymatische und morphologische Studie unter Berücksichtigung der Frage der Abstoßung oder immunologischen Toleranz 135
Allogenic pig liver transplantation: a functional enzymatic and morphologic study regarding the question of rejection or immunologic tolerance

Leber, Galle, Pankreas / *Liver, Bile Duct, Pancreas*

138. Zelder, O., Bode, Ch.: Sekretin- und Gallensäure induzierte Cholorese bei Patienten mit und ohne Leber- und Gallenwegserkrankungen 139
Secretin and bile induced choleresis in patients with and without liver and gall bladder disease

139. Maurer, C., Roth, F. J.: Die Gallensäure-Ausscheidung aus postoperativen Choledochusfisteln. Möglichkeiten zur Erkennung postoperativer Komplikationen 143
Bile secretion from post operative common duct fistulis — possibilities for recognition of postoperative complications

140. Lynen, F. K.: Tierexperimentelle Untersuchungen zur Motilität des Ductus choledochus und seine Beeinflussung durch den Nervus vagus 147
The common duct-motility and influence of the vagus nerve

141. Struck, E., Welter, F., Nitschke, J., Bauer, E., Drews, H., Seidel, W., Hamelmann, H.: Die Anwendung einer modifizierten Methode der Elektrocholangiomanometrie unter Röntgenkontrolle bei der intra- und postoperativen Therapie von Gallenwegserkrankungen mit Papillenrevision 151
The application of a modified method of electrocholangiomanometry under roentgen control in intra and post operative therapy of biliary duct disease with papilla revision

142. Hartenbach, W.: Gallengangs-Endoprothese 155
A biliary ductal prosthesis

143. Paquet, K. J., Raschke, E., Esser, G.: Zur Therapie des Pfortaderhochdrucks mit katastrophaler Ösophagusvarizenblutung im Kindesalter 157
The therapy of portal hypertension with bleeding esophageal varices in childhood

144. Berchi, F. J., Utrillo, J., Monereo, J.: Unsere Erfahrungen mit der Leberhydatidosis im Kindesalter 161
Pediatric hydatid cysts — a report of 29 cases

145. Husemann, B.: Pankreatitis und Pankreasgangstenose 163
Pancreatitis and pancreatic duct stenosis – an experimental contribution to differential diagnosis
146. Kügler, S., Wehling, H., Koch, G.: Wann ist die Pankreasschlitzung bei chronischer Pankreatitis indiziert? 167
When is pancreatic fillet and pancreatico-jejunostomy indicated in chronic pancreatitis?
147. Grill, W.: Die proximale und distale Hemipankreatektomie 171
Proximal and distal hemipancreatectomy

Prä- und postoperatative Therapie – Endokrinologie
Pre- and postoperative Therapy - Endocrinology

148. Coats, D.: Langfristige parenterale Ernährung bis zu 7 Monaten Dauer. Erfahrungen in Australien 175
Long term parenteral nutrition up to 7 months. Experiences in Australia
149. Zumtobel, V., Zehle, A.: Postoperative parenterale Ernährung mit Fettemulsionen bei Patienten mit Leberschäden 179
Postoperative parential nutrition in patients with liver damage
150. Stremmel, W., v. Hundelshausen, B.: Tierexperiementelle Untersuchungen zur katecholamininduzierten Kohlenhydratstoffwechselstörung nach Operationsstress 183
Catecholamine induced disturbances of carbohydrate metabolism following operative stress
151. Wysocki, S.: Infektionserreger in der Chirurgie. Erregerwechsel und Resistenz 1959–1970 187
The changing pattern of bacterial resistance of infecting organisms in surgery 1959–1970
152. Röher, H. D., Rudolph, H., Wunsch, H., Griep, J.: Der szintigraphisch kalte Knoten der Schilddrüse als Malignomverdacht und seine tatsächliche Bestätigung 191
The diagnostic value of the cold nodule on thyroid scan
153. Ziegler, H., Leitz, K. H., Atay, Z., Zeidler, U.: Möglichkeiten und Grenzen der diagnostischen Schilddrüsenpunktion 195
The potentials and limitations of diagnostic thyroid needle biopsy
154. Junginger, Th., Finsterer, H., Speisberg, F., Erpenbeck, R., Pichlmaier, H.: Die Cytodiagnostik der Schilddrüsenerkrankungen 199
Cytology in the diagnosis of thyroid disease
155. Langnickel, R.: Die endolaryngeale Lateralfixation des Stimmbandes zur operativen Behandlung der beiderseitigen Recurrensparese 203
The endolaryngeal lateral fixation of one vocal cord in bilateral cord paralysis
156. Schwille, P. O.: Untersuchungen zum Glucagon (G) als mineralstoffwechselaktivem Prinzip 207
The metabolic effects of glucagon infusion

Magen-Darm-Chirurgie / *Gastro-Intestinal-Surgery*

157. Feurle, G., Ketterer, H., Becker, H. D., Fuchs, K., Creutzfeldt, W.: Gastrin und Vagus 211
Gastrin and the vagal effect
158. Beger, H. G., Kraas, E., Meves, M., Witte, Ch. Bittner, R., v. Hardenberg, C.: Über den Einfluß der Leber auf die Wirkung von Gastrin. Ein Beitrag zur Pathogenese des Ulcus pepticum 215
The influence of the liver on the effect of gastrin
159. Holle, F., Klempa, I., Okukubo, J., Schöneich, F.: Die Wirkung der selektiven proximalen Vagotomie auf die Magensekretion geprüft durch Scheinfütterung und Insulintest beim Hund mit Pawlow-Pouch und Ösophagusfistel 219
The effect of selective proximal vagotomy on gastric secretion as shown by sham feeding and the insulin test in dogs with a Pawlow Pouch and an esophageal fistula

160. John, St., Häring, R., Matzen, K., Stallkamp, B., Tung, B. J., Tung, L. C.: Frühe Nachuntersuchungsergebnisse nach Magenresektion und nach selektiver proximaler Vagotomie 223
Early results of gastrectomy and selective proximal vagotomy
161. Welsch, K. H., Holle, F., Bauer, H.: Klinische Untersuchungen der Magensekretion nach selektiver proximaler Vagotomie 227
Clinical studies of gastric secretion after selective proximal vagotomy
162. Aleksic, D.: Erfahrungen mit der trunkulären Vagotomie beim Ulcus duodeni 231
Experience with truncal vagotomy in duodenal ulcer
163. Asp, K., Elfving, G., Fock, G.: Billroth-II-Resektion in der Behandlung des Magen- und Duodenalgeschwürs - Ergebnisse von 1127 Operationen 235
Billroth II resection in the managemat of gastric and duodenal ulcer - results from 1127 operations
164. Feifel, G., Schauer, A., Kunze, E.: Experimentelle und klinische Untersuchungen zur Differenzierung akuter gastro-duodenaler Erosionen und Ulcera (kein Manuskript eingegangen) 239
Experimental and clinical investigation of the differentiation between acute gastro-duodenal erosion and ulcer (manuscript not submitted)
165. Siewert, R., Hesch, R. D., Jennewein, M., Fuchs, K.: Die Beeinflussung der Magensekretion und des terminalen Ösophagussphincters durch Calcitonin 241
The influence of calcitonin on the terminal esophageal sphincter and on gastric secretion
166. Böhmig, H. J., Brücke, P., Piza, F., Schmidt, P.: Synchroneingriffe bei Nierentransplantationen. Systematische Ulcusprophylaxe (Kein Manuskript eingegangen) 245
Synchronous procedures for renal transplantation (manuscript not submitted)
167. Geroulanos, S., Hahnloser, P., Meier, W., Senning, A.: Akute Magenberstung nach Sauerstoffinsufflation 247
Acute gastric rupture following oxygen insufflation
168. Petracic, B., Petracic, L., Krause, F., Hildmann, H., Wenzel, R., Otten, G., Bähr, R., Hassan, A., Vontin, H.: Ersatz der Cardia durch autologes Ileo-Coecum mit klappenförmiger Anastomose. Experimente am Schwein 251
Replacement of the cardia using autologous ilio-cecum with a valvelike anastomosis
169. Höhle, K.-D., Kümmerle, F.: Eine neue Methode zur Behandlung von Hiatushernien durch Fundopexie und Hiatuseinengung 255
A new method of managing hiatus hernia-fundopexy with narrowing of the hiatus
170. Liebermann-Meffert, D., Allgöwer, M.: Untersuchungen am normalen und am krankhaft veränderten Magenausgang beim Magengeschwür 257
Investigation of the antro-pyloric channel in the normal and in the presence of gastric ulcer
171. Konold, P., Schrader, C. P., Otten, G., Rebholz, E., Kieninger, G., Feine, U.: Vergleichende tierexperimentelle Untersuchungen zur Fettresorption nach Gastrektomie bei verschiedenen Anastomosierungsformen mit Hilfe der $^{14}CO_2$-Exhalation 261
Fat absorption studies using expired $^{14}CO_2$ in swine post-gastrectomy using several methods of reconstruction
172. Schlosser, D.: Oberbauchlaparotomie und postoperative Störungen der Lungenfunktion 265
Upper abdominal laparotomy and postoperative changes in pulmonary function
173. Mühe, E., Schwemmle, K., Hermanek, P., Hunger, H.: Die Wirkung des Streptokinasezusatzes bei der kontinuierlichen Saug-Spüldrainage der Bauchhöhle in Prophylaxe und Therapie eitrig-fibrinöser Peritonitiden, insbesondere nach Operationen am Dünn- und Dickdarm 269
The effectiveness of continuous peritoneal irrigation in the prophylaxis and therapy of adhesions following intestinal surgical procedures
174. Blömer, A., Käufer, C., Lenz, H., Düx, A.: Dünndarm-Myotomie zur Verlangsamung der Magen-Darmpassage 273
The slowing of transit time following small intestinal myotomy
175. Kieninger, G., Koslowski, L., Schrader, C. P., Konold, P., Feine, U., Rebholz, E., Otten, G.: Jejuno-ilealer Bypass bei Fettsucht 277
Jejuno-ileal bypass in the treatment of obesity

XI

176. Herzog, B.: Vergleichende tierexperimentelle Untersuchungen zur Prüfung verschiedener Darmanastomosearten 281
Comparative experimental assessement various types of intestinal anastomosis

Herzchirurgie / *Cardiac Surgery*

177. Meisner, H., Hagl, S., Steckmeier, B., Glanert, S., Gams, E., Messmer, K.: Fehlerquellen der Kälteverdünnungsmethode 285
Errors in the thermodilution method of measuring cardiac output
178. Isselhard, W., Lauterjung, K. L., Witte, J., Giersberg, O., Ban, T., Heugel, E. unter Mitarbeit von Schapeit, H., Ammermann, D., Brunke, M.: Myocardstoffwechsel nach lokalem kompletten Durchblutungsstopp 289
Myocardial metabolism after compete local circularory arrest
179. Knoll, D., Fuchs, Ch., Gehtmann, J. W., Hübner, G., Lohr, B., Spieckermann, P. G., Bretschneider, H. J.: Energiereiche Phosphate im Herzmuskel und intramyocardialer pH-Wert bei einigen klinisch angewandten Formen der Kardioplegie (normotherme Ischämie, normotherme Kardioplegie durch Na^+- und Ca^{++}-Entzug, kombiniert mit Procaingabe, normotherme Kardioplegie mit Cardioplegin^R-Lösung). 293
Energy rich phosphate in heart muscle and intramyocardial pH during cardiac arrest
180. Krug, A., Buchheit, H.: Das Verhalten der Wasserstoffionenkonzentration [H^+] im Herzmuskel und Änderungen der Kreatinphosphokinase (CPK) und Glutamatoxalacetattransaminase (GOT) im Serum nach permanentem und temporärem Koronararterienverschluß 297
The behaviour of hydrogen ion concentration in heart muscle and changes in creatinephophocinase and glutamatoxalacetate transaminase in serum after permanent and temporary coronary occlusion
181. Sonntag, H., Heiss, H. W., Regensburger, D., Knoll, D., Schenk, H.-D.: Koronare Hämodynamik unter Narkoseeinleitung mit Dehydrobenzperidol/Fentanyl und Ketamine 301
Coronary hemodynamics during induction of anesthesia using dehydrobencperidol/fentanyl and ketamine
182. Krämer, K., Hehrlein, F. W., Schultis, K., Geser, C. A.: Untersuchungen über die Wirkung von Glucagon auf den Herz-Stoffwechsel bei Patienten nach Eingriffen mit der Herz-Lungen-Maschine 305
Clinical studies of cardia metabolism following cardiopulmonary bypass
183. Ilicin, G., Apikoglu, A., Bozer, A. Y., Karamethmetoglu, A., Saylam, A.: Der Einfluß des extrakorporalen Kreislaufs auf den Magnesium-Stoffwechsel 309
The effect of extracorporeal circulation on magnesium metabolism
184. Struck, E., Bottermann, P., Sebening, F., Lipphardt, D., Hamelmann, H.: Experimentelle Untersuchungen zur insulinbedingten Hypokaliäme nach Herzoperationen mit extrakorporaler Zirkulation 313
Experimental investigation of insulin related hypokalemia following surgery requiring cardiopulmonary bypass
185. Affeld, K., Mohnhaupt, A., Birnbaum, D., Bücherl, E. S.: Über ein Fluid-Oxygenator Prinzip 317
The fluid oxygenator principle
186. Kalmar, P., Schaldach, M., Bleese, N., Luckmann, E.: Klinische Erfahrungen mit der intraaortalen Ballonpumpe 321
Clinical experience with the intra-aortic balloon pump
187. Schulte, H. D., Bircks, W., Dudziak, R., Krian, A., Arriaga, F., Dehnen, H., Dokter, H., Hermans, J., Oeking, G., Reidemeister, J. Chr., Tarbiat, S., Vennebusch, A.: Klinisch erfolgreiche, assistierte Langzeitperfusion mit dem Bramson-Membran-Oxygenator 325
Successful prolonged cardio-pulmonary by-pass with the Bramson membrane oxygenator

188. Dittrich, H., Köhler, J.-A., Leutschaft, R.: Klinische und experimentelle Untersuchungen zum sogenannten Schrittmacherjagen ... 329
Clinical and experimental investigation of the "runaway pacemaker"

189. Oelert, H., Breckenridge, I. M., Graham, G. R., Stark, J., Waterston, D. J., Bonham-Carter, R. E.: Erfahrungen mit der chirurgischen Korrektur der totalen Lungenvenenfehlmündung bei 54 Kindern unter 1 Jahr ... 333
Experience with surgical correction of total anomalous pulmonary venous drainage in 55 children under one year of age

190. Braun, L., McGoon, D. C.: Zur operativen Behandlung des persistierenden AV-Kanals ... 337
The operative management of atrioventricular canal

191. Mohnhaupt, R., Affeld, K., Keilbach, H., Clevert, D., Bücherl, E. S.: Vergleich zwischen natürlichen konservierten Aortenklappen und Björk-Shiley-Klappen beim künstlichen Herzen ... 341
Performance comparison of the preserved aortic valve and the Björk-Shiley valve in artificial hearts

192. Bleese, N., Kalmar, P., Kirsch, U., Rodewald, G., Heinz, N.: Klinische Erfahrungen mit Aortenklappenersatz durch Fascia-Lata Prothesen nach Ionescu ... 345
Clinical experiences with the Ionescu fascia lata aortic valve

193. Messmer, B. J., Gattiker, K., Rothlin, M., Senning, A.: Die Rekonstruktion der Mitralklappe: Indikation und Ergebnisse bei 100 Patienten ... 349
Mitral valve reconstruction: indications and results in 100 patients

194. Uhlschmid, G.: Zirkulärer Ersatz der thorakalen Trachea mit Ösophagus ... 355
Circular replacement of the thoracic trachea with esophagus

Gefäßchirurgie / *Vascular Surgery*

195. Stock, W., Isselhard, W.: Stoffwechselveränderungen während postischämischer Hyperämie nach langdauernder Unterbrechung der Blutzirkulation einer Hundeextremität ... 359
Metabolic changes during post ischemic hyperemia in the dog extremity

196. Laubach, K., Trede, M., Roth, F. J.: Ursachen des Ödems nach femoro-poplitealen Wiederherstellungsoperationen ... 363
Causes of edema following popliteal vascular procedures

197. Bertram, E., Spillner, G., Goerttler, U., Schlosser, V.: Klinische, röntgenologische und feingewebliche Untersuchungen über verschiedene Formen chronischer arterieller Verschlußkrankheiten ... 367
Clinical radiologic and tissue investigation concerning different forms of arterial occlusive disease

198. Brücke, P., Lechner, G., Piza, F., Simma, W.: Ursachen von Früh- und Spätverschlüssen nach Endarteriektomie und Venenrekonstruktion der Arteria femoralis (Kein Manuskript eingegangen) ... 371
Causes of early and late occlusions following endarterectomy and vein reconstruction of the femoral artery (manuscript not submitted)

199. Scherer, H. J., Maurer, P.: Tierexperimentelle Untersuchungen bei Transplantationen von aortoiliacalen Bypasses und Streifentransplantaten aus lyophilisierter menschlicher Dura ... 373
The use of lyophilized human dura as tissue for vascular patch grafting and for aorto iliac bypass

200. Schlicht, L.: Über Beziehungen zwischen Druck, Durchfluß und Geschwindigkeit, gemessen bei Eingriffen an Arterien und Venen ... 377
The relationship between pressure flow and velocity measured arterial and venous procedures

201. Carstensen, G.: Ergebnisse von 50 thorakalen Sympathektomien nach Adson ... 381
Results of 50 thoracic sympathectomies according to Adson

202. Tung, L. C., Häring, R., John, St., DePena Perez, R., Stallkamp, B., Waldschmidt, J.: Der femoro-popliteale Armvenen-Bypass. Bericht über drei Fälle   385
Femoropopliteal bypass using upper extremity vein
203. Baumann, G.: Extreme Venen-Bypass-Verfahren bei der Behandlung chronischer femoro-poplitealer Arterien-Verschlüsse im Stadium III und IV   387
Extreme femoro tibial and femoro popliteal bypass attempts using non-reversed in situ saphenous vein and homologous saphenous vein
204. Saggau, W., Laubach, K.: Antikoagulantientherapie in der Gefäßchirurgie   391
Anticoagulant therapy in vascular surgery
205. Brobmann, G. F., Ulano, H. B., Jacobson, E. D.: Das Verhalten von arteriellem und venösem Widerstand im hämorrhagischen Schock   395
The behaviour of arterial and venous resistance in hemorrhagic shock
206. van Ackern, K., Brückner, U. B., Hakimi, B., Leinberger, H., Schmier, J.: Irreversibler Schock durch Nor-Adrenalin   399
Irreversible norepinephrine shock
207. Unseld, H.: Der Einfluß einer stromafreien Hämoglobin-Lösung auf den Kreislauf und die Nierenfunktion im hämorrhagischen Schock   403
The influence of a strome-free hemoglobin solution on circulatory hemodynamics and function in hemorrhagic shock
208. Vogel, W., Zimmermann, W. E., Kleine, N., Walter, F.: Der Einfluß von Blutverlust und Infusion verschiedener Plasmaersatzlösungen auf den Stoffwechsel freiwilliger Probanden   407
The metabolic consequences of blood loss and infusion of different plasma substitutes
209. Sunder-Plassmann, L., Klövekorn, W. P., Lewis, D. H., Messmer, K.: Die Wirksamkeit kolloidaler Infusionslösungen auf die Dynamik der normalen und gestörten Mikrozirkulation   411
The effect of colloid solutions on normal and abnormal microcirculation
210. Nolte, W.-J., Ivarsson, L., Rudenstam, C.-M., Alpsten, M.: Die Verteilung von Thrombocyten, Fibrinogen und Erythrocyten im traumatischen Schock   415
The distribution of platelets fibrinogen and erythrocytes in traumatic shock
211. Linder, M. M., Hartel, W., Lenz, J.: Gewebesauerstoffmessungen an der Niere des Hundes unter der Einwirkung vaso- und gerinnungsaktiver Substanzen   419
Experimental tissue pO_2 measurements in dog kidney following infusion with vasoactive and clotting agents
212. Zimmermann, W. E., Walter, F., Kleine, N., Vogel, W., Hirschauer, M., Kuner, E., Schäfer, H.: Gasaustauschstörungen der Lunge im Schock bei Hyperlipämie und ihre therapeutische Beeinflussung   423
Pulmonary gas exchange disturbances secondary to hyperlipemia in shock
213. Hempelmann, G., Helms, U., Hempelmann, W., Karliczek, G.: Veränderungen wichtiger Kreislaufparameter durch tracheobronchiales Absaugen   427
Hemodynamic changes during tracheobronchial suction
214. Schildberg, F. W., Olbrisch, R. R., Fischer, H. J., Isselhard, W.: Herztätigkeit und Kreislaufreaktionen nach Ausfall cerebraler Strukturen   429
Myocardial contractility and circulatory hemodynamics following cerebral death

Traumatologie

99. Einrichtung und Zweckerfüllung eines Traumatologischen Labors

W. Reichmann

Abteilung für Unfallchirurgie in der Chirurgischen Universitätsklinik Köln-Lindenthal

In der traumatologischen Wiederherstellungschirurgie ist die Perfektionierung der Operationstechnik so weit fortgeschritten, daß sich die Frage stellt, ob diese Methoden im Rahmen der chirurgischen Fachausbildung noch erlernbar und erfolgversprechend anwendbar sind. Die nach wie vor umfangreiche poliklinische Unfallambulanz bietet noch immer reichlich Gelegenheit, die wichtigsten Maßnahmen der konservativen Knochenbruchbehandlung zu erlernen. Demgegenüber sind im stationären Bereich die Möglichkeiten in der Ausführung einer größeren Zahl von operativen Eingriffen bei Knochenbrüchen für den angehenden Facharzt begrenzt. Die Lehre von den Verletzungen, ihrer Entstehung, Folgen und Behandlung, basiert auf der Anatomie und Physiologie. Daher sind nicht nur Examenskenntnisse, sondern spontan greifbares Wissen, bezogen aus häufiger operativer Übung, gewissermaßen aus der lebendigen Anatomie, erforderlich, um sich im Grenzgebiet der Indikationen zurechtzufinden und gute Ergebnisse zu erzielen (1).
Im Interesse der Verbesserung und Beschleunigung des Ausbildungsprogrammes des klinischen Assistenten während seiner Tätigkeit in der Unfallchirurgischen Abteilung haben wir an der Chirurgischen Universitätsklinik Köln-Lindenthal in den letzten Jahren ein Traumatologisches Labor eingerichtet. Als Vorbild galt uns die seit etwa 10 Jahren in Davos verwirklichte Idee einer engeren Verknüpfung von Theorie und Praxis zur Vertiefung der unfallchirurgischen Ausbildung (2).

Die Einrichtung der Raumeinheit, bestehend aus kombiniertem Unterrichts- und Übungsoperationsraum (etwa 50 qm) und wissenschaftlichem Arbeits- und Konferenzzimmer (etwa 25 qm), erfolgte zweckmäßigerweise in der Nähe von klinischer Operationsabteilung, Hörsaal und Fotolabor. Für Unterrichtszwecke wurde das Labor mit Stapelstühlen, Wandtafel, Projektor mit Perlwand, Röntgenschaukasten und diversem Demonstrationsmaterial ausgestattet.
Für Operationsübungen stehen zur Verfügung: Spezialübungsoperationstisch[+], Werkbank, Tiefkühltruhe, Auftau- und Konservierungsanlage für Gliedmaßenpräparate, Röntgen-Siemenskugel, Metallschränke, Wasch- und Umkleidezone usw.
Der Konferenzraum enthält Schreibtisch, Diktiergerät, Literatur- und Präparatesammlung, Perspektivzeichengerät, Röntgenschaukasten, Tisch und Stühle.

[+]Hersteller: Fa. MMM

Der Übungsoperationstisch ist nach eigenem Entwurf so gebaut, daß er sowohl für das Erzeugen von Knochenbrüchen als auch zum Operieren an Gliedmaßenpräparaten verwendet werden kann. Kostbarster Besitz sind seit Jahren gesammelte Amputations- und Exartikulationspräparate (kälte- und cialitkonserviert).

Die Zweckerfüllung des Labors wird gesehen
a) im Studium der chirurgischen Anatomie zur Vorbereitung einer geplanten Übungsoperation, wobei es auf die topographischen und funktionellen Weichteil- und Skelettbeziehungen ankommt,
b) in der Erzeugung bestimmter Frakturtypen und im Studium des Entstehungsmechanismus sowie des Gewebeschadens in Analogie zum echten Trauma,
c) in der Durchführung von Operationsübungen vom Hautschnitt bis zur Naht, wobei dem Anfänger Standardverfahren (z. B. Osteosynthesen an Röhrenknochen) und dem Fortgeschrittenen seltenere Eingriffe (z. B. Beugesehnenplastiken) überlassen werden,
d) in der experimentellen Erprobung variierter Operationsmethoden, unterschiedlicher Allenthesen und anderer wissenschaftlicher Fragestellungen.
Das Ziel besteht in der Intensivierung der Weiterbildung zum kritikfähigen und in der funktionellen Anatomie sattelfesten Unfallchirurgen. Schließlich soll damit auch eine weitere Verbesserung der Operationsergebnisse angestrebt werden.

Zusammenfassung: Aufgrund von im Forschungslabor Davos gewonnenen Eindrücken wurde in der Chirurgischen Universitätsklinik Köln-Lindenthal seit 1965 der Gedanke zur Einrichtung eines Traumatologischen Labors entwickelt und ausgeführt. Diese aus kombiniertem Unterrichts- und Übungsoperationsraum und Konferenzzimmer bestehende Raumeinheit in der Nähe von Operationsabteilung, Hörsaal und Fotolabor, hat sich im Rahmen der Weiterbildung angehender Unfallchirurgen in Theorie und Praxis bereits bewährt.

Summary: The educational program and physical design of a laboratory for trauma research in Davos is discussed.

Literatur

1. WILLENEGGER, H.: Grenzen der Wiederherstellung bei Extremitätenverletzungen. M. Schr. Unfallheilkunde 87, 131 (1966).
2. ALLGÖWER, M.: Wesen und Arbeitsgebiete des Laboratoriums für experimentelle Chirurgie im Forschungsinstitut Davos. Helv. chir. Acta 29, 176 (1962).

100. Bakteriologische Untersuchungen in einem Querstrom-Operationsraum

W. Sattel und J. Ph. Nelson

Kliniken der Universität Göttingen, Klinik und Poliklinik für Allgemeinchirurgie (Direktor: Prof. Dr. H.-J. Peiper)
Orthopädische Abteilung des St. Lukes-Hospitals Denver/Colorado
(Direktor: J. Ph. Nelson, M.D.)

Die Ursachen der postoperativen Infektionen nach Implantat-Chirurgie an den Extremitäten unter Verwendung von Metall- und Kunststoff-Implantaten sind weiter ungelöst. Zu den Infektionsquellen zählen:
1. Die bakterienreiche Operationsluft,
2. die Keime in der Haut der Patienten,
3. die Keimabgabe durch das Operations-Team.

Aufgrund von früheren experimentellen Untersuchungen konnte von uns gezeigt werden, daß eine spezielle Operationskleidung, das Tragen von Doppelhandschuhen eine wesentliche Keimverminderung bewirkt. In zwei weiteren Versuchsreihen in Räumen mit Laminar-Airflow konnte die drastische Verminderung der Luftkeime experimentell nachgewiesen werden.

In der vorliegenden Versuchsserie wurden Luftkeim-Bestimmungen kontinuierlich und diskontinuierlich vor, während und nach mehreren Operationen in einem Querstrom-Operationssaal mit turbulenzarmer Verdrängungsströmung durchgeführt.

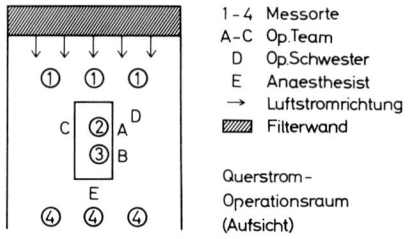

Abb. 1

Querstrom-Operationsraum (Aufsicht)

1-4 Messorte
A-C Op.Team
D Op.Schwester
E Anaesthesist
→ Luftstromrichtung
▨ Filterwand

Methodik: Die Luftproben wurden mit einem Luftsammelgerät vom Typ SARTORIUS SM 16711 während verschiedener Operationen gesammelt. Bei jeder Messung wurde die Luft isokinetisch mit einer Anströmgeschwindigkeit von 0,45 m/sec. 3 Minuten lang über ein Gelatine-Filter angesaugt. Die gesammelte Luftmenge betrug bei jeder Messung 90 Liter. Aus experimentellen Vorversuchen in Laminar-Flow-Räumen war uns bekannt, daß wir nur vereinzelt Keime in der Operationssaalluft finden würden. Um jegliche Verunreinigung durch Luftkeime beim Einlegen des sterilen Gelatine-Filters auszuschließen, wurden die Filter in einer Reinen Werkbank in die Filterhalter eingebracht.

Ergebnis: Aus der Vielzahl von Messungen sind nur diejenigen tabellarisch zusammengefaßt worden, die von Aussagewert sind hinsichtlich des Ortes der Probeentnahme in räumlicher Beziehung zum Operationssitus. Eine Vielzahl von Messungen aus früheren Versuchen hat ergeben, daß die sogenannte Primärluft, in der Tabelle und der Abbildung als Meßort 1 bezeichnet, keimfrei ist.

Tab. 1

Messort	Anzahl d. Proben	Kolonien pro 90m^3		
1	3	0	0	0
2	3	0	0	0
3	3	0	0	0
4	12	3, 2, 0, 2, 3, 0,		
		0, 2, 8, 0, 0, 0,		

Die Meßorte, als Nr. 4 bezeichnet, stehen hinsichtlich ihrer Wertigkeit hinter den Meßorten 2 und 3 zurück, da keimbeladene Partikel in der Ebene 4 aufgrund des Luftstromes niemals mehr die kritische Zone 2 und 3, d. h. die unmittelbare Wundumgebung erreichen. Die in der Tab. 1 am Meßort 4 gefundenen Kolonienzahlen resultieren aus einer Keimabgabe des Operations-Teams und des Anaesthesisten in die Luft. Diese Keime werden mit dem Luftstrom in wenigen Sekunden aus dem Operationsraum weggetragen und sind in der Ebene 4 nachweisbar. Die Luftprobenentnahmen in unmittelbarer Wundumgebung ließen keine Keime nachweisen. Eine Kontamination der Operationswunde durch Luftkeime ist daher unwahrscheinlich.

Die Untersuchungen konnten zeigen, daß im Gegensatz zu turbulenzbelüfteten sogenannten aseptischen Operationsräumen nur noch vereinzelt Luftkeime im Operationsraum vom Typ des Querstromraumes aufgefunden werden können. Wir sehen in der Anwendung des Laminar-Flow im Operationssaal einen wichtigen Schritt zur Verbesserung der postoperativen Infektionsrate durch eine derart hohe Verminderung der Luftkeime, die an der Grenze der bakteriologischen Nachweisbarkeit liegt. Damit ist ein wesentlicher Faktor der Kontamination der Operationswunde mit pathogenen Keimen eliminiert.

Zusammenfassung: In einem Querstrom-Operationsraum wurden Luftproben mit dem SARTORIUS-Luftsammelgerät SM 16711 während Operationen an verschiedenen Meßorten durchgeführt. Die jeweilige Ansaugrate betrug 90 1/3 min, die über ein steriles Gelatine-Filter angesaugt wurde. Die Untersuchung zeigt im Bereich der Primärluft sterile Verhältnisse. Bei Probenentnahmen in unmittelbarer Wundumgebung konnten keine Keime aus der Operationssaalluft nachgewiesen werden. Ein Keimnachweis war erst wieder möglich, nachdem der Querstrom das Operations-Team passiert hatte. Es wird auf den besonderen Vorteil des Laminar-Flow-Prinzips im Operationsbereich hingewiesen, da damit ein wesentlicher Faktor der Kontamination beseitigt ist.

Summary: We have collected air samples in a cross-flow operating theatre with Sartorius-air-sampler type SM 16711 during operations at different locations. The respective sucking speed was 90 1/3 min. The air was collected by passing through a gelatine filter. In the region of the first air the samples all are sterile. Air samples taken near the wound revealed no micro-organisms. Micro-organisms could be collected only after the cross-flow had passed the operating team.

101. Die Therapie der Verbrennungen unter den Bedingungen des Laminar-Flow-Systems

G. Kramer

Unfall- und Chirurgische Klinik der Städtischen Krankenanstalten Dortmund (Direktor: Dr. W. Küppermann)

Die totale Isolierung schwerverbrannter Patienten, wie sie in Verbrennungszentren bis zur Perfektion geübt wird, hat die massive Infektion nicht verhindern und damit die therapeutische Bilanz nicht so verbessern können, wie man es sich erhofft hatte. Die enorme physische und psychische Belastung des Personals machte dagegen eine

Keimabstrichzonen in einem LF-Intensivpflegeraum

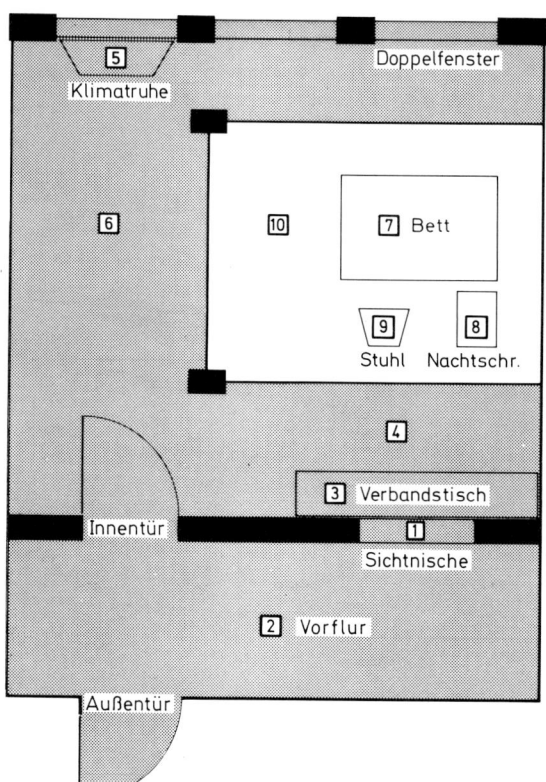

Abb. 1: Grundriß des Verbrennungsraumes mit Laminar-Flow (LF)-System. Die weiße Fläche ist die sterile Zone. Die Ziffern bedeuten Abstrichstellen.

Beschränkung der Aufnahmekapazität notwendig. Diese Erfahrungen veranlaßten uns einen grundsätzlich anderen Weg zu gehen.

Die Behandlung unserer Schwerverbrannten geschieht im Rahmen der Intensivpflege. Die Verbrennungskranken werden in einem Raum behandelt, der mit einem Laminar-Flow (LF)-System ausgestattet ist (Abb. 1).

Dieses LF-System, in der Industrie entwickelt und erprobt, arbeitet mit Filtern, die Abscheidegrade von wenigstens 99,99 % bei einer Partikelgröße von 0,3 Mikron erreichen. Sie erfassen somit alle Bakterienstämme. Die Gesamtteilchenmenge liegt bei $10^3/m^3$. Zum Vergleich: Jede Person gibt pro Minute in Ruhe 100.000 und bei geringer körperlicher Tätigkeit ca. 5.000.000 Partikel ab (AUSTIN). Die Besonderheit der Filteranlage liegt in ihrer gerichteten laminaren Luftströmung. Dadurch werden freie Turbulenzen unmöglich und Turbulenzen beim Auftreffen auf ein Hindernis auf ein Nahfeld von 25-30 cm beschränkt, wobei auch diese aufgewirbelte Luft der Grundrichtung des Hauptluftstromes folgen muß (Modellier-Effekt). Die Luftumwälzung erfolgt mit einer Standardgeschwindigkeit von 0,45 m/s. Ein 3 m hoher Raum wird also in 1 Minute 10 x mit steriler Luft versorgt. Diese Luftbewegung macht keine Zugerscheinungen. Der Geräuschpegel des Aggregates liegt mit etwa 55 db im Toleranzbereich. Der rasche Luftwechsel erzeugt ein trockenes Klima mit Luftfeuchtigkeitsgraden zwischen 45 und 50 %. Die Arbeitswärme der Maschinen kompensiert die durch die Luftbewegung verursachte Wärmeabstrahlung. Die Wirksamkeit dieses Systems wird unter folgenden Bedingungen seit dem 21.5.1970 geprüft:
1. Zum Betreten der sterilen Zone genügt ein Mundschutz. Bei direktem Kontakt zum Patienten und Bett werden sterile Schutzkleidung und Handschuhe zusätzlich benutzt. Sonst bestehen keinerlei Arbeitsvorschriften, die von denen in der Intensivpflege gebräuchlichen abweichen.
2. Alle 7 Tage werden vom Raum und Patienten an standardisierten Stellen Abstriche entnommen und auf Keimnachweis untersucht (Hygiene Institut Dortmund)[+].

In dem LF-Raum wurden bislang 11 Patienten behandelt. Die Verbrennungsoberfläche lag zwischen 40 und 90 %. Bis auf 2 Patienten wurden alle primär mit der sog. MTS-Folie offen behandelt. 4 Patienten sind verstorben, 3 davon erlagen dem massiven Primärschaden mit Beteiligung der Atemwege nach wenigen Tagen, einer der Infektion. Dieser Patient kam als erster nach 6 Wochen in den LF-Raum und war bereits durch vorausgegangene Infektionen erschöpft, überlebte aber noch 11 Wochen.

Insgesamt 670 Raum- und 290 Wundabstriche wurden ausgewertet. Von den 670 Raumabstrichen waren 400 (59,7 %) steril, 135 (20,15 %) enthielten apathogene und 135 (20,15 %) pathogene Keime. Im Zeltinneren, der sog. sterilen Zone, waren von 244 Abstrichen 169

[+] Herrn Prof. Dr. Th. Lammers und seinen Mitarbeitern sind wir für die Durchführung dieser Untersuchungen sehr zu Dank verpflichtet

(69,3 %) steril, 43 (17,6 %) enthielten apathogene und 32 (13,1 %) pathogene Keime. Bei den 290 Wundabstrichen blieben 137 (47,2 %) steril, 18 (6,3 %) enthielten apathogene und 135 (46,5 %) pathogene Keime. Von 47 Kontrollabstrichen der gesunden Haut enthielten 16 (1/3) pathogene Keime. Jeder positive Keimnachweis wurde einzeln erfaßt, 19 verschiedene Keimarten identifiziert. Bei 12 Raum- und 5 Wundabstrichstellen ergeben sich also rechnerische Höchstwerte von 288, bzw. 114 Keimnachweise. Die Abb. 2 zeigt dagegen nur einmal 13 positive Keimbefunde für Raum und Patienten.

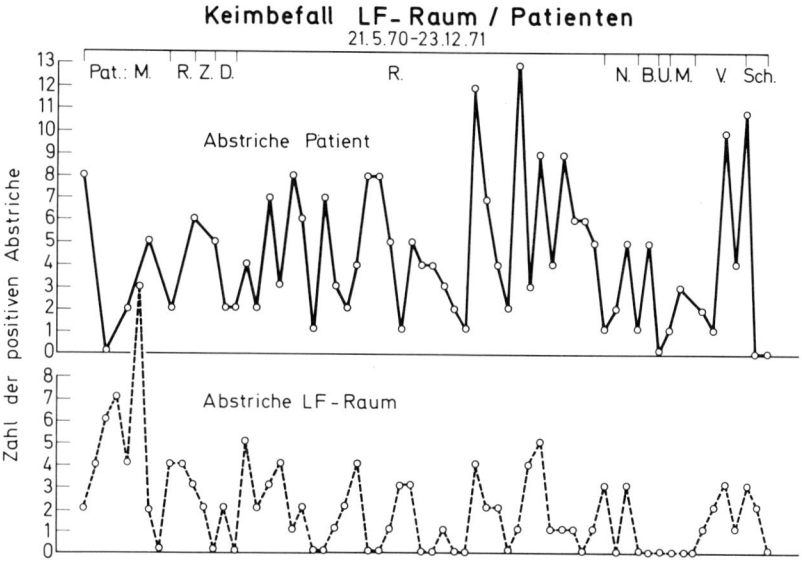

Abb. 2: Keimbefall LF-Raum und Patienten. Das Diagramm zeigt deutlich, daß der Keimbefall weit unter dem errechneten Höchstwert von 288 bzw. 114 positiven Befunden liegt.

Zusammenfassung: Der Verbrennungsraum ist keimfrei, die nachgewiesenen Keime stammen im wesentlichen von Patienten, der die Umgebung, und nicht sie ihn, infizierte. Einschleppungen von außen, die anhand seltener Keimarten festzustellen waren, konnten immer nur einmal nachgewiesen werden und traten nicht wieder auf. Keimfreiheit des Patienten kann nicht erreicht werden, da die körpereigene Besiedlung nicht beseitigt werden kann, Antibiotikatherapie dagegen bei längerer Dauer mit hohen Komplikationsraten belastet ist. Es gelingt aber eine Flächeninfektion zu vermeiden, den Keimbefall auf vereinzelte Wundflächen zu beschränken und Keimfreiheit zu erzielen, wenn die verbrannte Haut der Luft ausgesetzt wird, was bei den dem Bett zugekehrten Wundflächen aber nicht immer möglich ist. Die Vorteile der Behandlung im LF-Raum zeigen sich in blanderen klinischen Verläufen, Verminderung der Flüssigkeits- und Eiweißverluste und damit verbesserter Widerstandsfähigkeit und Verbesserung der Überlebenschancen. Das LF-System ist allen anderen Isoliersystemen an Keimfreiheit zumindest gleichwertig, hat aber die enorme Arbeitserleichterung, die besseren klimatischen Bedingungen und die Praktikabilität der Anwendung anderen Systemen voraus. Die verbesserten Behandlungsergebnisse müssen aber auch der Lokalbehandlung mit MTS-Folie zugeschrieben werden.

Summary: The properties of a laminar air flow isolation system are discussed. Experience with 11 severely burned patients, including room and wound culture results, is then presented.

Literatur

1. AUSTIN, P. R., TIMMERMANN, S. W. zit. nach STRAUSS, H. J.: VDI-Berichte 117, 65-69 (1967).
2. DIETRICH, M. u. Mitarb.: Deutsch. Med. Wschr. 94, 1003-1012 (1969).
3. STRAUSS, H. J.: VDI-Berichte. VDI-Verlag Düsseldorf 117, 65-69 (1967).

102. Experimentelle Grundlagen für eine spezifische Differenzierung von Verbrennungs- und Verbrühungstrauma

K. Städtler, M. Allgöwer und G. A. Schoenenberger

Grundlagenforschungslaboratorien der Chirurgischen Universitätsklinik, Bürgerspital Basel

In früheren Arbeiten berichteten wir über die Isolierung eines spezifischen Verbrennungstoxins, das in vitro durch thermische Energie ($250^{\circ}C$, 15 sec, 500 g/cm^2) in der Haut bzw. deren Zellmembranen keimfrei aufgezogener Mäuse entsteht. Das Toxin wurde charakterisiert als polymerer Lipid-Proteinkomplex (M.W.$\sim 3 \times 10^6$), der aus einer in der normalen Haut vorkommenden monomeren Vorstufe (1×10^6) entsteht (1). Die Elementaranalyse beider Substanzen zeigt identische Werte. Sie enthalten 40 % Lipid (80 % Triglyzeride) und einen Proteinanteil von 60 %, der sich aus 6 verschiedenen protomeren Polypeptidketten zusammensetzt. Die spezifische Toxizität ist an den Proteinanteil gebunden (2). Der vollständige Entzug des Wassers der Haut, das verdampft, wurde als wesentlich für den Mechanismus der Toxinbildung nachgewiesen. Es erfolgt dadurch eine Konformationsänderung des Apoproteins der nicht toxischen Vorstufe in der normalen Haut, welche zur Toxinbildung führt. 0,35 mg gereinigtes Toxin/gKG i.p. injiziert tötet innerhalb von 48 Stunden alle Empfängertiere (3).

Da ein Flüssigkeitsentzug bei der Verbrühung nicht möglich ist, ergibt sich, daß im Gegensatz zu der Verbrennung dabei kein Toxin gebildet werden kann. Damit wäre eine Erklärung der klinischen Beobachtung von PHILLIPS und COPE (4) gegeben, welche fanden, daß bei einer mittleren Schädigung von 31 % der Oberfläche 29 % der Verbrannten gegenüber nur 8 % der Verbrühten starben. Trotz der offensichtlich verschiedenen ursächlichen physikalisch-chemischen Mechanismen und deren Folgen wurden aber bisher weder experimentell noch klinisch die beiden Arten der thermischen Schädigungen systematisch untersucht. Die neuen Erkenntnisse über die Entstehung eines spezifischen Verbrennungstoxins führten zu experimentellen Untersuchungen, die es ermöglichten, den Unterschied der beiden Verbrennungsarten ("trocken" und "feucht") im Tierversuch zu reproduzieren und deren Einfluß auf die Mortalität und die spezifische Toxinbildung in vivo zu klären.

Wir entwickelten ein neues Tiermodell, das es erlaubt, in Ausdehnung und Tiefe entsprechend der in vitro gefundenen Toxinmenge quantitativ identische Hautverbrennungen und außerdem vergleichende Verbrühungen zu setzen. Durch Vermeidung der Wärmeabstrahlung auf den Tierkörper wurde eine direkte Hitzeschädigung tiefer gelegener Gewebsschichten und Organe verhindert.

Schon die Vorversuche zeigten, daß 300 mg lyophylisierten Homogenisat aus verbrannter Mäusehaut bei i. p. -Gabe alle Empfängertiere innerhalb von 48 Stunden tötet. Die gleiche Menge Homogenisat aus verbrühter Haut bewirkt dagegen nur eine 25%ige Mortalität. In unserem Modell führte eine 10 cm^2 große Verbrennung entsprechend 18 % der Hautoberfläche bei adäquater Schockbehandlung für 3 Tage mit 20 % des Körpergewichts gepufferter Elektrolytlösung innerhalb von 5 Tagen zu einer 100%igen Mortalität. Eine gleich große Verbrühung mit Dampf dagegen tötete in der gleichen Zeit und unter den gleichen Bedingungen nur 10 % der Tiere. Erst die Verdoppelung der verbrühten Hautfläche auf 36 % bewirkte eine 100%ige Mortalität. Die Temperatur in der Haut des lebenden Tieres steigt bei der Verbrennung innerhalb von 3 sec auf 100-105°C an. Sie bleibt auf dieser Höhe, bis das gesamte extra- und intrazelluläre Gewebswasser verdampft ist und erreicht erst dann höhere Werte. Bei der Verbrühung dagegen, bei der keine Verdampfungswärme entzogen wird, erreicht die langsamer ansteigende Temperatur nur eine gleichbleibende Höhe von 80-85°C (Abb. 1). Diese Messungen beweisen die von der Toxinbildung und dem unterschiedlichen pathogenetischen Effekt her postulierte grundsätzliche Differenz der physikalischen Vorgänge in der Haut. Die histologischen Untersuchungen mit einem Fixierungs- und Färbeverfahren, das einen Wasserverlust und strukturelle Artefakte ver-

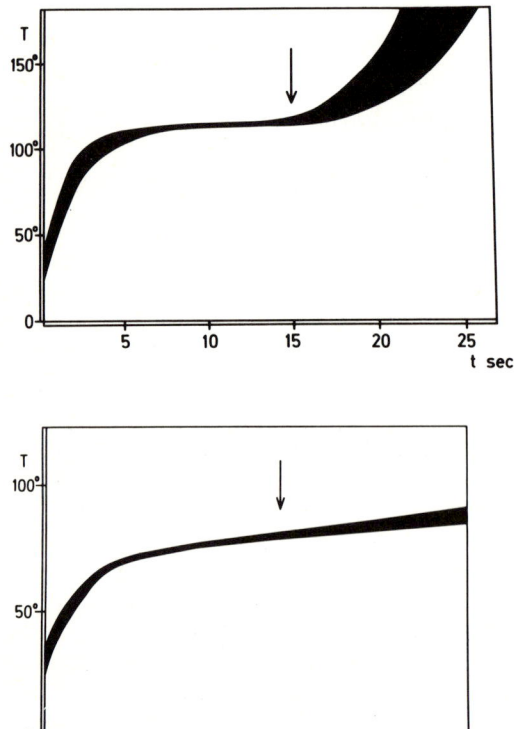

Abb. 1:
Temperaturverlauf
in der Mäusehaut
a) bei Verbrennung mit 250°C
b) bei Verbrühung mit Dampf

meidet, untermauern diese Ergebnisse (Abb. 2). Bei Verbrennungen tritt ein Schwund der Hautdicke um 42,4 % ein; unter Auflösung der Zellstrukturen sind alle Schichten eindeutig verbacken. Die Verbrühung dagegen bewirkt eine Zunahme der Dicke von 65,5 %, da infolge erhöhter Permeabilität Wasser einströmt. Mikroskopisch besteht dabei ein Ödem, die Zell- und Kernstrukturen bleiben erhalten.

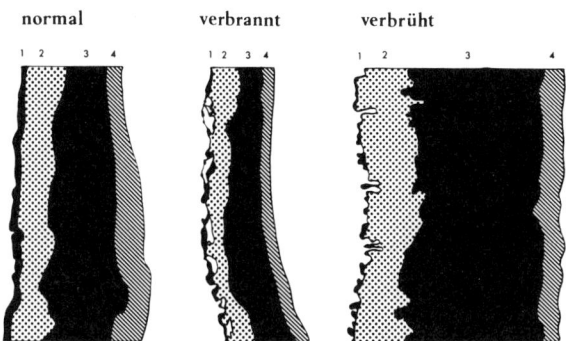

Abb. 2: Dickenverhältnis normaler, verbrannter und verbrühter Mäusehaut

Für die Praxis muß angenommen werden, daß bei der Verbrühung das therapeutische Hauptproblem durch die primäre Volumenverschiebung von Wasser in die Haut und nicht ein Wasserverlust in die Atmosphäre gegeben ist. Im Gegensatz zur Verbrennung kommt auch die Produktion einer spezifischen toxischen Substanz und deren Resorption nicht vor. Vom Experiment her muß bei der schweren Verbrennung entweder eine Behandlung mit einem spezifischen antitoxischen Serum, wie wir sie im Tierversuch erfolgreich durchgeführt haben (5) und/oder eine frühzeitige radikale Excision des gesamten verbrannten Gewebes mit dem Skalpell gefordert werden, wie sie aufgrund unserer Befunde bereits an einigen Kliniken durchgeführt wird.

Zusammenfassung: Gestützt auf neue experimentelle Erkenntnisse über die Bildung eines spezifischen Verbrennungstoxins durch kontrollierte thermische Energie in vitro, wurde ein neues Tiermodell entwickelt, das es erlaubt, diese Befunde in vivo zu reproduzieren und die grundsätzlichen pathogenetischen Unterschiede zwischen Verbrühung und Verbrennung aufzuzeigen.

Summary: The formation of a specific burn toxin previously shown to occur in mouse skin subjected to controlled thermal energy in vitro has been reproduced in vivo. A new model was developed which allows burns and scalds of different sizes to be inflicted under standard conditions. The pathogenetic difference between the surface involoved and the mortality rate for the two kinds of injuries was shown.

Literatur

1. SCHOENENBERGER, G. A., CUENI, L. B., BAUER, U., EPPENBERGER, U., ALLGÖWER, M.: Isolation and characterization of a toxic lipoprotein derived from germ-free mouse skin. Surg. Forum XXI, 515 (1970).
2. SCHOENENBERGER, G. A., BAUER, U., CUENI, L. B., EPPENBERGER, U., ALLGÖWER, M.: Isolation and characterization of a cutaneous lipoprotein with lethal effect produced by thermal energy in mouse skin. Biochem. Biophys. Res. Commun. 42 (5), 975 (1971).
3. CUENI, L. B., ALLGÖWER, M., SCHOENENBERGER, G. A.: Isolierung und physikalisch-chemische Charakterisierung eines Verbrennungstoxins aus der Mäusehaut. Z. ges. exp. Med. 156, 110 (1971).
4. PHILLIPS, A. W.: Burn therapy - to treat or not to treat? Who should receive intravenous fluids? Ann. Surg. 168, 968 (1968).
5. STÄDTLER, K., CUENI, L. B., DONATSCH, P., SCHOENENBERGER, G. A.: Neuere Erkenntnisse über Verbrennungstoxine und deren praktische Anwendung. Therap. Umschau 28 (12), 847 (1971).

103. Abstoßungsphänomene fetaler Hautxenotransplantate

H. W. Sollinger, H. Bohmert, D. Petzold, H. Seinfeld und W. Brendel

Institut für Chirurgische Forschung München (Prof. Dr. Dr. W. Brendel)
Chirurgische Universitätsklinik München (Prof. Dr. Dr. R. Zenker)
Dermatologische Universitätsklinik München (Prof. Dr. Dr. Braun-Falco)

Nachdem verschiedene Autoren die Verwendbarkeit fetaler Kalbshaut als günstiges Deckmaterial bei der Behandlung schwerer Verbrennungen beschrieben haben, war es Absicht unserer Untersuchungen, die Immunreaktion auf diesen Hautersatz einer histologischen Untersuchung zu unterziehen.

Methodik: Als experimentelles Modell diente die Transplantation von fetaler Kalbshaut auf ausgewachsene Kaninchen. Klinisch erfolgte die Untersuchung an Verbrennungspatienten. In beiden Fällen wurde die Entnahme der Biopsien in regelmäßigen Abständen vom 2.-21. Tag durchgeführt. Es wurde jeweils Untersuchungsmaterial vom Zentrum und vom Rand des Transplantates zusammen mit Wundbettanteil entnommen.
Im System Kalb auf Kaninchen zeigt sich ab dem 3. Tag ein beginnender Strukturverlust der Epidermis. Die äußerst spärliche zellige Infiltration ist durch polymorphkernige Leukocyten bedingt. Ferner finden sich große und kleine Lymphocyten. Plasmazellen und Histiocyten treten vereinzelt auf. Im Wundbett beginnen Granulationen und Gefäßeinsprossungen. Das mäßige zellige Infiltrat besteht vorwiegend aus großen Lymphocyten, Leukocyten, eosinophilen Zellen und Histiocyten. Zwischen dem 8. und 12. Tag zeigt sich ein fortschreitender Strukturverlust des Coriums. Auffallend ist die relativ geringe Anhäufung von Zellen im Wundbett und das Ausbleiben einer wallartigen Abgrenzung zwischen Transplantat und Wundbett. Anzeichen einer Vascularisation der Transplantate fehlen.
Zweittransplantate, die 3 Wochen nach Abstoßung der Ersttransplantate übertragen wurden, weisen nach 6 Tagen eine noch relativ gut erhaltene Epidermis auf. Das Corium ist völlig intakt. Die Transplantate sind schwach von polymorphkernigen Leukocyten und Kerntrümmern durchsetzt. Im Wundbett findet sich ein zellreiches Granulationsgewebe aus Fibroblasten, Kapillarsprossen, einem Infiltrat aus polymorphkernigen Leukocyten, Histiocyten, wenigen Lymphocyten und eosinophilen Zellen. Nach 8 Tagen, wenn die Transplantate makroskopisch noch fast unverändert erscheinen, läßt sich mikroskopisch der Strukturverlust der Epidermis bereits deutlich erkennen. Auch das subepidermale Corium zeigt beginnende Nekrosen und die Durchsetzung mit einem leukocytärem Infiltrat. Die tieferen Coriumschichten waren auch zu diesem Zeitpunkt noch gut erhalten und weisen nur eine geringe Infiltration von Leukocyten und Kerntrümmern auf. Im Wundbett beherrschen starke Granulationen und Gefäßneubildungen

das Bild. Das zellige Infiltrat entspricht dem am 6. Tag beobachteten. Wieder fällt eine deutliche Eosinophilie auf. Zusätzlich treten zu diesem Zeitpunkt vereinzelt mäßig viele Plasmazellen auf. Im weiteren Verlauf wird die Epidermis vollständig nekrotisch und die Nekrose des Coriums schreitet von oben nach unten allmählich fort. Das Transplantat erscheint ingesamt zunehmend schmäler, die zellige Durchsetzung nimmt im Vergleich zu früheren Zeitpunkten merklich ab. Im Wundbett bietet sich das Bild eines zellreichen Granulationsgewebes mit Fibroblasten und Kapillarsprossungen. Die Zusammensetzung des zelligen Infiltrates entspricht im wesentlichen der oben beschriebenen. Auffällig ist in einigen Präparaten die Zunahme von Fibroblasten. Die Zahl der Plasmazellen, die zwischen dem 6. und 8. Tag am größten war, geht merklich zurück. Die Eosinophilie bleibt gleich stark.

Mit besonderer Aufmerksamkeit wurde in allen Präparaten die Grenzzone zwischen Transplantat und Wundbett beobachtet. Zu keinem Zeitpunkt war eine Einsprossung von Kapillaren in das Transplantat mit Sicherheit nachweisbar. Als besonders auffällig muß das Fehlen eines leukocytären oder lymphocytären wallartigen Infiltrates gelten, das als Abstoßungszeichen gedeutet werden könnte. Zu keinem Zeitpunkt fand eine Anhäufung von Zellen im Transplantat oder im Wundbett statt, wie dies bei ausgereiften Allo- oder Xenotransplantaten der Fall ist. Lediglich eine mäßige Zunahme der zellulären Infiltration und weniger Plasmazellen im Wirtsgewebe, gefolgt von einer Abnahme des Zellgehaltes, ließ den Zeitpunkt vermutlicher immunologischer Abstoßungsreaktion erkennen. Anschließend kam es zum allmählich fortschreitenden Strukturverlust der Transplantate, während die minimalen entzündlichen Veränderungen im Empfängergewebe weiter zurückgingen.

Im System Kalb auf Mensch sind generell gleichartige Veränderungen festzustellen. Bei 5 Patienten mit leichten und sehr schweren drittgradigen Verbrennungen wurden fetale Kalbshauttransplantate mit Wundbettanteilen zu verschiedenen Zeitpunkten nach der Transplantation untersucht. Der längste Beobachtungszeitraum betrug 18 Tage. In Abweichung zum System Kalb-Kaninchen war im System Kalb-Mensch der Zeitraum bis zum Eintreten nekrotischer Veränderungen im Transplantat, sowie die Zeit bis zur vollen Ausbildung von Granulationsgewebe wesentlich verlängert. Auffallend war in einigen Fällen die langfristige Erhaltung epidermaler Strukturen. So war bei Biopsien von Patienten mit schwersten Verbrennungen noch 7 Tage nach Transplantation die Basalmembran als scharfes, subepidermales Band erkennbar. Verglichen mit den Verhältnissen im System fetale Kalbshaut auf Kaninchen war bei Transplantation auf Patienten auffällig, daß die Grenze zwischen Transplantat und Wundbett im allgemeinen nicht sicher zu ziehen war. Das Granulationsgewebe des Transplantates im Grenzbereich schien durchwachsen zu sein. Ein Einwachsen von Kapillaren konnte ebenfalls nicht nachgewiesen werden. Bei den in einigen Fällen sichtbaren Gefäßanschnitten im Transplantat handelt es sich um präexistente Gefäße. Bemerkenswert ist die Tatsache, daß zu allen Zeitpunkten eine minimale leukocytäre oder rundzellige Infiltration als auffallend schwache Entzündungs- und Abwehrreaktion zu beobachten war. Inwieweit die durch die Verbrennungskrankheit bedingte verminderte immunologische Abwehrlage das histologische Bild beeinflußt, soll anhand weiterer Untersuchungen bei experimentellen Verbrennungen an Kaninchen untersucht werden.

Zusammenfassung: Fetale Kalbshaut erscheint aufgrund der von uns beobachteten geringen Immunogenität zur Interimsdeckung von Verbrennungen besonders geeignet. Klinische Erfahrungen an 27 Patienten konnten den positiven Effekt dieses Hautersatzmaterials bestätigen.

Summary: In our experiments fetal calf skin was transplanted on the dorsal area of full-grown rabbits. In clinical use fetal calf skin was transplanted for the treatment of severe burns. Histological observations were done every day. In both systems there was a very weak cellular reaction. Vascularization of transplants was never observed. Clinical experiences in 27 patients showed the positive effect of fetal calf skin as a biological dressing in severe burns.

Literatur

1. BEN-HUR, N., SOLOWEY, A. C., RAPAPORT, F. T.: The xenograft rejection phenomenon I. Response of the mouse to rabbit, guinea pig, and rat skin xenografts. Israel J. Med. Sci. $\underline{5}$, 1 (1969).
2. BOHMERT, H.: Habilitationsschrift, München 1972.
3. ROGERS, B. O., CONVERSE, J. M.: Bovine embryo skin zoografts as temporary biologic dressing for burns and other skin defects. Plast. reconstr. Surg. $\underline{22}$, 471 (1958).

Tab. 1: Z 16-Lösung (pH 6,9)

	Molekulargewicht	g/Liter	mM/Liter
NaCl	58,5	6,80	116,4
KCl	74,5	0,17	2,3
MgCl$_2$ 6 H$_2$O	203	0,173	0,85
Na$_2$HPO$_4$	142	1,28	9,0
Dextrose	180	0,85	4,7
Asparaginsäure	133	3,0	22,5
NaOH	40	0,77	19,2
Sulfamethazin	214	0,75	3,5
Phenolrot	354	0,075	0,21

(nach M. Parshley und H. Simms 1950)

Es gelingt damit, wie histologische und autohistoradiographische Untersuchungen zeigen, Epithelzellen nicht nur zum Überleben, sondern auf der Wunde inselartig zum Proliferieren zu bringen. Nach Wundschluß waren diese Inseln in den vom Rand her vorwachsenden Epithelverband einbezogen. Die im Experiment erzielte Verkürzung der Heilungszeit 500 mm^2 großer solitärer Hautdefekte bei Ratten betrug 60 % (Abb. 1).

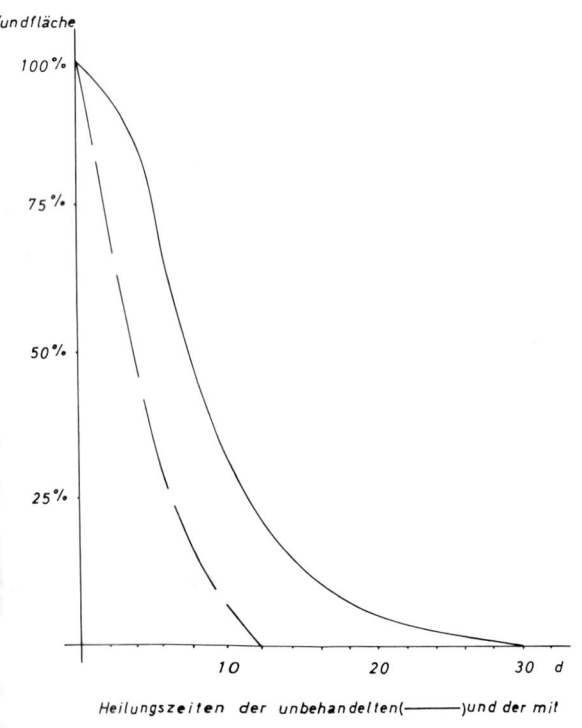

Abb. 1: Heilungszeiten der unbehandelten (———) und der mit Homogenisat versorgten Wunden (- - - -)

104. Neue Methode zum Verschluß großer oder schlecht heilender Wunden

P. Klein

Chirurgische Universitätsklinik Marburg (Direktor: Prof. Dr. Ha[...] mann)

Aus den Erfahrungen der Hauttransplantation sind folgende Fakt[...] umstritten:

1. Haut kann auf die Dauer nur durch eigene Haut ersetzt werde[...] (einzige Ausnahme: Übertragungen bei eineiigen Zwillingen).
2. Je kleiner oder dünner das Transplantat, desto sicherer ist [...] heilung.
3. Das Wundbett muß ausreichend durchblutet sein.
4. Die Wundfläche soll weitgehend frei von Infektionen sein.

Da unter diesen Gesichtspunkten die Versorgung großer Defekt[...] schlecht heilender Wunden nach den klassischen Regeln der Ha[...] plantation oft nicht möglich ist, - sei es aus Mangel an autolog[...] oder wegen des Zustandes der Wunde, - sucht man seit vielen [...] nach anderen Methoden. V. MANGOLDT, FIDDES, PELS-LEU[...] RESCHKE, BRAUN u.a. wiesen mit ihren Verfahren auf neue [...] lichkeiten hin.

Bei allen Methoden, die nicht den sofortigen vollständigen Ver[...] der Wunde bewirken, kommt es darauf an, möglichst optimale [...] verhältnisse für die Heilung zu erhalten bzw. zu schaffen. All[...] strengungen darüber hinaus das Tempo der Wundheilung mit d[...] schiedensten Verfahren zu beschleunigen, scheiterten, da die [...] tion der wundrandständigen Epidermiszellen offenbar konstant [...] (HEGEMANN), die Steigerung der über das normale Maß der [...] hinausgehenden Proliferation aber bisher nicht möglich war.

Aus der Gewebezüchtung ist aber bekannt, daß es bei entsprec[...] Vorgehen gelingt, die Kriterien echten Wachstums zu reprodu[...] Spezifität des Gewebes und Mitosen. Es stellte sich also die F[...] ob es analog zur Gewebezüchtung in vitro gelingt, autologe Ha[...] einer Nährlösung auf einer bzw. über eine Wunde zu züchten? [...] spezifische Nährmedium für Haut fand sich in der von PARSH[...] SIMMS 1950 für die Gewebekultur angegebenen Lösung Z_{16} (T[...] In eigenen experimentellen Untersuchungen an Kaninchen und [...] ließen sich 2 Dinge beweisen:

1. Es gelingt, randständiges Epithel nach den Kriterien der G[...] züchtung (Auftreten von Mitosen) über einer Wunde zu züchte[...]
2. Die erzielte schnellere Wundheilung kann weiter beschleun[...] den, wenn die Wunde zusätzlich mit einem autologen Hauthom[...] versorgt wird.

Die Behandlung bestand im Auftragen eines Homogenisates, das aus einem autologen Hautareal gewonnen wurde, welches ca. 1/7 der zu versorgenden Wunde maß, sowie in der kontinuierlichen Befeuchtung der Verbände mit der Nährlösung Z_{16}. Bis auf einen Fall - von insgesamt 15 - gelang es mit diesem Verfahren, bestehende Infektionen einzudämmen und die Wunden zum Abheilen zu bringen.

Zusammenfassung: Aufgrund experimenteller und erster klinischer Erfahrungen läßt sich die Haut des Wundrandes bei großen und schlecht heilenden Wunden mit den Methoden der Gewebezüchtung zu einem schnelleren Wachstum über die Wundfläche stimulieren. Eine weitere Beschleunigung der Heilung ist bei gleichzeitiger Züchtung autologer Epithelzellen auf der Wunde möglich.

Summary: According to extensive experimental studies and impressive clinical trials it is possible to use the principles of tissue culture for the stimulation of wound healing. Even very slow reacting chronic skin ulcers may be activated. A further acceleration of the healing process may be gained by growth of autologous epithelial cells on the granulating wound itself.

Literatur

BRAUN, W.: Zbl. Chir. 47, 1555 (1920).
HEGEMANN, G.: Brun's Beitr. klin. Chir. 180, 229 (1950).
PARSHLEY, M., SIMMS, H. S.: Am. J. Anat. 86, 163 (1950).
v. MANGOLDT, F.: Dtsch. med. Wschr. 21, 798 (1895).

105. Untersuchungen über den Einfluß von Cerclagen auf die Durchblutungsverhältnisse am Hundeknochen

M. Stöhrer, G. Preis, P. Georgi, J. Langhoff und D. Franke

Chirurgische Abteilung des Krankenhauses Bruchsal (Prof. Dr. D. Franke), Institut für Nuklearmedizin des Deutschen Krebsforschungszentrums (Prof. Dr. K. E. Scheer), Pathologisches Institut des Klinikums Mannheim der Universität Heidelberg (Prof. Dr. D. Schallock)

Zahlreiche Autoren berichten über trophische Schäden am Knochen nach Anlegen von Cerclagen. Unterbindung der periostalen Durchblutung und mangelnde Übungsstabilität der mit Drahtumschlingung versorgten Fraktur haben zu einer weitgehenden Ablehnung dieser Methode geführt.
Ziel dieser Arbeit ist es, Rückschlüsse auf die Durchblutungsverhältnisse des Knochens nach einer standardisierten Cerclage am Tiermodell zu gewinnen.

Methodik: An 10 23,5-28,6 kg schweren Bastardhunden wurde an beiden Hinterläufen eine seitengleiche Freilegung des Oberschenkelknochens durchgeführt. Eine Seite wurde mit 2 Cerclagen versehen, die mit einem Drehmomentschlüssel mit 30 kp angedreht und mit speziell entwickelten Schlössern (Abb. 1) fixiert wurden. Die Gegenseite wurde zum Vergleich unbehandelt belassen. Nach 14 Tagen erhielten die Versuchstiere 0,8-1,2 mCi ^{18}Fluor i.v. injiziert. 2 Stunden nach Tötung der Tiere wurden die Oberschenkelknochen entnommen und an festgelegten Teilstücken Aktivitätsmessungen durchgeführt.

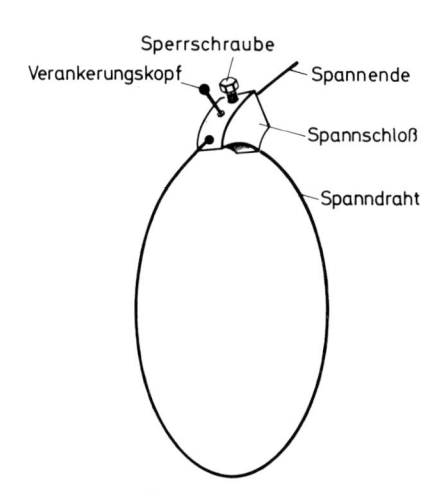

Abb. 1: Cerclage mit Schloß, die bei den vorl. Untersuchungen Verwendung fand (nach FRANKE et al)

Ergebnisse: Es fand sich hierbei eine gegenüber der Kontrollseite um das 4-5-fache erhöhte Aktivitätsanreicherung von ^{18}F in der cerclierten Seite (Abb. 2). Histologisch fanden sich oberflächliche Drucknekrosen des Periosts und der äußeren Generallamellen mit gleichzeitiger Hyperämie der Blutgefäße in den Havers'schen Kanälen. In der Umgebung der Cerclagen bildete sich reaktiv mineralisiertes Osteoid und zell- und faserreiches Granulationsgewebe.

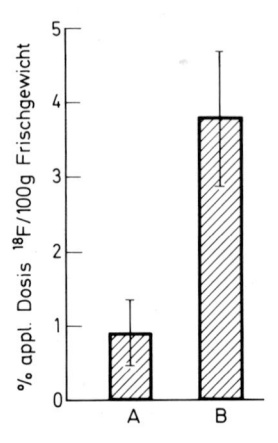

Abb. 2: Aktivitätsanreicherung von ^{18}F im Oberschenkel des Hundes in % appl. Dosis pro 100 g Frischgewicht 14 Tage postop.: A = Kontrollseite, B = nach Anlage 2er Cerclagen. Angegebene Mittelwerte mit mittlerer Standardabweichung

Zusammenfassung: An 10 Hunden wurden 14 Tage nach Anlegen von 2 Cerclagen an beiden Oberschenkelknochen Messungen mit ^{18}F durchgeführt. Hierbei zeigte sich eine 4-5-fach erhöhte Aktivität der cerclierten Seite gegenüber der Kontrollseite. Die histologischen Schnitte entsprachen diesen Ergebnissen. Durch Anwendung von Cerclagen konnten keine wesentlichen trophischen Schäden am Knochen nachgewiesen werden. Eine Reduktion der Durchblutung unter dem Einfluß der Cerclage wird aufgrund der vorliegenden Untersuchungen für unwahrscheinlich gehalten.

Summary: To evaluate the influence of double cerclage on bone blood flow the diaphysis of the right femur was tightly wired in ten dogs. 14 days following this procedure the uptake of ^{18}F bilaterally was measured, whereby the untreated femur served as control. The radioactivity/g wet tissue was 4-5 times higher on the wired side, suggesting reactive hyperemia and osteoid formation also confirmed by histological examination. These findings support the authors's point of view that cerclage does not necessarily lead to a reduction of bone blood flow and secondary trophic changes.

Literatur

1. BÜRKLE de la CAMP, H.: Fehler und Gefahren bei der operativen Behandlung frischer Frakturen. Langenbecks Arch. f. klin. Chir. 298, 87-91 (1961).
2. JUNGBLUTH, K. H.: Quantitative Bestimmung der Knochendurchblutung und selektive Szintigraphie mit Fluor-18, Habilitationsschrift Universität Heidelberg 6-91 (1969).
3. KÜNTSCHER, G.: Das Kallus-Problem. Praktische Chirurgie. Ferdinand Enke Verlag Stuttgart, 1970.
4. LEEMANN, R.: Indikation und Technik der Cerclage bei Unterschenkelfrakturen. Heft 1, Chir. Ac. 21, 480-92 (1954).

106. Instabilität und Vascularisation langer Röhrenknochen im Experiment

F. Eitel und L. T. Dambe

Chirurgische Universitätsklinik Homburg/Saar (Direktor: Prof. Dr. H. Lüdeke), Institut für Experimentelle Chirurgie an der Chirurgischen Universitätsklinik Homburg/Saar (Abteilungsvorsteher: Prof. Dr. G. Harbauer)

Unsere angiographischen und mikroangiographischen Untersuchungen stabiler extra- und intramedullärer Osteosynthesen beweisen, daß unter Stabilität die primäre, callusfreie Knochenbruchheilung mit einer "Primärheilung des Gefäßsystems" einhergeht. Darunter verstehen wir ein physiologisches Verteilungsmuster der Knochengefäße unter Beibehaltung des Stromflusses. Die medullären Gefäßaufzweigungen der A. nutritia anastomosieren normalerweise mit den epi- und metaphysären Gefäßen und geben im Bereich der Diaphyse zentrifugale Äste an die Corticalis ab, die zu mehr als 2/3 durch diese Gefäße ernährt wird. Nur die äußersten Corticalisschichten werden vom Periost versorgt. Die Frage bleibt, ob unter Instabilität das physiologische Gefäßverteilungsmuster beibehalten wird oder ob gewisse Kompensationsmechanismen eine überwiegend periostale Ernährung der Corticalis hervorrufen. Diese Frage ist berechtigt, da Instabilität periostale Reaktion im Sinne periostaler Knochenneubildung hervorruft.

Methodik: Zur Klärung dieser Frage wurde bei 7 Hunden die Tibia in Schaftmitte geschlossen frakturiert, bei 6 Hunden ein Defekt in der Radiusdiaphyse gesetzt. Die Extremität wurde anschließend durch Gipsverband ruhiggestellt. Äußere Fixation durch Gips bedeutet beim Tier immer Instabilität, da die Tiere auf dem frakturierten Bein laufen und den Gips beschädigen. Bevor die Tiere durch eine Überdosis an Nembutal getötet wurden, erfolgte in Narkose die Gefäßdarstellung nach der von uns modifizierten Methode von RHINELANDER und BARAGRY (1, 2).

Ergebnisse: Gesetzmäßig entwickelt sich unter der Fixation mit Gips ein übermäßiger periostaler Callus. Nach 7 Tagen erkennt man im Frakturbereich, daß der absteigende medulläre Gefäßfächer durch den Unfallmechanismus durchtrennt wurde. Alle Gefäßsysteme zeigen eine erhebliche Aktivität: Querschnitt- und Mengenzunahme sowie Schlängelung der Gefäße. Die Aktivität betrifft in erster Linie das medulläre Gefäßsystem, dessen distaler unterbrochener Fächer über Anastomosen aus den metaphysären Gefäßen durchströmt wird. Bis zur 12. Woche ist eine enorme Gefäßaktivität erkennbar. Periostal hat sich ein mächtiger Callus gebildet, der bezüglich der Gefäßanordnung eine Zweischichtung mit einer äußeren Längsschicht und einer inneren senkrecht zur Corticalis verlaufenden Radiärschicht aufweist.

Diese Radiärschicht bildet eine relativ scharfe Grenze zur Corticalis (Abb. 1). Nur ganz vereinzelt perforieren diese Gefäße die äußere Corticalisschicht. An den Frakturenden ist die Corticalis aufgelockert. Hier sind Anastomosen mit den zentrifugalen Ästen aus dem Medullarraum häufiger. Das medulläre System ist enorm stark entwickelt, seine Äste durchdringen die gesamte Corticalisdicke. Am Fraktur- bzw. Pseudarthrosespalt sind die medullären Gefäße aufgefächert ohne die avasculäre Bindegewebs- bzw. Knorpelzone des Spaltes zu perforieren. Nach 20 Wochen ist die Fraktur konsolidiert. Der periostale Callus ist abgebaut, nachdem seine Abstützfunktion überflüssig geworden ist. Das medulläre Gefäßsystem mit allen Ästen der A. nutritia ist normal ausgebildet.

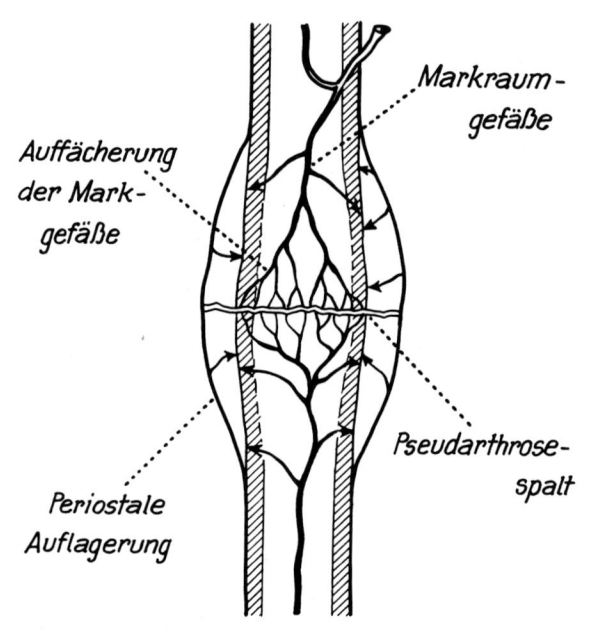

Abb. 1: Instabilität einer Diaphysenfraktur bei Ruhigstellung durch Gipsverband. Reichlich periostaler Abstützcallus, dessen Gefäße nicht oder nur ganz vereinzelt in die Corticalis eindringen. Die Ernährung der Corticalis erfolgt aus dem Markraum

Die Radiusdefekte zeigen bezüglich der Gefäßaktivität ein ähnliches Bild. Das medulläre Gefäßsystem überdeckt die Aktivität des periostalen Systems. Bei 1 Tier wurde eine avasculäre Pseudarthrose durch vorübergehende Umscheidung der Osteotomieenden mit Millipore-Membranen erzeugt. Hier ist ausschließlich ein medulläres Gefäßsystem entwickelt, an das ein später angelagerter Span vasculären Anschluß fand.

Von besonderem Interesse sind jene Versuche, bei denen das medulläre Gefäßsystem zerstört wurde (Abb. 2). Auf langstreckigen avitalen Corticalisbezirken liegen dicke Schichten periostalen Callus. Die innere Radiärzone bildet eine scharfe Grenze zur avitalen Corticalis, ohne daß Gefäße in die Corticalis eindringen (3). Wenn auch die Corticalis durch medulläre Gefäße ernährt wird, so kommt es solange zur periostalen Auflagerung, bis die Corticalis von zentral her vitalisiert ist. Die periostale Auflagerung stützt die zunächst avitale oder instabile Corticalis ab, ohne zu deren Revitalisierung beizutragen. Der zentrifugale Stromfluß innerhalb der Corticalis wird auch nach schwerer Traumatisierung und Instabilität wieder hergestellt.

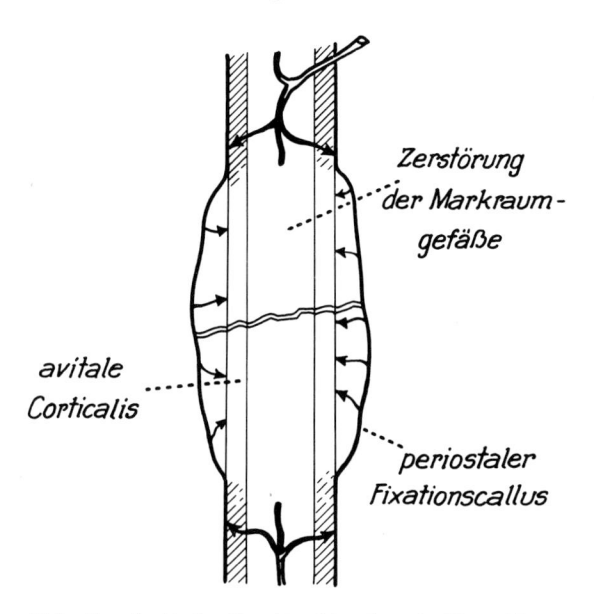

Abb. 2: Avitale Corticalis durch Zerstörung des medullären Gefäßsystems: Periostale Auflagerungen zur Abstützung sind vorhanden, periostale Gefäße dringen jedoch nicht zur Revitalisierung in die Corticalis ein

Die beschriebenen Versuche lassen den Schluß zu, daß unter Instabilität und medullärer Devitalisierung langer Röhrenknochen der periostale Callus zwar eine wichtige Abstützfunktion übernimmt, die Revitalisierung des Knochenrohres jedoch aus dem Markraum erfolgt.

Zusammenfassung: Bei 13 Hunden werden Tibiafrakturen bzw. Radiusdefekte durch Gips ruhiggestellt. Infolge instabiler Fixation entwickelt sich reichlich periostaler Callus, der Abstützfunktion übernimmt. Die hauptsächliche Gefäßaktivität findet jedoch im Markraum statt. Von dort aus erfolgt die Revascularisation der Corticalis. Das medulläre Gefäßsystem kann im Gegensatz zum periostalen System die gesamte Ernährung der Corticalis übernehmen. Nach Zerstörung des medullären Gefäßsystems vermag das Periost die Corticalis nicht zu ernähren. Ein Stromumkehr von periostal nach medullär kommt nicht zustande.

Summary: In 13 dogs tibial fractures and defects of the radius were immobilized by casts. Because of instable fixation plenty of periosteal callus is formed which braces the fracture. The main vascular activity takes place in the medullary cavity from where revascularization of the cortex originates. After destruction of the medullary vasculature the periosteal vessels are not able to supply the cortex. Whereas the medullary vasculature can fully take over the cortical blood supply. A reverse of blood flow from the periosteum to the medullary cavity does not occur.

Literatur

1. RHINELANDER, F. W., BARAGRY, R. A.: Microangiography in bone healing. J. Bone Jt. surg. 44 A, 1273 (1962).
2. van de BERG, A. P., DAMBE, L. T., SCHWEIBERER, L.: Angiographische und mikroangiographische Technik an der Tibia des Hundes. in: Loose "Angiographie", Thieme, Stuttgart 1971.
3. SCHWEIBERER, L., van de BERG, A. P., DAMBE, L. T.: Das Verhalten der intraossären Gefäße nach Osteosynthese der frakturierten Tibia des Hundes. Therapiewoche 20, 1330 (1970).

107. Vascularisation der Tibia im Experiment nach stabiler extra- und intramedullärer Osteosynthese

L. T. Dambe und A. van de Berg

Chirurgische Universitätsklinik Homburg/Saar (Direktor: Prof. Dr. H. Lüdeke), Institut für Experimentelle Chirurgie an der Chirurgischen Universitätsklinik Homburg/Saar (Abteilungsvorsteher: Prof. Dr. G. Harbauer)

Druckplatten- und Marknagelosteosynthese sind Allgemeingut traumatologischer Chirurgie geworden. Aus experimenteller und klinischer Erfahrung kennen wir die primäre, callusfreie Knochenbruchheilung unter stabiler Osteosynthese. Wie sich das Gefäßsystem des langen Röhrenknochens nach Fraktur, Osteotomie und stabiler Osteosynthese verhält, ist Gegenstand der vorliegenden Studie. Die physiologische Ernährung langer Röhrenknochen erfolgt durch ein medulläres (A. nutritia), epi-metaphysäres und periostales System. Allein vom medullären System werden etwa 70 % des langen Röhrenknochens versorgt. Versuche über die Revascularisierung verletzter Röhrenknochen sind bekannt (3). Im deutschsprachigen Raum überwiegt jedoch die Auffassung (2), daß jede periostale Osteosynthese durch Unterbrechung der periostalen Blutzufuhr zur Mangelernährung der Corticalis und damit zur Instabilität führt. Uns schien es daher nötig, extra- und intramedulläre Osteosynthesen auf die Rekonstruktion des Gefäßsystems hin vergleichend zu untersuchen.

Methodik:
1. Extramedulläre Osteosynthese: Plattenosteosynthese bedeutet Freilegung der Fraktur mit Teilzerstörung des Periostes und seiner Gefäße. Durch transmedullär eingetriebene Schrauben werden weitere Äste der durch den Unfallmechanismus teil- oder total durchtrennten medullären Gefäße zerstört. Als Versuchsmodell wurde die Tibia des Hundes gewählt, deren Gefäßverteilungsmuster dem der menschlichen Tibia entspricht. Zur Gefäßdarstellung verwandten wir eine von uns modifizierte Technik von RHINELANDER und BARAGRY (3, 1). 16 stabile Druckplattenosteosynthesen mit ungestörtem Heilverlauf wurden ausgewertet, davon 7 Osteosynthesen nach geschlossener Fraktur und 9 nach Osteotomie. Die Beobachtungszeit betrug 7-140 Tage.

2. Intramedulläre Osteosynthese: Die Marknagelung führt in jedem Fall zur Zerstörung zahlreicher, wenn nicht aller Markgefäße. Stellvertretend für viele andere seien die Versuche von TRUETA et al. (4) genannt, die ausgedehnte Corticalisnekrosen nach einfachen Nagelungen ohne Aufbohrung sahen. Bei 12 Hunden wurde nach Schaftfraktur teils geschlossen, teils offen genagelt. Wir verwandten hierfür V-Nägel, die beim Hund ausgezeichnet stabilisieren, den Gefäßen im Markraum jedoch mehr Spielraum lassen als der sonst übliche Kleeblattnagel. Die Beobachtungszeiten lagen zwischen 7 und 168 Tagen.

Ergebnisse:
1. Extramedulläre Osteosynthese: Die Versuche ergaben unter Stabilität von Fraktur oder Osteotomie einen gesetzmäßigen Verlauf. Um den 7. Tag erkennt man eine erhebliche Aktivität aller Gefäßsysteme, insbesondere des medullären Systems. Die Gefäße werden weiter, geschlängelt und zahlreicher. Am 14. Tag sieht man erstmals ein vollständig wiederhergestelltes medulläres Gefäßsystem, das radiäre Äste über erweiterte Volkmann'sche Kanäle in die Corticalis der Diaphyse abgibt. Besonders interessant ist der Bereich des periostalen Plattenlagers. Hier perforieren die medullären Gefäße die Corticalis bis zur unmittelbar der Platte anliegenden äußersten Corticalislamelle (Abb. 1). Die zentrifugalen Äste anastomosieren mit den Gefäßen der erweiterten Havers'schen Kanäle. Mit der knöchernen Konsolidierung der Fraktur um den 40. Tag ist die Wiederherstellung des medullären Gefäßsystems (A. nutritia, epi- und metaphysäre Gefäße) unter Umfließung der transmedullär gelegenen Schrauben abgeschlossen. Die Gefäßaktivität geht zurück. Außerordentlich spärlich ist die Reaktion periostaler Gefäße bei stabiler Plattenosteosynthese. Die Periostgefäße nehmen an Zahl und Querschnitt zwar gering zu, sind jedoch in ihrer Bedeutung nicht mit dem medullären Gefäßsystem vergleichbar.

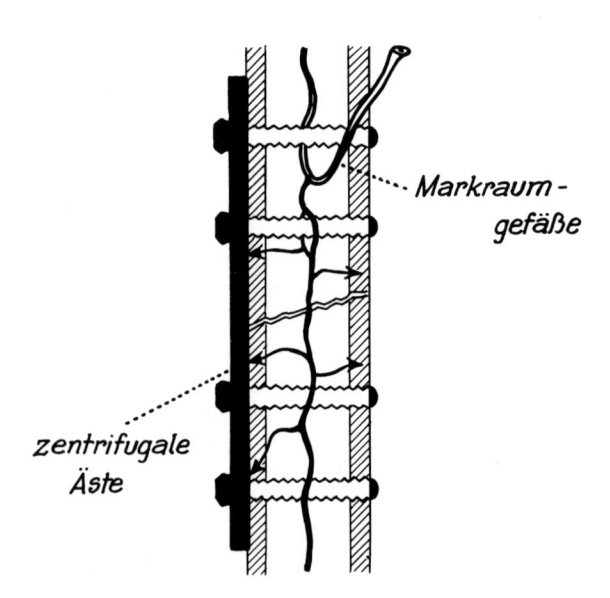

Abb. 1: Druckplattenosteosynthese: 14 Tage nach Fraktur und Osteosynthese ist das medulläre Gefäßsystem wieder hergestellt, das über zentrifugale Äste die gesamte Corticalis bis zu den äußersten Lamellen ernährt

2. Intramedulläre Osteosynthese: Nach 7 Tagen ist eine erhebliche Gefäßaktivität zu erkennen. Der distale Fächer der A. nutritia ist jedoch zerstört. Nach 14 Tagen ist der gesamte medulläre Gefäßbaum der A. nutritia wieder hergestellt und lediglich durch den Nagel etwas exzentrisch verlagert. Die Corticalis ist aufgelockert, die Volkmann'

schen und Havers' schen Kanäle erweitert (Abb. 2). Aus dem Markraum durchdringen zentrifugale Äste die gesamte Corticalisdicke, während die periostale Gefäßaktivität relativ gering ist. Nach Konsolidierung der Fraktur um den 40. Tag bildet sich die Gefäßaktivität zurück. Nach Aufbohrung der Markhöhle bei 12 Hunden und Stabilisierung mit Kleeblattnagel ist die Rekonstruktion des medullären Gefäßsystem verzögert und die periostale Gefäßreaktion als Antwort auf die Avitalität der Corticalis vermehrt. Nach 70 Tagen hat sich aus den epi- und metaphysären Gefäßen ein medulläres System aufgebaut, das wie unter physiologischen Bedingungen den größten Teil der Corticalis ernährt.

Markraumgefäße

zentrifugale Äste

erweiterte Havers'sche Kanäle

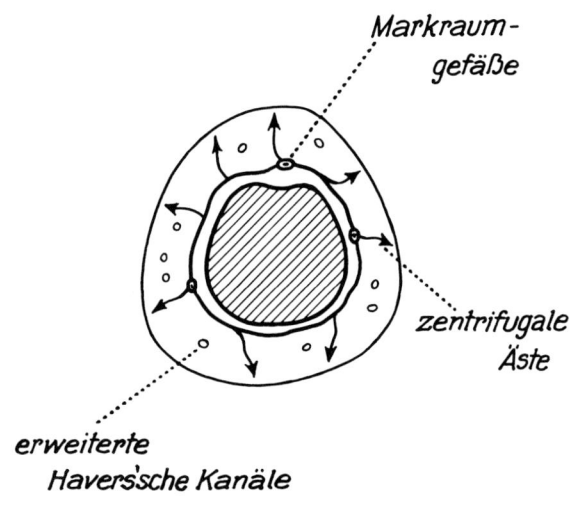

Abb. 2: Marknagelung: 14 Tage nach Fraktur und Nagelung ist das medulläre Gefäßsystem wieder hergestellt, das die Ernährung annähernd der gesamten Corticalis übernimmt

Unsere Befunde nach Druckplattenosteosynthese und Marknagelung sagen folgendes aus: Die Tendenz des Organismus ist unverkennbar, den physiologischen Modus der Durchblutung langer Röhrenknochen nach Verletzungen wieder herzustellen. Das unter physiologischen Bedingungen dominierende medulläre Gefäßsystem ist an Aktivität dem periostalen Gefäßsystem weit überlegen. Seine Wiederherstellung ist die Regel, falls Fraktur oder Osteotomie durch Druckplatte oder Marknagel einwandfrei stabilisiert sind.

Zusammenfassung: Experimentelle angio- und mikroangiographische Befunde an der Tibia des Hundes geben Auskunft über die Revascularisierung der Diaphyse langer Röhrenknochen nach Fraktur, Osteotomie und stabiler Osteosynthese (16 Druckplattenosteosynthesen, 12 Marknagelungen). Bei stabiler Osteosynthese kommt es sowohl nach extra- wie nach intramedullärer Stabilisierung bereits nach 14 Tagen zur Rekonstruktion des unter physiologischen Bedingungen dominierenden medullären Gefäßsystems. Die periostalen Gefäße sind unter Stabilität für die Revascularisierung der Diaphysencorticalis nur von untergeordneter Bedeutung.

Summary: Angiogramms- and microangiogramms of the canine tibia show revascularization in the diaphysis of long bones after fracture, osteotomy and stable fixation: 16 compression plate osteosyntheses and 12 bone nailings. With both extra- and intramedullary stabilization it is observed that the reconstruction of the physiologically dominant medullary blood supply occurs as early as the first 2 weeks after the operation. The periosteal blood vessels are of little importance for the revascularization of the cortex if the fracture is reliably stabilized.

Literatur

1. van de BERG, A. P., DAMBE, L. T., SCHWEIBERER, L.: Angiographische und microangiographische Technik an der Tibia des Hundes. in: Loose "Angiographie", Thieme, Stuttgart 1971.
2. KÜNTSCHER, G.: Das Kallus-Problem. Enke, Stuttgart 1970.
3. RHINELANDER, F. W., BARAGRY, R. A.: Microangiography in bone healing. J. Bone Jt. surg. 44 A, 1273 (1962).
4. TRUETA, G., CAVADIAS, A. X.: A study of the blood supply of the long bones. S. Surg. Gynec. and Obstet. 118, 485 (1964).

108. Untersuchungen mit radioaktiv markiertem Knochenzement bei Kombinationsosteosynthesen

R. Szyszkowitz, H. Weiß, J. Bindrich und A. Engel

Unfallchirurgische Klinik der Medizinischen Hochschule Hannover
(Leiter: Prof. Dr. H. Tscherne)

Die bei der Implantation von Knochenzement (Polymethylmethacrylat) auftretende Resorption (4) von toxischen Monomeren soll wegen des Zusammenhanges mit lebensbedrohlichen, intraoperativen Komplikationen (2, 3) weiter abgeklärt werden.
In zweiter Linie wird die Frage der Stabilität und der überschießenden Callusformation (1, 4) während der Überbrückung der Knochenzementplombe unter uneingeschränkter Belastung untersucht.

Methodik: Bei 20 Schafen entfernten wir am Metatarsus einen durchschnittlich 6 mm hohen Keil oder Zylinder. Der Defekt und die ausgeräumte Markhöhle wurden durch eine mit ^{14}C-markierte Knochenzementplombe von ungefähr 7,5 cm Länge aufgefüllt. Anschließend erfolgte die stabile Fixation durch eine schmale 6-Loch-Platte[+] und Schrauben.
Wir vermischten 5 ml ^{14}C-markiertes Monomethylmethacrylat mit 10 g des pulvrigen, nicht markierten Polymethylmethacrylates entsprechend dem vom Hersteller[++] angegebenen Mengenverhältnis. Der Knochenzement wurde in demselben teigigen Zustand eingebracht wie klinisch zur Verankerung von Prothesen.
Die bei jedem Tier implantierte Knochenzementplombe enthielt etwa 75 Mikrocurie ^{14}C-markiertes Monomethylmethacrylat. Der Nachweis von ^{14}C im Blut erfolgte szintillations-spektrometrisch, wobei Erythrozyten und Serum getrennt untersucht wurden[+++]. Parallel mit der Implantation des auspolymerisierenden Knochenzementes wurden in einminütigen Abständen Blutproben aus der V. femoralis des operierten Beines, der V. jugularis und der A. radialis entnommen. Ab 10 min wurden die Entnahmeabstände laufend vergrößert.
Durch Röntgenkontrollen in regelmäßigen Abständen von 14 Tagen konnten wir die Konsolidierung der nachgeahmten, unstabilen Fraktur (Defektosteotomie) bei uneingeschränkter, postoperativer Belastung des operierten Beines verfolgen.

Ergebnisse: Durch getrennte szintillations-spektrometrische Aufarbeitung von Serum und Erythrozytenkonzentrat zeigte sich, daß durchschnittlich 2/3 des nachzuweisenden ^{14}C an die Erythrozyten

[+] Metall-Implantate der Schweizerischen Arbeitsgemeinschaft für Osteosynthese, Synthes-GmbH, 463 Bochum, Huestr. 11
[++] Palacos-R$^{(R)}$, Kulzer u. Co., 638 Bad Homburg v. d. H.
[+++] Für die Untersuchungen sind wir Herrn Diplom-Chemiker W. Eckhardt (Nuklearmedizinisches Institut der Medizinischen Hochschule Hannover) zu großem Dank verpflichtet.

gebunden waren. Während der ersten 20 min nach Implantation von Knochenzement kommt es zu einem schubweisen Anstieg von ^{14}C mit einem Summations-Maximum zwischen 2 und 5 min sowohl im Serum, als auch im Erythrozytenkonzentrat. Dieses schubweise Ansteigen des ^{14}C erklären wir uns durch eine alternierende Ausschwemmung von monomeren, bzw. oligo- oder polymeren Methylmethacrylatketten in das Blut.

Auffallend war die höhere Konzentration von ^{14}C bei 3 min in der V. femoralis gegenüber der in der A. radialis. Dies spricht für eine Filtration des ^{14}C-markierten Monomeres in der Lunge.

Weitere mehr oder weniger deutliche Anreicherungen von ^{14}C im venösen Blut wurden nach 15 und 45 min beobachtet.

Bei einer Aushärtungszeit von 6 min gegenüber jener von über 3 Stunden fanden wir, daß der ^{14}C-Spiegel um ein 3 bis 4-faches niedriger war. Dies spricht dafür, daß die Polymerisationsdauer für die Höhe des Monomerspiegels im Blut von entscheidender Bedeutung ist.

Schließlich muß der nachgewiesene Langzeitabbau des Knochenzement bezüglich der Zementimplantation bei jungen Patienten in Betracht gezogen werden.

In einer geschlossenen Serie von 20 operierten Schafen kam es in 17 Fällen ab der 6. bis 10. Woche zur Konsolidierung durch stets deutlich sichtbaren Überbrückungscallus. Die Konsolidierung erfolgt zuerst außen an der dem Hautschnitt gegenüberliegenden Seite und war bis zur 10. Woche postoperativ nicht immer circulär vorhanden. Die Callusbildung beginnt in allen Fällen im Bereich des distalen und proximalen Zementplombenendes und umscheidet fortschreitend bis zur Osteotomiestelle die teilweise nekrotisch gewordene Corticalis. Wir sahen in dieser Teilnekrose der Corticalis die Ursache für die fehlende primäre Knochenheilung in allen 17 Fällen unserer klinisch und röntgenologisch kontinuierlich stabilen Kombinationsosteosynthesen.

Von den restlichen 3 Schafen mußte eines 1 Woche postoperativ wegen einer schweren Verletzung am operierten Bein getötet werden. Die beiden anderen zeigen das Bild einer hypertrophen Pseudarthrose mit Resorptionssäumen um alle Implantate. Fehler in der Operationstechnik und unzureichende Zementaushärtung fanden wir als Ursachen.

Schließlich fiel uns ein 1 mm breiter Aufhellungssaum zwischen dem Überbrückungscallus und dem darunterliegenden interponierten Knochenzement auf, während endostal direkter Knochenzement-Knochen-Kontakt bestand. Auch hier halten wir die periostale Unstabilität des begrenzenden Bindegewebes für die Ursache des fehlenden knöchernen Kontaktes.

<u>Zusammenfassung</u>: Bei 20 Schafen wurden am Metatarsus eine Kombinationsosteosynthese nach Resektionsosteotomie durchgeführt und der Defekt mit ^{14}C-markiertem Knochenzement ausgefüllt. Ein schubweiser Eintritt von toxischem Monomer in die Blutbahn konnte szintillations-spektrometrisch nachgewiesen werden. Die Konsolidie-

rung erfolgte bei sofortiger, voller Belastung in 17 Fällen trotz anhaltender Stabilität nicht primär, sondern durch Ausbildung eines Überbrückungscallus.

Summary: After a resection osteotomy of the metatarsus in 20 sheep a combination osteosynthesis was performed and the defect filled with ^{14}C-labelled bone-cement. A periodic resorption of toxic monomer in the blood was demonstrated by scintillation-spectrometry. In spite of continued stability, bony union did not occur primarily, but rather by the formation of an abundant callus bridge.

Literatur

1. BOITZY, A.: A propos de l osteosynthese des fractures pertrochanteriennes avec utilisation de methacrylate de methyle. Ther. Umschau 26, 172-77 (1969).
2. DANDY, D. J.: Fat embolism following prosthetic replacement of the femoral head. Injury 3, 85-88 (1971).
3. SCHULITZ, K. P., KOCH, H., DUSTMANN, H. O.: Lebensbedrohliche Sofortkomplikationen durch Fettembolie nach Einsetzen von Totalendoprothesen mit Polymethylmethacrylat. Arch. orthop. Unfall-Chir. 71, 307-315 (1971).
4. SZYSZKOWITZ, R.: Einbau und Abbau von Knochenzement bei Kombinationsosteosynthese im Tierversuch. Arch. orth. Unfall-Chir. 71, 71-94 (1971).

109. Bestimmung der Knochendehnung in vitro und in vivo nach Plattenosteosynthese

J. Brennwald und S. M. Perren

Laboratorium für experimentelle Chirurgie, Schweizerisches Forschungsinstitut Davos

Osteosyntheseimplantate übernehmen einen Teil der Kraftübertragung des Knochens. An umschriebener Stelle vermindert sich dabei die Spannung im Knochen unter Belastung. Die Bestimmung solcher Spannungsänderungen ist Voraussetzung für die Analyse des belastungsabhängigen Knochenumbaus nach Osteosynthese. Die indirekte, vergleichsweise Bestimmung von Veränderungen des Spannungszustandes im Knochen erfolgte über die Dehnungsmessung.

In vitro-Dehnungsmessungen fanden an frischen menschlichen Tibiae statt. Die Dehnungsmeßstreifen waren auf die vom Implantat überspannte mediale Knochenoberfläche aufgeklebt. Die Knochen wurden axial belastet. Die Krafteinleitung geschah bei quer resezierter Epiphyse mit Hilfe von Kugelgelenken. Diese Krafteinleitung vermied die Übertragung von Biege- und Torsionskräften. Die mit Hilfe eines piezoelektrischen Meßelementes ermittelte axiale Belastung erreichte 100 kp innerhalb von 3 Sekunden. Kraft und Dehnung sind auf einem X-Y-Schreiber als Kraft-Dehnungsdiagramm aufgezeichnet worden. Als Osteosyntheseimplantat fand die dynamische Kompressionsplatte der AO in Titan und in Stahl Verwendung. Die beiden Materialien weisen eine unterschiedliche Festigkeit auf. Um einen für die Klinik relevanten Vergleich zu ermöglichen, ist bei gleicher Konstruktion der Querschnitt der Titanplatte geringgradig größer gewählt worden, so daß beide Platten auf Zug gleich fest waren.

In Tab. 1 sind die Dehnungen der 6 Knochen ohne Implantat, mit Titanplatte und mit Stahlplatte aufgeführt. Von den verschiedenen Wiederholungen, die eine gute Reproduzierbarkeit zeigten, sind die zwei ersten Messungen angeführt. Nimmt man den Kontrollwert als 100 % an, verbleibt unter der Titanplatte eine Restbelastung von 37 %, unter

Tab. 1: Dehnungswerte des Knochens unter axialer Belastung

Knochen	Kontrolle ε µm/m		Titan ε µm/m		Stahl ε µm/m	
I	127	130	36	34	28	29
II	165	165	80	80	66	64
III	320	324	105	104	65	64
IV	262	290	120	120	94	92
V	321	324	110	109	77	78
VI	158	160	62	61	51	52
Mittelwert	100 %		37 %		28 %	

der Stahlplatte 28 %. Titan erlaubt somit bei gleicher Implantatfestigkeit eine signifikant größere Belastung des Knochens nach Osteosynthese $[F(2) = 17,37; P < 0,01]$. Die individuellen Schwankungen der Knochendehnung betreffen wohl den absoluten Betrag, aber nur in geringem Ausmaß den Vergleich der zwei Metalle.

Modellversuche in vivo: Die Frage stellt sich, inwiefern die in vitro ermittelten unterschiedlichen Restbelastungen von praktischer Bedeutung sind. Der folgende Modellversuch ist für die simultane in vivo-Messung von Knochendehnung, Implantatbelastung und äußerer Belastung der Extremität entwickelt worden.
Dehnungsstreifen sind so am Knochen fixiert worden, daß in vivo-Messungen über mehrere Wochen möglich waren. Dadurch konnten Artefakte infolge postoperativer Fehlbelastung vermieden werden.
Die Verwendung von Osteosyntheseimplantaten mit Meßkammern (1) diente der Registrierung der Implantatbelastung. Die Belastung der Extremität während des Gehens ist mit Hilfe einer neu entwickelten Meßplattform[+] mit piezoelektrischen Meßelementen erfolgt.
Erste Messungen fanden an intakten Tibiae des Schafes statt. Ein Dehnungsmeßstreifen war in Diaphysenmitte auf der Medialseite montiert. Er wurde durch eine Meßplatte in Titan (Typ AO - DCP) überspannt. Der zweite Meßstreifen war 2 cm distal in der Verlängerung der Plattenachse montiert. Unter simultaner Messung der Knochendehnung an den zwei erwähnten Stellen und unter Bestimmung der Implantatbelastung ist das Tier über die im Boden eingelassene Druckplatte geführt worden. Der simultanen Registrierung der erwähnten Größen diente ein Vierkanallichtstrahloscillograph.
Der Spitzenwert der äußeren Belastung der Extremität schwankte zwischen 11 und 14 kp. Als Zeitpunkt des Vergleichs der verschiedenen simultan ermittelten Meßwerte diente jener Augenblick, in dem die äußere Belastung durch 10 kg anstieg. Zu diesem Zeitpunkt betrug die Knochendehnung außerhalb der Platte 78 µm/m (65 µm/m)[++], unter der Platte 31 µm/m (23 µm/m)[++]. Die Implantatbelastung betrug 4,8 kp (2,9 kp)[++], die Vorspannung am Ende des Versuchs 10 kp (-1,5 kp)[++,+++].

Die in vivo ermittelten Werte der Verminderung der Knochendehnung unter der Titanplatte bewegen sich in der gleichen Größenordnung wie die in vitro gefundenen (35-39 %). Die Kontrollmessung am rechten Bein ergab gleichsinnige Werte, wobei aber der absolute Wert der Knochendehnung sowie die Vorspannung geringer waren.

Zusammenfassung: Osteosyntheseimplantate übernehmen einen Teil der funktionellen Belastung des Knochens. Je nach verwendetem Metall kann eine unterschiedliche Restbelastung des Knochens bei gleicher Implantatfestigkeit resultieren. In vitro fand sich eine Restbe-

[+] In Zusammenarbeit mit der Fa. Kistler, Winterthur
[++] Werte der gegenseitigen Extremität
[+++] Kompression der Platte

lastung von 37 % für Titan und 28 % für Stahl. Ein Modellversuch wird beschrieben, der ermöglicht, die Restbelastung des Knochens in vivo zu ermitteln. Auf diese Weise sollen die Zusammenhänge zwischen Belastungsveränderung und Strukturumbau nach Osteosynthese untersucht werden.

Summary: Implants used for internal fixation of fractures reduce the functional load of bone. The comparative determination of strain in bone under equally strong plates made of Titanium and Steel reveal a significant difference of residual functional load of bone. A model study has been developed to enable further in vivo analysis of changes in load and of bone structure.

Literatur

1. PERREN, S.M., HUGGLER, A., RUSSENBERGER, M., STRAUMANN, F., MUELLER, M.E., ALLGOEWER, M.: A Method of Measuring the Change in Compression Applied to Living Cortical Bone. Acta Orthop. Scand. Suppl. 125, 5 (1969).

110. Der Einfluß von Röntgenstrahlen auf die Knochenneubildung[+]

H. Kämmerer und E. Gärtner

Kliniken der Universität Göttingen der Klinik und Poliklinik für Allgemeinchirurgie (Direktor: Prof. Dr. H.-J. Peiper)

Der Anbau neuen Knochengewebes erfolgt durch Osteoblasten. Soweit es sich um die Beschreibung morphologisch faßbarer Veränderungen innerhalb der Zelle selbst handelt, ist die Wirkung ionisierender Strahlen auf den Osteoblasten bekannt. Der Einfluß einer Noxe auf ihre Funktionsfähigkeit dagegen läßt sich bislang nur abschätzen. In dem von FROST (2) inaugurierten und von uns mit EGER (1, 3) weiter entwickelten Modell der kontrollierten Reifung sekundärer Osteone haben wir versucht, die Wirkung einer bestimmten Strahlendosis auf die Knochenneubildung zu verfolgen.

Methodik: Die distale Humerus-Metaphyse einer Seite bei mehreren jungen Hunden wurde mit einer Oberflächendosis von 1.200 R bestrahlt. Die Tiere erhielten sofort nach Bestrahlung sowie weitere 9 mal in 6-tägigem Abstand (insgesamt 10 mal) 1 i.v. Tetracyclin-Injektion und wurden 6 Tage nach letzter Injektion getötet.
Grundprinzip der angewandten Methode war die Markierung der Knochenneubildung durch Antibiotika der Tetracyclingruppe. In Abhängigkeit vom Reifegrad der einzelnen Osteone zu Versuchsbeginn erwarten wir neben unmarkierten Osteonen solche mit 1-10 Tetracyclinringen.
Aus methodologischen Gründen läßt sich nur bei 10 mal markierten Osteonen der Funktionsablauf des Osteoblasten sicher verfolgen. Deshalb wurden Osteone von unbestrahlten und bestrahlten Knochen jeweils zu einem Kollektiv zusammengefaßt und miteinander verglichen. Der Abstand zwischen 2 beliebigen, aufeinanderfolgenden Tetracyclinbändern dividiert durch die zwischen den beiden Markierungstagen vergangene Zeit (6 Tage) ergibt die Appositionsrate. Sie gibt an, wieviel neuer Knochen in der Zeiteinheit gebildet wird.

Ergebnisse: Das Verhalten der Appositionsraten des bestrahlten und unbestrahlten Osteon-Kollektivs zeigt Abb. 1. Wesentlichste Strahlenwirkung auf den Osteoblasten ist die Depression der Appositionsrate. Sie wird 18 Tage nach Bestrahlung manifest und dauert 12 Tage. Am 30. Tag erreicht die Appositionsrate ihr Minimum. Dieses unterscheidet sich von der kleinsten Appositionsrate des unbestrahlten Osteon-Kollektivs nicht. Man kann daraus auf einen unteren Grenzwert der Osteoblasten-Aktivität schließen. Möglicherweise bedeutet eine kleinere Appositionsrate Zelltod.

[+] Herrn Prof. H. Poppe, Direktor der Radiologischen Universitätsklinik Göttingen, danken wir für die Anregung zu dieser Arbeit

Nach strahlenbedingter Depression kommt es für die nächsten 24 Tage zu keinem gesicherten kompensatorischen Anstieg der Appositionsrate. Der Osteoblast bleibt auf dem gleichen verminderten Aktivitätsniveau stehen.

Das Verhalten beider Kollektive in den ersten 18 Tagen ist aus statistischen Gründen schwieriger zu deuten. Vermutlich dauert es etwa 12 Tage, bis sich die Strahlenwirkung manifestiert. Der Osteoblast wird stimuliert, die Bildung von Knochengrundsubstanz nimmt zu.

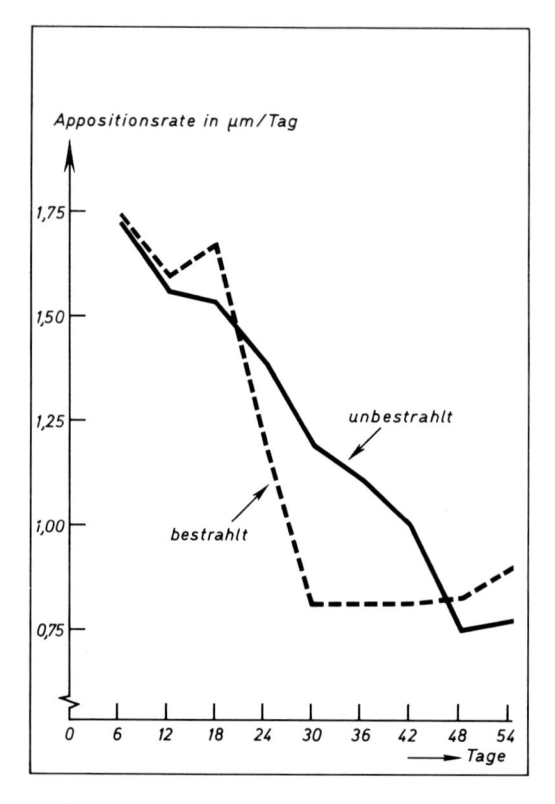

Abb. 1: Verhalten der mittleren Appositionsrate (M_1) für unbestrahlte (n = 33) und bestrahlte (n = 25) Osteone innerhalb der einzelnen 6-tägigen Markierungsperioden

Abb. 2 zeigt für beide Kollektive die Korrelation zwischen der Osteongröße zu Versuchsbeginn und der Appositionsrate gemittelt über die gesamte Versuchszeit für jedes Osteon. Große Osteone haben eine größere mittlere Appositionsrate als kleine; große Osteone reifen schneller als kleine (2). Diese Gesetzmäßigkeit ändert sich auch unter Röntgenbestrahlung nicht.

Diese deduktiv aus Meßdaten abgeleiteten Schlußfolgerungen können auch optisch belegt werden. So wird die Kontinuität des Osteonschlusses unterbrochen. Zwischen dem 24. und 30. Tag nach Bestrahlung

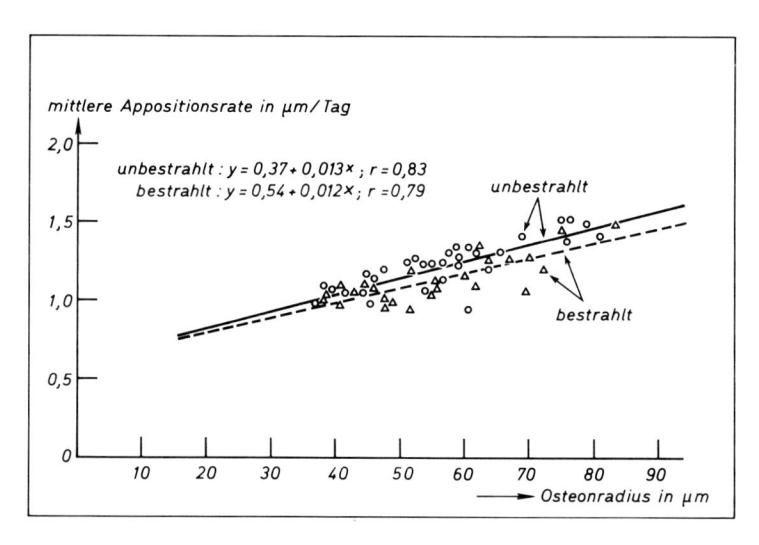

Abb. 2: Punktescharen für das unbestrahlte (n = 33) und das bestrahlte (n = 25) Osteonkollektiv

wird das Osteon in einen peripheren und einen zentralen Abschnitt zerlegt. Im Zentrum kommt es zu einer Verwerfung der Markierungslinien, ein Befund, den EGER (1) als "Knitterung" bezeichnet hat. In der Peripherie sieht man eine deutliche Verbreiterung des 3. Bandes als Ausdruck einer Beschleunigung der Mineralisationsvorgänge.

Zusammenfassung: Mit Hilfe der Tetracyclin-Markierung wurde der Einfluß einer Röntgenbestrahlung von 1.200 R Oberflächendosis auf den Funktionsablauf des Osteoblasten untersucht. Bestrahlt wurde die distale Humerus-Metaphyse des Hundes. Es fand sich eine quantitative Beeinflussung der Osteoblastenfunktion und damit der Knochenneubildung. Eine kurze Funktionssteigerung wurde abgelöst von einem Funktionsminimum mit anschließender Erschöpfung. Die beobachteten Funktionsstörungen des Osteoblasten deuteten außerdem darauf hin, daß die Röntgenbestrahlung auch noch zu eingreifenden qualitativen Änderungen des Osteoblastenverhaltens führt.

Summary: By means of in vivo bone labelling with tetracyclines the influence of x-ray radiation of 1.200 r surface dosage on the function of the osteoblast is studied. The distal humeral metaphysis of the dog was radiated. A quantitative influence on osteoblastic activity took place and as a result of this on bone formation also. A short acceleration of the activity is followed by a minimum of activity with successive exhaustion. The observed disturbances in the structure of the osteon also show that radiation produces great qualitative alterations in the function of the osteoblasts.

Literatur

1. EGER, W., KÄMMERER, H., TRAPP, L.: Simultane fluoreszenz- und polarisationsmikroskopische Untersuchungen an unentkalkten Dünnschliffen von Knochengewebe. Zeiss-Informationen 15, 64 (1967).
2. FROST, H. M., VILLANUEVA, A. R., RAMSER, I. R., ILINCKI, L.: Knochenbiodynamik bei 39 Osteoporose-Fällen, gemessen durch Tetracyclinmarkierung. Der Internist 7, 572 (1966).
3. KÄMMERER, H.: Die Markierung des Knochenstoffwechsels durch Antibiotika der Tetracyclin-Gruppe. Fortschritte der Medizin 85, 311 (1967).

111. Hämarthros und Arthrose

H. O. Dustmann und W. Puhl

Orthopädische Klinik und Poliklinik der Universität Heidelberg, Abteilung für experimentelle Orthopädie (Direktor: Prof. Dr. H. Cotta)

Ausgehend von der klinischen Erfahrung, daß ein Bluterguß im Gelenk zu arthrotischen Veränderungen führen kann, war es Ziel der Untersuchungen, die Frühauswirkungen eines intraartikulären Blutergusses auf den Gelenkknorpel zu überprüfen.

Nach wiederholter Eigenblutinjektion in das Kniegelenk von Kaninchen wurden die Femurkondylenknorpel nach unterschiedlicher Versuchsdauer histologisch, elektronen- und rasterelektronenmikroskopisch untersucht. In einer Vergleichsserie wurde bei gleicher Versuchsanordnung das Gelenk durch Gipsverband ruhiggestellt, um den Effekt der Immobilisierung zu erfassen. In einer dritten Versuchsgruppe wurde zusätzlich ein Proteinaseninhibitor (Trasylol) intraartikulär injiziert.

Die frühesten Veränderungen wurden an der Lamina splendens, der oberflächlichsten zellfreien Schicht des Gelenkknorpels nachgewiesen. Diese Gleitschicht zeigte im Schnittpräparat einen weitgehenden Verlust der ungeformten Interzellularsubstanz bei Auflockerung der dort sehr feinen Kollagentextur. Bei der Untersuchung mit dem Rasterelektronenmikroskop (REM) war die Gelenkfläche nicht wie im gesunden Gelenk weitgehend glatt und in sich geschlossen, sondern ließ feine Aufrauhungen erkennen.

In Abhängigkeit von der Zahl der Eigenblutinjektionen und der Versuchsdauer wurden zunehmend schwerwiegendere Knorpelschäden beobachtet. Die transmissionselektronenmikroskopische Untersuchung zeigte, daß die Lamina splendens in weiten Bereichen fehlte. Die Kollagentextur war bis tief in die Deckschichtzellzone hinein bei Verlust der ungeformten Interzellularsubstanz aufgelockert, die Kollagenfasern häufig fragmentiert und ihre charakteristische Querstreifung oft nicht mehr erkennbar.

Wesentlich für das Verständnis weiterer pathogenetischer Abläufe erscheint die Tatsache, daß die oberflächlichen Knorpelzellen, auf die nach den Untersuchungen von OTTE das Knorpelwachstum bezogen werden muß, hochgradige regressive Veränderungen aufwiesen. Die Zell- und Kernmembranen fehlten, die Zellorganellen waren weitgehend in Auflösung begriffen und frei im Gewebe lagen Reste von Mitochondrien. Die Untersuchung der Oberflächenstruktur zeigte Abhebungen, Ulcerationen, knospige Aufwürfe und zum Teil bizarre Zerreißungen der Gelenkoberfläche mit freiliegenden fibrillären Strukturen.

Die histologische Untersuchung ließ im Bereich des gesamten Gelenkknorpels regressive Veränderungen mit Hypertrophie und Fusion einzelner Territorien, Asbestfaserung sowie Kernpyknose und Karyolyse erkennen.

Ruhiggestellte Gelenke zeigten die gleichen Veränderungen in stärkerer Ausprägung (1). Wurde gleichzeitig ein Proteinaseninhibitor (Trasylol) intraartikulär injiziert, so waren die pathologischen Veränderungen nur geringgradig nachweisbar.

Die beschriebenen Gelenkknorpelveränderungen beim Hämarthros sind als beginnende Arthrose anzusehen. Sie sind einerseits durch eine enzymbedingte Destruktion des Knorpels zu erklären, wobei die Enzyme aus Granulozyten (3, 4) und Blutplasma, später auch aus zerstörten Chondrozyten und möglicherweise den Synoviozyten stammen können. Andererseits sind insbesondere im ruhiggestellten Gelenk trophische Schädigungen durch Überdehnung der Gelenkkapsel mit Kompression der Kapselkapillaren, durch eine Synovitis, Verlängerung der Transitstrecke und mangelnde Durchwalkung des Gelenkknorpels anzunehmen. Der therapeutische Effekt des Proteinaseninhibitors (Trasylol) ist auf die Blockierung chondrolytisch wirkender Enzyme zu beziehen.

Aus den Untersuchungen ergeben sich für die Therapie des Hämarthros folgende Forderungen:
1. Sorgfältige entlastende Punktion des Gelenkes, um enzymatische und trophische Knorpelschädigungen zu verhindern.
2. Ruhigstellungen sind, insbesondere beim älteren Menschen, nur unter strenger Indikation vorzunehmen, die Mobilisierung muß so früh wie möglich bei zunehmender Belastung erfolgen.
3. Durch intraartikuläre Trasylolinjektion können enzymbedingte Knorpelschädigungen teilweise vermieden werden.

Zusammenfassung: Eine beginnende Arthrose wurde an Kniegelenken von Kaninchen nach wiederholter Eigenblutinjektion festgestellt. Die morphologischen Knorpelveränderungen waren in ruhiggestellten Gelenken stärker, nach intraartikulärer Trasylolgabe geringer ausgeprägt.

Summary: Early degenerative changes due to experimental haemarthroses were observed in knee joints of rabbits. The pathologic changes of cartilage increased in immobilized joints and were less remarkable if blood and Trasylol were injected simultaneously.

Literatur

1. DUSTMANN, H.O., PUHL, W., SCHULITZ, K.P.: Arch. orthop. Unfall-Chir. 71, 148-159 (1971).
2. OTTE, P.: Über das Wachstum der Gelenkknorpel. Bd. 23. Dr. A. Hüthig Verlag, Heidelberg (1965).

3. PUHL, W.: Arch. orthop. Unfall-Chir. 70, 87-97 (1971).
4. PUHL, W., DUSTMANN, H. O., SCHULITZ, K. P.: Z. Orthop. 109, 475-486 (1971).

112. Funktionelle Behandlung nach Bandnaht und -plastik am Kniegelenk

H. H. Pässler, H. Henkemeyer und C. Burri

Abteilung für Unfallchirurgie (C. Burri) des Department für Chirurgie der Universität Ulm

In der Literatur sind zahlreiche verschiedene technische Verfahren zur primären und plastischen Rekonstruktion der Bandverletzungen am Kniegelenk angegeben. Allen gemeinsam ist die postoperative Behandlung mit Immobilisation der Extremität zwischen 4 und 12 Wochen (1, 2, 4). Die nachteiligen Folgen der externen Fixation, Atrophie, Gelenkversteifungen und die Schwächung der physikalischen Widerstandskraft der Knochenligamentverbindungen (3) sind bekannt und gefürchtet. Es schien uns deshalb von Interesse, experimentell und klinisch zu prüfen, ob nach Bandnähten und -plastiken die Möglichkeit der funktionellen Nachbehandlung ohne Gefährdung des Operationsergebnisses besteht.

Material und Methodik:

a) An 15 frischen Präparaten eröffneten wir das Kniegelenk durch eine quere Incision zwischen Ligamentum patellae und medialem Seitenband. Anschließend wurde das mediale Seitenband in seiner Mitte durchtrennt und mit feinem, elastischem Nahtmaterial (Gummi) locker adaptiert, so daß bereits ein geringfügiges Anspannen des Bandes zum Klaffen der Nahtstelle führte. Nach Abmeißelung des distalen Ansatzes des vorderen Kreuzbandes erfolgte dessen Reinsertion durch einen Bohrkanal mittels dünnem Gummifaden. Auch hier genügte die geringste Anspannung des Ligamentes, um den Bandansatz zu dislozieren. Durch dieses Vorgehen konnte nun durch Fenestration des Gelenkes unter Erhaltung der übrigen Strukturen das Verhalten der Seiten- und Kreuzbandfixation beobachtet und damit die Beanspruchung der Nahtstelle auf Zug festgestellt werden.

b) Bei 3 Amputationspräparaten wurde das mediale Seitenband quer durchtrennt und in Faserrichtung einschichtig vernäht, das Kreuzband am Ansatz ausgemeißelt, mit einem Stahldraht durch einen Bohrkanal von der Tuberositas tibiae her reinseriert und fixiert. Die Incisionen verschlossen wir schichtweise und den Oberschenkel durch Stumpfbildung. Der Unterschenkel wurde mittels zweier durch die Tibia gebohrter Steinmann-Nägel an einem Gestell fixiert und der Oberschenkel mit Hilfe eines weiteren Steinmann-Nagels und eines speziellen Motors gegen den Unterschenkel bewegt, damit einen Bewegungsablauf zwischen 120° und 160° simulierend. Die Bewegung erfolgte 100 mal/min über 3 Tage in einer feuchten Kammer. Anschließend wurden die Bänder freigelegt und inspiziert.

c) Anwendung der funktionellen Nachbehandlung an 5 Patienten (bis 31.12.1971).

Ergebnisse:

a) Bei den 15 Präparaten ließ sich das Seitenband im Mittel zwischen 167° (Streuung 160°-170°) und 112° (Streuung 100°-120°) spannungslos bewegen. Bei maximaler Streckung klaffte das Band, insbesondere an seinem hinteren Anteil. Bei Flexion über 110° im Mittel war ein zunehmendes Aufklappen im Bereich seines vorderen Anteils zu beobachten. Rotationsbewegungen am leicht gebeugten Bein führten stets zu einem Klaffen des Bandes, ebenso schon geringgradige Abduktion. Entsprechend ergaben sich an den 15 Kreuzbandpräparaten folgende Resultate: Keine Anspannung ist nachweisbar im Mittel zwischen 173° (Streuung 170°-175°) und 84° (Streuung 70°-100°). Zunehmende Beugung führte zum Auslösen des Kreuzbandes. Innenrotation von über 5° brachte regelmäßig Anspannung des fibularen Bandanteiles. Schon eine geringe Verschiebung der Tibia nach vorn (vordere Schublade) führte regelmäßig in jeder Flexionsstellung zur Auslösung des Kreuzbandansatzes.

b) Bei allen 3 Dauerversuchen waren nach jeweils etwa 400.000 "Gehbewegungen" die Nähte des medialen Seitenbandes intakt und der knöcherne Kreuzbandansatz lag stabil in seiner Knochenloge.

c) Wir glaubten uns durch diese Ergebnisse berechtigt, Patienten nach Bandnähten in einem Bewegungsausmaß von 160°-120° funktionell nachzubehandeln. Dies geschah durch Anlegen eines Oberschenkelgehgipses unter Ausschneiden eines zirkulären Zylinders von 12-15 cm Kantenlänge über dem Kniegelenk mit anschließendem Einbau von 2 seitlichen, auf jeden Winkel einstellbaren Gelenken. Während 6 Wochen durften diese Patienten unter Belastung frei herumgehen und ihr Kniegelenk zwischen 160° und 120° bewegen. Bei allen Patienten resultierte eine vollständige Stabilität des Kniegelenkes. Die freie Beweglichkeit war in 2-6 Tagen ohne Hilfe eines Physiotherapeuten und ohne Entwicklung einer Muskelatrophie erreicht.

Zusammenfassung: Experimentelle Untersuchungen an frischen Kniegelenkspräparaten sowie bisherige klinische Erfahrungen an 5 Patienten mit operativer Versorgung verschiedener Seiten- und Kreuzbandläsionen lassen auf die Möglichkeit der funktionellen, seitlich geführten Nachbehandlung in einem Bewegungsumfang von 160°-120° schließen. Trotz des beschränkten Ausschlages von 40° erreichten alle Patienten in kürzester Zeit die volle Bewegungsfreiheit im Kniegelenk bei unbeeinträchtigter Stabilität des Bandapparates.

Summary: The authors report experimental investigations using cadaver knee joints testing stress an collateral and cruciate ligament repairs, the clinical aim being to determine the maximum amount of allowable joint motion in a patient post ligamentous repair. Clinical results in 5 patients are also reported.

Literatur

1. BOOS, O.: Traumatische Veränderungen des Kniegelenkes. In: Handbuch der Orthopädie. Bd. IV, 1, 687-740, Stuttgart, G. Thieme (1961).
2. LANGE, M.: Die Kniebandverletzungen. In: Lehrbuch der Orthopädie und Traumatologie. Bd. III, 34-43, Stuttgart, F. Enke Verlag (1967).
3. LAROS, G. S., TIPTON, CH. M., COOPER, R. R.: Influence of physical activity on ligament insertions in the knees of dogs. J. Bone and Joint Surg. 53 A, 275-286 (1971).
4. PIETSCH, P., RICHTER, E., BRÜCKNER, H.: Ergebnisse plastischer Wiederherstellungsoperationen der Kreuz- und Seitenbänder am Kniegelenk bei 80 Patienten. Teil I Verletzungen der Kreuzbänder. Teill II Verletzungen der Seitenbänder. Mschr. Unfallheilk. 72, 141-154 u. 181-197 (1969).

113. Erfahrungen mit der Silastic-Fingergelenksprothese nach SWANSON

D. Wessinghage

Chirurgische Universitätsklinik Mainz (Direktor: Prof. Dr. F. Kümmerle)

Entzündliche rheumatische Erkrankungen wie chronische Polyarthritis und Psoriasis-Arthritis führen häufig zu Deformierungen der Fingergelenke. Seltener finden sie sich bei Kollagenosen wie Sklerodermie und Lupus erythematodes. Die Deformierungen beeinträchtigen oft die Funktion der gesamten Hand.

Krankengut: Wir verwenden seit etwa 2 Jahren zur Erzielung einer besseren Fingergelenksbeweglichkeit die aus einem Stück bestehende elastische Silastic-Fingergelenksprothese nach SWANSON. Zahlenmäßig nur geringe Erfahrungen konnten bei oder nach Unfallverletzungen gesammelt werden.
Es wurden insgesamt 122 Implantationen bei 23 Patienten vorgenommen. 6 Patienten wurden an beiden Händen operiert. Dabei erfolgte der 1. Eingriff jeweils an der stärker geschädigten Hand (Tab. 1).

Tab. 1: Fingergelenkersatz nach SWANSON an der Chirurgischen Universitätsklinik Mainz. In 2 Fällen unterschiedliche Kombinationen an beiden Händen eines Patienten
MCP- = Metacarpo-Phalangeal-Gelenk
PIP, DIP- = proximales, distales Interphalangeal-Gelenk
CMC-I = Carpometacarpal-Gelenk I, Daumensattelgelenk

Lokalisation und Kombination	Patienten	Hände	Prothesen	Lokalisation	Prothesen
MCP	12	16	67	CMC I	1
PIP	5	6	11	MCP I	4
MCP + PIP	3	6	37	MCP II-V	92
CMC I + MCP + PIP	1	1	7	PIP II-V	25
Gesamt	23	29	122	Gesamt	122

Mehrfach wurde in gleicher Sitzung der Ersatz des Metacarpo-Phalangeal (MCP-) und des proximalen Interphalangeal-Gelenks (PIP-) desselben Fingers durchgeführt. Bei einer Patientin mit ancylosierender chronischer Polyarthritis vom juvenilen Typ mußten 7 Gelenke, u. a. das Daumensattelgelenk, ersetzt werden.

Ergebnisse: Das postoperative funktionelle Ergebnis der 29 Hände war teilweise ausgezeichnet. Es konnte nur durch intensive aktive Übungsbehandlungen mit Unterstützung von Quengelverbänden und Federzugschienen erreicht werden. Gelegentlich mußten Arthrodesen in Funktionsstellung im PIP- oder distalen Interphalangeal-Gelenk (DIP) die Funktion verbessern. So wird durch die Arthrodese des instabilen Daumenendgelenkes ein Spitzgriff rekonstruiert. Patienten mit langjährig bestehender Funktionsbehinderung brachte schon eine geringe Zustandsbesserung die Möglichkeit, vorher nicht mehr durchführbare Verrichtungen wieder vornehmen zu können.
Bei Verwendung der richtigen Prothesengröße und ausreichender Raffung noch verbliebener Kapselreste besteht keine Gefahr der Luxation oder des Torquierens der Prothesen. Gelegentlich läßt sich, wie auch bei einem unserer Patienten, ein Prothesenbruch erkennen. Eine gute Funktion ohne Wiederauftreten einer Luxation machte jedoch in diesem Fall einen Zweiteingriff bisher nicht erforderlich.
Die größte Gefahr bietet der postoperative Infekt. So mußten einem Patienten, dem primär nach Unfallverletzung 2 Mittelgelenkprothesen implantiert wurden, die Prothesen wieder entfernt werden. Ebenso erzwang eine hartnäckige Infektion bei einer Patientin mit Psoriasis-Arthritis, bei der es direkt postoperativ zur Erythrodermie, Blasen- und Schuppenbildung infolge Stresssituation gekommen war, die Entfernung einer PIP-Prothese. Beide Infekte kamen anschließend zur Ausheilung. Das funktionelle Resultat in beiden Gelenken war ausreichend.
Die postoperativen Ergebnisse rechtfertigen in vielen ausgewählten Fällen den künstlichen Fingergelenkersatz. Er bedeutet für zahlreiche Patienten einen erheblichen Funktionsgewinn, der sie weitgehend von Pflegepersonen unabhängig macht.

Tab. 2: Indikation zum Fingergelenkersatz

Erkrankung	Patienten	Hände	Prothesen
chronische Polyarthritis	8	11	51
juvenile chronische Polyarthritis	2	2	14
Sklerodermie + Polyarthritis	1	2	8
Lupus erythematodes	1	1	4
Psoriasis - Arthritis	5	5	17
Psoriasis-Arthritis sine Psoriasis	3	5	24
posttraumat., primär	1	1	2
posttraumat., sekundär	2	2	2
Summe	23	29	122

Zusammenfassung: Entzündliche rheumatische Erkrankungen können zu erheblichen Deformierungen der Hände führen. Die Silicon-Fingergelenksprothese nach SWANSON ermöglicht den Ersatz der Fingergrund- und -mittelgelenke, in Ausnahmefällen des Sattelgelenkes. Die postoperativen Ergebnisse sind gut. Die Funktion der Finger wird oft so gebessert, daß die Patienten unabhängig von Pflegepersonen sind.

Summary: Rheumatoid arthritis and similar diseases can lead to considarable deformities of the hands. SWANSON's silicone finger joint protheses can be used for a replacement of metacarpophalangeal and proximal interphalangeal and sometimes of the carpo-metacarpophalangeal joint I. Postoperative results are good. Functional improvement often allows patients to become independant of nursing.

Transplantation

118. Zur Methodik der Isolierung und Charakterisierung von Transplantationsantigenen[+]

G. Wintzer, R. Voigtmann, B. Salfner, E. Siebel und G. Uhlenbruck

Chirurgische Universitätsklinik (Direktor: Prof. Dr. G. Heberer), Abteilung für Immunbiologie (Leiter: Prof. Dr. G. Uhlenbruck) der Medizinischen Universitätsklinik (Direktor: Prof. Dr. R. Gross) der Universität Köln

Nach den bisherigen Untersuchungen handelt es sich bei den Transplantationsantigenen vom Typ HL-A um Proteinstrukturen, die als Protein oder Glykoprotein Bestandteil von Zellmembranen sind (1-4). Inzwischen sind verschiedene Methoden entwickelt worden, um diese Antigene in löslicher Form zu isolieren und zwar so, daß sie in serologischen Inhibitionstesten noch immunologisch nach ihrer Spezifität unterschieden werden können. Folgende Methoden haben sich in dieser Hinsicht bewährt (als Ausgangsmaterial eignen sich in erster Linie Lymphozyten):
1. Abtrennung mit Hilfe von zelleigenen (Autolyse) oder zugefügten Enzymen (Proteasen, vor allem Papain, Trypsin und Ficin), wobei die Isolierung sowohl von intakten Zellen als auch von Membranen möglich ist (4). Nachteilig wirkt sich hierbei eine Zerstörung von einzelnen Antigenstrukturen aus, obwohl unter den gleichen Bedingungen andere Antigene maximal von der Zelloberfläche losgelöst werden. Außerdem kann man bei dieser Technik nicht mehr entscheiden, ob mehrere Spezifitäten auf einem Molekül vorhanden sind, da man durch die enzymatische Fragmentierung einheitliche Molekülgrößen zwischen 40.000 und 70.000 MG erhält.
2. Die Benutzung von verschiedenen Detergentien. Echt lösliche Präparate erhält man auf diese Weise nur selten. Ferner bekommt man chemisch derart heterogene Substanzgemische, daß eine nachfolgende Reinigung und Charakterisierung außerordentlich erschwert ist.
3. Gewinnung mit Hilfe von Schallwellen (2). Vorteilhaft wirken sich hier die hohe Ausbeute sowie der relativ einfache Arbeitsaufwand aus. Die apparativ-technischen Voraussetzungen sind allerdings sehr speziell und daher die Versuchsergebnisse schwer reproduzierbar (Abhängigkeit von Schallerzeuger, Frequenzbereich, Intensität, Temperatur, Beschallzeit und Zellzahl).
4. Extraktion mit hypertonischer KCl Lösung (3). Als optimal hat sich eine 3 M KCl Lösung bei einer Extraktionszeit von 16 Stunden bewährt. Diese Arbeitsweise ermöglicht eine gute Reproduzierbarkeit und Ausbeute.

[+] Die eigenen Arbeiten wurden im Rahmen des SFB 68/IV der Deutschen Forschungsgemeinschaft ermöglicht.

Das bei den verschiedenen Methoden nach der Solubilisierung erhaltene Proteingemisch ist insgesamt sehr inhomogen. Zur weiteren Reinigung der aktiven Komponenten haben sich folgende Methoden und Techniken bewährt:

a) Ammoniumsulfat-Fällung
b) Jonenaustauscher-Chromatographie
c) Sephadex-Gelfiltration
d) Polyacrylamidgel-Elektrophorese und
e) Isoelektrische Focussierung.

Zur Standardisierung der serologischen Testung der gewonnenen Fraktionen hat man eine sogen. ID 50 Einheit eingeführt (Inhibitions-Dosis 50 % Inhibition der zytotoxischen Wirkung). Auf dieser Basis lassen sich nun die verschiedenen Extraktionsverfahren und Reinigungsschritte vergleichen. Unter günstigen Versuchsbedingungen ist bisher eine Reinigung von 4.000 ID 50 Einheiten pro mg Rohfraktion auf 100.000 ID 50 Einheiten pro mg der angereicherten Antigenfraktion beschrieben worden (2).

Ein Vergleich der verschiedenen Extraktionsverfahren gestaltet sich recht schwierig, da im Hinblick auf ausreichende Ausbeute und Aktivität nicht nur von Organ zu Organ eines Individuums und bei gleichem Organ von Individuum zu Individuum, sondern auch bei den einzelnen Antigenen große Unterschiede auftreten. Wir haben dennoch versucht, anhand von zwei Parametern (Tab. 1) einen Vergleich der verschiedenen Verfahren zu erhalten.

Tab. 1

Methode	Antigen-Ausbeute in % der Gesamtantigenmenge	U/S Verhältnis des isolierten Antigens
1. a) Autolyse	0,93 - 1,7	etwa 2
b) Papain	2,6 - 18	etwa 120
2. Detergentien	Keine verwertbaren Angaben vorhanden	
3. Schallwellen	12 - 18 (var. nach Zellart)	250 - 350
4. 3 M KCl	35 - 80 (var. nach Zellart u. Antigen)	70 - 100

In der Tabelle haben wir einmal die quantitative Antigenausbeute pro Zelle (erste Spalte) und zum anderen als qualitative Aussage das Verhältnis von unspezifischer (U) zu spezifischer (S) Hemmung angegeben (Spalte 2, U/S Verhältnis).

Wegen der relativ hohen Ausbeute und guten Qualität sowie der Reproduzierbarkeit halten wir die Extraktion mit 3 M KCl Lösung für am besten geeignet und haben sie in eigenen Versuchen erfolgreich angewandt. Es ist uns gelungen, Fraktionen mit HL-A Aktivität aus Lymphozyten zu isolieren und serologisch eindeutig einzuordnen.

Zusammenfassung: Es wird über Methoden und Techniken zur Isolierung und Charakterisierung von HL-A Transplantationsantigenen berichtet, wobei die einzelnen Arbeitsweisen kritisch miteinander verglichen und ihre Vor- und Nachteile diskutiert werden aufgrund eigener experimenteller Erfahrungen.

Summary: A short report is given on the methods and techniques for the isolation of HL-A transplantation antigens. The methods are critically compared with each other considering the different problems on the basis of our experimental experiences.

Literatur

1. COLOMBANI, J., COLOMBANI, M., VIZA, D. C., DEGANI-BERNHARD, O., DAUSSET, J., DAVIES, D. A. L.: Separation of HL-A Transplantation Antigen Specificities. Transplantation 9, 228-239 (1970).
2. REISFELD, R. A., KAHAN, B. D.: Biological and Chemical Characterization of Human Histocompatibility Antigens. Fed. Proc. 29, 2034-2040 (1970).
3. REISFELD, R. A., PELEGRINO, M. A., KAHAN, B. D.: Salt Extraction of Soluble HL-A Antigens. Science 172, 1134-1136 (1971).
4. SANDERSON, A. R.: HL-A Substances from Human Spleens. Nature 220, 192-195 (1968).

119. Immunsuppression mit Prednisolon als Stoßtherapie nach Organtransplantation

A. J. Coburg[+] und R. Pichlmayr

Medizinische Hochschule Hannover, Department Chirurgie, Abteilung für Abdominal- und Transplantationschirurgie und University of Colorado Department of Surgery, Denver/USA[++]

Die hochdosierte Prednisolonbehandlung in Dosen von 1,0 g i.v. wird heute in der Klinik angewendet zur Behandlung von akuten Abstoßungsreaktionen zusätzlich zu den täglichen oralen Prednisondosen (1) und bei infektiösen oder Wundheilungskomplikationen, wenn die täglichen oralen Dosen drastisch reduziert werden müssen (2).

Über die klinische Anwendung der Prednisolon-Stoßtherapie nach Organtransplantationen werden Beispiele aus den Transplantationsabteilungen Denver und Hannover berichtet. Aus der Literatur werden Abstoßungsbehandlungen mit Prednisolonstößen nach Nieren-, Leber- und Herztransplantationen besprochen (1, 4, 5). Während diese Therapie bisher nur empirisch begründet war, konnten BELL u. Mitarb. (1) mit einer klinischen Studie deren Wirksamkeit nachweisen, die außerdem im Tierexperiment (1, 2) bestätigt wurde.

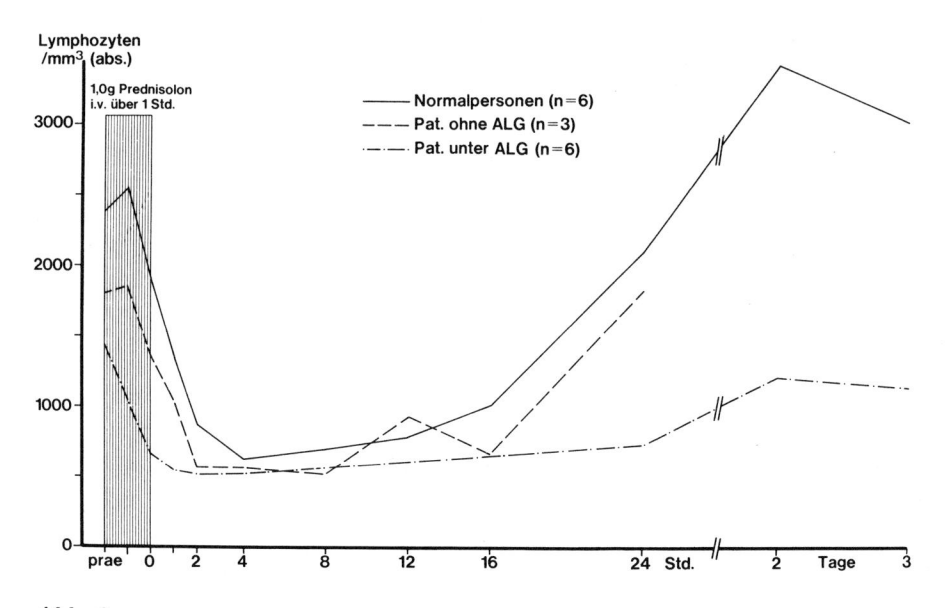

Abb. 1

[+] Mit Unterstützung der Deutschen Forschungsgemeinschaft
[++] Die klinischen und tierexperimentellen Untersuchungen wurden im Transplantationszentrum Denver (Prof. T. E. Starzl) durchgeführt

Die Auswirkungen eines Prednisolonstoßes wurden anhand zahlreicher peripherer Parameter bei 10 nierentransplantierten Patienten und 6 gesunden Versuchspersonen untersucht. Es wurde 1,0 g Prednisolon über eine Stunde i.v. infundiert. Akute Nebenwirkungen traten nicht auf, wie auch von NOVAK u. Mitarb. (3) berichtet wurde.

Die Blutspiegel (gemessen als Porter-Silber-Chromogen) erreichten unmittelbar nach Infusion einen Gipfel von 1.500 µg/100 ml Plasma und fielen nach 12-16 Stunden in den Normbereich zurück. Die Halbwertzeit betrug 60-90 Minuten.

Die Lymphocytenzahl fiel drastisch ab und erreichte nach 2-4 Stunden Minimalwerte von 500-600/mm^3 (Abb. 1). Der Wiederanstieg der Lymphocyten im peripheren Blut begann nach 12-24 Stunden. Nach 48 Stunden beobachteten wir bei den Normalpersonen eine reaktive Lymphocytose, die bei den ALG-immunsupprimierten Patienten ausblieb.

Bei 4 Gruppen von je 8 Kaninchen wurde die Abstoßung von Hauttransplantaten makroskopisch und histologisch verfolgt, während zur Immunsuppression Prednisolon in verschiedenen Dosierungsschemen verabreicht wurde (Abb. 2). Die Prednisolonstoßtherapie, zusätzlich zu kleinen täglichen Prednisolongaben, erbrachte die längste Transplantatüberlebenszeit.

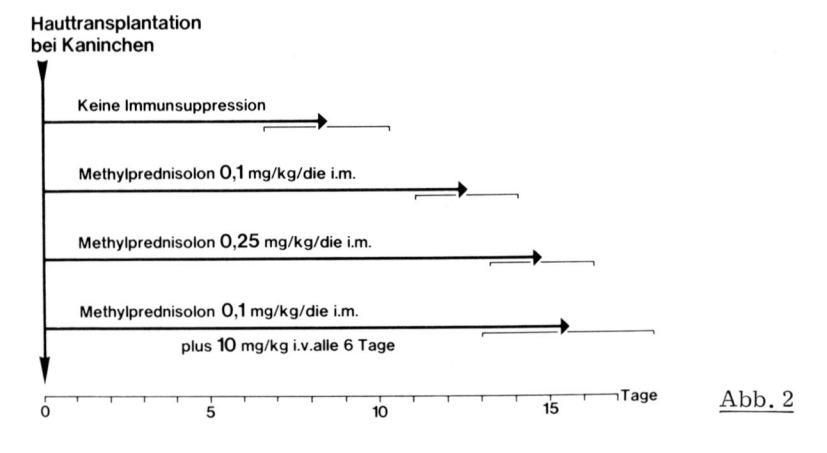

Hauttransplantation bei Kaninchen

Abb. 2

Es wird diskutiert, warum der immunsuppressive Effekt des Prednisolonstoßes mehrere Tage anhalten und die gemessenen Parameter überdauern kann. Es wäre einmal die Lympholyse von spezifisch in den Immunvorgang eingeschalteten Lymphocyten zu erwähnen deren Wiederanstieg langsamer erfolgt als bei der Gesamtheit der Lymphocyten. Ein entsprechender Effekt wird für das ALG diskutiert. Zum anderen wird den Corticoiden die Induktion von pharmakologisch-biochemischen Prozessen zugeschrieben, die den akuten Effekt überdauern.

Zusammenfassung: Die Prednisolonstoßtherapie in Dosen von 1,0 i.v. wird klinisch angewendet zur Behandlung akuter Abstoßungsreaktionen und intermittierend bei infektiösen und Wundheilungskomplikationen. Beide Indikationen werden anhand von Beispielen aus Klinik und Literatur erläutert. Um die Auswirkungen eines Prednisolon-Grammstoßes zu studieren, wurden zahlreiche Parameter über 3 Tage kontrolliert. Die Corticoidplasmaspiegel kehrten innerhalb 24 Stunden in den Normbereich zurück. Nach excessiver Lympholyse war die Lymphocytenzahl nach 24 Stunden wieder angestiegen. Obwohl die meßbaren Parameter sich innerhalb 24 Stunden weitgehend normalisierten, dauert der immunsuppressive Effekt eines Prednisolon-Grammstoßes nach klinischer und tierexperimenteller Beobachtung mehrere Tage lang an. Hauttransplantate bei Kaninchen zeigten eine signifikant verlängerte Überlebenszeit, wenn die Immunsuppression mit Prednisolonstößen in 6-tägigen Abständen ergänzt wurde. Es wird diskutiert, warum der immunsuppressive Effekt des Prednisolonstoßes die Änderung der meßbaren Parameter überdauern kann.

Summary: Prednisolone "blast" therapy with doses in the neighbourhood of one gram intravenously are clinically employed for treatment of acute rejections and intermittently in infectious or wound complications when daily oral prednisone doses have had to be drastically reduced. The steroid plasma levels in 10 kidney transplant patients and 6 healthy volunteers had reached a peak immediately after the one-hour infusion and returned back to normal within 24 hours. Four hours post-infusion an extreme lymphopenia was observed lasting 24 hr. Although measurable parameters after one gram of prednisolone return towards normal limits within one day, the immunosuppressive effect persists for several days. Skin graft survival in rabbits was significantly prolonged if prednisolone blasts in six-days intervals were added to a low-dose daily steroid regimen.

Literatur

1. BELL, P.R.F., CALMAN, K.C., WOOD, R.F.M., BRIGGS, J.D., PATON, A.M., MACPHERSON, S.G.: Reversal of acute clinical and experimental organ rejection using large doses of intravenous prednisolone. Lancet $\underline{I}$, 876-880 (1971).
2. COBURG, A.J., GRAY, S.H., KATZ, F.H., PENN, I., HALGRIMSON, C., STARZL, T.E.: Disappearance rates and immunosuppression of intermittent intravenously administered prednisolone in rabbits and human beings. Surg. Gynec. Obstet. $\underline{131}$, 933-942 (1970).
3. NOVAK, E., STUBBS, S.S., SECKMANN, C.E., HEARRON, M.S.: Effects of a single large intravenous dose of methylprednisolone sodium succinate. Clin. Pharm. Ther. $\underline{11}$, 711-717 (1970).
4. STARZL, T.E.: Experience in Hepatic Transplantation. W.B. Saunders, Philadelphia, London & Toronto 1969.
5. STINSON, E.B., DONG, E., BIEBER, C.P., POPP, R.L., SHUMWAY, N.E.: Cardiac transplantation in man. II. Immunosuppressive therapy. J. Thor. Cardiovasc. Surg. $\underline{58}$, 326-343 (1969).

120. Morphologische Blut- und Lymphknotenveränderungen durch immunosuppressiv wirksame heterologe Antiseren

A. Thiede, H.-G. Sonntag, L.-D. Leder, H.-K. Müller-Hermelink und W. Müller-Ruchholtz

Chirurgische Klinik (Direktor: Prof. Dr. B. Löhr), Pathologisches Institut (Direktor: Prof. Dr. K. Lennert), Immunologisches Laboratorium (Leiter: Prof. Dr. Dr. W. Müller-Ruchholtz) am Hygiene-Institut (Direktor: Prof. Dr. H. Gärtner) der Universität Kiel

Die immunosuppressive Wirkung heterologer Antilymphocytenseren ist heute unumstritten. Unterschiedlich sind bisher die Befunde bei heterologen Antimakrophagenseren. SONNTAG und MÜLLER-RUCHHOLTZ (3) haben dazu kürzlich neue Beobachtungen mitgeteilt, in denen sie bei 9/16 Kaninchen-Antimakrophagenseren, deren Antilymphocyten-Aktivität sicher herausabsorbiert war, immunosuppressive Wirksamkeit durch starke Verlängerung der Hauttransplantatüberlebenszeit bei Ratten nachgewiesen haben. Es erhob sich nun die Frage, welche Veränderungen in Blutbild und Lymphknoten durch Injektion solcher erschöpfend absorbierter Antimakrophagenseren (AMS) im Vergleich zu erschöpfend mit Erythrocyten und Makrophagen absorbierten Antilymphocytenseren (ALS) hervorgerufen werden.

Methodik und Versuchsergebnisse: In einer 1. Versuchsreihe werden je 10 Lewis-Ratten mit 1 ml/100 g Kaninchen-ALS (Ratten-Lymphocyten-Cytotoxicitätstiter 1/128) oder - AMS (Ratten-Makrophagen-Cytotoxicitätstiter 1/64) i.v. injiziert. 3 Stunden bis 10 Tage nach Injektion (p.i.) wurden regelmäßig die Leukocytenzahlen gezählt und

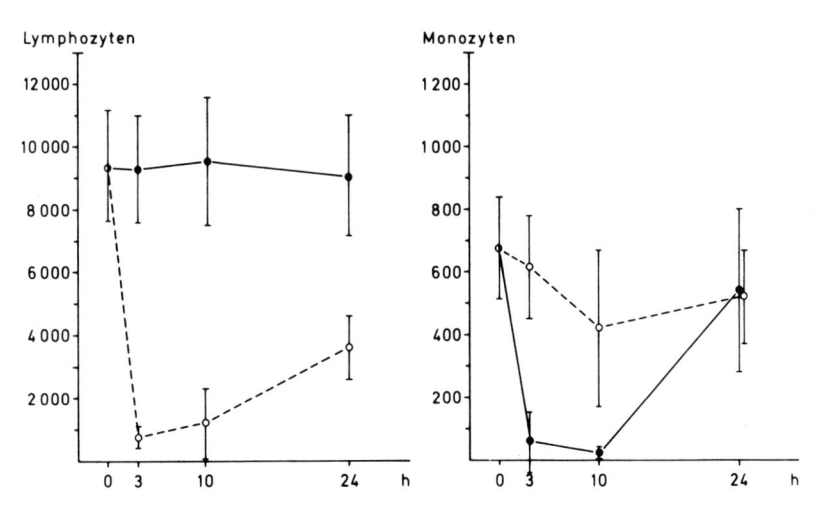

Abb. 1: Verhalten von Lymphozyten und Monozyten nach AMS (●———●) und ALS (o---o) im peripheren Blut. n für jeden Meßpunkt 9-10.

Differentialblutbilder angefertigt. Normales mit Erythrocyten und Lymphocyten erschöpfend absorbiertes Kaninchenserum (aKNS) führt in den ersten 24 Stunden nicht zu Blutbildveränderungen. ALS bewirkt bereits nach 3 Stunden eine ausgeprägte Lymphopenie (Abb. 1), während die Granulocyten gleichzeitig stark erhöht sind ($\bar{x}$ = 6.200, ♂ ∼ 2.500). Die Monocytenzahl (Abb. 1) wird durch ALS nicht signifikant verändert. Ganz anders sind die Verhältnisse nach Injektion von AMS. Bei gleichbleibender Lymphocytenzahl imponiert ein signifikanter Abfall der Monocyten und eine nach 10 Stunden noch signifikante Granulopenie (Abb. 1).

In einer 2. Versuchsreihe wurde CDF-Inzuchtratten 0,8 ml/100 g absorbiertes ALS (Lymphocytencytotoxicitätstiter 1/180) und einer weiteren Gruppe 0,16 ml/100 g absorbiertes AMS (Makrophagencytotoxicitätstiter 1/90) s.c. in eine Hinterpfote und kontralateral KNS zur Kontrolle injiziert. 30 min bis 6 Tage p.i. wurden die poplitealen Lymphknoten entnommen und histologisch und histochemisch (saure Phosphatase-Reaktion) untersucht. KNS führt 2 Stunden p.i. nicht zu Veränderungen der Lymphknotenstruktur. Dagegen sind 2 Stunden nach ALS-Injektion schwere Lymphknotenveränderungen sichtbar. Es kommt zu einer erheblichen Entvölkerung von Lymphocyten unter dem Randsinus, in Mark und Markrindengrenzzone. Die letztere hebt sich wie ausgestanzt von der Rinde ab. Veränderungen der Reticulumzellen finden sich auch bei Anwendung der sauren Phosphatase-Reaktion nicht. 4 Stunden p.i. ist der o.g. Lymphocytenschwund durch eine massive Infiltration von Neutrophilen und Monocyten überdeckt. AMS dagegen zeigt keinerlei Wirkung auf lymphatische Zellen, führt jedoch am besten sichtbar 2 Stunden p.i. zu einer Destruktion der Reticulumzellen. Die Aktivität vieler Zellen ist bis zum völligen Aktivitätsschwund herabgesetzt. Die Zellmembranen sind rupturiert. Ein Teil der leuchtend rot imponierenden Lysosomen findet sich nicht mehr im Cytoplasma der Reticulumzellen, sondern diffus verteilt im Gewebe. Auch dieser Vorgang wird bereits 4 Stunden p.i. durch eine massive Entzündungsreaktion überdeckt.

Diskussion: Die vorgelegten Befunde zeigen, daß mit unterschiedlichen Zellen gewonnene und durch Absorption mit kreuzreagierenden Zellarten in ihrer Spezifität gesteigerte, immunosuppressiv wirksame ALS und AMS stark unterschiedliche morphologische Veränderungen in Blut und Lymphknoten hervorrufen. Diese Beobachtungen werden durch elektronenmikroskopische Untersuchungen im Lymphknoten, die an anderer Stelle mitgeteilt sind, ergänzt (1). Sie unterstützen aus morphologischer Sicht die Auffassung, daß immunologische Funktionen an unterschiedlichen Stellen unterbrochen werden und neben Lymphocyten besonders Makrophagen (2) eine große Rolle im immunologischen Reaktionsvermögen spielen können.

Zusammenfassung: Kaninchen-anti-Ratten-Lymphocyten-Seren (ALS), die durch erschöpfende Absorption keine Anti-Makrophagen-Aktivität mehr besaßen, und entsprechend absorbierte Anti-Makrophagen-

Seren (AMS), die beide immunosuppressiv wirksam waren, führten zu völlig unterschiedlichen Veränderungen: ALS bewirkte eine Lymphocytenabnahme in Blut und Lymphknoten, AMS eine Monocytenabnahme im Blut und eine Zerstörung der phagocytosefähigen Lymphknotenzellen. Diese Daten belegen die Auffassung unterschiedlicher Angriffspunkte für die Wirkung dieser Antiseren.

Summary: Rabbit-anti-rat-lymphocyte-serum (ALS) without anti-macrophage activity (after exhaustive absorptions), and inversely absorbed anti-macrophage-serum (AMS), both with immunosuppressive activity, induced quite different morphological alterations in vivo: Injection of ALS led to lymphocyte depletion in the peripheral blood and in regional lymph nodes, AMS led to peripheral monocytopenia and destruction of phagocytizing lymph node cells. These data support the suggestion that the efficiency of these sera rests on different actions.

Literatur

1. MÜLLER-HERMELING, H.-K., THIEDE, A., SONNTAG, H.-G., MÜLLER-RUCHHOLTZ, W.: Light and electron microscopic changes in lymph nodes after local application of heterologous antithymocyte and antimacrophage serum. Res. and Immune Phenomena, ed N. R. Di Luzio, Plenum Press New York 257-266 (1971).
2. NELSON, D. S.: "Macrophages and Immunity". North Holland Publ. Amsterdam (1969).
3. SONNTAG, H.-G., MÜLLER-RUCHHOLTZ, W.: Immunosuppressive Wirksamkeit heterologer Antimakrophagenseren. Schriftensammlung Professor Dr. med. Horst Gärtner zum 60. Geburtstag (15. 8. 1971).

121. Anwendung von Lymphocytenfraktionen zur Herstellung immunsuppressiver Antiseren

H. J. Halbfaß, I. Staib, V. Heinze, E. Vonend, P. Mattes und T. Filser

Chirurgische Universitätsklinik Freiburg i. Br. (Direktor: Prof. Dr. M. Schwaiger)

In den vorliegenden Untersuchungen sollte geprüft werden, ob unter Verwendung von Fraktionen aus Lymphocyten wirksame Antiseren mit geringerer Toxicität als Antiseren gegen ganze Zellen hergestellt werden können. Ähnliche Untersuchungen liegen inzwischen auch von anderen Arbeitsgruppen vor (LANCE, ZOLA).

Methodik: Die tierexperimentellen Untersuchungen wurden an den Ratteninzuchtstämmen Lewis und DA vorgenommen. Zur Immunisierung dienten Neuseelandkaninchen. Antiseren zur menschlichen Anwendung wurden von Pferden gewonnen.
Thymocyten und Lymphocyten wurden nach einer von WALLACH beschriebenen Methode in einer Stickstoffüberdruckkammer homogenisiert. Die differentielle Zentrifugierung des Zellhomogenates führte zu 4 subcellulären Fraktionen: Kernfraktion, Mitochondrien-granuläre Fraktion, Mikrosomenfraktion und Überstand. Alle Fraktionen wurden auf ihren Gehalt an Markenzymen untersucht und elektronenoptisch kontrolliert.
In einer zweiten Versuchsreihe wurde die wirksamste Fraktion mit Dichtegradienten aufgetrennt. Die subcellulären Partikel wurden aufgrund der Enzymbilanzen isoliert.
Die immunsuppressive Wirkung der einzelnen Antiseren wurde an Hauttransplantaten getestet. Die Antikörpertiter gegen Lymphocyten, Erythrocyten und Thrombocyten wurden bestimmt. Die Toxicität wurde anhand von Überlebenskurven aufgezeigt.

Ergebnisse
Tierexperimentelle Untersuchungen: Die höchsten lymphocytotoxischen Titer wurden bei Ratten mit der Mitochondrien-granulären Fraktion aus Lymphocyten erreicht (1:1024). Kreuzreagierende Antikörper gegen Erythrocyten zeigten die höchsten Titer in den Antiseren, die gegen ganze Zellen hergestellt worden waren.
Die immunsuppressive Wirkung, gemessen an der Überlebenszeitverlängerung von Hauttransplantaten nach zweimaliger Antiseruminjektion, war am stärksten bei den Tieren, die mit Antiserum gegen Mitochondrien-granuläre Fraktionen und ganze Zellen behandelt wurden (Tab. 1).
Die toxische Wirkung der einzelnen Antiseren ist aus den Überlebenskurven zu ersehen (Abb. 1).
Die stärkste Toxicität bestand mit einer Ausnahme bei Antiseren gegen ganze Zellen. Wenn die Immunisierung mit Adjuvant erfolgte, waren die Antiseren toxischer als ohne Adjuvant mit 2 Puls Immunisierung.

Tab. 1: Mittlere Überlebenszeit von Hauttransplantaten an Ratten nach Antiserum-Behandlung mit zweimaliger Injektion

Antiserum gegen	2 Puls Immunis.	Adjuvant Immunis.
Thymocyten	13,0 ± 0,6[a]	12[b]
Kernfraktion	10,1 ± 0,4	11,3 ± 1,0
Mitoch. granul. Fr.	14,3 ± 0,8	14[c]
Micros. Fr.	11,9 ± 0,7	11,3 ± 0,5
Überstand Fr.	12,4 ± 0,8	11,4 ± 0,5
Lymphocyten	13,1 ± 1,2	13,0 ± 1,0
Kernfraktion	10,4 ± 1,0	12,0 ± 0,6
Mitoch. granul. Fr.	13,6 ± 0,5	15,3 ± 1,0[d]
Micros. Fr.	12,8 ± 1,0	14,4 ± 0,5
Überstand Fr.	12,4 ± 1,0	11,5 ± 0,8
Kontrollen		
Normal-Kaninchen-Serum	10,0 ± 0,4	
Keine Behandlung	9,6 ± 0,6	

[a] Jede Gruppe bestand aus 7 Tieren
[b] Tiere starben während der Abstoßung
[c] Tiere starben während der Abstoßung
[d] Das Antiserum mußte gegen Erythrocyten absorbiert werden.

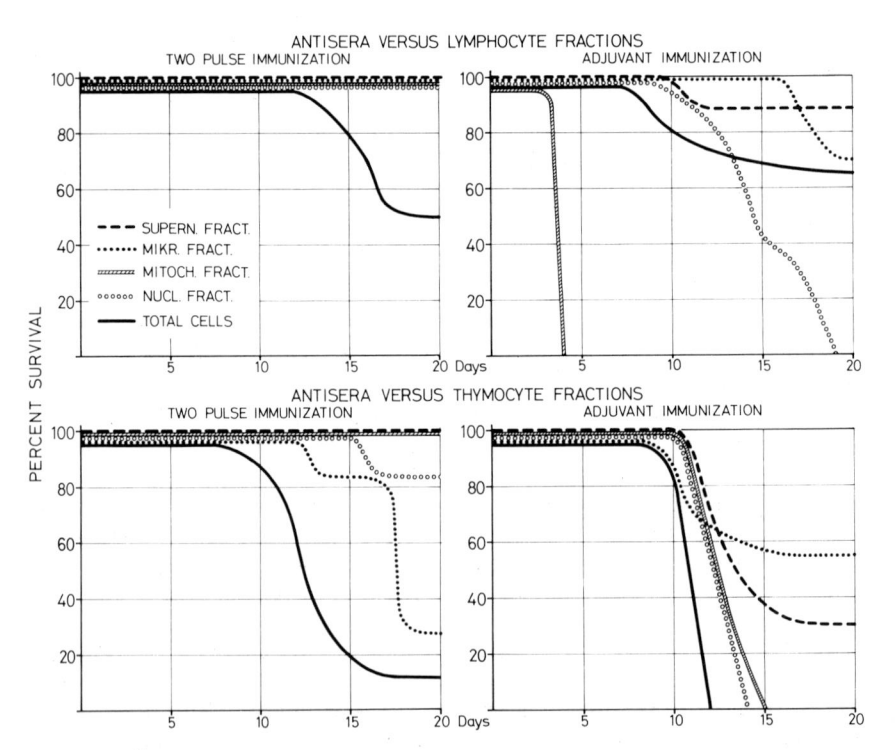

Abb. 1: Überlebenskurven in Prozent überlebender Tiere nach zweimaliger Antiseruminjektion. Jedes Kollektiv besteht aus 14 Tieren

Deutliche Thrombocytopenien traten nur bei Versuchsgruppen auf, die mit Antiseren gegen ganze Zellen und Kernfraktionen behandelt wurden.
Aus der Mitochondrien-granulären Fraktion wurden mit Sucrose-Dichtegradienten reine Mitochondrien und Membrananteile isoliert. Mit beiden Fraktionen konnten Antiseren mit hohen lymphocytotoxischen Titern hergestellt werden.

Klinische Anwendung: Zur Herstellung von Antiseren gegen Fraktionen aus menschlichen Lymphocyten wurden Pferde mit Mitochondriengranulären Fraktionen, Mikrosomen- und Überstand-Fraktionen aus Ductus-Thoracicus-Lymphocyten immunisiert. Die höchsten lymphocytotoxischen Titer wurden mit der Mitochondrien-granulären Fraktion erreicht. Aus diesem Antiserum wurde nach Absorption an Erythrocyten ein Antilymphocytenglobulin (ALG) hergestellt. Das ALG hatte einen lymphocytotoxischen Titer von 1:2048 und einen "Rosette inhibition Titer" von 1:16000 bis 1:32000.
Das ALG wurde inzwischen bei 9 Patienten angewandt. Bei intravenöser Verabfolgung waren keine Nebenwirkungen festzustellen, insbesondere keine Thrombocytopenie und keine allergischen Reaktionen. Insgesamt wurden an unserer Klinik seit 2 Jahren 13 Patienten transplantiert. Alle Patienten haben überlebt, davon 11 mit gut funktionierender Niere.

Zusammenfassung: Vergleichende Untersuchungen wurden an Inzuchtratten mit Antiseren gegen Lymphocyten, Thymocyten und subcellulären Fraktionen durchgeführt. Antiseren gegen Mitochondrien-granuläre Fraktionen und ganze Zellen ergaben die höchsten lymphocytotoxischen Titer und die stärkste immunsuppressive Wirkung. Die Toxicität der Antiseren gegen subcelluläre Fraktionen war geringer als die der Antiseren gegen ganze Zellen. Ähnliche Ergebnisse wurden mit menschlichen Ductus-Thoracicus-Lymphocyten erreicht. Nach Immunisierung von Pferden ergab die Mitochondrien-granuläre-Fraktion das wirksamste Antiserum. Mit dem entsprechenden Antilymphocytenglobulin wurden 9 Patienten behandelt. Nebenwirkungen waren nicht festzustellen. Insgesamt wurden 13 Patienten transplantiert. Alle Patienten haben überlebt.

Summary: Comparative studies were done in inbred rat strains with antisera against lymphocytes, thymocytes and subcellular fractions. Antisera against mitochondrial granular fractions and total cells gave highest lymphocytotoxic titers and strongest immunosuppression. The toxicity of the antisera against subcellular fractions was lower than with antisera against total cells. Similar results were found with human thoracic duct lymphocytes. Using horses for immunization the mitochondrial granular fractions yielded the most potent antisera. With the respective ALG nine patients were treated with no side reactions. Of 13 patients receiving renal transplants, all have survived, 11 with functioning transplants.

Literatur

1. HALBFASS, H. J., PARAVICINI, H., SCHÄFER, H., STAIB, I., MICHAELIS, W.: Antisera against lymphocytes, thymocytes and subcellular fractions in rats. Europ. surg. Res.: $\underline{3}$, 133 (1971).
2. LANCE, E. M., FORD, P. J., RUSZKIEWICZ, M.: The use of subcellulare fractions to raise antilymphocytic serum. Immunology $\underline{15}$, 571 (1968).
3. WALLACH, D. F. H., KAMAT, V. B.: Preparation of plasma membrane fragments from mouse ascites tumor cells. Meth. Enzymol $\underline{8}$, 164 (1966).
4. WOIWOODA, J., COURTENAY, J. S., EDWARDS, D. C., EPPS, H. B. G., KNIGHT, R. R., MOSEDALE, B., PHILIPPS, A. W., RAHR, L., THOMAS, D., WOODROOFFE, J. G., ZOLA, H.: The preparation and properities of horse antihuman lymphocyte serum and globulin. Transplantation $\underline{10}$, 173 (1970).

122. Spätresultate der ALG-Therapie nach Nierentransplantation

F. Largiadèr, E. Linder, G. Uhlschmidt und P. Grob

Chirurgische Universitätsklinik A, Kantonsspital Zürich

Der Wert des Antilymphocytenglobulins (ALG) im Rahmen der Immunosuppression nach Organtransplantationen beim Menschen ist heute noch umstritten. Unsere Resultate während einer 3-Jahres-Periode sollen daher analysiert werden.

Krankengut und Methodik: Zwischen dem 15. 2. 1968 und 31. 12. 1970 wurden bei 48 Patienten 51 Transplantationen mit Nieren von Frischverstorbenen durchgeführt. Alle Patienten erhielten die früher schon beschriebene Standard-Immunosuppression (2) mit Azathioprin und Prednison. Dazu wurde ALG (fast ausschließlich AHLG der Behringwerke) nur bei spezieller Indikation in einer Dosierung von 2,5-5 ml täglich während 2-3 Wochen verabreicht (1, 2). Ab Mai 1969 wurden die Patienten routinemäßig postoperativ mit 10 ml ALG täglich während 3 Wochen, dann für weitere 3 Wochen 3 mal wöchentlich behandelt. Bei Abstoßungskrisen wurde die ALG-Medikation verlängert bzw. wieder aufgenommen, die Prednisondosis erhöht und 2 mal Sanamycin verabreicht. Das ALG wurde vor der 1. Infusion im Intracutantest geprüft und grundsätzlich als langsame i. v. Infusion (10 ml ALG in 100 ml NaCl) in 30-45 min verabreicht.

Ergebnisse: Die Resultate entsprechen dem Stand vom 1. 1. 1972. Die Nachkontrolle beträgt in jedem Fall mindestens 1 Jahr (Tab. 1).

Tab. 1: Verlauf der länger als 14 Tage überlebenden Patienten

	Gruppe 2 ohne ALG	Gruppe 3 ALG 14 Tage	Gruppe 4 ALG 14 Tage
durchschnittliche ALG-Totaldosis	-	79 ml	330 ml
Zahl Patienten	6	6	33
Zahl Transplantationen	6	6	34
Tod	2	2	4
Transplantatverlust	1	-	5
Funktionierende Transplantate am 1. 1. 1972	3/6 (50 %)	4/6 (66 %)	25/33 (76 %)
Gesamtüberleben am 1. 1. 1972	66 %	66 %	85 %

Gruppe 1: 5 Nieren gingen innerhalb von 14 Tagen verloren, 2 wegen Tod des Patienten bei funktionierendem Transplantat (Magenblutung mit konsekutiver Jejunumperforation bzw. Herzinfarkt) und 3 wegen einer Anastomosenthrombose. Die ALG-Therapie wurde zum Teil begonnen, kam aber in keinem Fall zur Wirkung.

Gruppe 2: 6 Patienten lebten länger als 14 Tage, erhielten aber kein ALG. 1 Patient starb nach 7 Wochen (Soor-Ösophagitis mit Sepsis) und einer nach 2 2/3 Jahren (chronische Cholangitis, Sepsis). 1 Niere wurde nach 3 1/2 Jahren wegen chronischer Abstoßung exstirpiert.

Gruppe 3 umfaßt 6 Patienten, die länger als 14 Tage lebten, wegen Überempflindlichkeitserscheinungen aber weniger als 14 Tage lang mit ALG behandelt wurden. 2 starben nach 7 Wochen mit funktionierender Niere (Gastrointestinalblutung bzw. Gastrointestinalblutung mit Lungenembolie und Bronchopneumonie.

Gruppe 4: Die übrigen 33 Patienten wurden länger als 14 Tage mit ALG behandelt. Die durchschnittliche Totaldosis betrug 330 ml, die minimale 47 ml und die maximale 1.210 ml. 4 Patienten starben nach 7 Wochen bis 13 Monaten wegen Colonperforation, Cytomegalie-Sepsis, Reticulosarkom und Abstoßung. 5 Nieren mußten exstirpiert werden (Ureternekrose, arterielle Thrombose nach 3 Wochen, Pilzinfektion der Niere, irreversible, zu spät behandelte Abstoßung nach 32 Tagen, chronische Abstoßung nach 22 Monaten). 25 Patienten leben mit gut funktionierendem Transplantat. Sie zeigen im HLA-System ohne Berücksichtigung der potentiellen Inkompatibilitäten und der in ihrer Wertung noch unsicheren kreuzreagierenden Antigene im Durchschnitt 1,8 Identitäten und 1,0 Inkompatibilitäten. Die Versager-Transplantate bei 8 Patienten wiesen im Durchschnitt 1,4 Identitäten und 1,0 Inkompatibilitäten auf.

Als Komplikationen wurden bei den früheren Chargen gelegentlich Thrombopenien beobachtet, die 2 mal zum Abbruch der Therapie zwangen (1). Eine Sensibilisierung äußerte sich als allergische Sofortreaktion mit Schüttelfrost und Hautausschlag. Bei 6 Patienten mußte deshalb die Therapie vorzeitig abgebrochen werden. Leichtere Erscheinungen konnten durch gleichzeitige Gabe von Calcium-Sandosten meist unterdrückt werden und erforderten keinen Therapieabbruch. Bei 1 Patienten mit stark positivem Intracutantest wurde kein ALG gegeben. Gelegentlich wurde eine initiale toxische Reaktion mit Schüttelfrost und Schmerzen beobachtet, die auch bei negativem Intracutantest und typischerweise nur in Zusammenhang mit der 1. Infusion auftrat. Bei 6 mit früheren Chargen behandelten Patienten wurde im postoperativen Verlauf eine Transplantatnadelbiopsie durchgeführt. Die Immunfluoreszenz ergab in allen Fällen Ablagerungen von Basalmembranantikörpern (Tab. 2).

Diskussion: Das vorliegende Material erhebt keinen Anspruch darauf, als kontrollierte Serie zu gelten, da die Zahl der Patienten ohne ALG klein ist und diese Fälle nicht durch Zufallsentscheid ausgelesen wurden. Gegenüber unseren ersten 22 Patienten mit 64 % 1-Jahresüber-

Tab. 2: Immunfluoreszenz (IgG und β_1C)

Pat. Nr.	lineär Pferd	lineär Mensch	granulär
34	+	−	
53	−	−	+
67	−		+
74	+	(+)	
81	+	+	
90	+		

leben und 50 % 3-Jahresüberleben (2) ist jedoch eine eindeutige Besserung zu verzeichnen. Diese mag zwar zum Teil der größeren Erfahrung in der Handhabung der klassischen Immunosuppression zu verdanken sein; in der klinischen Praxis war aber der glatte postoperative Verlauf von vielen mit ALG behandelten Patienten doch offenkundig. Einer Verbesserung der Kompatibilitätsverhältnisse kann die Resultatverbesserung vorläufig nicht zugeschrieben werden, da letztere zeitlich mit der Einführung von ALG zusammenfiel (ab Pat. 31) und nicht mit der prospektiven Typisierung (ab Pat. 47). Die 4. Gruppe zeigt keinen signifikanten Kompatibilitätsunterschied zwischen erfolgreichen Fällen und Versagern. Da ALG als Zusatztherapie zur Immunosuppression unseres Erachtens eine günstige Wirkung hat, neuere Chargen keine Basalmembranantikörper (deren Bedeutung unklar ist) enthalten sollen, und bei Beachtung von wenigen Vorsichtsmaßnahmen wesentliche Komplikationen und Nebenwirkungen fehlen, ist die routinemäßige Anwendung gerechtfertigt.

Zusammenfassung: Von Februar 1968 bis Dezember 1970 wurden bei 48 Patienten 51 Nierentransplantationen durchgeführt. 33 Patienten mit 34 Transplantaten erhielten zusätzlich zur konventionellen Immunosuppression eine ALG-Behandlung von mehr als 14 Tagen Dauer. 1 Jahr nach Abschluß der Serie leben 85 % der Patienten, davon 25 (76 %) mit funktionierendem Transplantat.

Summary: Between February 68 and December 70 a total of 51 kidney allotransplants were performed in 48 recipients. 33 patients with 34 transplantation episodes were treated with ALG for more than 14 days in addition to the routine immunosuppression. On January 1st, 1972, 85 % of these patients are living, 76 % of them with functioning transplants.

Literatur

1. LARGIADER, F., LINDER, E., SCHEITLIN, W., SENNING, A.: Helv. chir. Acta 37, 34 (1970).
2. LARGIADER, F., LINDER, E., SENNING, A., SCHEITLIN, W., WEGMANN, W., van ROOD, J. J.: Schweiz. med. Wschr. 100, 18 (1970).

123. Die Wirkung lokal applizierter Corticosteriode auf die Überlebenszeit von Hauttransplantaten bei Inzuchtmäusen

W. E. Michaelis, H. E. Köhnlein und U. Schuler

Chirurgische Universitätsklinik Freiburg i. B. (Direktor: Prof. Dr. M. Schwaiger)

KLAUE und JOLLEY (2) beschrieben 1970 eine verlängerte Überlebenszeit von Hauttransplantaten bei Kaninchen nach Vorbehandlung der Transplantate mit verschiedenen Corticosteroiden. In dieser Versuchsserie soll untersucht werden, wie sich die Überlebenszeit von Hauttransplantaten nach Behandlung mit Cortison, Methylprednisolon-Acetat, Triamcinolon und Prednisolon-Liniment bei Mäuseinzuchtstämmen (C 57 B 1/6 auf CBA) verhält, und ob die Wirkung der Steroide aufgrund einer Depotwirkung im Hauttransplantat zustande kommt oder ob eine direkte, die Antigenität des Transplantates verändernde Wirkung vorliegt.

Methodik: 9 Gruppen, die jeweils 25 Tiere umfaßten, wurden untersucht. Ohrhaut von C 57 B 1/6 - Mäusen wurde knorpelfrei auf den Rücken von CBA-Mäusen übertragen. Vorher waren aus der Rückenhaut der CBA-Mäuse 2 Hautstücke entfernt worden. In dieses Wundbett wurden die Transplantate gelegt.
Die Ohrhauttransplantate (1x1 cm^2) wurden 60 oder 180 min bei Zimmertemperatur in folgenden Lösungen inkubiert:
1. Cortisonacetat
2. Methylprednisolonacetat
3. Triamcinolon
4. NaCl (Kontrolle)

In weiteren Versuchen wurde Gruppe 1 bis 3 zusammen mit unbehandelter Haut auf denselben Empfänger transplantiert. Weiterhin wurde die Wirkung von täglich lokal appliziertem Prednisolon-Liniment auf die transplantierte Haut geprüft. Mit der Inkubation der Transplantate in radioaktiv markierter Cortisonlösung wurde die Verteilung des Cortison im Transplantat und Empfängerorganismus untersucht. Die Transplantate wurden histologisch und autoradiographisch aufgearbeitet. Das Transplantat galt als abgestoßen, wenn das Epithel völlig nekrotisch war. Die Transplantate wurden täglich inspiziert.

Ergebnisse: Die mittlere Überlebenszeit der in NaCl inkubierten Kontrolltransplantate betrug $8,3 \pm 1,4$ Tage. Die behandelten Transplantate überlebten (Abb. 1):
1. K, NaCl 1h Inkubation, $8,3 \pm 1,42$ Tage Überlebenszeit
2. T 3h Triamcinolon, 3h Inkubation, $14,7 \pm 1,7$ Tage Überlebenszeit
3. T 1h Triamcinolon, 1h Inkubation, $13,3 \pm 1,8$ Tage Überlebenszeit
4. C 1h Cortison, 1h Inkubation, $12,2 \pm 1,34$ Tage Überlebenszeit

5. P 1h Prednisolon, 1h Inkubation, 11, 65±1, 37 Tage Überlebenszeit
6. P1, Prednisolon-Liniment, täglich appliziert, 15, 5±1, 1 Tage Überlebenszeit

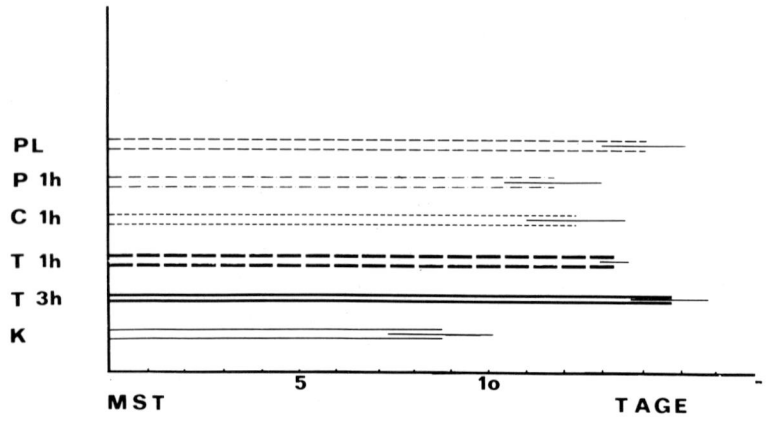

Abb. 1

Bei gleichzeitiger Übertragung behandelter und unbehandelter Haut überlebten die unbehandelten Transplantate signifikant länger als die behandelten (Abb. 2):
1. K, NaCl, 3h Inkubation, 8, 4±1, 2 Tage Überlebenszeit
2. T, in NaCl inkubiertes Transplantat, 18, 8±0, 6 Tage Überlebenszeit in Triamcinolon inkubiertes Transplantat 14, 1±0, 8 Tage Überlebenszeit
3. C, in NaCl inkubiertes Transplantat, 13, 0±0, 91 Tage Überlebenszeit in Cortison inkubiertes Transplantat 10, 0±0, 77 Tage Überlebenszeit
4. P, NaCl inkubiertes Transplantat, 14, 8±1, 15 Tage Überlebenszeit in Prednisolon inkubiertes Transplantat 11, 4±1, 26 Tage Überlebenszeit

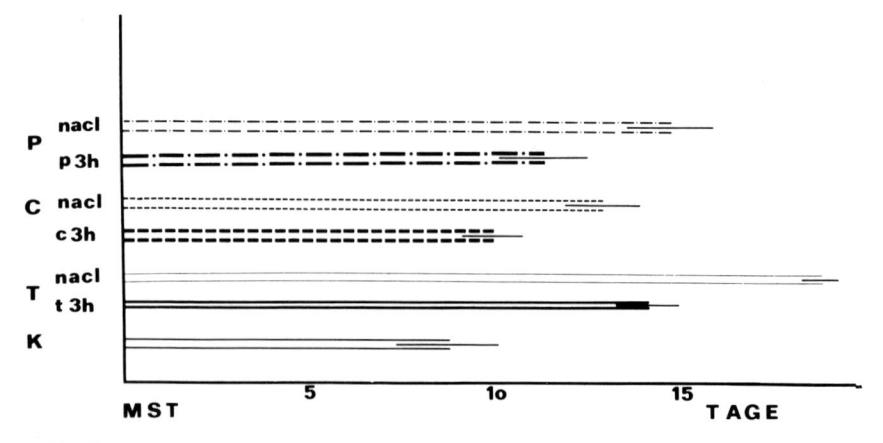

Abb. 2

Es zeigt sich durch die lokale Vorbehandlung d(
mit Steroiden eine signifikante Verlängerung de

Zusammenfassung: Ohrhaut von C 57 B 1/6-Mä\
plantation auf CBA-Mäusen mit verschiedenen (
biert. Diese Vorbehandlung führte zu einer sign
der Überlebenszeit gegenüber Kontrollversuche
Transplantation vorbehandelter und nicht behan(
beide Transplantate länger, wobei das unbehand
fikant länger überlebte als das vorbehandelte Tr
eine systemische Wirkung durch die lokalen Vor
tet.

Summary: Ear skin from C 57 B 1/6 mice was i:
steroids before grafting on CBA mice. This trea
significant prolongation of the survival time ver:
When treated and untreated skin was grafted sim
survived significantly longer than the controls, 1
surviving even longer than the pretreated graft.
effect of the drug used for local pretreatment.

Literatur

1. BILLINGHAM, R. E. , KROHN, P. L.: Effect o:
   tisone acetate on survival of skin homograft
   Med. J. $\underline{2}$, 1049 (1951).
2. KLAUE, P., JOLLEY, W. B.: The comparativ
   Corticoseroids Applied topically as Pre-tre
   Skin Allografts. Europ. Surg. Res. $\underline{2}$, 119 (1

124. Vergleichsuntersuchungen von immunosuppressiver Aktivität und schädlichen Nebenwirkungen der Corticosteroide Methylprednisolonazetat und Triamcinolonazetonid bei Hautallotransplantationen bei Kaninchen

P. Klaue

Chirurgische Universitätsklinik und -Poliklinik Würzburg (Direktor: Prof. Dr. E. Kern)

Seit 1963 spielen Corticosteroide eine wesentliche Rolle in der immunosuppressiven Behandlung nach Organtransplantationen. Hierbei stellen in den meisten Zentren Hydrocortison, Prednison und Methylprednisolen die Präparate der Wahl dar. Während diese Mittel auf der einen Seite zur Verhütung von Abstoßungskrisen unersetzlich sind, präsentieren sie auf der anderen Seite mit den ihnen typischen Nebenwirkungen eine immerwährende Gefahr für die Gesundheit und oft gar das Leben des Transplantatempfängers. Berichte über die gute Verträglichkeit von Triamcinolonazetonid (2) sowie über seine ausgezeichnete immunosuppressive Wirksamkeit (5, 3) veranlaßten zu der hier vorgelegten Studie. In ihr sollen die immunosuppressive Aktivität und schädliche Nebenwirkungen von Triamcinolonazetonid (TA) und Methylprednisolonazetat (MP) verglichen werden.

Methode: Je 3 Gruppen von 8 New Zealand- und California-Kaninchen erhielten 0,5 mg/kg, 2,5 mg/kg und 5,0 mg/kg TA bzw. MP i.m. jeden 2. Tag nach Austausch von 2 cm^2 großen Ohrhauttransplantaten zwischen beiden Rassen. 8 unbehandelte Tiere dienten als Kontrollgruppe. Die immunosuppressive Wirksamkeit wurde verglichen anhand der mittleren Überlebenszeiten der Hautallotransplantate. Diese wurden täglich inspiziert und als Abstoßungstag wurde der Zeitpunkt definiert, an dem eine totale Nekrose der transplantierten Haut makroskopisch sichtbar wurde. Die Nebenwirkungen wurden entsprechend früheren Untersuchungen (4, 1) nach den durchschnittlichen Veränderungen des Körper- und Lebergewichtes, sowie nach der Morbidität und Mortalität der Tiere beurteilt.

Ergebnisse:
Gruppe A: Die behandelten Kontrolltiere zeigten eine mittlere Veränderung des Körpergewichtes (MWC) von +56,2 g und ein mittleres Lebergewicht (MLW) von 64,3 g bei einer durchschnittlichen Überlebenszeit (MST) der Allotransplantate von 6,1 Tagen.

Gruppe B: Nach i.m. Gabe von 0,5 mg/kg MP jeden 2. Tag wurden eine MWC von -68,5 g, ein MLW von 64,3 g und eine MST der Transplantate von 11,1 Tagen beobachtet.

Gruppe C: Nach Gabe von 0,5 mg/kg TA betrug die MWC +21,6 g, das MLW 116,5 g und die MST der Transplantate 16,8 Tage.

Gruppe D: Nach 2,5 mg/kg MP starben sämtliche Empfängertiere nach 11-16 Tagen (mittlere Überlebenszeit 13 Tage). Als Todesursache mußten die typischen Nebenwirkungen der Steroide Diarrhoe, Infektionen des Respirationstraktes und gastrointestinale Blutungen angesehen werden. Die MWC betrug -567,5 g, das MLW 99,3 g. Keines der Hauttransplantate zeigte Abstoßungszeichen am Todestage.

Gruppe E: Nach 2,5 mg/kg TA betrug die MWC -240 g, das MLW 184,1 g und die MST der Transplantate 26,8 Tage. In dieser Gruppe verstarben lediglich 2 Tiere an den Steroidnebenwirkungen in Form von schwerem Muskelschwund nach 14 und 16 Tagen.

Gruppe F: Nach 5,0 mg/kg MP verstarben wiederum sämtliche Tiere nach einer durchschnittlichen Überlebenszeit von 14,1 Tagen mit den gleichen Symptomen wie in Gruppe D ohne Abstoßungszeichen an den Transplantaten. Die MWC betrug -677,5 g, das MLW 110 g am Todestage.

Gruppe G: Nach 5,0 mg/kg TA verstarben alle Tiere bis auf 2 nach 17-36 Tagen (mittlere Überlebenszeit 26,8 Tage) unter den Zeichen des schwersten Muskelschwundes ohne Abstoßungszeichen an den Transplantaten. Die MWC betrug -814,4 g, das MLW 92,1 g. Die Transplantate auf den 2 überlebenden Tieren wurden am 23. und 43. Tage abgestoßen (MST 33,0 Tage).

Die Verlängerung der MST in den mit TA behandelten Gruppen war statistisch signifikant im student-t-Test im Vergleich mit der Kontrollgruppe und mit den vergleichbaren MP-behandelten Gruppen.

Tab. 1: Gegenüberstellung der mittleren Überlebenszeiten der Hautallotransplantate (MST GRAFTS), der mittleren Veränderungen des Körpergewichtes (MWC), der mittleren Lebergewichte (MLW), der mittleren Überlebenszeiten der Empfängertiere (MST ANIMALS) sowie der Mortalität in Prozent nach Behandlung mit Methylprednisolonazetat (MP) bzw. Triamcinolonazetonid (TA)

No.Animals	Treatment	MST Grafts	MWC	MLW	No. Deaths	MST Animals	Mortality
8	None	6.1 days	+ 56.2 g	74.3 g	0	—	0%
8	0.5 mg/kg MP	11.1 days	- 68.5 g	144.7 g	0	—	0%
8	2.5 mg/kg MP	—	- 567.5 g	99.3 g	8	13.0	100%
8	5 mg/kg MP	—	- 677.5 g	111.0 g	8	14.1	100%
8	0.5 mg/kg TA	16.8 days	+ 21.6 g	116.5 g	0	—	0%
8	2.5 mg/kg TA	26.8 days	- 240.0 g	184.1 g	2	15.0	25%
8	5 mg/kg TA	33.0 days	- 814.4 g	92.1 g	6	26.8	75%

Zusammenfassung: In der Dosierung von 0,5 mg/kg zeigte TA geringere allgemeine Nebenwirkungen als MP und verlängerte die Überlebenszeit der Kaninchenhautallotransplantate mehr als dieses. In den beiden Gruppen mit höherer Dosierung verursachte MP eine 100 % Mortalität der Empfängertiere während diese bei TA 25 % und 75 % betrug. Bei gleicher Dosierung zeigte TA also eine größere immunosuppressive Aktivität als MP bei geringerer Morbidität und Mortalität bei Kaninchen.

Summary: In the dosage of 0,5 mg/kg Triamcinolonacetonide (TA) showed less systemic side effects than Methylprednisolonacetate (MP) It prolonged however the survival of rabbitskin allografts significantly more than MP. In the two groups receiving a higher dosage, MP caused a 100 % mortality as compared to 25 % and 75 % with TA. In the same dosage TA has a greater immunosuppressive effect than MP and causes fewer systemic side effects in the rabbit.

Literatur

1. BIRTWELL, W. M., MARTIN, T. H., GINSBURG, W. W.: Alterna day corticosteroid administration and homograft rejection in rabbits. Proc. Soc. Exp. Biol. Med. 131, 1045-1051 (1969).
2. EWERT, E. G.: Kortikoid-Langzeittherapie bei chronisch-rezidivierender Lungensarkoidose. Med. Welt 22, 1612-1614 (1971).
3. KLAUE, P., JOLLEY, W. B.: The comparative effectiveness of corticosteroids applied topically as pretreatment of rabbit skin allografts. Surg. 70, 718-722 (1971).
4. KROHN, P. L.: The effect of steroid hormones on the survival of skin homografts in the rabbit. J. Endocrinol. 11, 78-82 (1954).
5. MITCHELL, R. M., STEVENS, B. G., BUDTZ-OLSEN, O. E., LANGLEY, N.: Lengthy survival of sheep kidney homografts after treatment with triamcinolone. Lancet 285, 982 (1963).

125. In-vitro Hämoperfusion xenogener Organe in verschiedenen Spezieskombinationen

N. Mendler, J. Corell, W. Land, E. Gams, A. Wolff, K. Pielsticker, W. Schraut und F. Sebening

Abteilung für Herzchirurgie und Institut für Chirurgische Forschung an der Chirurgischen Universitätsklinik München

Die Hämoperfusion isolierter Nieren mit Blut entfernt stammesverwandter Spezies in vitro als Modell der hyperakuten xenogenen Abstoßungsreaktion (HXAR) wurde von uns im System Ratte - Hund beschrieben (1, 2). Die ursprüngliche Versuchsordnung wurde um verschiedene Spezies- und Organkombinationen erweitert, um ihre allgemeine Eignung zum Studium der HXAR zu prüfen. Dabei sollte insbesondere eine mögliche Abhängigkeit der Heftigkeit der HXAR von der Konzentration in vitro nachweisbarer präexistenter Antikörper (AK) untersucht werden.

Methodik: Isolierte Rattennieren und Schweineherzen wurden bei 37°C in einem extrakorporalen Kreislauf (Oxygenator-Rollerpumpe) mit konstantem arteriellem Druck (50 mmHg) mit Vollblut von Mensch, Hund und Schaf perfundiert. Registriert wurden: a) bei Schweineherzen Coronarfluß (elektromagnetisch), Druckamplitude und EKG, b) bei Rattennieren Perfusionsvolumen und Urinproduktion. Als Indikatoren einer präexistenten Immunität wurden hämagglutinierende und komplementbindende Antikörper bestimmt. Der Abstoßungszeitpunkt wurde als Sistieren der elektrischen Herztätigkeit bzw. als Reduktion des renalen Blutflusses auf ca. 10 % des Ausgangswertes definiert.

Ergebnisse: Bei Xenohämoperfusion von Rattennieren und Schweineherzen mit Humanblut konnten innerhalb der Beobachtungszeit keine Zeichen einer HXAR beobachtet werden. Die Perfusionsvolumina sowie die Abnahme cellulärer Elemente aus dem Perfusat unterschieden sich nicht von den zugehörigen Kontrollen. Histologisch imponierten vereinzelte intracelluläre Thrombocytenaggregate und spärliche Vermehrung wandbezogener Granulocyten. Die Titer hämagglutinierender AK im Humanserum gegen Schweine- bzw. Rattenerythrocyten zeigten hohe Werte, während komplementbindende AK nicht sicher nachweisbar waren.

Unter Xenohämoperfusion von Rattennieren mit Schafblut sowie Schweineherzen mit Hundeblut kam es dagegen immer zu einer HXAR mit schnellem Funktionsverlust. Ausgeprägte histologische Veränderungen fanden sich in Form von teils völligem Kapillarverschluß durch Thrombocytenaggregate, deutlicher Granulocytenvermehrung, Endothelkernpyknosen und einem interstitiellen Ödem. In diesem Testsystem waren ebenfalls hohe Titerwerte hämagglutinierender AK in vitro nachweisbar, zusätzlich jedoch hier auch komplementbindende AK.

Tab. 1: Abstoßungskriterien und präexistente Immunität bei Xenohämoperfusion in verschiedenen Spender-Empfängerkombinationen

	Perfusat	N	Abstoßungszeit (min)	Gewichtszunahme (%)	Perfusionsvolumen (ml/100 g·min)	Präformierte AK HAggl.	KBR
Schweine-herzen	Autolog	(6)	>120+	8 (4 - 12)	100 (91 - 109)	-	-
	Mensch	(7)	>120+	8 (3 - 13)	92 (63 - 160)	1:32-64	-
	Hund	(6)	60 (30 - 90)	19 (14 - 23)	29 (5 - 50)	1:64-128	1:4-8
Ratten-nieren	Kontr.	(10)	>120+	28 (10 - 40)	280 (250 - 400)	-	-
	Mensch	(6)	>120+	26 (15 - 35)	287 (250 - 350)	1:64-128	-
	Schaf		47 (6 - 73)	39 (25 - 66)	35 (0 - 35)	1:64-128	1:64-128

Angegeben sind Mittel- und Extremwerte am Ende des Versuches.
+ nach 120 min abgebrochen

Diskussion: In den verschiedenen geprüften Spezieskombinationen mit entfernter Stammesverwandtschaft fällt auf, daß eine HXAR in der gewählten Beobachtungszeit bei Perfusion mit Humanblut nicht auftrat. Die starke Verzögerung der Abstoßung in verschiedenen Systemen schränkt die Brauchbarkeit der in-vitro Hämoperfusion zum Studium der HXAR ein, da bei langen Versuchszeiten zusätzliche Schädigungen des Organes durch die extrakorporale Perfusion nicht zu vernachlässigen sind. Die Heftigkeit und Schnelligkeit der HXAR korreliert nicht mit dem präexistenten Gehalt hämagglutinierender, jedoch positiv mit dem komplementbindender AK. Dabei ist zu berücksichtigen, daß die spezifisch für die HXAR verantwortlichen AK möglicherweise mit den durchgeführten serologischen Tests nicht erfaßt werden. Die schnelle Elimination von Thrombo- und Leukocyten aus dem Perfusat sowie die histologischen Befunde in den heftig reagierenden Spezieskombinationen (Schwein - Hund, Ratte - Schaf) zeigen eine deutliche Beteiligung cellulärer Elemente in der Frühphase der xenogenen Abstoßung.

Zusammenfassung: Schweineherzen und Rattennieren wurden in vitro mit Vollblut von Mensch, Hund und Schaf perfundiert. Bei der Perfusion von Menschenblut wurde keine hyperakute xenogene Abstoßung während der ersten 2 Stunden beobachtet. Sie trat jedoch sofort bei anderen Systemen auf. Die Heftigkeit der Abstoßung korrelierte nicht mit präexistenten hämagglutinierenden, jedoch mit komplementbindenden Antikörpern.

Summary: Pig hearts and rat kidneys were perfused in vitro with whole blood from man, dog and sheep. Hyperacute xenogeneic rejection was absent during 2 hours of observation, when human blood was used as perfusate, but occurred rapidly in other systems. Severity of rejection did not correlate with preexistant hemagglutinins, but rather with complementbinding antibodies.

Literatur

1. LAND, W., SCHILLING, A., ALDENHOFF, J., LAMERZ, R., PIELSTICKER, K., MENDLER, N., BRENDEL, W.: In vitro studies on the mechanism of hyperacute xenograft rejection. Transplant. Proc. 3, 888 (1971).
2. LAND, W., MENDLER, N., von LIEBE, S., PIELSTICKER, K., MESSMER, K.: Experimentelle Xenotransplantation im entfernt stammesverwandten Speciessystem. Klin. Wschr. 49, 164 (1971).
3. MENDLER, N., WEISHAAR, E., BRENDEL, W.: Eine Herz-Lungen-Maschine für Ratten als experimentelles Modell der extrakorporalen Zirkulation. Thoraxchirurgie 17, 534 (1969).

126. Untersuchungen zur hyperakuten Abstoßung von xenogen transplantierten Schweineherzen[+]

E. Gams, B. Eckersdorf[++], H. Frost, W. Land, K. Pielsticker und F. Sebening

Abteilung für Herzchirurgie, Institut für Chirurgische Forschung an der Chirurgischen Universitätsklinik München, Pathologisches Institut der Universität München, Medizinische Poliklinik der Universität München

Im Gegensatz zu Organen, die zwischen Tieren nah verwandter Speziessysteme (Schaf-Ziege (4), Fuchs-Hund (1)) verpflanzt werden, werden xenogene Organtransplantate, die auf entfernt verwandte Empfänger übertragen werden, hyperakut abgestoßen (2,3). In verschiedenen Experimenten konnte vor allem zwischen Hund und Schwein eine starke antigene Disparität nachgewiesen werden. Jedoch liegen bis jetzt noch keine umfassenden experimentellen Untersuchungen über Schweineherztransplantate vor, die von Hunden hyperakut abgestoßen worden sind. Wir wählten diese Spezieskombination, um die pathophysiologischen, immunologischen und morphologischen Veränderungen der hyperakut abgestoßenen Herztransplantate näher zu untersuchen.

Methodik: 12 Schweineherzen mit einem mittleren Gewicht von 96,2 g wurden auf Bastardhunde beiderlei Geschlechts (mittleres Gewicht: 12 kg) übertragen. Die arterielle Anastomose wurde zwischen der A. carotis communis des Empfängers und einem Aortenbogengefäß des Transplantates durch Zwischenschaltung eines elektromagnetischen Flowmeßkopfes (NC-E-610) hergestellt. Als venöse Anastomose nähten wir die A. pulmonalis des Spenders an die V. jugularis externa des Empfängers. Von epicardialen Elektroden des Spenderherzens wurde während der Abstoßung das EKG registriert. Mit Hilfe eines Statham-Druckelements wurde der arterielle Perfusionsdruck registriert. Vor Öffnung der Anastomosen und nach Abstoßung des Herzens wurden aus peripher-venösem Blut die Thrombocyten und die Titer der komplementbindenden und der hämagglutinierenden Antikörper bestimmt. Während der Abstoßung wurde aus der A. pulmonalis Blut entnommen, um die Enzymaktivitäten der CPK, ALD, $LDH_{1,2}$ und GOT messen zu können. Die abgestoßenen Transplantate wurden gewogen und morphologisch (Lichtmikroskop, Rasterelektronenmikroskop, Immunfluoreszenz) untersucht.

Ergebnisse: Alle transplantierten Schweineherzen wurden innerhalb von 15 min nach Öffnung der Anastomosen abgestoßen, wobei die Herzkammern bereits nach 3-6 min stillstanden, während die Vor-

[+] Mit Unterstützung des SFB 37 und SFB 51, München
[++] Stipendiat der Alexander-von-Humboldt-Stiftung

höfe sich noch weiter kontrahierten. Im Verlauf der Abstoßung zeigten die durchschnittlichen Werte der EKG-Spannung des arteriellen Blutflusses und der Enzymaktivitäten die in Tab. 1 aufgeführten Veränderungen. Der mittlere Perfusionsdruck blieb während des Versuches unverändert bei Werten von 90-110 mmHg. Die durchschnittliche Thrombocytenzahl der Empfängerhunde fiel während der Abstoßung von 279.000/mm^3 auf 156.670/mm^3 ab. Die immunologischen Untersuchungen zeigten, daß alle Empfängerhunde präformiert Antikörper hatten (KBR gegen Schweineherzantigen 1:128, Hämaggl. von Schweineerythrocyten 1:32-64), die auch nach Entfernung des abgestoßenen Transplantates auf der gleichen Titerstufe blieben. Entsprechend dem humoralen Abstoßungsmodus sah man unter dem Lichtmikroskop Endothelnekrosen in Kapillaren, Arteriolen und Venolen, intravasale Thrombocytenaggregate sowie diffuse interstitielle Blutungen. Immunhistologisch konnte neben Immunglobulin-G, das auch perivasal zu sehen war, vor allem Komplement in Form eines linearen und granulären Niederschlages am Endothel der Kapillaren und Arteriolen nachgewiesen werden. Das Rasterelektronenmikroskop ließ fibrinüberzogene Thrombocyten- und Erythrocytenhaufen auf der Gefäßintima erkennen. Zugleich fiel auf, daß die Myocardfasern weiter voneinander entfernt waren als bei normalen Schweineherzen. Dieser Befund und ein Gewichtszuwachs der transplantierten Herzen von 20-95 % können als Hinweis auf Blutungen und interstitielle Ödeme gedeutet werden.

Tab. 1

Perfusionszeit (min)	EKG-Spannung (mV)	Mean Flow (ml/min/100 g)	CPK	ALD	LDH$_{1,2}$ (mU/ml)	GOT
0	Flimmern	74 ± 19	--	--	--	--
2	9,80 ± 1,05	47 ± 19	77 ± 9	35 ± 10	44 ± 12	11 ± 1
4	5,95 ± 1,00	19 ± 8	196 ± 72	52 ± 10	106 ± 48	31 ± 12
6	2,54 ± 0,56	24 ± 15				
8	0-1	10 ± 10	374 ± 203	89 ± 30	242 ± 136	75 ± 43
10	0-1	5 ± 5	618 ± 245	93 ± 22	384 ± 120	132 ± 61
12-15	0-1	0	---	--	---	---

Zusammenfassung: Schweineherztransplantate werden wie transplantierte Schweinenieren von Hunden innerhalb von 15 min abgestoßen. Während des Abstoßungsvorganges nimmt die EKG-Spannung der Herztransplantate kontinuierlich bis zum Nullpunkt ab, während die Plasmaenzymaktivitäten (CPK, ALD, $LDH_{1,2}$, GOT) im venösen Blut ansteigen. Infolge präexistenter humoraler Antikörper der Empfängerhunde können morphologische Veränderungen der Schweineherztransplantate wie z.B. IgG- und Komplementniederschläge am Gefäßendothel, Endothelnekrosen, intravasale Thrombocytenaggregate und interstitielle Blutungen und Ödeme als deutliche Folgezeichen einer hyperakuten xenogenen Abstoßung gelten.

Summary: Similar to kidney-transplants cardiac transplants of pigs are rejected by dogs within 15 minutes. During rejection the ECG-voltage of the transplants decreases, while the enzyme-activities (CPK, ALD, $LDH_{1,2}$, GOT) show an increase. Because of preexisting antibodies in recipient dogs the morphological changes of the xenografts (e.g. IgG- and complement-precipitation on the vasselwall, necrosis of endothelium, platelet aggregations and interstitial edema) can be interpreted as signs of hyperacute xenogeneic rejection.

Literatur

1. GAMS, E., CHAUSSY, C., ECKERSDORF, B., HAGL, S., HAMMER, C., LAND, W., PIELSTICKER, K., SCHRAUT, W., SEBENING, F.: Xenogene heterotope Herztransplantation im nahe stammesverwandten Speziessystem Fuchs-Hund. Z. ges. exp. Med., in Druck (1971).
2. LAND, W.: Möglichkeiten und Grenzen der xenogenen Organtransplantation. Der Chirurg 42, 172 (1971).
3. PERPER, R.J., NAJARIAN, J.S.: Experimental renal heterotranplantation. Transplantation 4, 377 (1966).
4. ---: Experimental renal heterotransplantation. Transplantation 4, 700 (1966).

127. Das Verhalten des Pulmonalgefäßwiderstandes in Abhängigkeit vom Herzminutenvolumen nach Denervation und Reimplantation der linken Lunge beim Hund

O. Wagner

I. Chirurgische Klinik der Universität Wien (Vorstand: Prof. Dr. P. Fuchsig), Department of Surgery, University of California, San Francisco Medical Center, San Francisco

Tierexperimentelle Untersuchungen ergaben nach Lungentransplantation einen Anstieg des Pulmonalgefäßwiderstandes, der durch direkte oder indirekte Meßmethoden wie Druckmessung, Bronchospirometrie, Angiographie, Szintigraphie, Durchblutungsmessungen mit elektromagnetischen Flowmetern oder Farbstoffverdünnungsmethoden nachgewiesen wurde. Als Ursache werden technische Faktoren, Atelektasenbildung, ischämische Schädigung und Denervationseffekt diskutiert. In einigen Untersuchungen (5), bei denen die Durchblutung der einzelnen Lungenanteile zu verschiedenen Zeiten postoperativ mit radioaktiven Mikrosphären gemessen wurde, zeigten sich die höchsten Widerstandswerte 2 Tage nach der Transplantation. Im Verlauf einiger Wochen kommt es wieder zu einer allmählichen Normalisierung der Durchblutungsveränderungen. Es wurde deshalb der Einfluß von Denervation und Reimplantation auf das Verhalten des Pulmonalgefäßwiderstandes 2-3 Tage nach der Operation in Abhängigkeit von Änderungen der Lungendurchblutung untersucht.

Methodik: 20 Hunde (19,4-2,0 kg) wurden thorakotomiert, ein elektromagnetischer Flowmeterkopf um den Hauptstamm und ein aufblasbarer Ballonokkluder um die rechte A. pulmonalis implantiert. Plastikkatheter zur Druckmessung wurden in die linke A. pulmonalis und in den linken Vorhof eingebracht. Bei 7 Tieren erfolgte kein zusätzlicher Eingriff (Gruppe 1) Bei 6 Hunden (Gruppe 2) wurde der intrathorakale N. vagus sowie der N. sympathicus bis Th 6 unter Mitnahme des Ggl. stellatum und Ggl. cervicale caudale exstirpiert. Bei 7 Hunden (Gruppe 3) wurde die linke Lunge reimplantiert, wobei die venöse Anastomose im Bereich des linken Vorhofs nach einer von KOTTMEIER et al. (4) angegebenen Technik ohne Unterbrechung der Blutzirkulation und ohne Anlegen von Klemmen weit entfernt von den Lungenvenen angelegt wurde.

2-3 Tage später wurden die Tiere neuerlich narkotisiert, intubiert und bei Spontanatmung mit 100 % O_2 bei einem endexspiratorischen Druck von 3 cm Wasser bei geschlossenem Thorax untersucht. Die Durchblutung der linken Lunge konnte durch Aufblasen des um die rechte Pulmonalarterie implantierten Okkluders sowie durch Blutvolumenänderungen mittels Infusion und Entzug von Dextran und Blut (1) in weiten Grenzen (50-399 % der Ruhedurchblutung) variiert werden. Gemessen wurde der pulsatorische und integrierte Flow, der pulsatorische und mittlere Druck in linker A. pulmonalis und linkem Vorhof, der zentrale Venendruck, die arteriellen Atemgase und der

Hämatokrit. Der pH-Wert wurde zwischen 7,28 und 7,46 gehalten, eine Acidose wurde durch Bicarbonatgabe korrigiert. Der alveolär-arterielle Sauerstoffgradient wurde berechnet und nach Töten der Tiere zu Versuchsende das Gewicht der rechten und linken Lunge bestimmt. Zur Auswertung herangezogen wurde das Verhalten der Druckdifferenz zwischen linker Pulmonalarterie und linkem Vorhof, bezogen auf Flow/100 g linke Lunge, wobei das Gewicht der linken Lunge aus dem der rechten Lunge berechnet wurde (3). Verglichen wurden die Regressionsgeraden mit den 95 % - Vertrauensgrenzen für die in den 3 Versuchsgruppen gewonnenen Meßpunkte.

Ergebnisse: Bei den Kontrolltieren (216 Meßwerte) ergab sich auch bei erheblicher Durchblutungszunahme nur ein relativ geringer Anstieg der arteriovenösen Druckdifferenz. Es kommt beim Hund in Analogie zum Menschen (2) bei einer Zunahme der Lungendurchblutung zur Abnahme des Pulmonalgefäßwiderstandes.
Nach Denervation (213 Meßwerte) ergab die Regressionsgerade mit den Vertrauensgrenzen einen völlig identischen Verlauf. Nach Reimplantation (223 Meßwerte) zeigte sich eine signifikante Erhöhung der gemessenen Druckdifferenz (p= 0,001). Die Regressionsgerade verläuft steiler und die Druckwerte liegen in jedem Flowbereich höher (Zunahme des Pulmonalgefäßwiderstandes). Der alveoläre-arterielle Sauerstoffgradient änderte sich während des Versuchsablaufes für die Tiere der Gruppe 1 und 2 nicht, während bei Tieren der Gruppe 3 eine progressive Zunahme des Gradienten während des Versuchsablaufes zu beobachten war. Das Gewicht der linken Lunge war für Gruppe 1 und 2 um 23 % gegenüber dem erwarteten Wert erhöht. Nach Reimplantation betrug die Zunahme durchschnittlich 97 %.

Diskussion: Durch Denervation der Lunge wird das normale Verhalten des Pulmonalgefäßwiderstandes nicht verändert. Es kommt wie bei den Kontrolltieren zu einer Abnahme des Widerstandes bei einer Zunahme der Durchblutung. Nach Lungenreimplantation ist der Gefäßwiderstand für alle Herzminutenvolumenwerte geringgradig, aber signifikant erhöht. Das Lungengefäßsystem reagiert aber ebenfalls auf Durchblutungserhöhung mit einer Abnahme des Widerstandes. Somit kann auch die transplantierte Lunge hohe Herzminutenvolumenwerte ohne Auftreten einer Rechtsherzüberlastung tolerieren. Die Empfehlung, bei Patienten eine beidseitige Lungentransplantation durchzuführen, da der Flow zur transplantierten Lunge möglicherweise erhöht sei, scheint aufgrund der beim Hund gemachten Beobachtungen nicht gerechtfertigt. Die Ursache der beobachteten Widerstanderhöhung ist unklar. Die Nervendurchtrennung scheidet aufgrund unserer Beobachtungen als Erklärung aus. In Anbetracht der hochgradigen Flüssigkeitsvermehrung im Transplantat wäre die Durchtrennung der Lymphgefäße und der Rückstau der normalerweise rasch abfließenden Lymphflüssigkeit mit Erhöhung des interstitiellen und intraalveolären Druckes als wesentlicher Faktor der Widerstandserhöhung nach Lungentransplantation in Betracht zu ziehen.

Zusammenfassung: Der Einfluß von Denervation und Reimplantation der linken Lunge auf das Verhalten des Pulmonalgefäßwiderstandes wurde nach der Operation untersucht. Bei den Kontrolltieren und nach Denervation kommt es zur Abnahme des Widerstandes bei Durchblutungszunahme. Nach Lungenreimplantation ist der Gefäßwiderstand erhöht.

Summary: The effect of changes in pulmonary arterial blood flow on pulmonary vascular resistance was measured 2-3 days after thoracotomy, denervation and reimplantation of the left lung. In flow rates from 0,5-3 times resting there was no difference between controls and denervated animals. After transplantation there was a significant increase of pulmonary vascular resistance at all flow rates. There was further a progressive increase of the alveolar-arterial O_2-gradient in transplanted animals, and the weight of transplanted lungs was 97 % greater then predicted, compared to an increase of 23 % in the other groups. While denervation can be ruled out as reason for the change of resistance after lung transplantation, the effect of increased lung water probably accumulating after the division of the lymphatics can not.

Literatur

1. BISHOP, V. S., STONE, H. L., GUYTON, A. C.: Cardiac function in conscious dogs. Am. J. Physiol. 207, 677-682 (1964).
2. EKELUND, L. G., HOLMGREN, A.: Central hemodynamics during exercise. Circ. Res. Suppl. I, Vol. XX u. XXI, I-33, I-43 (1967).
3. FRANK, N. R.: A comparison of static-volume pressure relations of excised pulmonary lobes of dogs. J. Appl. Physiol. 18, 1779-1783 (1963).
4. KOTTMEIER, P. K., CHENG, C., FITZGERALD, J., HOCHMAN, R., EMMANUEL, G. E.: Growth and function of the replanted lung in young dogs. J. Pediet. Surg. 4, 66-75 (1969).
5. YANES, H. O., RUDY, L. -W., WAGNER, O. A., EDMUNDS, L. H.: Pulmonary arterial blood flow to the transplanted lungs of standing dogs. Surg. Forum XXII (1971) im Druck.

128. Prognostische Bedeutung der Gamma-GT-, LAP- und Lysozym-Aktivitäten im Urin unter Langzeitperfusion

W. Kozuscheck, M. Siedek, B. Hörster, I. Abels und N. Sennekamp
Chirurgische Universitätsklinik Bonn (Direktor: Prof. Dr. A. Gütgemann)

Die Prognose nach Nierentransplantation wird stark von der postoperativen Nierenfunktion beeinflußt. Die Beurteilung der ischämischen Schädigung einer Leichenniere vor der Transplantation ist daher von großem Interesse. Qualitative und quantitative Methoden einer Vitalitätsprüfung wurden u. a. von BELZER et al. (2) anhand der LDH-Bestimmung im Perfusat unter Langzeitperfusion angegeben.

Das Epithel des proximalen Tubulus reagiert auf eine Durchblutungsstörung besonders empfindlich. Wir gingen daher davon aus, daß sich am Funktionszustand bzw. Läsion dieses Tubulusabschnittes eine ischämische Schädigung besonders früh und deutlich nachweisen läßt. Zu den histochemisch lokalisierten Enzymen der Niere gehören u. a. LAP und Gamma-GT, die fast ausschließlich im lumennahen Cytoplasma, im Bürstensaum des proximalen Tubulusepithels und in der HENLE' schen Schleife nachweisbar sind (1, 3). Diese in anderen Organen nur in geringer Konzentration enthaltenen Enzyme wurden von uns als Indikatoren einer ischämischen Schädigung unter Kurz- und Langzeitperfusion untersucht. Neben Gamma-GT und LAP wurden Lysozymaktivitäten, die gleichen Nephronabschnitten entstammen sollen, und die Natriumkonzentration im Urin bestimmt.

<u>Methodik:</u> Der Nachweis von Gamma-GT und LAP erfolgte mit dem Monotest nach Boehringer (Mannheim), von Lysozym nach NOBLE et al. (5). (Normwerte für Gamma-GT bis 2 mU/ml, für LAP bis 4,7 mU/ml im Urin).
Bei 5 Gruppen von je 5 Hundenieren wurden Gamma-GT und LAP im Stop-Flow nach MALVIN et al. (4) gemessen.
Gruppe I in situ. Gruppe II in situ nach 30 min Abklemmung der Nierenarterie. Gruppe III nach Kurzperfusion (physiologische Elektrolytlösung mit 8 % niedermolekularem Dextran, 50 mg Heparin und 1000 mg Procain/l und Retransplantation. Gruppe IV unter hypothermer Kurzperfusion (15 min). Gruppe V unter normothermer Kurzperfusion (15 min).
Nach 7-minütiger Abklemmung des Ureters, intraarterieller Injektion von Inulin und anschließender kleinportionierter Urinsammlung ließ sich in allen Gruppen die höchste Konzentration der Gamma-GT und LAP im proximalen Tubulus lokalisieren.
20 Hundenieren wurden im AB GAMBRO-System 20-48 Stunden perfundiert, hiervon 10 Nieren nach 30 min Warmischämie und 10 Nieren unmittelbar nach Nephrektomie. Das Perfusat enthielt: 500 ml 0,9 % NaCl, 100 ml 5,5 % Glucose, 80 E Insulin, 10 mE Mg_2SO_4, 4 mE KCl, 6 mE $NaHCO_3$, 40 mg Papaverin, 1 Mega Penicillin und 100 mg Hydrocortison. Das 1-stündlich gemessene pH wurde durch $NaHCO_3$ gepuf-

fert. Die Lösung wurde mit 200 ml/min 95 % O_2 persuffliert. Der Flow lag sowohl bei Nieren mit wie ohne 30 min Warmischämie zwischen 100 und 120 ml/min bei einem Druck von 40-60 mmHg. Unter diesen Bedingungen betrug die Diurese 10-15 ml/Std. Urinportionen wurden stündlich gesammelt.

Ergebnisse: Der Enzymnachweis bei der Gruppe IV und V beweist die Herkunft der Gamma-GT und der LAP aus der Niere.
Der Nachweis eines Gamma-GT-Peaks im Urin aus dem proximalen Tubulus (Vergleiche mit Inulin und Na-Konzentrationen) bestätigt die histochemische Lokalisation.
Stop-Flow-Untersuchungen nach und unter verschiedenen Bedingungen (Gruppe I-V) ergaben nur geringe LAP-Anstiege. Die Gamma-GT-Aktivität im proximalen Tubulus ist dagegen in Gruppe II auf 4, 5, in III auf 20, in IV auf 25 und in V auf 150 mU/ml erhöht. Es fanden sich auch dann Gamma-GT-Anstiege, wenn die Schädigung keine Beeinflussung der Na-Resorption erreichte.
Bei Langzeitperfusion betrug die Gamma-GT-Aktivität in der 1. Stunde bis 100 mU/ml. Ein rascher Abfall in der nächsten Stunde auf 10-20 mU/ml und ein langsamer Wiederanstieg ab der 8. Stunde mit maximalen Werten bis 100 mU/ml wird bei Nieren ohne Warmischämie beobachtet (Abb. 1). Ein erneuter Abfall auf 20 mU/ml nach 20-24 Stunden wird als völliger Verlust der Gamma-GT gedeutet.

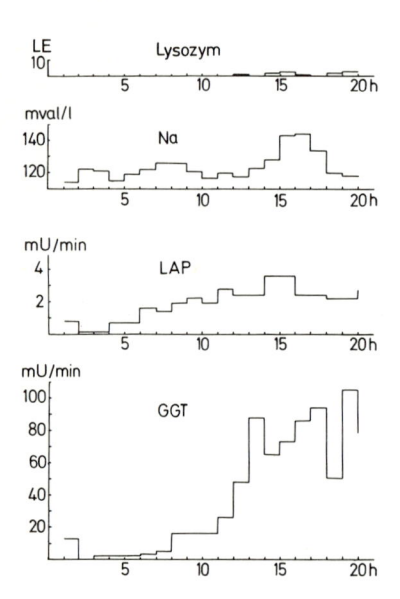

Abb. 1: Lysozym-, LAP- und Gamma-GT-Aktivitäten im Urin unter Langzeitperfusion im ab-gambro-Perfusionssystem bei nicht vorgeschädigter Niere

Nach 30 min Warmischämie liegt die Gamma-GT in der 1. Stunde über 100 mU/ml und kann bis 600 mU/ml betragen. Ein folgender Abfall ohne Wiederanstieg wird als Erschöpfung erklärt. Nieren mit

30 min Warmischämie und geringerer Gamma-GT-Aktivität in der ersten Stunde zeigen einen raschen Wiederanstieg und wesentlich höhere Werte als Nieren ohne Warmischämie (Abb. 2). Ein erneuter Abfall tritt bereits nach 14 Stunden ein.

Die LAP-Aktivitäten liegen in ihrem Maximum um 10 Stunden bei vorgeschädigten Nieren 6-fach höher als bei nicht vorgeschädigten Nieren (Abb. 1 u. 2).

Ein Lysozym-Anstieg über 5 Einheiten war nur nach warmer Ischämie zunehmend ab 12. Stunde nachweisbar (Abb. 2).

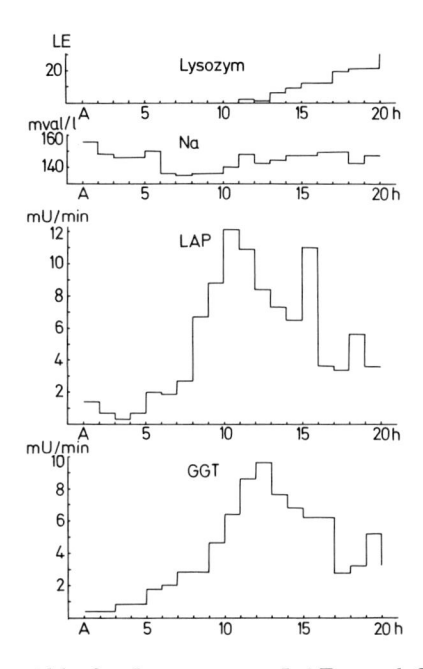

Abb. 2: Lysozym-, LAP- und Gamma-GT-Aktivitäten im Urin unter Langzeitperfusion im ab-gambro-Perfusionssystem bei vorgeschädigter Niere (warme Ischämiezeit 30 min)

Diskussion: Der Nachweis der Gamma-GT im Urin einer perfundierten Niere ist ein sensibler Indikator für vorausgegangene oder fortschreitende Tubulusschädigungen. Je nach Ausmaß der Tubulusläsion steigen Gamma-GT-Konzentrationen von unter 10 mU/ml auf 600 mU/ml an. Werte über 100 mU/ml lassen eine Ischämie unter Normothermie von über 10 min annehmen. Ein völliges Fehlen von Gamma-GT in der 6.-12. Stunde läßt eine Ischämie über 30 min Normothermie vermuten. Die LAP-Aktivität steigt ebenfalls, doch weniger früh und signifikant an.

Bei klinischer Perfusion mit filtriertem Plasma oder Albuminzusatz, worunter nur geringe Urinmengen gewonnen werden, würde eine 3-stündliche Gamma-GT-Bestimmung in dem im Intervall gesammelten Urin für eine Bewertung der Niere hinsichtlich einer vorausgegange-

nen hypoxischen Schädigung wahrscheinlich genügen. Dies muß in einer entsprechenden Versuchsreihe überprüft werden.
Ein Lysozym-Anstieg ab der 12. Stunde weist ebenfalls auf eine ischämische Schädigung hin.
Schwer erklärbar bleibt die Natriurese. Zum Teil scheint unter der Langzeitperfusion bei den genannten Bedingungen noch ein Natriumtransport zu erfolgen.

Zusammenfassung: Es wurden anhand von 45 Hundenieren Gamma-GT, LAP, zum Teil Lysozym und Natrium im Urin in situ und nach 30 min Warmischämie in Kurz- und Langzeitperfusion untersucht. Die Gamma-GT ist ein hochsensibles Enzym aus dem proximalen Tubulus. Anstieg, maximale Werte und Abfall ihrer Urinkonzentration korrelieren gut mit einer vorausgegangenen Schädigung. Werte über 100 mU/ml sprechen für eine 30-minütige Warmischämie. LAP und Lysozym geben zusätzlichen, doch weniger signifikanten Aufschluß.

Summary: Urine Gamma-GT and LAP activities have been examined in 45 dog kidneys in situ and after 30 min warm ischemic time in short and long perfusion. In twenty of these urine lysozyme and sodium were also measured. Gamma-GT is a highly sensitive enzyme of the proximale tubule. Its rise, maximal value and decrease in urine during perfusion correlates with previous ischemic damage. Values above 100 mU/ml seen after more than 10 min warm ischemic time. LAP and Lysozym activities give additional but less significant information.

Literatur

1. ALBERT, Z., ORLOWSKI, M., SZEWCZEK, A.: Histochemical Demonstration of Gamma-Glutamyl-Transpeptidase. Nature (London) **191**, 767 (1961).
2. BELZER, F. O., ASHBY, S. B., DOWNES, G. L.: Lactic acid dehydrogenase as an index of future function of cadaver kidney during isolated perfusion. Surg. Forum **19**, 205 (1968).
3. HOPZU, V. K., RUPONEN, S., TALANTI, S.: Leucin aminopeptidase in the foetal kidney of the rat. Experentia (Basel) **17**, 271 (1961).
4. MALVIN, R. L., WILDE, N. S., SULLIVAN, L. P.: Localisation of nephrontransport by stop flow analysis. Ann. J. Physiol. **194**, 135 (1958).
5. NOBLE, R. E., NAJARIAN, J. S., BRAINERD, H. D.: Urine and serum Lysozyme measurement in renal homotransplantation. Proc. Soc. Exp. Med. **120**, 737 (1965).

129. Nierenkonservierung durch Kombination von Dauerperfusion und anschließender hypothermer Lagerung

B. Grotelüschen, R. Wilmanns und R. Pichlmayr

Department für Chirurgie der Medizinischen Hochschule Hannover

Die besten experimentellen und klinischen Ergebnisse in der Nierenkonservierung werden zur Zeit durch kontinuierliche, hypotherme, pulsative Perfusion mit cryopräzipitiertem Plasma (1) erzielt. Die Überlegenheit dieses Prinzips wurde durch vergleichende Untersuchungen mit einfachen Methoden bestätigt. Allerdings ist der apparative Aufwand der Dauerperfusion relativ groß, der Weitertransport des konservierten Organes zusammen mit der Perfusionseinheit schwierig. Es wurde deshalb die Frage untersucht, ob nach Dauerperfusion die Konservierung durch einfache Hypothermie erfolgreich fortgesetzt werden kann. Dazu wurden in Vorversuchen zunächst 2 Fragen geklärt:
1. Eine Niere kann nach Plasmadauerperfusion wegen intravasaler Gelierung des Perfusates nicht hypotherm gelagert werden, sondern muß möglichst rasch transplantiert bzw. vollständig freigespült werden. Dieses ist mit Elektrolytlösungen möglich, eine anschließende Lagerung führt jedoch zu einer irreversiblen Organschädigung (4). Die Schwerkraftperfusion einer 5 %igen niedermolekularen Dextranlösung (2) bewirkt eine Erhöhung des Gefäßwiderstandes mit rascher Abnahme des Durchflusses. Dieses Phänomen ist mit dem Auftreten von Ausfällungen beim Mischen von Dextran- und Plasmalösungen in vitro erklärbar. Wir verwendeten zum Freispülen zu gleichen Teilen eine 10 %ige Zucker- und eine 1,4 %ige Na-Bicarbonatlösung. Eine Veränderung des Gefäßwiderstandes zeigte sich dabei nicht.
2. Zur weiteren hypothermen Lagerung des durch Dauerperfusion vorgeschädigten Organes sind 2 Eigenschaften des Inkubationsmediums u. E. wichtig. Einmal ist eine mäßige Hyperosmolalität wegen der Ödemneigung des Organes günstig, zum anderen ist eine Pufferwirkung im leicht alkalischen Bereich zur Verhütung der Acidose notwendig. Deshalb benutzten wir das Lösungsgemisch zum Freispülen anschließend auch zur Lagerung (4).

Methodik: 18 Hunde wurden einseitig nephrektomiert, die Nieren unterschiedlich konserviert und anschließend autolog reimplantiert. Zum Zeitpunkt der Reimplantation wurde kontralateral nephrektomiert. Die Funktion des konservierten Organes wurde anhand von Kreatinin- und Harnstoffwerten verfolgt. Um diese möglichst unverfälscht zu erfassen, wurde eine spezielle Nachbehandlung nicht durchgeführt.

Gruppe I : 8 Stunden Konservierung nach GELIN (n = 6).
Gruppe II : 24 Stunden Konservierung nach BELZER (1) modifiziert durch Verwendung von standardisiertem, cryopräzipitiertem Trockenplasma (3) (n = 6).
Gruppe III: 24 Stunden Konservierung wie Gruppe II, anschließende Perfusion mit 500 ml 1,4 % Na-Bicarbonat-, gleichzeitig mit 500 ml

10 % Invertzuckerlösung und Lagerung in diesem Gemisch bei 4°C für weitere 4 Stunden (n = 6).

Ergebnisse: Die Kreatinwerte (Abb. 1a) zeigen am 1. bzw. 2. postoperativen Tag im Mittel einen Gipfel von 4,2 mg% in I, 4,8 mg% in II und 6,2 mg% in III. Auch die Harnstoffwerte (Abb. 1b) zeigen einen vorübergehenden Anstieg, der allerdings in den ersten beiden Tagen in I und III gegenüber II signifikant größer ist. Ob sich diese Differenz auch im Kreatininverlauf in größeren Gruppen sichern läßt, oder ob hier ein besonderer, vorübergehender Ausfall einer partiellen Tubulusfunktion vorliegt, bleibt offen. Vom 4. Tag an verlaufen die Kurven praktisch identisch. Es ist damit anzunehmen, daß die Regenerationsfähigkeit der Nieren auch in Gruppe III in der angegebenen Zeit nicht wesentlich beeinträchtigt wurde. Bis auf 2 Nieren, je eine aus II und III, produzierten alle kurz nach Wiederanschluß Urin. Während sich das anurische Organ aus III ausreichend erholte, und das Tier gegenüber anderen einen unauffälligen Verlauf zeigte, wurde das aus II postoperativ urämisch und starb am 7. Tag. Histologisch zeigte sich eine partielle Rindennekrose. Da hier präoperativ die Kreatininwerte erhöht waren, ist neben einem Perfusionsschaden eine Vorschädigung des Organes zu diskutieren. Dieser Verlauf ist in Abb. 1a und b nicht berücksichtigt.

Zusammengefaßte Ergebnisse:	I	II	III
Anzahl der Tiere	6	6	6
Tod durch Urämie	-	1	-
Kreatininwerte (Anzahl der Tiere)			
normalisiert bis zum 5. Tag	2	2	3
normalisiert bis zum 10. Tag	4	3	4
erhöht länger als 20 Tage	1	-	-
Harnstoffwerte (Anzahl der Tiere)			
normalisiert bis zum 5. Tag	1	2	1
normalisiert bis zum 10. Tag	3	4	3
erhöht länger als 20 Tage	2	1	1

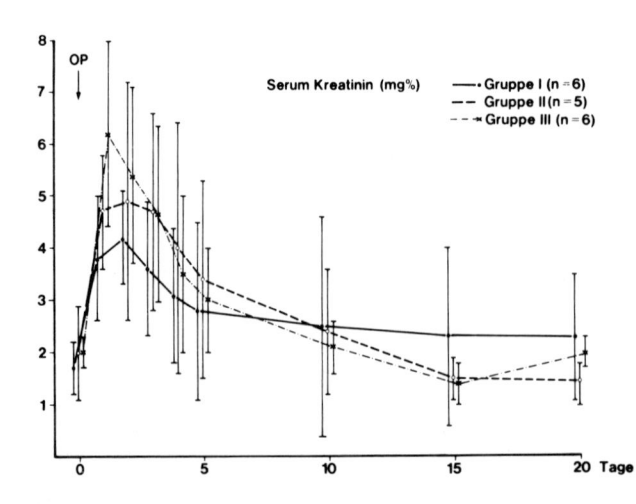

Abb. 1a

Abb. 1b

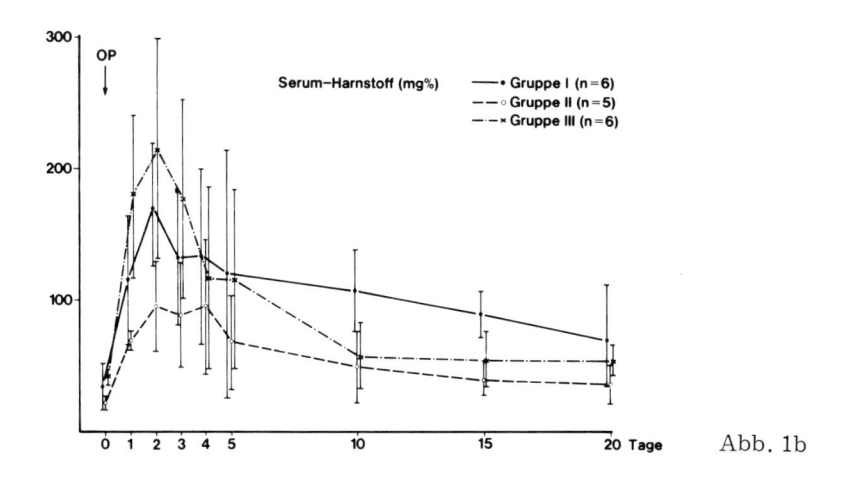

Inzwischen wurde das Verfahren in die Klinik übernommen. Abb. 2 zeigt z. B. den Verlauf einiger Werte nach Nierentransplantation, nachdem das Organ nach 14 Stunden Dauerperfusion und anschließender 3 1/2-stündiger hypothermer Lagerung nach oben beschriebener Methode konserviert worden war. Eine Dialyse war nicht erforderlich.

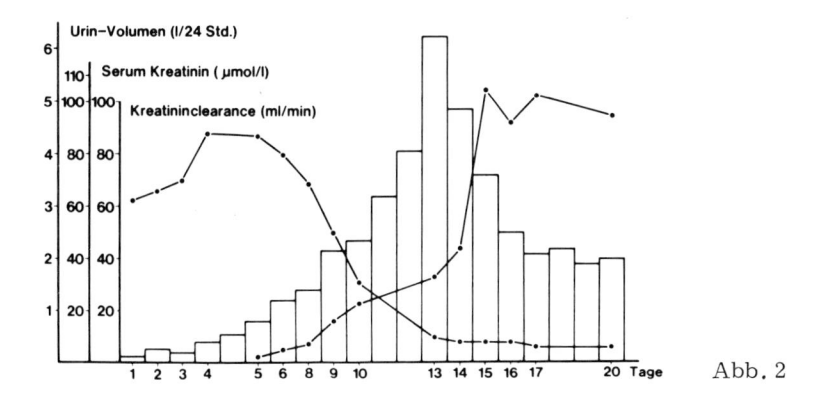

Abb. 2

Zusammenfassung: Nierenkonservierung mittels Dauerperfusion über 24 Stunden (mod. nach BELZER) wurde durch einfache hypotherme Lagerung für weitere 4 Stunden (mod. nach GELIN) erfolgreich fortgesetzt.

Summary: Kidney preservation by continous perfusion for 24 hours was continued by cold storage for 4 hours successfully.

Literatur

1. BELZER, F. O., KOUNTZ, S. L.: Preservation and Transplantation of Human Cadaver Kidneys. Ann. Surg. 172, 394-404 (1970).

2. BRUNIUS, U., BERGENTZ, S. E., EKMAN, H., GELIN, L. E., WESTBERG, G.: The Cadaveric Kidney in Clinical Transplantation. Scand. J. Urol. Nephrol. 2, 15-23 (1968).
3. GROTELÜSCHEN, B., WILMANNS, R., PICHLMAYR, R.: Über die Verwendung von Trockenplasma zur Konservierung von Nieren mittels Belzer Apparat. Wiederbel., Organers., Intensivmed. 1972, im Druck.
4. SCOTT, D. F., STEPHENS, F. O., KEAVENY, T. V., KOUNTZ, S. L., BELZER, F. O.: Evaluation of Preservation of Cadaver Kidneys. Transplantation 11, 90-92 (1971).

130. Stoffwechseluntersuchungen an hypotherm perfundierten Hundenieren[+]

R. Grundmann, G. Liebau und H. Pichlmaier

Chirurgische Universitätsklinik München (Direktor: Prof. Dr. R. Zenker)

Die hypotherme Dauerperfusion mit kryopräzipitiertem Plasma erlaubt Nieren erfolgreich bis zu 72 Stunden zu konservieren (1). Das Verfahren ist demnach geeignet, den Energiebedarf bei Hypothermie wenigstens für einige Tage zu decken. Theoretisch ist es möglich, längere Konservierungszeiten zu erzielen, wenn man die während der Perfusion abgebauten Substanzen ersetzt. Die vorliegenden Untersuchungen dienen der Frage, in welchem Umfang Glucose und unveresterte Fettsäuren (UFS) verbraucht werden. Dabei werden die Ergebnisse bei Verwendung homologer und heterologer Plasmas miteinander verglichen. Als Parameter für die Stoffwechsellage der Niere wurde der Lactat/Pyruvat Quotient bestimmt.

Methodik: 21 Bastardhunde von 20-25 kg Körpergewicht wurden einseitig nephrektomiert und die Nieren nach der von BELZER (1) angegebenen Methode konserviert. Die Glucosekonzentrationen im Perfusat variierten zwischen 300 und 1.300 mg%. 8 Nieren (Gruppe A) wurden mit Hundeplasma, 13 Nieren (Gruppe B) mit Humanplasma perfundiert. Die Konservierungszeit betrug bei allen Nieren der Gruppe A 72 Stunden. Von den Nieren der Gruppe B wurden 9 bis zu 48 Stunden und 4 bis zu 72 Stunden perfundiert. In regelmäßigen Abständen wurden Perfusatproben entnommen und Glucose, UFS, Lactat, Pyruvat, ATP, ADP und AMP bestimmt. Während der Perfusion dienten Druckverhalten und LDH-Verlauf als Vitalitätskriterien der Nieren (5). Nach entsprechender Konservierungszeit wurden die Nieren in typischer Weise in die Fossa iliaca implantiert. Der postoperative Verlauf wurde durch Isotopennephrogramme kontrolliert, über die gesondert berichtet werden wird.

Ergebnisse: Die Ergebnisse sind in Tab. 1 zusammengefaßt. Für die Berechnung der Mittelwerte wurden nur Nieren berücksichtigt, die sowohl von ihren Perfusionsdaten (kein Druckanstieg, geringe Enzymaustritte) als auch nach Transplantation als vital zu bezeichnen waren (Gruppe A: n = 6; Gruppe B: n = 7). Keine mit Humanplasma 72 Stunden perfundierte Niere erfüllte diese Bedingungen.
Die Verlaufsuntersuchungen ergeben folgendes Bild: Unabhängig von den verschiedenen Ausgangswerten steigen die Glucosekonzentrationen bis zum Ende der Perfusion an, was auf die Wasserverdunstung im Perfusionssystem zurückgeführt werden muß. Der Gehalt an UFS

[+] Mit Unterstützung des Sonderforschungsbereichs 37 der Universität München

Tab. 1

Perfusions-zeit (Std.)	Lactat-Humanplasma (mg %)	Lactat-Hundeplasma (mg %)	Pyruvat-Humanplasma (mg %)	Pyruvat-Hundeplasma (mg %)	UFS - Humanplasma (mval/l)	UFS - Hundeplasma (mval/l)
0	42,0 ± 7,7	23,6 ± 10,8	0,82 ± 0,39	1,05 ± 0,45	1,10 ± 0,24	0,30 ± 0,02
12	43,1 ± 8,0	24,7 ± 7,2	1,72 ± 0,46	1,59 ± 0,51	0,99 ± 0,20	0,25 ± 0,03
20	–	–	2,00 ± 0,42	1,69 ± 0,52	–	–
24	42,6 ± 7,8	25,0 ± 7,1	1,89 ± 0,50	1,71 ± 0,44	0,95 ± 0,27	0,27 ± 0,03
36	45,2 ± 7,2	25,3 ± 7,4	1,45 ± 0,46	1,45 ± 0,25	0,83 ± 0,30	0,23 ± 0,06
48	45,8 ± 7,8	25,0 ± 7,6	1,46 ± 0,52	1,29 ± 0,30	0,84 ± 0,28	0,23 ± 0,08
60	–	27,1 ± 7,6	–	1,14 ± 0,39	–	0,23 ± 0,07
72	–	27,9 ± 8,3	–	1,11 ± 0,43	–	0,24 ± 0,10

Perfusions-zeit (Std.)	Glukose Human- und Hundeplasma (% d. Ausgangskonzentr.)	ATP Human- und Hundeplasma (mg %)	ADP Human- und Hundeplasma (mg %)	AMP Human- und Hundeplasma (mg %)
0	100	2,1 ± 1,3	0,18 ± 0,05	0,09 ± 0,05
12	94 ± 6	1,5 ± 1,6	0,15 ± 0,05	0,09 ± 0,05
20	–	–	–	–
24	98 ± 6	0,1 ± 0,2	0,10 ± 0,03	0,08 ± 0,05
36	100 ± 5	–	–	–
48	106 ± 7	0 ± 0	0,07 ± 0,05	0,07 ± 0,05
60	108 ± 8	–	–	–
72	112 ± 9	–	–	–

Mittelwerte mit Standardabweichung

nimmt hingegen ab. Humanplasma enthält wesentlich höhere Konzentrationen als Hundeplasma. ATP, ADP und AMP sind nur in sehr geringen Mengen, in einigen Versuchen überhaupt nicht nachweisbar. ATP fällt gegen Ende der Perfusion fast regelmäßig auf 0 mg% ab. Alle Versuche zeigen einen ähnlichen Verlauf des Lactat/Pyruvat Quotienten, der nach ca. 20 Stunden einen Tiefpunkt erreicht, um dann langsam wieder anzusteigen (Abb. 1). Der Anstieg des Quotienten beruht vor allem auf einem Abfall der Pyruvatkonzentration.

Diskussion: Nach den vorliegenden Untersuchungen ist anzunehmen, daß man durch Zugabe von Glucose, UFS oder ATP die Konservierungsergebnisse nicht entscheidend verbessern kann. Im Gegensatz zur Glucose fallen die UFS während der Perfusion ab. Inwieweit sie jedoch wirklich verbraucht werden und sich nicht nur im Perfusionssystem (besonders Oxygenator) niederschlagen, muß offen bleiben (2). Jedenfalls fanden wir im Hundeplamsa, mit dem wir die besseren Ergebnisse erzielten, sehr viel niedrigere Konzentrationen an UFS als im Humanplasma. Die geringen Mengen an ATP im Perfusat spielen für die Versuchsergebnisse keine Rolle. Da ATP in höheren Konzentrationen toxisch sein soll, erscheint es auch wenig sinnvoll, das Perfusat mit ATP anzureichern (4).

Lactat / Pyruvat Quotient

Abb. 1

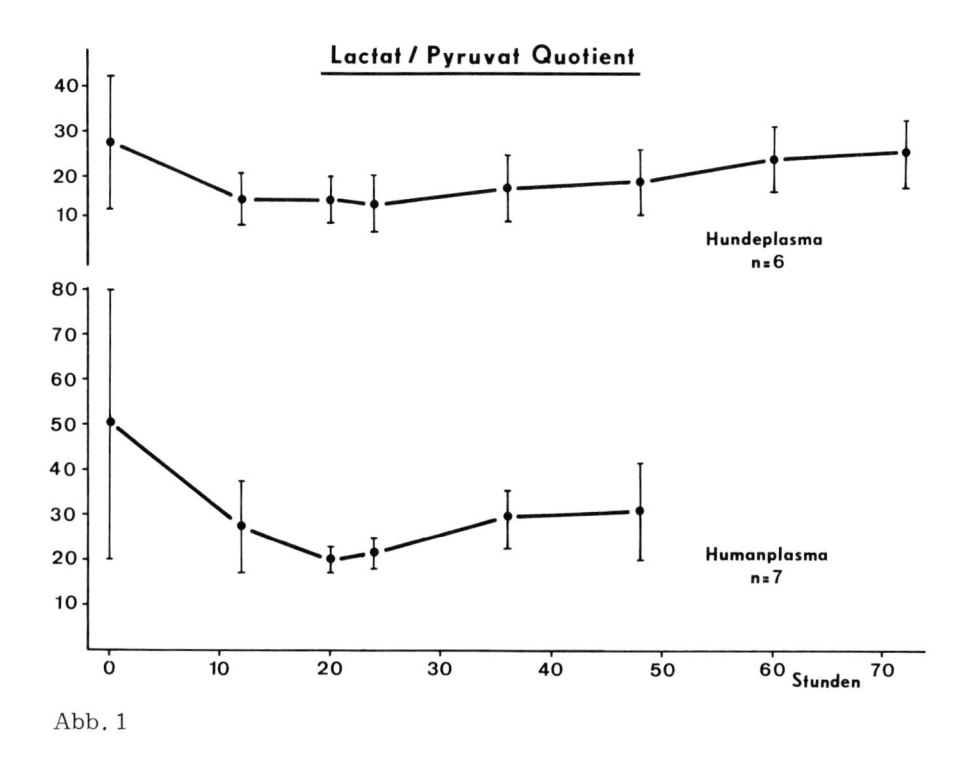

Der Lactat/Pyruvat Quotient ist nach HUCKABEE (3) ein Maß für die zelluläre Oxydation, wobei ein niedriger Quotient den aeroben Stoffwechsel kennzeichnet. Der Anstieg des Quotienten zu einem Zeitpunkt, da noch sämtliche Vitalitätsparameter der perfundierten Niere wie Druck und Enzymverhalten unauffällig sind, muß an eine verschlechterte Stoffwechsellage und an einen Verbrauch des Perfusates denken lassen. Der Austausch des Perfusates zu diesem Zeitpunkt ist möglicherweise ein Weg zur Verbesserung der Konservierungsergebnisse.

Zusammenfassung: 21 Hundenieren wurden bis zu 72 Stunden hypotherm mit Hunde- bzw. Humanplasma perfundiert und anschließend transplantiert. Es war nicht möglich, Hundenieren mit Humanplasma länger als 48 Stunden erfolgreich zu konservieren. Während der Perfusion wurden Glucose, UFS, ATP, ADP und AMP gemessen, die sich nur unwesentlich veränderten. In sämtlichen Versuchen konnte ein Anstieg des Lactat/Pyruvat Quotienten nach 20-24 Stunden nachgewiesen werden. Der Perfusataustausch zu diesem Zeitpunkt wird vorgeschlagen.

Summary: 21 dog kidneys were perfused with dog or human plasma for 72 hours and then tranplanted. Using human plasma successful preservation time was only 48 hours. There were only slight changes of dextrose, non-esterified fatty acids, ATP, ADP and AMP during perfusion. An increasing lactate/pyruvate ratio after 20-24 hours was seen in all experiments. Exchanging the perfusate at this time is proposed.

Literatur

1. BELZER, F. O., ASHBY, B. S., DUNPHY, J. E.: 24-hour and 72-hour preservation of canine kidneys. Lancet 2, 536 (1967).
2. HUANG, J. L., DOWNES, G. L., BELZER, F. O.: Utilization of fatty acids in perfused hypothermic dog kidney. J. Lipid Res. 12, 622 (1971).
3. HUCKABEE, W. E.: Relationships of pyruvate and lactate during anaerobic metabolism. J. Clin. Invest. 37, 244 (1958).
4. KREBS, H.: Workshop on organ preservation; report of meeting. Surg. 69, 321 (1971).
5. LIEBAU, G., KLOSE, H. J., FISCHBACH, H., PICHLMAIER, H.: Simple tests for viability of the hypothermic pulsatile perfused dog kidney. Surg. 70, 459 (1971).

131. Funktionsuntersuchungen am allogenen Nierentransplantat der Ratte

H.W. Reinhardt[+], H. Lauschke, G. Kaczmarczyk[+], H.H. Neumayer[+] und M. Goepel[+]; technische Assistenz: M. Wieloch und M. Frank

Experimentelle Anaesthesie am Klinikum Westend der Freien Universität Berlin (Prof. Dr. H.W. Reinhardt), Chirurgische Universitätsklinik Köln-Lindenthal (Direktor: Prof. Dr. G. Heberer)

Langfristige funktionelle Untersuchungen an transplantierten Rattennieren stehen noch aus. Um diese Lücke zu schließen, wählten wir folgende Versuchsanordnung:
1. Vorbereitung von Nierenspender und Empfänger: Verwendet wurden männliche Wistarratten (mittleres KG 261 ± 26 g). Vor der Transplantation wurden alle Ratten in Stoffwechselkäfigen gehalten. Futter: Altromin Standard; Trinkflüssigkeit: 0,9 % NaCl. Körpergewicht, Gesamtosmolarität des Harns, Flüssigkeits- und Futteraufnahme, sowie die Ausscheidung von Na, K und Harnstoff über 24 h wurden täglich zur gleichen Zeit bestimmt.
2. Nierentransplantation: Alle Operationen wurden in Halothan-O_2-Inhalationsnarkose durchgeführt. Die Technik der Transplantation ist an anderer Stelle ausführlich beschrieben (1). Die Empfängerratten wurden doppelseitig nephrektomiert.
3. Postoperative Phase: Sofort nach der Transplantation kamen die Tiere bis zur Mikropunktion wieder in ihren Stoffwechselkäfig. In dieser Zeit wurden die gleichen Messungen wie bei 1. durchgeführt.
4. Mikropunktion der Transplantate: Zwischen dem 2. und 4. Tag wurden die Ratten erneut wie oben angegeben narkotisiert, das Transplantat durch Flankenschnitt freigelegt und zur Punktion vorbereitet. Über einen Ureterkatheter wurde Endharn gesammelt. Neben den unter 1. beschriebenen Messungen wurde als Inulinclearance die glomeruläre Filtrationsrate und durch Punktion corticaler Tubulusabschnitte das superficielle Einzelnephronfiltrat bestimmt.
5. Transplantationsergebnis: 45 Nieren wurden transplantiert. 10 Ratten starben unmittelbar nach der Operation, 8 Transplantate blieben aufgrund technischer Komplikationen anurisch. Von 17 Transplantaten, die Urin produzierten, waren 8 primär polyurisch[++] (PUG = polyurische Gruppe) und 9 normurisch (NUG = normurische Gruppe). Die Einteilung wurde bei der Auswertung der Mikropunktionsergebnisse beinhaltet. 8 Transplantate konnten optimal punktiert werden, bei 9 Transplantaten waren die Bedingungen zur Mikropunktion unzureichend: Blutdruckabfall nach Einleitung der Narkose, Blutungsneigung, mangelnde Ruhigstellung des Transplantates zur Punktions, Fibrinauflagerungen.

[+] Mitglieder der Interdisziplinären Arbeitsgruppe "Berlin-transplant"
[++] "polyurisch" = mehr als 100 % Steigerung des Harnvolumens

Tab. 1: Spalte 1: Daten der Ratten, deren Transplantat später Harn produzierte als Kontrollwerte (2 Nieren!). Spalte 2-6: Bilanzdaten und Mikropunktionsergebnisse der 8 optimal mikropunktierten Transplantate. Die Prüfung auf statistische Signifikanz erfolgte mit dem t-Test nach STUDENT. Es werden Mittelwert ($\bar{x}$) und Standardabweichung der Stichprobe (s) mitgeteilt

	Bilanz Kontrollen	Bilanz PUG	Bilanz NUG	Mikropunktion PUG	Mikropunktion NUG
Urinvolumen + [µl/min]	n = 126 5,9±1,8	n = 11 11,7±6,3	n = 8* 5,6±4,7	n = 15 8,8±1,7	n = 34 ** 13,3±4,6
U_{osmol} [µeq/ml]	n = 138 1.319±387	n = 14 683±213	n = 8 828±256	n = 13 731±144	n = 27 591±115
$U_{Natrium}$ [µeq/ml]	n = 138 323±45	n = 13 234±56	n = 8 234±42	n = 12 83±29	n = 27 ** 127±27
$E_{Natrium}$ + [µeq/ml]	n = 127 1,9±0,50	n = 13 2,7±1,30	n = 8 * 1,3±0,97	n = 12 0,7±0,29	n = 27 ** 1,4±0,77
$P_{Natrium}$ [µeq/ml]	n = 10 154±6,7			n = 19 140±8	n = 25 ** 159±7
U_{Urea} [µmo/ml]	n = 127 518±168	n = 12 173±89	n = 8* 276±95	n = 16 200±33	n = 25 ** 158±31
P_{Urea} [µmol/ml]	n = 10 6,6±1,5			n = 22 14,8±2,8	n = 24 ** 23,4±14
GFR [µl/min g NG]				n = 25 1.163±228	n = 40 ** 829±103
EGFR sup. [nl/min]				n = 33 30,4±8,1	n = 28 ** 18,9±5,0
%Exkretion des Loads Na				n = 16 1,2±0,7	n = 34 ** 2,7±1,6
%Exkretion des Loads Urea				n = 4 26±7,4	n = 4 ** 45±4,4
$\bar{P}$ arteriell [mmHg]				n = 21 93±12	n = 38 100±16

Abkürzungen: GFR - glomeruläre Filtration
EGFR - Einzelnephronfiltration
n - Anzahl der Einzelbeobachtng.
* $p < 0,025$
** $p < 0,005$ (NUG gegen PUG)
+ - Werte pro 100 g KG

Die Wiedergabe der Meßdaten ist aus Tab. 1 zu ersehen.

6. Funktion der Transplantate: In beiden Gruppen ist die osmolare Konzentrierungsfähigkeit zwar stark herabgesetzt, isotoner Harn wird jedoch nicht gebildet. Bei der PUG übersteigt die Na-Exkretion den Kontrollwert. Dies führt trotz ausreichenden Angebotes zu einer Erniedrigung des Plasma-Na und zu erheblichem Gewichtsverlust. Bis zum 2. Tag post transplantationem beträgt die Gewichtsabnahme 12,1 $\pm$ 2,9 % des Ausgangskörpergewichtes, bei der NUG dagegen nur 5,2 $\pm$ 2,1 %. Die Anpassung der Na-Exkretion an die Zufuhr scheint gestört und ist als Ursache der Polyurie anzusehen. Demgegenüber besteht bei der NUG eine deutlich bessere Bilanzierungsfähigkeit für Na. Eine Na-Retention ist nicht nachweisbar, die Na-Exkretion und das Plasma-Na sowie das Harnvolumen liegen im Bereich der Kontrollwerte. Im gleichen Sinne ist die mit dem kleineren Filtrat der NUG verbundene höhere Harnstoffretention zu deuten. Obwohl Spender und Empfänger chronisch salzreich ernährt wurden, waren bei der NUG sowohl das Gesamtfiltrat als auch das oberflächliche Einzelnephronfiltrat deutlich erniedrigt. Ob hierfür eine unterschiedliche Aktivierung des Renin-Angiotensin-Systems verantwortlich zu machen ist, muß offen bleiben. Dafür spricht die Beobachtung, daß zwischen der Freigabe der Durchblutung und der vollständigen Rotfärbung der Transplantatoberfläche bei der NUG 45 $\pm$ 13 min vergingen gegenüber 23 $\pm$ 9 min bei der PUG und bei vergleichbaren Kreislaufunterbrechungszeiten (NUG 44,0 $\pm$ 7 min, PUG 40,0 $\pm$ 6 min). Die Gründe, die zu der bei der Mikropunktion auftretenden gesteigerten Na-Exkretion mit Polyurie bei der NUG führen, bleiben zunächst unklar. Über den Vergleich der histologischen Transplantationsbefunde mit diesen Ergebnissen wird noch berichtet.

Zusammenfassung: Bilanz- und Mikropunktionsuntersuchungen an allogenen Nierentransplantaten von chronisch salzreich ernährten Ratten wurden bis zum 4. Tag post transplantationem durchgeführt. Dabei zeigte sich eine unterschiedliche Einschränkung von Nierenteilfunktionen (Na- und Wasserbilanzierung, osmolare Harnkonzentrierung, Harnstoffexkretion). Die glomeruläre Filtration war hingegen nur unwesentlich vermindert.

Summary: Renal allograft function (electrolyte excretion, plasma electrolytes, urea excretion) was studied in Wistar rats - on high sodium intake prior to study - up to the fourth day after transplantation. Osmolar concentration was lowered, water and sodium conservation were disturbed. Total GFR and single nephron GFR were nearly within normal limits.

Literatur

1. LAUSCHKE, H., HERMANN, G.: Mikrochirurgische Methoden und ihre Möglichkeiten bei der Nierentransplantation der Ratte. Langenbecks Arch. Chir. __326__, 337-354 (1970).

132. Quantitative Bestimmung der Suppression antikörperbildenden Milzzellen durch passives Enhancement nach Nierentransplantation bei Ratten[+]

G. Dostal, R. Mohr, R. Kinsky und G. Hermann

Immunologische Abteilung (Leiter: Prof. Dr. Dr. G. Hermann) der Chirurgischen Universitätsklinik Köln (Direktor: Prof. Dr. G. Heberer), Centre d' Immunopathologie INSERM Hôpital St. Antoine Paris (Wissenschaftlicher Direktor: Dr. Dr. G. A. Voisin)

Eine spezifische immunsuppressive Therapie ist heute in der Klinik noch nicht möglich. Ein Ansatz zur Durchführung einer spezifischen Immunsuppression scheint durch die Ausnützung des sogenannten Enhancementphänomens gegeben. Das Phänomen wurde 1907 durch FLEXNER und JOBLING an Tumortransplantaten erstmalig beobachtet; seine immunologische Bedeutung jedoch erst 1952 durch KALISS und MOLOMUT erkannt. Experimentell ist mehrfach gezeigt worden, daß durch die Applikation von Spenderantigenen oder Anti-Spender-Antiserum im Zusammenhang mit allogener Organtransplantation ein spezifisches Enhancement der Transplantatabstoßung möglich ist. Über eine erfolgreiche Anwendung von passivem und aktivem Enhancement zur spezifischen Behinderung der Abstoßung von Nierentransplantaten bei der Ratte liegen einige Berichte vor.
Ziel unserer Untersuchungen war: 1. Die Beeinflussung der antikörperbildenden Zellen der Milz durch passives Enhancement nach allogener Nierentransplantation (NT) zu untersuchen. 2. Mit Anti-Spender-Antiserum ein Behandlungsschema zu erproben, das in der Klinik anwendbar wäre.

Methodik: Zum Nachweis der antikörperbildenden Zellen der Milz diente die Methode der Immunocytoadhaerenz (ICA) nach den Angaben von BIOZZI et al. (1). Die ICA beruht auf der Entstehung rosettenartiger Gebilde durch Agglutination von corpusculären Antigenen (z. B. Erythrocyten) durch immunkompetente Zellen. Wir haben nachgewiesen, daß dieses Phänomen im allogenen System anwendbar ist. Die NT erfolgte nach der Technik von LEE mit eigenen Modifikationen, wobei isohistogene Ratten vom Stamm DA als Spender und isohistogene, spezifiziert pathogenfreie Ratten vom Stamm BDE als Empfänger dienten. Die Nieren der Empfängertiere wurden in situ belassen. Isotransplantationen, gefolgt von Binephrektomie, erwiesen die einwandfreie Operationstechnik. Das allogene BDE-Anti-DA-Serum wurde nach den Angaben von KINSKY et al. (4) durch Immunisierung von 20 BDE Ratten mit lyophilisierten DA Milzen hergestellt.

Ergebnisse: Mit 33 Tieren wurde eine Verlaufskurve der rosettenbildenden Zellen (RBZ) nach NT ermittelt (Abb. 1). Isolierte MZ nicht-

[+] Mit Unterstützung der Deutschen Forschungsgemeinschaft SFB 68 TB IV immunisierter Tiere ergaben mit DA-Erythrocyten einen background von durchschnittlich 5,2 RBZ/10.000 MZ bzw. $1,8 \times 10^5$ RBZ pro extrahierbare MZ. Die Verlaufskurve ist charakteristisch, biphasisch und weist am 8. Tag nach Transplantation ihren ersten Gipfel mit 43,8 RBZ/10.000 MZ bzw. $48,5 \times 10^5$ RBZ pro Milz auf. Alle transplantierten Nieren waren ohne Behandlung am 8. Tag vollständig abgestoßen. Gleichsinnig zu den Abstoßungsvorgängen am Transplantat verlief der Anstieg der RBZ.

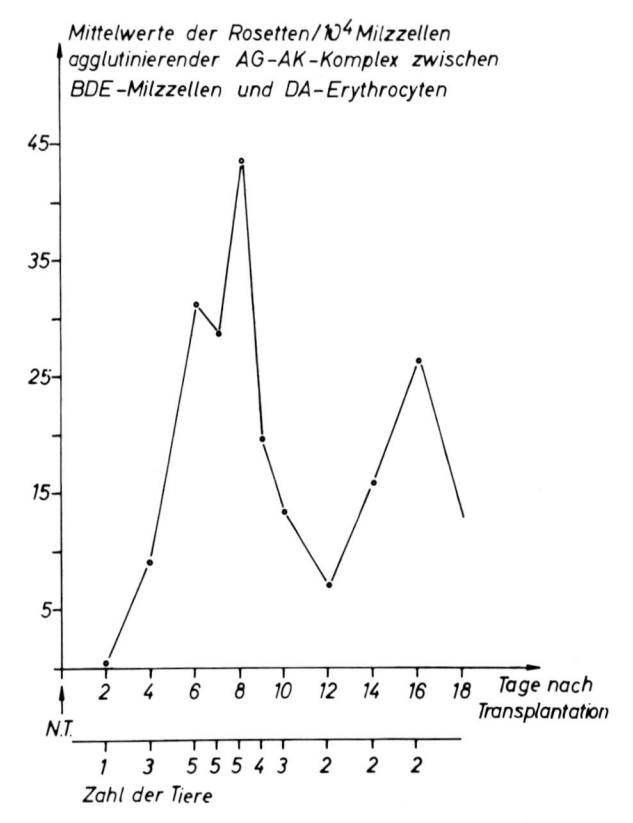

Abb. 1: Verlaufskurve der antikörperbildenden Milzzellen bei BDE-Ratten nach allogener Nierentransplantation

Die behandelten Tiere erhielten bei Freigabe der Blutzirkulation der transplantierten Niere 1 ml des BDE-Anti-DA-Antiserums i.v. und an den folgenden 4 Tagen je 0,5 ml Antiserum i.p.. Alle gemessenen Parameter waren bei behandelten Tieren im Vergleich zu unbehandelten signifikant verschieden: Am 8. Tag nach Transplantation betrug der Mittelwert bei behandelten Tieren 11,1 RBZ/10.000 MZ bzw. $11,3 \times 10^5$ RBZ/Milz; bei unbehandelten Tieren 43,8 RBZ/10.000 MZ bzw. $48,5 \times 10^5$ RBZ/Milz. Die RBZ sind auf 23 % im Vergleich zu unbehandelten Tieren vermindert. Die Hämagglutinationstiter waren bei den behandelten Tieren niedriger: während der Mittelwert der reziproken Titer unbehandelter Tiere am 8. Tag 7.168 betrug, war er bei den behandelten Tieren auf 57 vermindert. Der Mittelwert der Milzgewichte behandelter Tiere war auf 1,37 g gegenüber 1,92 g bei unbehandelten Tieren vermindert. Nach dem makroskopischen Befund waren die Abstoßungsvorgänge am Transplantat geringer ausgeprägt. Die Nieren zeigten nur geringe Vergrößerungen gegenüber dem Transplantationstag und wogen im Mittel 1,79 g im Vergleich zu 3,72 g der unbehandelten Tiere. Alle transplantierten Nieren waren gut durchblutet; bei allen Kontrolltieren bestanden venöse Thrombosen.

Diskussion: Durch die Anwendung der ICA im allogenen System konnte bei Ratten die Kinetik antikörperbildender Zellen der Milz bestimmt werden. Die Methode schien uns daher geeignet, die Wirkung allogenen Antiserums auf das Verhalten der antikörperbildenden MZ nach NT zu untersuchen.
In Übereinstimmung mit anderen Autoren wurde gezeigt, daß Antiserum auch bei Verabreichung nach NT die Transplantatüberlebenszeit verlängert. Dieser Effekt zeigte sich auch durch die Verminderung der RBZ, sowie das Absinken hämagglutinierender Antikörper.

Zusammenfassung: Es gelang durch die Verabreichung von allogenem Antiserum im Anschluß an die Transplantation ein Enhancement der am Transplantat stattfindenden Abstoßungsreaktion zu erreichen. Die Zahl der antikörperbildenden Milzzellen und die Hämagglutinationstiter waren deutlich vermindert. Das Applikationsschema des allogenen Antiserums wäre geeignet, in die klinische Organtransplantation übertragen zu werden.

Summary: Application of allogeneic antiserum immediately after renal transplantation in rats produces morphologically a reduction of the rejection process in the transplant. The number of antibody-producing spleen-cells and the titres of serum-hemagglutinins are significantly lowered. In human transplantation allogeneic antiserum could be given according to this therapeutic scheme.

Literatur

1. BIOZZI, G., STIFFEL, C., MOUTON, D., LIACOPOULOS-BRIOT, M., DECREUSEFOND, C., BOUTHILLIER, Y.: Ann. Inst. Pasteur 110, 7-32 (1966).
2. HERMANN, G., DOSTAL, G., SESTERHENN, K.: Naturwiss. 57, 90-91 (1971).
3. HERMANN, G., SESTERHENN, K., DOSTAL, G.: Abstrakt. Ann. Inst. Pasteur 119, 135-136 (1970).
4. KINSKY, R., VOISIN, G.A., HILGERT, I., DUC, H.T.: Transplantation 12, 171-175 (1971).
5. LAUSCHKE, H., HERMANN, G.: Langenbecks Arch. Chir. 326, 337-354 (1970).

133. Beitrag zur freien autologen Dünndarmtransplantation

J. F. Bußmann, U. Hartung, K. R. Loewe und W. Dietze

Chirurgische Klinik, Pathologisches Institut des Klinikums Mannheim der Universität Heidelberg

Die freie Transplantation eines Dünndarmabschnittes von der A. und V. mesenterica superior lösgelöst an eine andere Körperstelle und sein Anschluß an die dort vorhandenen Gefäße war bisher ein nur selten angewandtes Verfahren. Von praktischer Bedeutung könnte es für die Speiseröhrenchirurgie werden, da für den Ersatz der Halsspeiseröhre noch immer keine befriedigende Lösung gefunden werden konnte. Vorwiegend wurde bis jetzt nur über tierexperimentelle Untersuchungen berichtet. In diesen Mitteilungen wurden die Ischämietoleranz des Dünndarmes und die Folgen seiner Denervierung meist als recht günstig beurteilt. Mit diesen Erfahrungen lassen sich die Ergebnisse unserer Untersuchungen aber nicht unbedingt in Einklang bringen.

Methodik: Die Untersuchungen wurden an 30 Bastardhunden (mindestens 20 kg KG) durchgeführt. Mit Ausnahme von 8 Kontrolltieren wurde bei diesen Hunden ein 15 cm langer Abschnitt des unteren Ileums entweder als Ersatz für die über eine gleich lange Strecke resezierte Halsspeiseröhre verwendet oder lediglich blind unter die Haut der linken Halsseite verpflanzt. Ausgewählt wurde hierzu in der Regel das vorletzte Ileumsegment, weil dessen Gefäßpaar und der Stamm der A. und V. mesenterica superior gradlinig ineinander übergehen (Abb. 1).

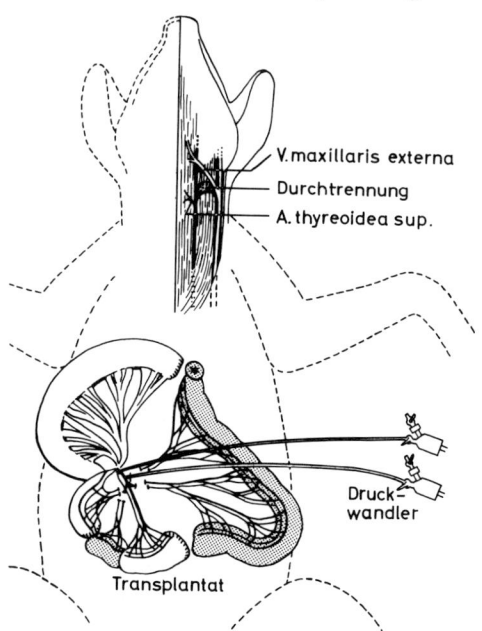

Abb. 1: Operationsschema

Durch Befreiung der peripheren Abschnitte dieser beiden Hauptgefäßstämme von den nächstfolgenden 2-3 seitlich mit ihnen verbundenen Segmentgefäßpaaren konnte ein ausreichend großes Gefäßkaliber für die Transplantation gewonnen werden. Im Halsbereich wurden je nach Kaliber die zuführende Arterie des Transplantates an die A. carotis communis oder A. thyreoidea superior und die Vene an die V. jugularis externa oder V. maxillaris anterior angeschlossen. Hergestellt wurden die Gefäßanastomosen mit Nakayama-Ringen. Perfundiert wurden 18 der 22 Transplantate mit einem unter Zimmertemperatur aufbewahrten Flüssigkeitsgemisch aus niedrigmolekularem Dextran und Ringer-Lactat-Lösung im Verhältnis 1:1, dem auf 100 ml 0,1 g Procain und 2.000 USP Heparin zugesetzt wurden. 2 Transplantate wurden mit Serum des betreffenden Versuchstieres durchströmt und bei 2 weiteren über einen Katheter während des Transplantationsvorganges eine Minimaldurchblutung aufrecht erhalten. Der eigentliche Transplantationvorgang und damit die Ischämie bzw. Minimaldurchblutung dauerte zwischen 6 und 26 min.

Ergebnisse: Von 22 Versuchen konnten 17 zur Beurteilung des Transplantationserfolges herangezogen werden. 5 Hunde verstarben kurz nach der Operation oder wurden aus anderen Gründen getötet, noch ehe eine Aussage über das Weiterbestehen oder den Untergang des Transplantates möglich war. Nur bei 8 Tieren, das sind knapp 50 %, überlebte das Transplantat mehr als 14 Tage.
Die im Anschluß an die Transplantation in Abständen dem Darmstück entnommenen Gewebsproben ergaben ein recht auffälliges histologisches Bild. Unmittelbar nach Transplantation war in Mucosa und Submucosa ein starkes Ödem mit vereinzelten Blutungen zu erkennen. In der folgenden halben Stunde entwickelte sich in beiden Wandschichten zusätzlich eine starke Erweiterung mittlerer und kleiner Gefäße. In den nächsten 3 Tagen kam es bei einem Teil der Tiere in den weiten Gefäßen zur fortschreitenden Thrombosierung und daran anschließend zum hämorrhagischen Infarkt und Untergang des Transplantates. Bei den übrigen blieb das Transplantat durchblutet. In diesen Fällen entwickelten sich zunächst in Mucosa und Submucosa multiple umschriebene Nekrosen, die stets sehr rasch zur Infiltration von Entzündungszellen führten. Koagulationsnekrosen in Muscularis mucosae und in übrigen Muskelschichten wurden erst in der 2. Woche nach Transplantation beobachtet. Die im Bereich der Nekrosen ablaufenden Reparationsvorgänge waren 14 Tage nach Transplantation noch nicht überall abgeschlossen. Die Gefäßerweiterung hatte sich bis zu diesem Zeitpunkt allerdings schon wieder weitgehend zurückgebildet.
Auch in Transplantaten, die mit Serum perfundiert wurden oder bei denen eine Minimaldurchblutung bestehen blieb, kam es zum Ödem, zu Gefäßerweiterungen und beim Überleben des Transplantates auch zu lokalen Nekrosen. Die gleichen Veränderungen fanden sich bei Ileumsegmenten, die nicht transplantiert, sondern zur Kontrolle entweder nur denerviert oder nur einer Ischämie und Serumperfusion ausgesetzt wurden. Die vor und nach Denervierung bei 2 Ileumsegmenten an der zuführenden Arterie vorgenommenen Flowmessungen erga-

ben eine deutliche Zunahme des Blutströmungsvolumens um 1/3 und sogar das 3-fache seines Ausgangswertes. Da der Gefäßdruck weitgehend konstant blieb, läßt sich die Zunahme des Flows entsprechend der Formel $W = \frac{P}{F}$ nur durch eine Verringerung des peripheren Widerstandes als Folge der Denervierung erklären.

Wesentliche Einschränkungen der motorischen Aktivität ließen sich durch elektromyographische und manometrische Ableitungen bei überlebenden Transplantaten nicht nachweisen. Trotz zahlreicher Nekrosen war offenbar noch ausreichend funktionstüchtige Darmwand erhalten geblieben. Auch schwerwiegende Störungen der Verdauung konnten mit einem Globaltest, mit dem die Dipeptidasenaktivität und Aminosäureresorption gleichzeitig erfaßt wurden, nicht festgestellt werden.

Diskussion: Die totale hämorrhagische Infarzierung und auch die nur umschriebenen Nekrosen eines Dünndarmtransplantates stehen ohne Zweifel mit der starken Gefäßerweiterung unmittelbar nach Transplantation und der damit verbundenen Blutströmungsverlangsamung in Zusammenhang. Stets wurde hierdurch eine akute relative Durchblutungsstörung ausgelöst, zu der in manchen Fällen noch eine stärkere Thrombosierung hinzutrat. Derartige Veränderungen nach einer Dünndarmtransplantation wurden bisher nur von BALLINGER et al. (1) beschrieben. Auf die verwendete Perfusionslösung lassen sie sich nicht ohne weiteres zurückführen, da auch nach Durchströmung des Transplantates mit dem Serum des betreffenden Versuchstieres eine Weitstellung der mittleren und kleinen Gefäße zu beobachten war. Für eine zusätzliche Schädigung des Darmstückes schon vor der Transplantation durch hypovolämischen Schock haben wir keine Anhaltspunkte. Offenbar wirken beim Zustandekommen der Gefäßerweiterung Ischämie und Denervierung zusammen. Aus physiologischen Veröffentlichungen ist bekannt, daß in isolierten Dünndarmsegmenten schon allein nach Denervierung das Blutströmungsvolumen erheblich zunimmt (4) und Hypoxie und Hyperkapnie zusätzlich zur Erschlaffung der Widerstandsgefäße führen (2, 3, 5). Mit diesen Problemen wird man sich in Zukunft bei der freien autologen Dünndarmtransplantation auseinanderzusetzen haben. Der einzig gangbare Weg scheint zu sein, die Ischämiedauer möglichst kurz zu halten.

Zusammenfassung: Die an einem Ileumsegment nach freier autologer Transplantation auftretenden Veränderungen wurden tierexperimentell an Hunden untersucht. Als Ursache für den häufigen Untergang der Transplantate wurde eine enorme Weitstellung der mittleren und kleinen Gefäße festgestellt. Die pathophysiologischen Zusammenhänge dieser mikroskopischen Veränderungen mit der Ischämie und Denervierung wurden aufgezeigt.

Summary: The changes of an ileal segment after free autotransplantation were studied in dogs. An enormous dilation of the medium and small vessels often caused a destruction of the autografts. The pathophysiologic connections between microscopic changes and ischemia as well as denervation were shown.

Literatur

1. BALLINGER, W. F., CHRISTY, M. G., ASHBY, W. B.: Autotransplantation of the Small Intestine; the Effect of Denervation. Surg. 52, 151-164 (1962).
2. BEAN, J. W., SIDKY, M.: Effects of Low O_2 on Intestinal Blood Flow, Tonus and Motility. Amer. J. Physiol. 189, 541-547 (1957).
3. BRICKNER, E. W., DOWDS, E. G., WILLITTS, B., SELKURT, E. E.: Mesenteric Blood Flow as Influenced by Progressive Hypercapnia. Amer. J. Physiol. 184, 275-281 (1956).
4. SELKURT, E. E., SCIBETTA, M. P., CULL, Th. E.: Hemodynamics of Intestinal Circulation. Circulat. Res. 6, 92-99 (1958).
5. SVANVIK, J., TYLLSTRÖM, J., WALLENTIN, I.: The Effects of Hypercapnia and Hypoxia on the Distribution of Capillary Blood Flow in the Denervated Intestinal Vascular Bed. Acta physiol. scand. 74, 543-551 (1968).

134. Lymphgefäßregeneration nach experimenteller heterotoper auto- und homologer Dünndarmtransplantation

K. M. Mach, J. Sporn, F. W. Preston und F. K. Merkel

I. Chirurgische Universitätsklinik Wien (Prof. Dr. P. Fuchsig)
Northwestern University Medical School Veterans Administration
Research Hospital, Chicago Illinois (F. W. Preston u. F. K. Merkel)

GOOTT et al. (1) und KOCANDRLE et al. (2) haben an orthotopen experimentellen Dünndarm-Autotransplantationen nach dem 20. postoperativen Tag die Wiederherstellung des lymphatischen Abflusses aus dem Transplantat beobachtet. Es gelang ihnen nicht, dieses Phänomen bei Hunden mit Allotransplantaten zu zeigen. Es blieb bisher unbeantwortet, ob und wann eine Lymphgefäßregeneration aus Allotransplantaten zum Empfängertier eintritt, da die Versuchstiere dieser Autoren zu kurz überlebten.

In dieser Studie wurde an 5 Auto- und 10 Allotransplantaten in heterotoper Position versucht, die Regeneration von Lymphgefäßverbindungen zwischen Transplantat und Empfänger zu verfolgen.

Methodik: Bei 15 Hunden wurde ein ca. 30 cm langes Dünndarmsegment (proximales Jejunum) heterotop ohne Verbindung mit dem autochtonen Darm transplantiert. Die Gefäßverbindungen wurden mit den Iliacalgefäßen des Empfängertieres hergestellt. Je 5 Versuchstiere wurden autotransplantiert, 5 Tiere erhielten ein Allotransplantat, wobei vor Entnahme im Spender alle Segmentlymphbahnen im Segmentstiel ligiert und der große ventrale mesenteriale Lymphknoten mittransplantiert wurden. Bei diesen Tieren wurde das Mesenterium des Segmentes zur Vermeidung der Stieldrehung am parietalen Peritoneum fixiert. Bei 5 Hunden der 3. Gruppe wurde nach Rezirkulation des Transplantates eine Lymphknotenanastomose zwischen dem hypogastrischen Lymphknoten des Empfängers und dem mittransplantierten Mesenteriallymphknoten angelegt.

Neben der Testung der aktiven Glucoseabsorption wurden Biopsien der Mucosa im Hautstomabereich angefertigt und die Hunde je nach Überleben am 14., 21., 50. und 140. Tage postoperativ relaparotomiert und die intravitale Lymphgefäßdarstellung mit Evans-blue versucht. Alle Allotransplantate standen während dieser Zeit unter hochdosierter Imuran- und Steroidtherapie.

Ergebnisse:
Gruppe 1 (5 Autotransplantate): In den ersten 8 postoperativen Tagen beobachtet man in den Biopsien ausgeweitete Lymphspalten der gesamten Darmwand und ballonartig aufgetriebene zentrale Lymphgefäße der Zotten, wodurch die Zotten selbst plump und unförmig werden. Das Epithel der Zotten zeigt Läsionen, die bis zum kompletten Verlust desselben und zur Kommunikation der Zottengefäße mit dem

Lumen führen können. In der 3. postoperativen Woche verschwinden die lymphatischen Stauungszeichen und die Form der Zotten wird wieder schlank. Bei der Intravital-Lymphographie am Ende der 2. postoperativen Woche wurden die paraaortalen Lymphbahnen bei 5 Hunden nur einmal blaugefärbt. Am 21. postoperativen Tag gelang es bei allen 5 Tieren bereits 5 min nach subseröser Einspritzung des blauen Farbstoffes die paraaortalen Lymphbahnen intensiv blaugefärbt darzustellen.

Gruppe 2 (5 Allotransplantate ohne Lymphknotenanastomose): Stauungszeichen blieben bei 4 Hunden, die 24, 28, 29 und 52 Tage überlebten, bestehen. Intravital kam es zu keiner Anfärbung der paraaortalen Bahnen. Der Farbstoff floß von der Einstichstelle zur mesenterialen Narbe und von da zurück in andere Segmentteile, so daß nach einigen Minuten das gesamte Segment gleichförmig blaugefärbt war und blaugefärbter Succus aus dem Lumen ausfloß. Bei 1 Hund, der 150 Tage das Allotransplantat trug, wurden am 140. Tag zahlreiche Lymphgefäße über die mesenteriale Narbe hin dargestellt. In den Schleimhautbiopsien waren die zentralen Villusgefäße stellenweise schlank, daneben jedoch auch plump. Die absorptive Funktion für Glucose dieser Allotransplantate, ausgenommen in Stadien von Abstoßungskrisen, war ausgezeichnet.

Gruppe 3 (Allotransplantate mit Lymphknotenanastomose): Bei Hunden mit Anastomose zwischen dem Transplantat und iliacalen Lymphknoten des Empfängers war am 14. postoperativen Tag nur einmal ein guter Lymphabfluß zu beobachten. Bei der Relaparotomie am 21. postoperativen Tag erfolgte bei 4 Hunden der Lymphabfluß aus dem Transplantat zum Spender hin prompt. Keiner dieser Hunde überlebte den 30. postoperativen Tag, so daß Veränderungen, die nach diesem Zeitpunkt an den Lymphgefäßen im Transplantat auftreten, nicht beobachtet werden konnten.

Verhalten des mittransplantierten Lymphknotens:
Gruppe 1 (Autotransplantate): Nach Rezirkulation war das Transplantat aufgetrieben und von gallertartiger Konsistenz. In den Autotransplantaten war eine Rückbildung dieser Lymphstauung innerhalb der 2. postoperativen Woche bis zur präoperativen Größe und Konsistenz mit normalem histologischen Aufbau zu erkennen.

Gruppe 2 (Allotransplantate ohne Lymphknotenanastomose): Bei Allotransplantaten nehmen diese Veränderungen weiter zu, so daß der Lymphknoten am Ende der 2. postoperativen Woche die Größe und Konsitenz eines Tennisballes erreichen kann. Die Farbe ist gescheckt, es wechseln blaurötliche und blasse Areale verschiedenartiger Form und Größe ab. Diese Veränderung blieb bei 4 Hunden bis zum Tod während der Abstoßungsreaktion zwischen dem 24. und 52. Tag bestehen. Nur bei 1 Hund, der 140 Tage überlebte, fanden wir bei der Autopsie, daß der Lymphknoten geschrumpft und in die mesenterielle Narbe einbezogen war.
Gruppe 3 (Allotransplantate mit Lymphknotenanastomose): Der zur Anastomose herangezogene Mesenteriallymphknoten verhält sich wie bei Gruppe 2. Der Empfängerlymphknoten bleibt jedoch zart und an

der Schnittfläche weiß mit Erhaltung der Struktur eines normalen Lymphknotens.

Diskussion: Es besteht kein Zweifel, daß es in autologen Dünndarmtransplantaten sowohl in orthotoper als auch heterotoper Position zur Ausbildung eines lymphatischen Anschlusses innerhalb der ersten 3 postoperativen Wochen kommt (1, 2). Die Lymphzirkulation im Transplantat bewirkt ein Verschwinden aller anfänglich bestehenden Stauungszeichen.
Bei Allotransplantaten ist die spontane Ausbildung dieser Lymphverbindungen eher fragwürdig. Sie scheint davon abzugängen, wie nahe das Allotransplantat an der Abstoßungsreaktion dahinvegetiert. Eindeutige Lymphbahnen konnten nur bei 1 Tier, das 150 Tage überlebte (am 140. und 150. postoperativen Tag), dargestellt werden. Mit der Anastomose des Transplantates und iliacalem Lymphknoten des Empfängers, ließ sich der lymphatische Abfluß aus dem Allotransplantat vereinzelt am 14., jedoch bei 4 von 5 Hunden am 21. Tage nachweisen. Bei klinischer Dünndarmtransplantation sollte eine Anastomose zwischen mesenterialem Lymphstrang des Transplantates und dem des Empfängers in orthotoper Position angestrebt werden, da nur auf diese Art die gefährliche "paralytische Sekretion" im frühen postoperativen Verlauf herabgesetzt und eine Fettresorption ermöglicht werden kann.

Zusammenfassung: Bei 15 Hunden wurde nach 5 Auto- und 10 Allotransplantationen von Dünndarmsegmenten die Regeneration von Lymphgefäßverbindungen zwischen Transplantat und Empfänger verfolgt. Nur bei autologen Dünndarmtransplantaten kam es besonders in orthotoper Position zur Ausbildung eines befriedigenden lymphatischen Anschlusses innerhalb der ersten 3 Wochen postoperationem.

Summary: Five auto- and 10 allotransplants of small bowel were performed in 15 dogs. The regeneration of lymphatic connections between graft and recipient tissue was followed and found to occur in the first three weeks only in the autologous transplants.

Literatur

1. GOOTT, B., LILLEHEI, R.C., FLETCHER, A.M.: Mesenteric lymphatic regeneration after autografts as small bowel dogs. Surg. 48, 571 (1960).
2. KOCANDRLE, V., HOUTTUIN, E., PROHASKA, J.V.: Regeneration of lymphatics after autotransplantation of the entire small intestine. Surg. Gynec. & Obstet. 122, 587 (1966).

135. Funktionelle und morphologische Ergebnisse nach Pankreas-Allotransplantationen ohne Duodenum

W. Meyer, P. L. Castelfranchi und R. C. Lillehei

Chirurgische Universitätsklinik Düsseldorf, Minnesota Univ. Hospitals, Minneapolis, Minn./USA

Die Transplantation, Preservation und Perfusion des Pankreas ist inzwischen ein standardisiertes Experiment im chirurgischen Tierlabor geworden. Die bisher geübten Verfahren können in 2 Gruppen unterteilt werden: Transplantation des ganzen Organes mit Duodenum oder teilweise Transplantation von Pankreaskopf oder Pankreasschwanz.

Aufgrund unserer klinischen und experimentellen Erfahrungen mit Pankreastransplantationen scheint das Duodenum empfindlicher gegenüber Abstoßungskrisen zu sein als das Pankreas selbst (3). Diese Erkenntnis veranlaßte uns, nach Wegen der Pankreasübertragung ohne Duodenum zu suchen, wobei der Pankreasgang nicht unterbunden werden sollte (1) und somit die exokrine Funktion erhalten werden mußte.

Material und Methodik: Zur Durchführung der Versuche dienten 40 ausgewachsene Bastardhunde mit einem durchschnittlichen Gewicht von 20 kg. Bei dem mit Diabutal betäubten Spendertier wurde die Resektion des Pankreasschwanzes in folgender Weise vorgenommen: Zunächst wurden Milzarterie und Milzvene nahe dem Hilus unterbunden und durchtrennt und der Truncus coeliacus präpariert. Nach Unterbindung und Durchtrennung der A. gastrica sinistra und V. coronaria ventriculi erfolgte die Ligatur und Durchtrennung der gemeinsamen Leberarterie. Die Pfortader wurde unmittelbar nach dem Zusammenfluß von oberer Darmvene und Milzvene durchtrennt. Nach Unterbindung der A. pancreatico-duodenalis superior wurde der Pankreasschwanz am Übergang der Versorgungsgebiete von A. lienalis und A. pancreatico-duodenalis superior reseziert. Der Pankreasgang wurde mit einem Polyäthylen-Röhrchen kanüliert.
Nach Auswaschen des Transplantates mit Ringer's Lactat wurden im pancreatektomierten Empfängertier die rechte A. iliaca communis mit der A. coeliaca (End-zu-End) sowie die V. cava inferior mit der Pfortader des Transplantates (Seit-zu-End) anastomosiert. Der kanülierte Pankreasgang wurde in eine Dünndarmschlinge geleitet. Einige Stiche zwischen Pankreaskapsel und Dünndarmserosa vervollständigten die Pancreatico-Jejunostomie. Eine Cholecysto-Jejunostomie (Roux-Y) zur Wiederherstellung der bili-digestiven Anastomose sowie eine Gastro-Jejunostomie beendeten die Allotransplantation des Pankreasschwanzes im Empfängertier. Die postoperative Therapie erstreckte sich auf ausreichende Flüssigkeitszufuhr (1000 ml Ringer's Lactat) und parenterale Antibioticagaben. Zur Vorbeugung einer frühzeitigen Transplantatabstoßung wurden 6 mg Imuran/kg/Tag 10 Hunden gegeben, während 10 Tiere keine immunsuppressive Therapie erhielten.

Ergebnisse: Die durchschnittliche Überlebenszeit der nicht immunsuppressiv behandelten Tiere betrug 8 Tage (3-22 Tage). 7 Hunde dieser Gruppe verstarben infolge Transplantatabstoßung, während 3 Tiere an den Folgen einer Peritonitis, Blutung und eines Platzbauches zugrunde gingen. Im letzteren Fall war das Wiederauffinden des Polyäthylen-Röhrchens erschwert. Bei den übrigen Tieren konnte bei der Autopsie die Kanüle in der ursprünglich implantierten Position gefunden werden. Die Pancreatico-Jejunostomie war intakt. Mit Evans-Blau wurde die Durchgängigkeit des Polyäthylen-Röhrchens nachgewiesen. Die mit Imuran behandelten Hunde überlebten durchschnittlich 20 Tage (6-62). Der Polyäthylen-Tubus konnte im Pankreasgang und Jejunumschlinge in den Fällen gefunden werden, wo das Transplantat noch nicht völlig infolge Abstoßung zerstört war. 6 Hunde starben an den Folgen chronischer Abstoßungskrisen. Todesursachen der übrigen 4 Hunde waren Blutungen, Peritoniten und 1 Pneumonie. Bei allen Hunden waren Blutzucker und Plasmainsulinspiegel bis zum Zeitpunkt der einsetzenden Abstoßung im Bereich der Norm. Die Fähigkeit der Inselzellen den Plasmainsulinspiegel zu erhöhen und den Blutzuckergehalt nach Gabe von 0,5 g Glucose/kg (Glucose-Toleranztest) zu senken, zeigte eine normale endokrine Funktion des Pankreasschwanzes (Abb. 1). Dagegen bewies ein ungenügender Glucose-Toleranztest eine einsetztende Abstoßung des Transplantates.

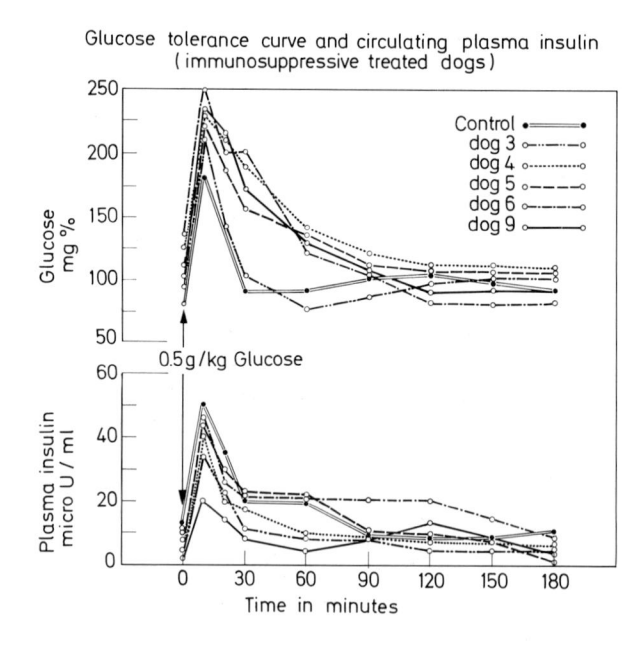

Abb. 1

Hohe Amylasewerte konnten in der frühen Phase post transplantationem bei beiden Gruppen beobachtet werden. Im weiteren Verlauf normalisierten sich die Amylasen, um bei Beginn der Abstoßung wieder anzusteigen. Diese Beobachtung konnten wir in den Fällen chronischer Abstoßung bei den immunsuppressiv behandelten Tieren nicht machen, wo extrem niedrige Amylasewerte mit kaum meßbaren Plasmainsulinwerten und hohem Blutzuckergehalt das Endstadium der Abstoßung anzeigten. Fehlende Diarrhoen oder Steatorrhoen ließen auf eine befriedigende exokrine Funktion schließen.

Die klinischen Ergebnisse korrelierten mit den histologischen Befunden. In der Frühphase der Abstoßung fanden sich hämorrhagische Nekrosen und mononukleäre Zellinfiltrationen im Bereich der Arteriolen. Acini waren teilweise nicht mehr nachweisbar. Im chronischen Stadium der Abstoßung bei immunsuppressiv behandelten Tieren zeigte sich eine bindegewebige Umwandlung großer Teile des Transplantates mit Atrophie und Degeneration der Acini. Normales Pankreasgewebe fand sich bei den Fällen, wo die Tiere nicht aus abstoßungsbedingten Gründen starben.

Nach den vorliegenden Ergebnissen läßt sich folgern, daß unter der Voraussetzung des Erhaltes der exokrinen Funktion bei segmentalen Pankreastransplantationen die endokrine Funktion bis zum Zeitpunkt der beginnenden Abstoßung ungestört ist (2). Imuran vermag den akuten Abstoßungsvorgang in einen chronischen umzuwandeln, die Abstoßung jedoch nicht aufzuhalten.

Zusammenfassung: Bei 40 Hunden wurden Pankreasallotranplantationen ohne Duodenum unter Erhaltung der endokrinen und exokrinen Funktion erfolgreich durchgeführt. Eine Verlängerung der Überlebenszeit konnte unter immunsuppressiver Therapie (Imuran 6 mg/kg) beobachtet werden. Die Resultate zeigen, daß eine Hyperglykämie, ein schlechter Glucosetoleranztest und ein niedriger Plasmainsulinspiegel mit sehr niedrigen Amylasewerten auf die Endphase der Abstoßung hinweisen. Histologisch fand sich in diesem Stadium der Transplantatabsoßung das Bild einer bindegeweblichen Umwandlung des Organes. Auf die Problematik der Auswertung hoher Amylasewerte nach Pankreastransplantationen wurde hingewiesen.

Summary: Pancreatic Allotransplants without duodenum were successfully performed with preservation of both endocrine and exocrine functions of the tail of the pancreas. There was a slight extension of survival time in the immunosuppressive treated group (Imuran 6 mg/kg). The results suggested that hyperglycemia, a poor response of the islets after glucose stimulation and a low circulating plasma insulin level along with a low amylase level indicated the endpoint of rejection. This was histologically proved by a fibrotic pancreas. It was difficult postoperatively to evaluate a high amylase level as far as the rejection process was concerned.

Literatur

1. IDEZUKI, Y., GOETZ, F.C., LILLEHEI, R.C.: Late effect of pancreatic duct ligation on beta cell function. Amer. J. Surg. <u>117</u>, 33 (1969).

2. LARGIADER, F., HEGGLIN, J., JACOB, A., MEILI, H. U.: Erhaltene exokrine Funktion als Voraussetzung für den Erfolg der Pankreastransplantation. Helv. chir. Acta 35, 321 (1968).
3. LILLEHEI, R. C., SIMMONS, R. L., NAJARIAN, J. S., WEIL, R., UCHIDA, H., RUIZ, J. O., KJELLSTRAND, C. M., GOETZ, F. C.: Pancreatico-duodenal allotransplantation Experimental and clinical experience. Ann. Surg. 172, 3 (1970).

136. Die Stimulierbarkeit des Pankreas nach allogener heterotoper Substitutions- und Auxiliartransplantation sowie während in vitro-Perfusion mit allogenem Blut

G. Zimmermann, O. Boeckl, H. Fritzsche, E. Hell, A. Kroiss und M. Lasczc

I. Chirurgische Abteilung (Vorstand: Prof. Dr. H. Steiner) und Ludwig Boltzmann-Institut für Experimentelle Chirurgie der Landeskrankenanstalten Salzburg, II. Medizinische Universitätsklinik (Vorstand: Prof. Dr. K. Fellinger)

In der Pankreasdiagnostik haben sich Stimulationstests, die dynamische Funktionsabläufe erkennen lassen, gegenüber statischen Verfahren, die auf Einzelwerte zurückgreifen, durchgesetzt. Anhand der im folgenden beschriebenen Versuchsmodelle wird die Stimulierbarkeit der exkretorischen und inkretorischen Funktion des denervierten Pankreas nach allogener Revascularisation in vivo und in vitro untersucht.

Methodik: Verwendet wurden 13-31 kg schwere Hunde und 21-28 kg schwere Schweine beiderlei Geschlechts. Die Technik der Transplantation und der in vitro-Perfusion des Duodenopankreas (DP) wurde bereits andernorts (2, 3) beschrieben. Es wurden folgende Versuchsserien ausgeführt:
1. Allogene iliacale DP-Transplantation bei pankreatektomierten Empfängern (Substitutionstransplantation) mit innerer Drainage des DP-Exkretes über eine Duodenojejunostomie (10 Versuche am Schwein).
2. Allogene iliacale DP-Transplantation bei pankreatektomierten Empfängern mit Ableitung des DP-Exkretes über eine äußere Duodenostomie zwecks Analyse der exkretorischen Funktion (5 Versuche am Schwein).
3. Allogene iliacale DP-Transplantation bei nichtpankreatektomierten Empfängern (Auxiliartransplantation) mit Duodenojejunostomie oder äußerer Duodenostomie (5 Versuche am Schwein und 10 am Hund).
4. Normothermie in vitro-Perfusion des DP mit verdünntem allogenen Blut und Pulsationsflow (10 Versuche am Hund).
Innerhalb von 10 Tagen post transplantationem werden vor Einsetzen der Abstoßung bei den Empfängern folgende Stimulationstests ausgeführt: Intravenöser und peroraler Glucosetoleranztest (Belastung mit 0,5 und 2,0 g/kg Glucose), intravenöser Artosintest (20 oder 40 mg/kg) und Sekretintest (100 Crick-E i.v.). In vitro wurden die Pankreaten während 3-stündiger Perfusion durch Zugabe von Sekretin in das Perfusat stimuliert.

Ergebnisse: Die Plasma-Insulinwerte bei Glucosebelastung lagen nach Substitutionstransplantation deutlich höher als bei normalen Kontrolltieren. Es traten ausgeprägte hypoglykämische Nachschwankungen auf. Die Insulinausschüttung erfolgte 15-30 min nach Belastung, wobei sich die Plasma-Insulinkurven beim i. v. - und p. o. -Glucosetoleranztest analog verhielten. Bei ersterem wurden Werte bis 172, bei letzterem bis zu 102 µE/ml 30 min nach Belastung gemessen. Die überschießende Insulininkretion nahm im Verlauf der weiteren postop. Tage ab.

Auffallend ist, daß die Glucosetoleranztests bei Empfängern nach Substitutions- bzw. Auxiliartransplantation keine unterschiedlichen Blutzucker- und Plasma-Insulinkurven ergaben (Abb. 1). Der mittlere Nüchternblutzuckerwert am 1. postop. Tag betrug bei ersteren 48, 4 ($\pm$15, 4) und bei letzteren 61, 3 ($\pm$14, 2) mg%. Die entsprechenden Plasma-Insulinwerte lagen bei 9, 0 ($\pm$5, 1) und 8, 9 ($\pm$7, 4) µE/ml. Die zu erwartenden Hypoglykämien und erhöhten Plasma-Insulinspiegel nach Auxiliartransplantation im Vergleich zur Substitutionstransplantation blieben aus.

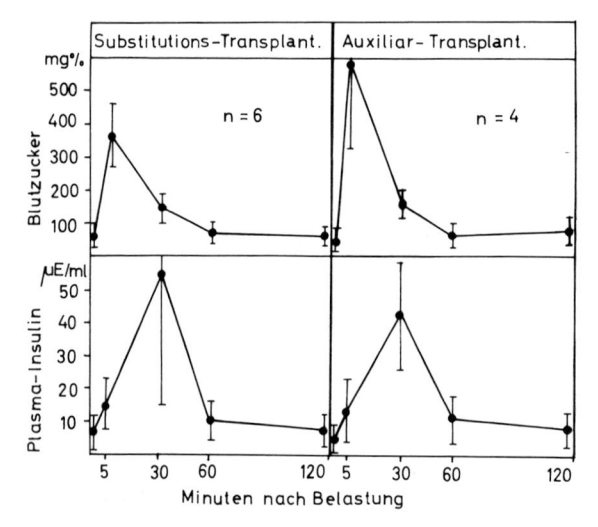

Abb. 1: Glucosetoleranztests (Mittelwerte mit Standardabweichungen der Blutzucker- und Plasma-Insulinwerte) bei Empfängern (Schweine) von Substitutions- und Auxiliartransplantaten.

Zur Stimulation der transplantierten Pankreaten mit Artosin erwiesen sich beim Schwein 40 mg/kg als eine Schwellendosis. Der mittlere Blutzuckerabfall betrug 37 ($\pm$12) %. 20 mg/kg zeigten keinen signifikanten hypoglykämischen Effekt.

100 Crick-Einheiten Sekretin, den Empfängern mit äußerer Duodenostomie injiziert, verursachten eine deutliche passagere Zunahme der Exkretionsmenge der Transplantate (Abb. 2). Die Diastase- und HCO_3-Konzentration im Exkret stieg vorübergehend an. Der Blutzuckerspiegel blieb im wesentlichen unverändert, obwohl eine flüchtige Erhöhung der Plasma-Insulinspiegel nachzuweisen war. Im Perfusionssystem konnte innerhalb von 30 min nach Sekretingabe eine Steigerung der Organdurchblutung (Zunahme des Perfusionsflows, Abnahme des Perfusionsdruckes und der vasculären Organresistenz), allerdings ohne eindeutigen Effekt auf O_2-Verbrauch, nachgewiesen werden.

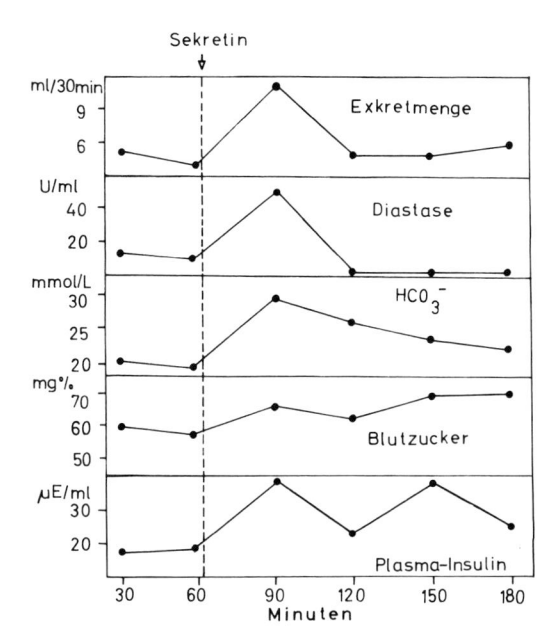

Abb. 2: Sekretintest (100 Crick-E i. v.) bei einem Transplantatempfänger (Schwein) mit äußerer Duodenostomie: duodenopankreatische Exkretmenge, Diastase- und HCO_3^--Konzentration im Exkret, Blutzucker- und Plasma-Insulinspiegel.

Zusammenfassung: Das allogen revascularisierte Pankreas läßt sich in einer mit normalen Kontrollen vergleichbaren Weise stimulieren. Die passager nach Transplantation erhöhte glucosestimulierte Insulininkretion ist möglicherweise die Folge einer ischämiebedingten Schädigung des Langerhans' schen Inselapparates (1). Die annähernde Verdoppelung der Zahl der Inseln bei Auxiliartransplantatempfängern läßt im Vergleich zur Substitutionstransplantation einen Effekt auf Blutzucker- und Plasma-Insulinspiegel vermissen. Es kann daher der Einfluß regulierender Faktoren angenommen werden. Sekretin erhöht die Durchblutung des allotransplantierten DP und steigert die exkretorische Funktion. Auch ein angedeuteter Effekt auf die inkretorische Funktion ist feststellbar.

Summary: Following allogenic revascularisation the canine and porcine pancreas can be stimulated in a manner comparable with normal controls. The increased insulin secretion following glucose stimulation during the first days after allografting is possibly caused by anoxic damage of the islet cells. The approximately doubled number of islets in the recipients of auxiliary pancreatic grafts shows no effect on blood sugar and plasma insulin levels in comparison to substitution transplantation. The influence of regulating factors can be supposed. Secretin leads to an increase of the pancreatic flow as well as of the excretory function. Furthermore, a slight effect on the secretory function is indicated.

Literatur

1. CERRA, F. B., ADAMS, J. R., EGGERT, D. E., EILERT, J. B., BERGAN, J. J.: Amer. J. Surg. 120, 693 (1970).
2. ZIMMERMANN, G., BOECKL, O., HELL, E.: Chirurg 42, 554 (1971).
3. ZIMMERMANN, G., HELL, E.: Langenbecks Arch. Chir. 328, 328 (1971).

137. Die allogene Schweinelebertransplantation. Eine funktionelle, enzymatische und morphologische Studie unter Berücksichtigung der Frage der Abstoßung oder immunologischen Toleranz

H. Bockhorn, B. Grotelüschen, G. Tidow, W. Lauchart, H. Ziegler, A. Coburg, E. Schmidt, P. Lesch, K. Taegder, A. Pfeiffer, D. Seidler, G. Trautwein und R. Pichlmayr

Department Innere Medizin, Abteilung für Gastroenterologie, Department Radiologie, Institut für Nuklearmedizin der Medizinischen Hochschule Hannover, Klinik für Kleine Klauentiere, Institut für Pathologie, Abteilung für Immunpathologie der Tierärztlichen Hochschule Hannover

Die Organtransplantation beim Schwein zeigt uns folgende Befunde: Mit einer allogenen orthotop transplantierten Leber können die Tiere ohne Immunsuppressiva 1 Jahr und länger leben. Haut und Niere dagegen werden innerhalb 8-12 Tagen abgestoßen. Histologisch findet man in der Leber nur geringgradige Zeichen einer Abstoßungsreaktion, die selten in eine chronische Abstoßung mit dem Bild der massiven Cholostase übergeht. Es stellt sich die Frage, ob dieses Phänomen genetisch bedingt oder auf die immunologische Inkompetenz der Schweine zurückzuführen ist, oder ob eine Toleranz bzw. Enhancement erzeugt werden, die zu einer längeren Überlebenszeit führen. Bezogen auf diese Frage soll es Aufgabe unserer Untersuchung sein, die funktionelle, enzymatische und morphologische Reaktion der transplantierten Leber im Verlauf von 15 Monaten zu verfolgen, die immunologische Kompetenz der Tiere zu überprüfen, die Überlebenszeit mit dem Verwandtschaftsgrad der Tiere zu vergleichen und einen Antikörpernachweis durch Immunfluoreszenz zu führen.

Methodik: 20-30 kg schwere Schweine verschiedener Abstammung wurden nach den Angaben von CALNE operiert. Die Narkoseüberwachung konzentrierte sich auf den Ausgleich der metabolischen Acidose, der Elektrolytwerte, der Hypoglycämie und des Volumenverlustes, der durch 1000 ml Spenderblut, 500 ml 10 % Glucose und 500 ml Ringer-Lactat ersetzt wurde. Die Durchblutung der Leber wurde mit ^{133}Xe gemessen, wobei 0,1 mCi in die Pfortader injiziert und die radioaktive Clearence prä- und postoperativ bei Spender und Empfänger bestimmt wurde.
Weitere funktionelle Tests waren BSP, Bilirubin und Aktivitätsbestimmungen von 12 Enzymen im Lebergewebe und 8 Enzymen im Serum. Die Prüfung der immunologischen Kompetenz wurde durch orthotope Nierentransplantationen bei 10 Tieren sowie durch Hauttransplantationen in 15 Fällen vorgenommen. Der Leberempfänger wurde durch Hauttransplantate vom potentiellen Spender 10 Tage präoperativ sensibilisiert. Ak-Nachweis auf IgG und Komplement wurde durch Immunfluoreszenz geführt.

Ergebnisse: Von 30 erfolgreich transplantierten Tieren überlebten 18 länger als 3 Tage. Ein entscheidender Einfluß des Verwandtschaftsgrades auf die Überlebenszeit wurde nicht festgestellt. Die Todesursachen für die einzelnen Überlebensgruppen zeigt Tab. 1. Bei der Durchblutungsmessung mit ^{133}Xe sieht man bei den frühen Todesfällen eine auffallende Übereinstimmung von niedrigen Durchblutungs- und hohen BSP-Werten. Die ^{133}Xe Methode gibt gut Auskunft über die hämodynamischen Verhältnisse und weniger über den Zellschaden, wie die guten Durchblutungswerte bei einzelnen pathologisch erhöhten BSP-Werten zeigen. Die Zellenzyme im Serum sowie BSP und Bilirubin waren postoperativ pathologisch erhöht, kehrten aber am 4.-6. Tag weitgehend zur Norm zurück, um häufig ab 8.-14. Tag intermittierend leicht anzusteigen. In Abb. 1 sind diese Schwankungen aufgezeichnet. Man kann hier annehmen, daß es zu wiederholten Abstoßungen mit einer spontanen Remission kommt. Die Enzymaktivitäten des Lebergewebes zeigen bei den frisch transplantierten Lebern Abnahmen um 20 %. Im weiteren Verlauf, besonders bei den Langzeitüberlebenden, spricht das Enzymmuster mehr für einen proliferativen Metabolismus als für einen Zellschaden. Vergleicht man hierzu das Serumenzymmuster und das histologische Bild der Lebern mit der zunehmenden Fibrosierung, so spricht vieles dafür, daß die wiederholten Abstoßungsreaktionen zu diesen Veränderungen geführt haben, die schließlich in einer Lebercirrhose enden können. Im histologischen

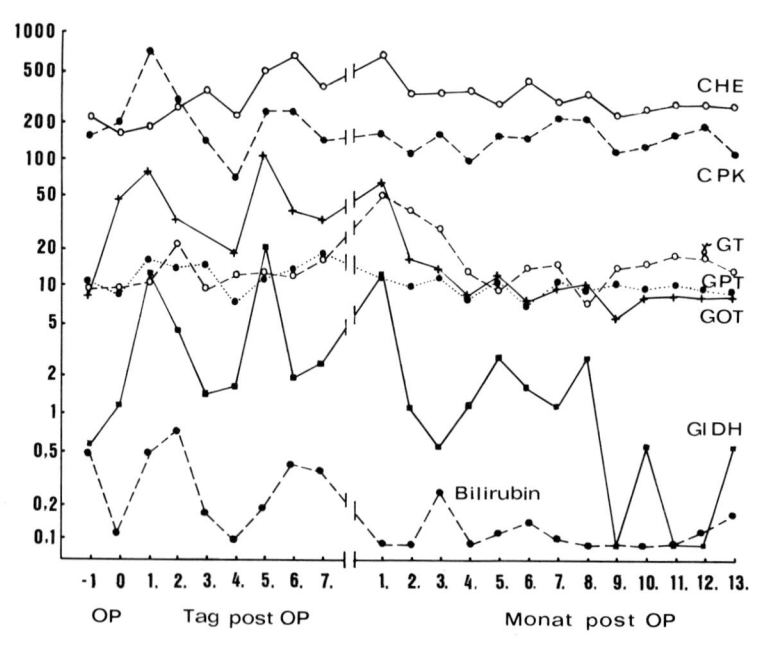

Abb. 1: Serumbefunde nach einer allogenen Schweinelebertransplantation

Tab. 1: Die orthotope Lebertransplantation beim Schwein

Überlebenszeit	Zahl der Tiere	Intraoperative Todesursachen	Postoperative Todesursachen	Histologie der Leber
intraoperativ gestorben	7	Kammerflimmern Metabol. Acidose Hyperpyrexie	---	---
bis 3 Tage	5	---	Herzinsuffizienz Chylothorax Hämatothorax Pneumothorax	Keine Abstoßung
bis 7 Tage	4	---	Peritonitis Ileus Pneumonie	Beginnende Abstoßung Leberzellnekrosen und -regeneration Leichte entzündl. Infiltr.
bis 17 Tage	7	---	Choledochussten. Pneumonie Ileus Gastrointestinale Blutungen	Leichte Abstoßung Fibrosierung Leichte entzündl. Infiltr.
bis 30 Tage	2	---	Ileus Pneumonie Peritonitis	Leichte Abstoßung Zunehmende Fibrosierung Cholangitis
bis 15 Monate	5	---	Lebercirrhose Ascites Hernie Ileus	Ohne Abstoßungszeichen, 3 Tiere Mit leichten Abstoßungszeichen, 2 Tiere Zunehmende Fibrosierung Cirrhose

Bild ist in keinem Fall eine akute Abstoßungsreaktion zu finden. Die meisten Befunde sprechen für eine leichte Abstoßungsreaktion mit geringgradiger periportaler Infiltration lymphoider Zellen und leichten entzündlichen Veränderungen. Abstoßungszeichen traten frühestens nach 7 Tagen auf, ohne aber im weiteren Verlauf zu aggravieren. Auch hier waren ähnlich wie bei den Serumenzymen in einigen Fällen Remissionen zu beobachten. Diese reduzierte Immunreaktion ist für die Leber charakteristisch, denn Haut- und Nierentransplantate werden bei den Schweinen unabhängig vom Verwandschaftsgrad innerhalb von 8-12 Tagen abgestoßen. Fügt man die negative Immunfluoreszenz hinzu, so könnte man annehmen, daß die reduzierte Immunreaktion das Ergebnis einer temporären Toleranz darstellt. Der Einfluß humoraler Antikörper und damit die Frage des Enhancement werden empfindlichere Untersuchungsmethoden zeigen.

Zusammenfassung: Eine transplantierte Schweineleber zeigt wenige Tage postoperativ ohne Immunsuppressiva normale Funktion. Das immunologisch kompetente Schwein kann mit dem neuen Organ länger als 1 Jahr leben. Es kommt allerdings zu wiederholten leichten Abstoßungsreaktionen mit spontaner Remission, so daß von einer temporären Toleranz gesprochen werden kann. Als Ergebnis der wiederholten Abstoßungsreaktionen können die fibrotischen Veränderungen angesehen werden, die schließlich zu einer schweren Lebercirrhose führen.

Summary: Pig liver allografts are well tolerated without immunsuppressive therapy. The immunologically competent pig can survive with normal liver function more than one year. There are repeated mitigated rejection reactions, with spontaneous remissions which may indicate a temporary tolerance. The result of the repeated rejections may be the increase in fibrous tissue.

Literatur

1. CALNE, R.Y., YOFFA D.E., WHITE, H.J.O., MAGINN, R.R.:
   A technique of orthotopic liver transplantation in the pig. Brit.
   J. Surg. 55, 203 (1968).

Leber, Galle, Pankreas

138. Sekretin- und Gallensäure induzierte Cholerese bei Patienten mit und ohne Leber- und Gallenwegserkrankungen

O. Zelder und Ch. Bode

Chirurgische Universitätsklinik Marburg/Lahn (Direktor: Prof. Dr. H. Hamelmann), Medizinische Universitätsklinik Marburg/Lahn (Direktor: Prof. Dr. G. A. Martini)

Ein gesteigerter postoperativer Gallenfluß bei Patienten mit Cholestase wurde erstmals von BUCHER u. Mitarb. (1) beschrieben. Untersuchungen mit einmaliger Injektion von Sekretin wiesen darauf hin, daß es sich hierbei wahrscheinlich ausschließlich um eine Stimulierung gallensalzunabhängiger Fraktionen der Galle handelt. In der vorliegenden Arbeit sollte das postoperative Verhalten der Cholerese bei Patienten mit und ohne Cholestase unter i. v. Infusion verschiedener Dosen von Sekretin und Dehydrocholat geprüft werden. Aufgrund hoher Sekretionsraten des Duodenalsaftes bei Patienten mit Lebercirrhose (2) wurden die Untersuchungen auch bei Cirrhotikern durchgeführt.

Methodik: Zur quantitativen Sammlung des Gallensaftes wurde bei Patienten mit Choledochusrevision ein mit einem Ballon blockierbares T-Drain in den Choledochus eingebracht. Beginnend am 4. oder 5. postoperativen Tag wurden bei jedem Patienten mehrere Untersuchungen der Cholerese durchgeführt. Nach Messung der Basalsekretion über 2-4 Stunden wurden Sekretin und/oder Dehydrocholsäure in verschiedener Dosierung infundiert.

Ergebnisse: Maximale Stimulierung des Gallenflusses wurde mit Sekretindosen von 4 IE/kg Körpergewicht mal Stunde erreicht. Die Infusion der doppelten Sekretinmenge pro Zeiteinheit erbrachte keinen weiteren reproduzierbaren Anstieg.
Bei Patienten mit präoperativer Cholestase erzeugt die Infusion von 1 IE Sekretin/kg Körpergewicht einen deutlich stärkeren Anstieg des Gallenflusses als bei lebergesunden Kontrollpersonen. Noch ausgeprägter ist die stimulierende Wirkung von Sekretin auf die Cholerese bei Patienten mit Lebercirrhose (Abb. 1). Auch bei maximaler Stimulierung waren die in Abb. 1 wiedergegebenen Unterschiede zwischen den einzelnen Gruppen annähernd gleich groß. Bei Patienten mit Lebercirrhose war bereits mit sehr niedrigen Sekretindosen (1/2 IE/kg KG mal Std.) ca. 70 % des maximalen Gallenflusses zu erzielen. Die gleiche Dosis hatte bei normalen Kontrollen kaum einen meßbaren choleretischen Effekt.
Bei Patienten ohne Zeichen einer Lebererkrankung zeigte die Ausscheidung von Bicarbonat und Chlorid in der Galle eine enge Korrelation. Im Gegensatz hierzu kommt es bei Patienten mit Cholestase unter Sekretininfusion zum bevorzugten Anstieg der Bicarbonatkonzentration, während die Chloridkonzentration etwas abfällt.

Während die Infusion von Sekretin die Konzentration einwertiger Kationen nur wenig beeinflußt (geringer Anstieg der Na-Konzentration) fiel auf, daß die Calciumkonzentration in der Galle unter Sekretingabe abnimmt. Hiermit verhält sich die Calciumkonzentration unter Sekretin ähnlich wie die Konzentrationen von Bilirubin und Gallensalzen. Unter der Infusion von Dehydrocholsäure steigt die Ausscheidung von 3-Hydroxy-Steroid-Dehydrogenase reagierenden Metaboliten an. Dies weist darauf hin, daß analog zu tierexperimentellen Befunden auch beim Menschen Dehydrocholsäure während der Passage durch die Le-

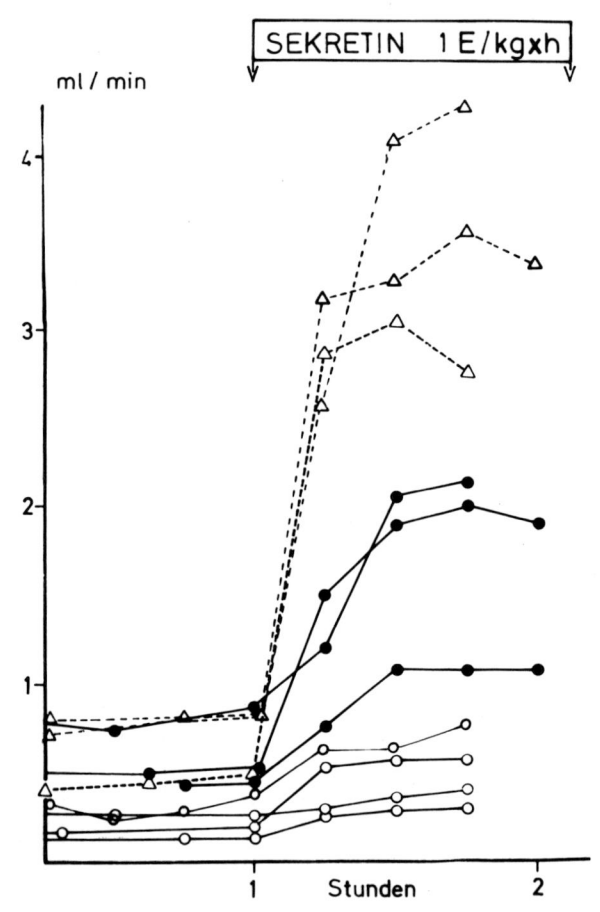

Abb. 1: Anstieg des Gallenflusses unter der i. v. Infusion von Sekretin (1 IE/kg KG mal Stunde) bei Patienten mit präoperativer Cholestase (•—•) und Lebercirrhose (▵—▵) im Vergleich zu Kontrollpersonen ohne Hinweis auf eine Störung der Leberfunktion (o—o). Erläuterung im Text

ber zumindest zum Teil 3-hydroxyliert wird. Die durch Dehydrocholsäureinfusion erzeugte Steigerung der Cholerese ist bei Patienten mit stärkerer präoperativer Cholestase im Vergleich zum Lebergesunden reduziert. Bei ersteren war die Ausscheidung von Metaboliten, die auf 3-Hydroxy-Steroid-Dehydrogenase reagieren, auf ca. 50 % der Kontrollen vermindert.

Dehydrocholatinfusion beeinflußt die Bicarbonatkonzentration im Gegensatz zu Sekretin nicht. Es kommt jedoch zu einer, der ausgeschiedenen Menge an 3-hydroxylierter Metabolite beinah äquimolaren Verminderung der Chloridausscheidung. Auffällig ist eine sicher nicht - befriedigend erklärte Hemmung der Bilirubinausscheidung unter der Gabe von Dehydrocholsäure (unter 2, 4 g Dehydrocholsäure/Std. Hemmung um ca. 80 % innerhalb von 2 Std.).

Diskussion: Es wird vermutet, daß die stärkere Wirkung von Sekretin auf den Gallenfluß bei Patienten mit Cholestase auf eine größere Empfindlichkeit des Gallenepithels gegenüber diesen Hormonen zurückzuführen ist. Das gleiche gilt für Patienten mit Lebercirrhose. Andere Ursachen (größere sezernierende Oberfläche, verlangsamter Abbau von Sekretin) sind weniger wahrscheinlich.

Zusammenfassung: Die postoperative Cholorese wurde bei Patienten nach Choledochusrevision vor und nach Infusion von Sekretin und/oder Dehydrocholsäure untersucht. Die choleretische Wirkung von Sekretin ist im Gegensatz zu der von Dehydrocholsäure bei Patienten mit präoperativer Cholestase stärker als bei lebergesunden Patienten.

Summary: Choleretic response to secretin-infusion in men: Normal $<$ cholestasis $<$ cirrhosis. Mechanism of Ca^{++} excretion differs from that of K^+, Na^+. Dehydrocholate (DC) is 3-hydroxylated during its passage through the liver. DC-3 Hydroxylation: Normal liver $>$ cholestasis. Bilirubinexcretion is inhibited by DC.

Literatur

1. BUCHER, H., STIRNEMANN, H., TAUBER, J., PREISIG, R.: Postoperative Cholerese bei Patienten mit extrahepatischem Verschlußikterus. Schweiz. Med. Wschr. 98, 1896 (1968).
2. GOEBELL, H., BODE, Ch., LEPPLER, U., MARTINI, G. A.: Funktionsuntersuchungen des exokrinen Pankreas bei Leberzirrhose verschiedener Ätiologie, Hämochromatose und nach porto-cavaler Anastomose. Acta hepato-splenol. 18, 437 (1971).

139. Die Gallensäure-Ausscheidung aus postoperativen Choledochusfisteln. Möglichkeiten zur Erkennung postoperativer Komplikationen

C. Maurer und F. J. Roth

Klinisch-Chemisches Laboratorium (Leiter: Priv. Doz. Dr. C. Maurer), Röntgenabteilung (Vorstand: Prof. Dr. W. Wenz) der Chirurgischen Universitätsklinik Heidelberg (Direktor: Prof. Dr. F. Linder)

Postoperative Messungen des Gallensäuregehaltes der Galle zeigen den Einfluß der Unterbrechung des entero-hepatischen Kreislaufes und der Fähigkeit der Leber zur Synthese von Gallensäuren. Durch Bestimmung der "wahren" Gallemenge und Berechnung der Gallensäure-Ausscheidung kann nachgewiesen werden, daß zur Beurteilung die Messung der Konzentrationen ausreicht. Dadurch wird der Aufwand der Untersuchungen für die praktisch-klinische Anwendung wesentlich verringert.

Methodik: Der quantitative Nachweis der Gallensäuren erfolgt mit der NAD-abhängigen, enzymatischen Reaktion mit 3-α-Hydroxysteroid-Dehydrogenase (1). Die Untersuchungen wurden an 64 Patienten durchgeführt, bei denen nach Choledochusrevision eine T-Drainage nach KEHR angelegt wurde. 51 Patienten zeigten präoperativ weder einen Ikterus (Bilirubin unter 2,0 mg%) noch laborchemische Zeichen einer Leberschädigung. Bei 13 Patienten bestand ein Ikterus mit Bilirubinwerten über 2,0 mg%.

Ergebnisse: Der normale Verlauf zeigt einen initialen Abfall der Gallensäure-Konzentrationen in den ersten postoperativen Tagen. Abhängig von der Geschwindigkeit mit der sich der Gallensäure-Pool entleert, wird die Minimalkonzentration am 1. oder 2. postoperativen Tag erreicht. Der Pool umfaßt etwa 6-10 mMol. Die Zirkulationsgeschwindigkeit des einzelnen Gallesäure-Moleküls beträgt 4-6 Umläufe pro Tag und ist von Darmmotilität und Resorptionsgeschwindigkeit abhängig (2). Da der Galleverlust im Regelfall mehr als 50 % beträgt, gehen praktisch die gesamten im Pool vorhandenen präformierten Gallensäuren verloren. Ein Galleverlust von mehr als 20 % bedingt eine maximale Stimulation der Leber zur Neubildung. Die Gallensäure-Ausscheidung steigt bei intakter Leberfunktion vom 3. postoperativen Tag kontinuierlich an bis die maximale Kapazität zur Neubildung gegen Ende der 1. postoperativen Woche erreicht wird. Die physiologischen Konzentrationen von 40-60 mMol/l werden nie erreicht. Bei insuffizienter Leberleistung bleibt dieser Anstieg aus oder tritt verzögert bzw. nur undeutlich ein (3). Die Wiederherstellung des entero-hepatischen Kreislaufs durch Blockierung der T-Drainage führt zum steilen Anstieg der Gallensäure-Konzentrationen, der meist nach 6, spätestens nach 12 Stunden erkennbar wird. Offenbar wird dadurch ein Regelkreis geschlossen und eine Hemmung der Synthese von Gallensäuren bewirkt. Wenige Stunden nach Wiedereröffnung der T-Drainage fallen die Konzentrationen nämlich unter das Niveau vor Blockierung der Drainage ab.

Beim Verschlußikterus zeigt der Wiederanstieg der Gallensäuren die Erhaltung der funktionellen Kapazität der Leber an. Er wird bei länger dauerndem Ikterus häufig, bei einer Cirrhose meist vermißt und gestattet es, die Erholung der Leberleistung als Folge des operativen Eingriffes zu beurteilen. 15 Patienten zeigten postoperativ einen fehlenden oder sehr geringen (bis 5 mMol/l) Anstieg der Gallensäuren. Mit Ausnahme von 2 Patienten bestand präoperativ ein länger bestehender Ikterus mit Bilirubinwerten über 2 mg%. Bei 1 Patienten kam es postoperativ zum Anstieg der Aktivität der Transaminasen auf 100 mU/ml.

Ein behinderter Gallenabfluß durch die Papille führt zum Ausbleiben des charakteristischen Anstiegs der Gallensäure-Konzentrationen nach Blockierung der T-Drainage. Ein Vergleich mit der direkten Cholangiographie als Methode der Wahl hat gezeigt, daß bei unkontrollierter Druckanwendung bei der Applikation des Kontrastmittels zurückgelassene Konkremente gelegentlich "überspritzt" oder eine Stenose der Papille überwunden wird, die für den Sekretionsdruck der Leber unüberwindlich ist. Eine Abflußbehinderung ließ sich durch die Beobachtung der Gallensäuren nach Abklemmung der T-Drainage bei 4 Patienten nachweisen. Bei 2 Patienten zeigte sich auch röntgenologisch kein Abfluß des Kontrastmittels. Bei 2 Patienten fand sich ein Abfluß des Kontrastmittels unter Druckanwendung durch eine enge Papille bei erheblichem Aufstau der Gallenwege.

Stark schwankende Gallensäure-Konzentrationen anstelle des kontinuierlichen postoperativen Anstiegs erwecken den Verdacht auf intermittierenden Verschluß durch Ventilsteine. Durch den erwähnten Regelmechanismus wird die Synthese von Gallensäuren abwechselnd gehemmt und stimuliert. Dieses Phänomen war bei 2 Patienten nachweisbar, bei denen die eingehende röntgenologische Exploration und erneute Choledochusrevision zurückgebliebene Konkremente zeigte. Nach Steinentfernung war der Verlauf normal.

Zusammenfassung: Die Messung der Gallensäure-Ausscheidung aus postoperativen Gallefisteln gestattet die Beurteilung von Leberleistung und Abflußbedingungen im distalen Choledochussegment. In Ergänzung zur direkten Cholangiographie ist es möglich, den Gallefluß unter physiologischem Sekretionsdruck der Leber zu beobachten und postoperative Komplikationen aus Abweichungen vom Normalverhalten zu erkennen.

Summary: The measurement of the production of bile acids in post operative bile fistulae permits an evaluation of liver function and of bile flow in the distal segment of the ductus choledochus. In addition to direct cholangiography it is possible to observe the bile flow at physiological secretion pressure of the liver and to recognize postoperative complications by deviations from the normal values.

Literatur

1. IVATA, T., YAMASAKI, P.: Enzymatic Determination and Thin-Layer-Chromatography of Bile Acids in Blood. J. Biochem. 56, 424 (1964).
2. van ITALLIE, T. B., HASHIM, S. A.: Clinical and Experimental Aspects of Bile Acid Metabolism. Med. Clin. N. Amer. 47, 629 (1963).
3. POPPER, H., SCHAFFNER, F.: Die Leber - Struktur und Funktion. Georg Thieme (Hrsg.) Stuttgart 1961, S. 418.

140. Tierexperimentelle Untersuchungen zur Motilität des Ductus choledochus und seine Beeinflussung durch den Nervus vagus[+]

F. K. Lynen

Abteilung Chirurgie der Medizinischen Fakultät der RWTH Aachen
(Vorstand: Prof. Dr. M. Reifferscheid)

Flüssigkeitsangebot (Cholorese), Strömungswiderstand und Tonus der glatten Muskulatur sind die entscheidenden Parameter der Gallengangsdynamik. Während uns Debimetrie, Kinisimetrie und Cholangiomanometrie eine Aussage über die Cholorese und den passiven Strömungswiderstand erlauben, ist eine exakte Beurteilung der peristaltischen Gallengangsaktivität nur mittels elektromyographischer Methoden möglich.

Methodik: Zur Abklärung der Frage einer eigenständigen Choledochusmotilität wurde das Spontanverhalten des isolierten Ductus choledochus in einer mit Krebslösung perfundierten Meßkammer bei 35°C untersucht. Mittels extracellulär angelegter Platinelektroden sowie über einen Kraftwegaufnehmer wurde simultan die Tonusveränderung des Gallengangs durch Mechanogramm und Elektromyogramm bestimmt (1).
Die Ableitung des muskulären Membranpotentials des Meerschweinchencholedochus erfolgte über Mikroglaselektroden (2). Die Glaselektroden waren mit dreimolarer Kalium-Chlorid-Lösung gefüllt und zeigten bei einem Spitzendurchmesser von unter 0,2 μ einen elektrischen Widerstand von 50-100 m Ohm. Das vom Zellinneren abgeleitete Membranpotential wurde einem Gleichstromverstärker zugeführt. Sichtbar gemacht wurden die elektrischen Membranpotentiale auf 2 Kathodenoscillographen, von denen der 1. als Meßkathodenoscillograph diente und der 2. als Großbildmonitor das Einbringen der Elektroden in die Gallengangsmuskelzellen erkennen ließ. Zur Aufzeichnung der Membranpotentiale verwendeten wir einen UV-Lichtschreiber sowie bei Langzeitmessungen einen Direktschreiber.

Ergebnisse: Bei 80 Meerschweinchen konnte regelmäßig eine mittelstarke Spontanaktivität registriert werden, die durch gleichmäßige Tonusschwankung mit einer Frequenz von 1-3 min^{-1} und mit einer Kraftentwicklung von max. 0,5 p gekennzeichnet war. Eine statistische Auswertung von 100 vergleichbaren Meßergebnissen zeigte eine mittlere Periodendauer dieser Tonusschwankungen von 29,55 sec bei einer Standardabweichung von $\pm$6,5 sec. Zwischen diesen Phasen mechanischer Kraftentwicklung, die im elektrischen Bild von einer Folge schneller Entladungen begleitet ist, liegen aktivitätsfreie Intervalle.

[+]Mit Unterstützung der Deutschen Forschungsgemeinschaft

Die langsamen Tonusschwankungen liegen im minutenrhythmischen Bereich, während die elektrischen Fluktuationen aus kleinamplitudigen, sinusförmigen Schrittmacherpotentialen mit aufsitzenden Spikes bestehen und eine Spikefolgefrequenz zwischen 1 und 2 sec aufwiesen.
Bei Bestimmung der Spontanaktivität im präpapillären, juxtaduodenalen Choledochus zeigte sich überraschend ein wesentlich schnellerer Rhythmus mit Frequenzen zwischen $18-22$ min^{-1}. Dieser Rhythmus gleicht weitgehend der Duodenalrhythmik.
Bei Ableitung des intracellulären Membranpotentials, welches in der Regel bei -50- -65 mV lag, zeigte sich, daß die minutenrhythmischen Tonusschwankungen von einer Fluktuation des basalen Membranpotentials begleitet waren, die während der Depolarisation zur Stimulation und während der Polarisation zur Unterdrückung der Spikeentladungen führte. Die Spikeentladungen der penetrierten Muskelzellen verlaufen dabei ausgesprochen synchron zu den minutenrhythmischen Spannungsveränderungen des Gesamtpräparates.
Der Einfluß des N. vagus auf die Gallengangsmotilität wurde durch Zugabe des cholinergen Überträgerstoffes Acetylcholin in die Nährlösung in Verdünnungsreihen zwischen 10^{-5} und 10^{-9} bei 35°C untersucht.
Nach Zugabe des Acetylcholin sahen wir bei allen Untersuchungen einen schnellen Anstieg der Muskelspannung des Präparates, die im elektrischen Bild durch explosionsartig ablaufende, schnelle Oscillationen gekennzeichnet ist. Nach Absetzen des Acetylcholins stellte sich in der Regel nach einer zeitlich limitierten Erschöpfungsphase der alte Spontanrhythmus des Präparates wieder ein.
Durch die Anticholinesterase Neostigmin in Konzentration zwischen 10^{-6} und 10^{-8} sahen wir die gleiche Aktivierung der Spontanaktivität wie nach Zugabe von Acetylcholin. Atropin in Konzentrationen zwischen 10^{-5} und 10^{-7} inhibiert diese aktivierende Wirkung des Acetylcholins am Choledochus, ohne jedoch den Grundrhythmus der myogenen Spontanaktivität zu beeinflussen.

Zusammenfassung: Das Spontanverhalten des isolierten Meerschweinchencholedochus ist charakterisiert durch sekundenrhythmische Oscillationen mit Spikes und durch langsamere Tonusschwankungen im Minutenrhythmus. Ein organspezifischer Rhythmus, wie er für den Magen und das Duodenum beschrieben ist, findet sich nicht. Lediglich die juxtaduodenalen Abschnitte des Ductus choledochus zeigen eine Austreibungsrhythmik, die in ihrer Frequenz weitgehend der Duodenalmotorik gleicht. Am extrahepatischen Gallengang bestehen cholinerge Rezeptoren, die bei Stimulation aktivitätssteigernde Wirkung haben. Durch Parasympatikolytika läßt sich dieser Stimulationseffekt reversibel aufheben.

Summary: The motility of the common bile duct of guinea pigs is characterised by a spontaneus activity electrically and mechanically registered with a frequency of $1-3$ min^{-1} (minute rhythm); in intracellular recording there is a spike discharge of $50-60$ min^{-1} (second rhythm). A pronounced basic organic rhythm (BOR) as described in stomach and duodenum is not usually found in the bile duct. Only the lower part of the common bile duct showed a more rapid rhythm approximating that of duodenal motility. The bile duct wall posseses cholinergic receptors which elucidate a statistically significant increase in motility under vagal stimulation.

Literatur

1. GOLENHOFEN, K., v. LOH, J.: Elektrophysiologische Untersuchungen zur normalen Spontanaktivität der isolierten Taenia coli des Meerschweinchens. Pflügers Arch. 314, 312-328 (1970).
2. FRANK, K., BECKER, M. C. in: W. L. NASTUKI: Physical techniques in biological research Bd. V. 2287. Academic Press New York-London 1964.

141. Die Anwendung einer modifizierten Methode der Elektrocholangiomanometrie unter Röntgenkontrolle bei der intra- und postoperativen Therapie von Gallenwegserkrankungen mit Papillenrevision

E. Struck, F. Welter, J. Nitschke, E. Bauer, H. Drews, W. Seidel und H. Hamelmann

Chirurgische Universitätsklinik und -Poliklinik Marburg/Lahn
(Direktor: Prof. Dr. H. Hamelmann)

Die Erhöhung der therapeutischen Sicherheit in der operativen Behandlung von Patienten mit Erkrankungen im Bereich der ableitenden Gallenwege erfordert die grundsätzliche Anwendung (5) und Verfeinerung vorhandener diagnostischer Methoden, die sich in den letzten Jahren vorwiegend auf die Verbesserung der intraoperativen Cholangiographie bei gleichzeitiger Cholangiomanometrie bezog. Der Beobachtung des postoperativen Druckverlaufes im Gallengang und des Gallenabflusses wurde bisher im allgemeinen wenig Bedeutung beigemessen. Die Erfassung postoperativer Meßdaten ist jedoch Voraussetzung zur Beurteilung eines operationsbedingten Papillenödems, von Sphincterspasmen und anderen, nach der Operation möglichen, Abflußstörungen. Im Rahmen eigener Untersuchungen sollte u.a. das Trauma der intraoperativen Papillenbougierung mit Hilfe einer exakten Meßtechnik unter Berücksichtigung des intra- und postoperativen Verlaufes der Druckwerte im Ductus choledochus abgegrenzt werden.

Methodik: Bei den Untersuchungen kam das Verfahren der Radio-Elektromanometrie von STAUBER und BOECKL (1) zur Anwendung, das für die Erhöhung der Meßgenauigkeit durch eine neue Nullpunktsbestimmung mit "Zero-Sensor" und durch den Aufbau eines physiologischen Flusses mit Hilfe einer Dauerinfusionspumpe verfeinert worden war (4). Meßanordnung und normaler Druckkurvenverlauf sind in Abb. 1 dargestellt. Die intraoperativen Messungen wurden über einen intraduktal plazierten Ballonkatheter durchgeführt, der durch Abblockung des Gangsystems zur Leber hin die schnelle und genaue Beurteilung des distalen Choledochusabschnittes und der Papillenregion erlaubte. Für die Gewinnung postoperativer Meßwerte über das T-Drain war intraoperativ die Projektion des Nullpunktes auf die äußere Bauchhaut erfolgt. Bei 30 Patienten wurden exakt reproduzierbare Meßwerte gewonnen. Die Messungen erfolgten intraoperativ (direkt im Anschluß an die Papillenrevision), 6-8 Stunden und in täglichen Abständen bis zu 14 Tagen nach Operation. Bei der Mehrzahl der Kranken war intraoperativ ein T-Drain eingelegt worden ohne weitere Maßnahmen am Gallenwegssystem. Druckmessungen wurden in Einzelfällen auch im späten postoperativen Verlauf vorgenommen, um aus den Befunden weitere therapeutische Maßnahmen abzuleiten.

Ergebnisse: Bei normaler Papillenmotorik ließen sich mit der beschriebenen Methodik intraoperativ bei Abblockung des Choledochus zur Leber hin und bei Verwendung eines Kontrastmittelflusses von 0,8 ml/min Papillenöffnungs- und Passagedruck definieren. Nach Abschalten der Infusionspumpe und erneuter Nulljustierung stellte sich der Residualdruck ein (Abb. 1).

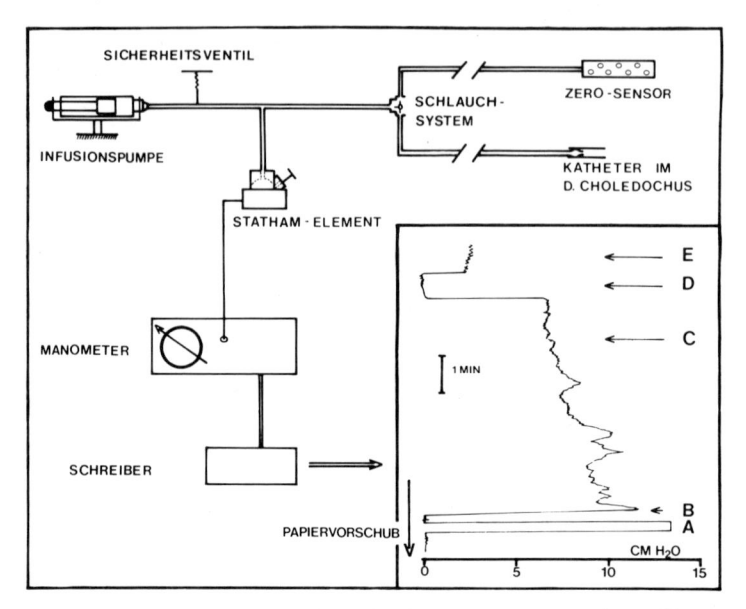

Abb. 1: Meßschema und typischer intraoperativer Kurvenverlauf der modifizierten Elektrocholangiomanometrie bei nicht pathologisch verändertem distalen Choledochus
A: Eichmarke (10 mmHg = 13,6 cm H_2O)
B: Papillenöffnungsdruck
C: Passagedruck
D: Nullpunktregulierung ohne Durchfluß
E: Residualdruck

Entsprechend früheren Beobachtungen (2) kann eine Papillenbougierung deutliche entzündlich-hämorrhagische Schwellungen im Papillenbereich verursachen, die in unseren klinischen Messungen dem statistisch signifikanten Druckanstieg auf Werte über 25 cm H_2O entsprechen würden. Die Druckwerte normalisieren sich in vielen Fällen erst bis zum 5. postoperativen Tag (Abb. 2).
Bei einem gesonderten Patientenkollektiv mit abgeklemmtem T-Drain, welches über diesen Zeitpunkt hinaus erhöhte Druckwerte aufwies, wurden Cholangitiden, intrahepatische Cholostasen oder Begleitpankreatitiden beobachtet. Bei 6 Patienten konnte durch i. v. Injektion von Spasmolytika eine funktionelle Komponente der Abflußbehinderung anhand der Druckmessungen eruiert werden. Die Druckmessung im Ductus choledochus kann auch aufschlußreich sein bei der Differentialdiagnose postoperativer Kontrastmittelaussparungen. In jedem Fall war erst die Normalisierung der Druckwerte die Indikation für die Entfernung der T-Drainage. Die vorgelegte Methode erlaubt es außerdem,

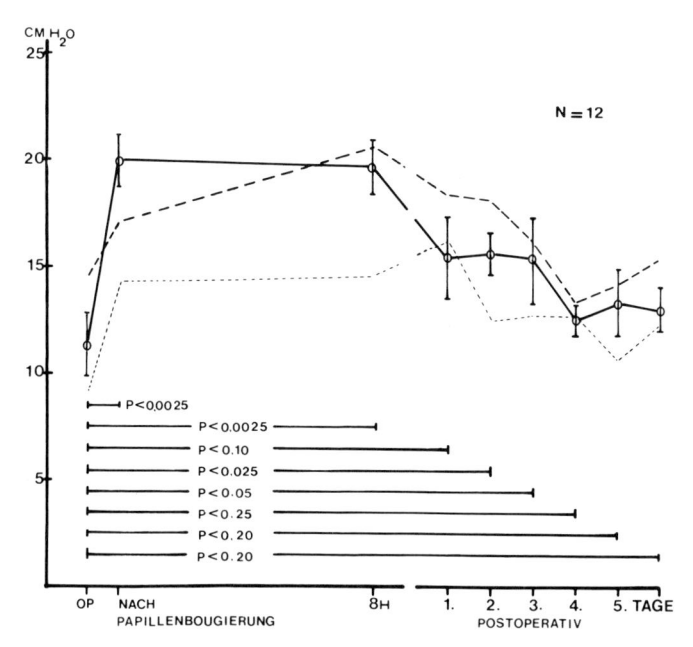

Abb. 2: Intra- und postoperative Druckwerte im Ductus choledochus nach Papillenrevision

in schonender Weise unter kontrollierter Druckerhöhung eine Füllung der intrahepatischen Gallenwege durchzuführen. Die erhobenen Befunde sprechen für die Notwendigkeit der postoperativen Ableitung der Galle über ein T-Drain nach Papillenrevision entgegen Angaben anderer Autoren (3). Das T-Drain bietet außerdem zusammen mit der gezeigten Meßtechnik die Möglichkeit, die Papillenfunktion ohne narkosebedingte pharmakologische Beeinflussung zu beurteilen.

Zusammenfassung: Zur Erfassung exakter intra- und postoperativer Druckwerte im Choledochus wurde die Methode der Elektrocholangiomanometrie hinsichtlich der Meßgenauigkeit und der Gewebsschonung verbessert und bei 30 Patienten für die postoperative Therapie ausgewertet. Papillenbougierungen führten stets zu über Tage anhaltenden intravasalen Drucksteigerungen. Die erhobenen Befunde sprechen für das Überwiegen entzündlich-ödematöser gegenüber funktionellen Veränderungen an der Papille nach Bougierung und unterstützen die Entscheidung zur grundsätzlichen Ableitung der Galle über ein T-Drain nach Eingriffen mit Papillenrevision.

Summary: In order to gain exact intra- und postoperative pressure values in the ductus choledochus the method of electrocholangiomanometrie was modified with respect to measurement exactness and protection of tissue and used in 30 patients for postoperative treatment. Widening of the papilla always caused intraductal pressure increases which lasted for several days. These findings show that the changes in the papilla - after widening - are inflammatory-edemous rather than functional changes. Therefore further support is given to the decision to drain the bile out of the ductus choledochus by means of a T-drain after revision of the papilla.

Literatur

1. BOECKL, O., HELL, E.: Intraoperative Electromanometry and Indications for Sphincterotomy. Europ. surg. Res. 2, 93 (1970).
2. GRILL, W., PICHLMAIER, H.: Untersuchungen über die instrumentelle Gallengangsexploration. Arch. klin. Chir. 296, 528-531 (1961).
3. KERN, E.: Zur Operationstaktik bei Eingriffen wegen Steinleidens der Gallenwege. Chirurg 35, 57-65 (1964).
4. STRUCK, E., WELTER, F., OEHMIG, H., SEIDEL, W., HAMELMANN, H.: Electromanometric Evaluation of the Papilla Tonus and the Intravasal Bile Pressure in Animal Experiments, a Method with Zero Adjustment by "Zero-Sensor". Europ. surg. Res. 3, 280-281 (1971).
5. ZENKER, R.: Diskussionsbemerkung. 48. Tagung der Bayerischen Chirurgenvereinigung. Juli 1971, München.

142. Gallengangs-Endoprothese

W. Hartenbach
Städtische Chirurgische Klinik Wiesbaden (Chefarzt: Prof. Dr. W. Hartenbach)

Zur Wiederherstellung des Gallenabflusses bei gutartigen und bösartigen irreparablen Gallengangsstenosen haben wir eine Gallengangs-Endoprothese entwickelt, die wir zuerst aus Kunststoff und jetzt aus Metall herstellen.[+)]

Die Endoprothese besteht aus zwei Teilen. Diese werden getrennt nach Aufbougieren der Stenose in den Gallengang eingeführt und aneinander gekoppelt.

Da die Länge und der Verlauf der Stenose sowie der Umfang der Aufbougierungsmöglichkeit nicht fixiert werden kann, werden die einzelnen Teile der Endoprothese sowohl in starrer als auch in biegsamer Form und verschiedenen Lumina geliefert.

Bei peripher gelegenen Stenosen hat sich uns am besten bewährt einen starren Teil leberwärts und einen biegsamen Teil duodenalwärts einzuführen. Bei zentral gelegenen und intrahepatischen Stenosen erscheint uns die Einführung von zwei biegsamen Teilen vorteilhaft.

Die Enden der Endoprothesen-Teile sind selbstverständlich abgerundet, so daß sie keine Verletzungen setzen können.

Auf dem einen Teil der Endoprothese ist ein perforierter Nippel angebracht. Dieser Nippel dient einerseits dazu, das Verrutschen der Endoprothese zu verhüten. Andererseits kann man auf dem Nippel einen Schlauch aufsetzen und auf diese Weise, wie bei einer T-Drainage, den Gallenabfluß in der ersten Zeit nach außen sichern und eine Spülung der Endoprothese vornehmen.

Der Schlauch kann unbedenklich bereits nach drei Wochen entfernt werden, die Gallengangsfistel schließt sich innerhalb weniger Tage.

Unsere Erfahrung mit der Gallengangs-Endoprothese erstreckt sich bisher auf 23 Patienten (20. Dez. 1971). Hierbei handelt es sich um:

 11 Patienten mit einem Pankreaskopfcarcinom,
  3   "   "   "   Gallenblasen- und Gallengangscarcinom,
  2   "   "   "   Antrumcarcinom,
  2   "   "   "   metastasierenden Magencarcinom,
  1   "   "   "   Lebercarcinom,

[+)]Herstellerfirma: Fa. Stöckert, Chirurgie-Instrumente, 8 München 2, Fürstenstr. 12

           2 Patienten mit einer chronischen Bauchspeichel-
                                    drüsenentzündung und
      2   "   "   "   intrahepatischen Stenose aufgrund
                                    einer Leberzirrhose

Die Lebenserwartung zeigte sich weitgehend abhängig von dem Grundleiden und dem Ausmaß der bereits vorhandenen Leberschädigung.

Patienten mit einem Lebercarcinom, einem metastasierenden Carcinom und die Patienten mit Bilirubin-Werten über 20 mg% starben in den ersten 14 postop. Tagen unter dem Zeichen eines Lebercoma.

Wenig günstig war auch die Prognose bei Vorliegen eines Antrumcarcinoms oder eines Gallengangscarcinoms. Die Lebenserwartung dieser Patienten erstreckte sich im Durchschnitt auf 3 Monate.

Die Patienten mit einem Pankreaskopfcarcinom haben eine voraussichtliche Lebenserwartung von über einem Jahr, was bei der Kürze der Zeit und der noch lebenden Patienten nicht mit Sicherheit geklärt werden kann.

Ebensowenig können wir bindende Aussagen machen über die Lebenserwartung bei den chronisch entzündlichen Fällen, sei es dem der einer Leberzirrhose oder einer Pankreaszirrhose. Die schnelle Erholung der Patienten nach Einlegen der Endoprothese und der bisherige Verlauf sprechen für einen guten Erfolg.

Die kleine Zahl der bisher operierten Patienten erlaubt noch nicht bindende Rückschlüsse. Wir glauben jedoch auch aufgrund der wenigen Patienten einen Weg angegeben zu haben, der größere oft gefahrvolle und in ihrem Erfolg fragliche Operationen vermeiden läßt, das Leben der Patienten verlängert und in manchen Fällen, so in den der intrahepatischen Stenose, lebensrettend wirken kann.

Zusammenfassung: Eine aus Metall entwickelte Gallengangs-Endoprothese und ihre bisherige Anwendung bei 23 Patienten mit vorwiegend carcinomatösen Erkrankungen der Gallenwege, Leber und Pankreas wird besprochen.

Summary: A metal biliary duct prothesis has been developed. It's use in 23 patients with cancer of biliary duct, liver and pancreas is discussed.

143. Zur Therapie des Pfortaderhochdrucks mit katastrophaler Oesophagusvarizenblutung im Kindesalter

K. J. Paquet, E. Raschke und G. Esser

Chirurgische Universitätsklinik und -Poliklinik Bonn (Direktor: Prof. Dr. A. Gütgemann)

Trotz der Seltenheit des Pfortaderhochdrucks im Kindesalter gilt er als eine der wichtigsten Ursachen der gastrointestinalen Blutung und ist von großer differentialdiagnostischer Bedeutung bei Splenomegalie. Bei seiner Behandlung ergeben sich einige technische und diagnostische Probleme, die bei Erwachsenen nicht vorkommen. Neben Lebercirrhose und Pfortaderthrombose müssen zahlreiche angeborene Erkrankungen differentialdiagnostisch berücksichtigt werden. Im Gegensatz zum Erwachsenen führt die erste Blutung selten zum Tode. Auch die zweite Blutung überstehen mindestens 80 % der Patienten (1). Die stark vergrößerte Milz stellt eine große Belastung für die Hämatopoese mit verkürzter Erythrocyten- und Leukocyten-Lebensdauer, vermehrter Hämosiderose, beschleunigtem Hb-Umsatz und Thrombopenie dar. Starke Kollateralbildung erniedrigt den Pfortaderhochdruck und kann in exzessiven Fällen zur hepato-portalen Encephalopathie führen. Pathologische Leberfunktionsproben weisen auf einen intrahepatischen Block hin.

Für die Diagnose ist der röntgenologische Nachweis von Ösophagusvarizen, die Ösophago-Gastroskopie, die Spleno-Portographie oder die indirekte Portographie über die zum Darm führenden Arterien erforderlich, woraus auch Operationsindikation und -methode abgeleitet werden (1, 4).

Die katastrophale Blutung zwingt zur sofortigen Therapie. Sie sollte bis zum 10. Lebensjahr konservativ sein. Eine kausale Therapie ist auf die Beseitigung der portalen Hypertension gerichtet. Damit liegen die akute Notfallbehandlung bei schwerer Hämatemesis mit der Doppelballonsonde und die Dauerbehandlung in der Hand des Chirurgen. Eine Splenektomie kann höchstens bei isolierter Milzvenenthrombose oder -stenose und fehlender Pfortaderhypertonie die Symptome der Splenomegalie beseitigen, während in allen anderen Fällen eine Shuntoperation ins Auge gefaßt werden sollte. Die sog. Palliativ- oder Sperroperationen, die in zahlreichen Modifikationen angegeben wurden, haben sich nicht bewährt, wenn auch einzelne Autoren über gute Ergebnisse berichten (2, 5).

Krankengut: In unserer Klinik wurden in den letzten 15 Jahren 24 aus Ösophagusvarizen blutende Kinder im Alter von 2-14 Jahren behandelt. Ursache des Pfortaderhochdrucks war ein prä- bzw. intrahepatischer Block auf dem Boden einer Nabelsepsis, Pyelophlebitis, Pfortaderstenose, Leberfibrose und Lebercirrhose (Tab. 1).

Tab. 1

Altersverteilung der Kinder zum Zeitpunkt der Diagnosestellung der portalen Hypertension (24 Fälle)

Jahre		
0 - 2	4 - 9	10 - 14
4	6	14

Mögliche Ätiologie des Pfortaderhochdrucks

Anzahl	Diagnose
10	Leberzirrhose
3	Nabelsepsis
2	Pyelophlebitis
2	Leberfibrose
2	prähepatischer Block mit kavernöser Pfortadertransformation
1	Pfortader-Stenose
4	ungeklärt

Die Behandlung war in allen Fällen zunächst konservativ mit der Doppelballonsonde und führte in 80 % zur sofortigen Blutstillung. Bei unstillbaren oder rezidivierenden Blutungen wurden bei Kindern bis zu 6 Jahren Splenektomien teilweise in Kombination mit Venensperroperationen vorgenommen. 4 mal konnte die akute und rezidivierende Blutung beherrscht werden. Zu einem späteren Zeitpunkt traten jedoch bei 3 Patienten erneute katastrophale Varizenblutungen auf. Nur in einem Fall war später noch ein anastomosierbares Gefäß für eine Shuntoperation vorhanden, die erfolgreich verlief. 17 Kinder konnten z. T. mehrfach konservativ erfolgreich behandelt werden. Insgesamt wurden 12 Shuntoperationen (7 Splenektomien mit spleno-renaler Anastomose, 2 porto-cavale Anastomosen, 1 coronario-cavale Anastomose, 1 mesenterico-cavale Anastomose, 1 cavo-mesenteriale Anastomose) vorgenommen. Die Kinder waren 5 und 6 bzw. 10-14 Jahre alt (Tab. 2).

7 mal lag ein intrahepatischer Block durch Lebercirrhose bzw. -fibrose, in den restlichen Fällen ein prähepatischer Block vor. Das 5-jährige Mädchen starb durch Verblutung aus Ösophagusvarizen nach Anastomosenthrombose. Ein 14-jähriges Mädchen verblutete sich aus einem Stressulcus bei intakter spleno-renaler Anastomose. Die anderen Kinder leben seit 2-12 Jahren ohne Blutungsrezidiv.

Diskussion: Die Behandlung des Pfortaderhochdrucks im Kindesalter sollte auch bei katastrophaler Ösophagusvarizenblutung zunächst konservativ sein. Fast immer gelingt mit der Doppelballonsonde eine sofortige Blutstillung. Die Gefahr der Verblutung ist bei Kindern nicht so groß wie bei Erwachsenen (3, 4). Eine Splenektomie als Notfalloperation hat sich ebensowenig wie die sog. Palliativ- bzw. Venensperr-

Tab. 2

Endgültige Therapie bei der katastrophalen Oesophagusvarizenblutung
(24 Fälle)

Anzahl	Therapie
7	distale spleno-renale Anastomose
2	porto-cavale Anastomose
1	coronario-cavale Anastomose
1	mesenterico-cavale Anastomose
1	cavale mesenteriale Anastomose
3	Splenektomie
2	Venenligaturen
1	Oesophagus-Cardia-Resektion
6	konservativ

Todesursachen bei der katastrophalen Oesophagusvarizenblutung
(24 Fälle)

Anzahl	Operationsmethoden	Todesursachen
2	Shuntoperationen	1. Stressulcusblutung 2. Anastomosenthrombose und Verblutung
2	Palliativoperationen	1. Leberkoma 2. Verblutung
1	Splenektomien	Verblutung
2	konservativ	1. Leberkoma 2. Verblutung

operation zur Blutungsprophylaxe bewährt. Ihre Anwendung ist nur berechtigt, wenn keine konservative Blutstillung gelingt, kein Shunt möglich ist bzw. die Kinder noch nicht mindestens 10 Jahre alt geworden sind (2, 5). Die Prognose nach Shuntoperation ist bei prähepatischem Block oder Vorliegen einer Leberfibrose sehr gut. Auch bei Lebercirrhosen, die inaktiv gehalten werden konnten und der ständigen ärztlichen Kontrolle unterlagen, haben wir Überlebenszeiten bis zu 10 Jahren beobachtet.

Zusammenfassung: Die im Kindesalter seltene portale Hypertension muß frühzeitig diagnostiziert werden, da sie das Leben des Kindes durch Hämatemesis bedroht. Die stets anzustrebende konservative Therapie durch Doppelballonsonde zur Erreichung eines möglichst späten Operationstermins ist durch das Auftreten von Hämatemesen begrenzt. Eine reine Entfernung der vergrößerten Milz in Kombination mit Venensperroperationen oder die Durchführung beider Operationsmethoden für sich haben sich zur Drucksenkung nicht bewährt und sind nur dem Notfall vorbehalten. Letztlich sollte eine Shuntoperation ins Auge gefaßt werden, da sie die größte Erfolgsquote im Kindesalter verspricht. Die Prognose hängt vom Zustand der Leber ab. Auch bei der Lebercirrhose konnten wir Überlebenszeiten bis zu 10 Jahren beobachten.

Summary: Portal hypertension is uncommon in childhood. Conservative management with double ballon tube has been found helpful in delaying surgery until as late as possible. A simple splenectomy in combination with the ligation of varices or the performance of one of these operations alone brings only a temporary improvement and is only reserved for emergency treatment. A shunt operation must be considered, because it yields the best results. The prognosis depends on the state of the liver. In spite of liver cirrhosis patients with shunts live ten years and longer.

Literatur

1. EWERBECK, H.: Über den Pfortaderhochdruck bei Kindern. Z. Kinderchir. 2, 441 (1965).
2. HASSE, W.: Palliativoperationen bei Osophagusvarizenblutungen im Kindesalter. Z. Kinderchir. 5, 62 (1967).
3. TANK, E. S., WALLIN, V. W., TURCOTTE, J. G., CHILD, C. G.: Surgical management of bleeding gastroesophageal varices in children. Arch. Surg. 98, 451 (1969).
4. VOORHEES, A. B. jr., HARRIS, R. C., BRITTON, R. C., PRICE, J. B., SANTULLI, T. V.: Portal hypertension in children: 98 cases. Surg. 58, 540 (1965).
5. VOSSSCHULTE, K., EISENREICH, F.: Operative Maßnahmen bei Pfortaderhypertonie im Kindesalter mit besonderer Berücksichtigung der Dissektionsligatur. Z. Kinderchir. 4, 154 (1967).

144. Unsere Erfahrungen in der Leberhydatidosis im Kindesalter

F. J. Berchi, J. Utrillo und J. Monereo

Kinderklinik "LA PAZ", Avda. Generalisimo, Madrid (Abteilungsleiter: Dr. J. Monereo, Ärztlicher Direktor: Prof. Dr. E. Jaso)

Die Leberhydatidosis ist in Spanien ein großes Problem. Trotz aller hygienischen Maßnahmen finden wir auch heute noch häufig Echinococcuscysten im Kindesalter. Die Leber als erster Filter des Körpers ist am häufigsten befallen. Die Cysten finden sich meist im rechten Leberlappen. Dies kann mit der physiologischen intrahepatischen Verteilung des Pfortaderblutes erklärt werden. Die Ansteckung der Kinder erfolgt durch Kontakt mit Hunden, welche sich ihrerseits durch Schaf-, Schweine- und Rindfleisch infizieren. Die häufigsten Komplikationen sind die Kompression der größeren Gallenwege, Infektion der Cyste mit Abszeßbildung, Ruptur der Primärcyste im Pleuraraum oder in der freien Bauchhöhle, portale Hypertension und Leberinsuffizienz mit Atrophie eines ganzen Leberlappens. Meist ist der Verlauf bei Echinococcuscysten lang und symptomfrei. Plötzlich können die kleinen Patienten dann über Schmerzen unter dem rechten Rippenbogen klagen, weil gerade eine Kapselausdehnung oder eine akut aufgetretene Komplikation besteht.

Krankengut: Grundlage dieser Arbeit sind 29 Kinder mit Leberhydatidosis in den Jahren 1965-1971. Dabei wurde festgestellt, daß in den ersten 2 Lebensjahren kein Krankheitsfall, vom 3.-4. Lebensjahr 13 und zwischen dem 5. und 6. 16 Fälle zu verzeichnen waren. Mit zunehmendem Alter nimmt auch die Häufigkeit dieser Krankheit zu. Knaben (17) waren häufiger befallen als Mädchen (12). Aus der Anamnese waren keine wesentlichen Daten zu entnehmen. Nur in 5 Fällen konnte ein direkter Kontakt mit Hunden nachgewiesen werden. In den übrigen Fällen wurden nur ungenaue Angaben gemacht. Die meisten unserer Patienten befanden sich in einem schlechten Allgemeinzustand (Husten, Fieber, Erbrechen usw.) und litten an Lungenhydatidosis. 8 Kinder klagten über Appetitlosigkeit, 6 über Bauchbeschwerden. Palpatorisch fand sich in allen Fällen eine Lebervergrößerung um ca. 2-5 Querfinger unterhalb des rechten Rippenbogens. Ein Tumor in diesem Bereich wurde bei 13 Patienten vorgefunden, von denen nur 2 über Druckempfindlichkeit klagten.

Laboruntersuchungen sind in der Diagnostik dieser Erkrankung von geringem Wert. Eine leichte Beschleunigung der Blutsenkung wurde bei allen, eine relative Eosinophilie von mehr als 70 % nur bei 8 Patienten beobachtet. Bei 1 Kind wurde wegen hoher Eosinophilie (31) eine Medullographie durchgeführt. Bei 6 Kindern fand sich auf der Abdomenübersichtsaufnahme ein cystischer Schatten mit verkalkten Wänden. Verschiedentlich waren Verziehungen des rechten Zwerchfelles bei entsprechender Lage der Cyste nachweisbar. Eine genaue

Diagnose wurde durch die Kontrastdarstellung der Gallenwege, V. porta, A. hepatica und der Nieren ermöglicht. Große Bedeutung hatte die Gammagraphie, die die Lokalisierung und Ausdehnung der Cyste ermöglichte. Die immunbiologischen Reaktionen (CASSONI, WEINBERG) waren 11 mal positiv. In je 1 Fall fanden sich 4 bzw. 5, in 2 Fällen 3, in 4 Fällen 2 und bei den übrigen eine große Echinococcuscyste. Bei 11 Patienten wurde eine Lungenlokalisierung, bei 1 eine Cyste in der freien Bauchhöhle (supravesical) festgestellt.

Alle Patienten wurden operativ behandelt. Bei Leber- und Lungenhydatidosis wurde durch Thorax und rechtes Zwerchfell eingegangen. Ausgedehnte Cysten hinter dem rechten Leberlappen erforderten eine Thorakolaparotomie, einzelne oder multiple Leberhydatidosen eine Oberbauchlaparotomie. Bei 10 Patienten (34,5 %) wurde eine Totalexstirpation durchgeführt. 13 Kinder (44,8 %) wurden durch Punktion des Cysteninhaltes mit Öffnung der fibrösen Kapsel, Formolisation, Entfernung der parasitären Membranen und fibrösen Kapsel und durch vollständige Kapselnaht und Teilresektion von Leberparenchymen behandelt. Bei 4 Patienten (13,8 %) war eine partielle Hepatektomie des rechten Leberlappens erforderlich. In 1 Fall (3,45 %) kam es intraoperativ zur iatrogenen Ruptur der Cyste. Bei einem anderen Kind mußten wir infolge starker Beteiligung der Gallenblase eine Cholecystektomie vornehmen. Eine medikamentöse Behandlung aller Patienten erforderte die Anämie.

Ergebnisse: An postoperativen Komplikationen wurden beobachtet: subhepatischer und subphrenischer Abszeß (3), Bauchwandabszeß mit Nachblutung aus dem Leberbett (1), residualer Pleuraerguß (1) und 1 subcutanes Emphysem. Bei der Nachuntersuchung nach 3 Monaten befanden sich alle Patienten in gutem Allgemeinzustand.

Zusammenfassung: In 6 Jahren wurden 29 Fälle von Leberhydatidosis im Kindesalter beobachtet. Der Rückgang dieser Erkrankung in Spanien ist deutlich. Vorwiegend werden Knaben der höheren Altersstufen befallen. Klinische Symptomatik und Laboruntersuchungen sind diagnostisch von geringem Wert. Allein die spezielle Röntgenuntersuchung ermöglicht eine eindeutige Diagnose. Nur die operative Entfernung der Cyste führt zur Heilung. Wesentlich ist die Prophylaxe durch epidemiologische und hygienische Maßnahmen.

Summary: We have based the present work on twenty-nine cases of Hepatic Echinococosis ocurring in infants during the last six years, we have found a marked decrease in this disease the sickness in our country, when compared with the incidence of former years. The surgical removal of the cyst remains the treatment of choice, with good results and minimal complications in the hands of an experienced pediatric surgeon.

145. Pankreatitis und Pankreasgangstenose

B. Husemann

Chirurgische Klinik der Universität Erlangen-Nürnberg (Direktor: Prof. Dr. G. Hegemann)

Die isolierte Organperfusion ermöglicht die Konservierung der verschiedensten Organe bei Erhalt der normalen Funktion. Die Methode ist daher besonders gut geeignet, physiologische und pathophysiologische Fragen klären zu helfen. In einer tierexperimentellen Reihe wurde versucht, durch Bestimmung der Fermente und Fettfraktionen im Serum des isoliert perfundierten Hundepankreas eine Differentialdiagnose zwischen Pankreatitis und Pankreasgangstenose zu ermöglichen.

Methodik: 80 Pankreas-Duodenum-Präparate von insgesamt 80 Bastardhunden (mittleres Körpergewicht 19 kg) wurden über die A. pancreatico-duodenalis superior und inferior isoliert perfundiert. Die Perfusionszeit schwankte zwischen 8 und 16 Stunden. Die warme Ischämiezeit lag unter 3 min, die kalte Ischämiezeit betrug im Mittel 9 min. Als Perfusionsmittel diente eine Mischung von autologem heparinisiertem Frischblut (250 ml) und spezieller Perfusionslösung[+] mit hochmolekularem Dextran (250 ml). Die Perfusionstemperatur wurde mit einem Heat-Exchanger bei 37°C gehalten.
20 Pankreasperfusionen wurden zur Bestimmung der Ausgangswerte (Normalwerte), 30 Pankreasperfusionen mit experimenteller Pankreatitis mit Phospholipase A und 30 Pankreasperfusionen mit Pankreasgangstenose durchgeführt.
1,0 ml einer 2 %igen frisch bereiteten Lysolecithinlösung, dem Reaktionsprodukt der Phospholipase A, wurden in den Ductus Wirsungianus instilliert (5). Nach 3 Stunden bot sich das typische Bild einer akuten interstitiellen Pankreatitis mit z. T. "tryptischen Nekrosen" (1).
Lipase, Amylase und die Fettfraktionen[++] im Serum wurden in Abständen von 30 min bestimmt, der pH in Blut und Duodenalsaft kontinuierlich registriert.

Ergebnisse: Das isoliert perfundierte Hundepankreas zeigt die gleiche Reaktion wie sie vom Organ in vivo bekannt sind (Abb. 1). Nach Stimulierung mit Sekretin bzw. Pankreozymin steigen Lipase- und Amylase-Konzentration im Duodenalsaft an (2). Eine intravenöse Glucosebelastung führt zur Ausschüttung von Insulin und Blutzuckersenkung (4). Die Normalwerte der Proben beim Hund entsprechen etwa den Werten beim Menschen (Tab. 1). Für eine Pankreatitis ist ein Anstieg der En-

[+] Fa. Dr. E. Fresenius, Bad Homburg v. d. H.
[++] Biochemica - Testkombination

Lipase im Duodenalsaft nach Stimulierung

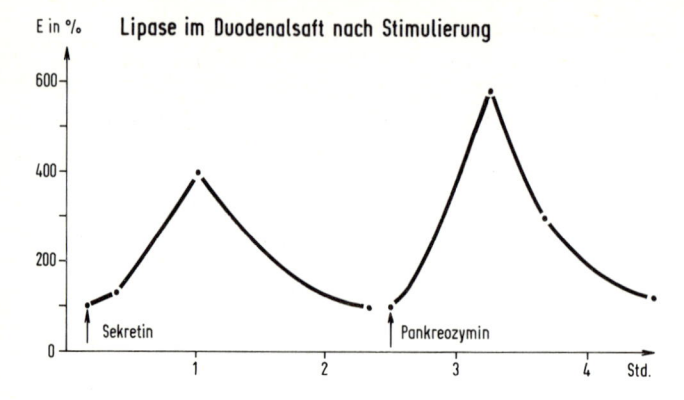

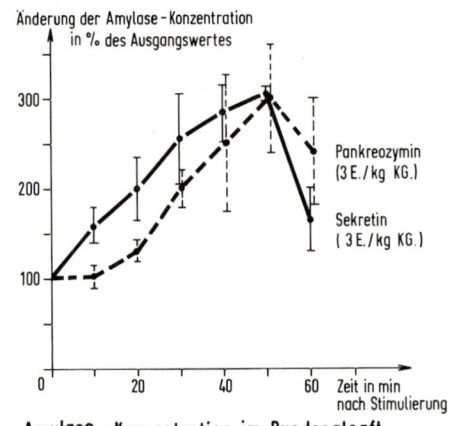

Amylase - Konzentration im Duodenalsaft

Abb. 1: Reaktion des isoliert-perfundierten Hundepankreas auf Sekretin und Pankreozymin

Tab. 1: Serumwerte bei reiner Perfusion und experimenteller Stenose des Pankreasganges und Pankreatitis

	Normalwerte	Perfusion	Pankreatitis	Stenose
Lipase I. E.		$5,4 \pm 3,1$	$63,3 \pm 24,0$	$17,5 \pm 2,5$
Amylase I. E.		$117 \pm 19,0$	380 ± 85	395 ± 87
Cholesterin-Anstieg in %	bis 110 mg%	2,7	44,7	9,1
Gesamtlipide-Anstieg in %	bis 700 mg%	17,6	33,8	9,1
Triglyceride-Anstieg in %	bis 100 mg%	28,3	177,4	48,2
Unveresterte Fettsäuren-Anstieg in %	bis 0,7 mval/l	$102,0 \pm 11,0$	$385,0 \pm 63,5$	$182,4 \pm 16,2$

zyme Lipase und Amylase sowie des Cholesterins und der unveresterten Fettsäuren besonders charakteristisch. Wir beobachten eine Steigerung auf mehr als das 3-fache. Bei einer Pankreasgangstenose zeigt sich nur ein signifikanter Anstieg der α-Amylase. Im Gegensatz zur Pankreatitis ist die Lipase im Serum nur gering erhöht.

Diskussion: Eine Pankreatitis stellt auch heute noch ein diagnostisches Problem dar (3). Im besonderen ist die Unterscheidung zwischen akuter Pankreatitis und Pankreasgangstenose mit chronischer Begleitpankreatitis schwierig. Eine Abgrenzung ist jedoch aus therapeutischen Gründen notwendig. Die isolierte Pankreasperfusion erlaubt einen echten Vergleich zwischen Labordaten und Morphologie. Eine Pankreatitis bzw. Pankreasgangstenose führt zur Störung des Fettstoffwechsels, da vor allem der exokrine Anteil des Organs betroffen ist. Die Untersuchung der Fettfraktion bietet sich daher als diagnostisches Kriterium an. Eine Amylase-Erhöhung allein spricht am ehesten für eine Stenose. Je nach Ausmaß der chronischen Begleitpankreatitis sind auch Lipase und unveresterte Fettsäuren gering erhöht. Eine akute nekrotisierende Pankreatitis führt stets zur extremen Erhöhung von Lipase, Amylase, Cholesterin und unveresterten Fettsäuren. Die Versuche sprechen dafür, daß diese Stoffe aus der Bauchspeicheldrüse selbst stammen. Sie kommen durch Umkehr des Sekretflusses und Autolyse ins Blut.
In einer eigenen Versuchsreihe ist zu prüfen, inwieweit sich diese Ergebnisse beim Ganztier reproduzieren lassen.

Zusammenfassung: Experimentelle Pankreatitis und Pankreasgangstenose beim isoliert perfundierten Organ führen zu Störungen der Fettfraktionen im Blut. Für eine Pankreatitis spricht eine Erhöhung von Amylase, Lipase und unveresterten Fettsäuren. Bei Stenose ist nur die Amylase erhöht.

Summary: In experimental pancreatitis and ductal stenosis the isolation of the pancreas produces a derangement fatty acid blood levels. A pancreatitis is suggested by an elevation of amylase, lipase and nonesterified fatty acids. When there is only a stenosis, only the amylase is elevated.

Literatur

1. CREUTZFELD, W., SCHMIDT, H.: Aetiology and Pathogenesis of Pancreatitis. Scand. J. Gastroent. Suppl. 6, 47-62 (1971).
2. GOEBELL, H., BODE, Ch., HORN, H.D.: Einfluß von Sekretin und Pankreozymin auf die Calciumsekretion im menschlichen Duodenalsaft bei normaler und gestörter Pankreasfunktion. Klin. Wschr. 48, 1330-1339 (1970).
3. HEINKEL, K.: Klinik und Laboratoriumsdiagnose der Pankreaserkrankungen. Der Internist 5, 445-453 (1964).

4. SCHAFER, G., MEHNERT, H., KALIAMPETOSOS, G., FAUST, G., GRUBER, E.: Die Insulinsekretion des Pankreas bei extracorporaler Perfusion. Klin. Wschr. $\underline{40}$, 1141-1145 (1962).
5. WANKE, M., SEBENING, H.: Ein Beitrag zur Atiopathogenese und Morphogenese der akuten Pankreatitis. in: "Pankreaserkrankungen" von G. Schönbach, Schattauer Verlag, Stuttgart 1969.

146. Wann ist die Pankreasschlitzung bei chronischer Pankreatitis indiziert?

S. Kügler, H. Wehling und G. Koch

Chirurgische Universitätsklinik Hamburg-Eppendorf (Direktor: Prof. Dr. F. Stelzner)

Die oft mit großen Schmerzen verbundenen Verlaufsformen chronischer Pankreatitis lassen nach chirurgischen Möglichkeiten suchen, die den Patienten von seinem Leiden befreien. Die Nachbarorgane Leber und Gallenwege, physiologisch verbunden, erkranken oft gemeinsam. So läßt ein Ikterus bei chronischer Pankreatitis an ein Abflußhindernis zum Duodenum denken. Schmerz oder Ikterus oder beides gemeinsam sind Indikation zum chirurgischen Eingriff. Die chronische Pankreatitis, die sich aus allen Schweregraden der akuten Form entwickelt, ist als Pankreasinsuffizienz durch Enzym- und Fermentstörung erkennbar. Die häufigste Form der Pankreatitis ist mit einer Cholecystitis verbunden (Satelliten-Pankreatitis). In der Reihe der Häufigkeit folgt die durch Alkohol bedingte chronische Pankreatitis, die nicht zuletzt neben der exkretorischen in 25 % auch zu einer inkretorischen Insuffizienz (Diabetes mellitus) führt. Die bei der akuten Pankreatitis neuerdings durch HOLLENDER (2) empfohlene Pankreatektomie wirkt noch nicht überzeugend. Wohl aber sind bei chronischen Entzündungsformen und Abflußhindernissen bewährte Eingriffe gerechtfertigt.

Wir kennen 1. die Behebung eines Abflußhindernisses durch Spaltung des Sphincter oddi (selten), 2. die Teilresektion der Drüse im Schwanzbereich mit Anastomose einer ausgeschalteten Dünndarmschlinge (Pancreatico-Jejunostomie), die die exokrine Stromrichtung umkehrt, 3. die latero-laterale Anastomose von Pankreasgang und Jejunum nach CATTELL und WARREN (1) sowie die Modifikation der Anastomose mit einer ausgeschalteten Y-Schlinge des Jejunums nach MERCADIER (3), 4. neuro-chirurgische Eingriffe, wie uni- oder bilaterale ausgedehnte Sympathektomie (selten), 5. die Pankreaskopfresektion oder totale Entfernung des Organs. Die beiden letzten Eingriffe sind mit hoher Morbidität und Mortalität belastet und sollten nur bei zwingender Indikation (Carcinom) erwogen werden.

Wir befassen uns im folgenden nur mit den Formen chronischer Pankreatitis, die mit einer Erweiterung des Ductus Wirsungianus und Gefäßarmut einhergehen. Pankreasinsuffiziente Patienten dieser Art leiden meist unter heftigen Schmerzen, die mit hohen Dosen wirksamster Analgetica nicht mehr zu beherrschen sind. Doch man kann ihnen helfen und die quälenden Schmerzen schlagartig auslöschen. Wir bedienen uns dazu der latero-lateralen Anastomose des Ductus mit einer ausgeschalteten Jejunumschlinge nach MERCADIER. Sie gewährt sichere Ableitung des Excretes und größtmögliche Entlastung des Organes. Die Pankreasinsuffizienz bleibt unbeeinflußt. Doch nur Gefäß-

armut des Drüsengewebes läßt den Eingriff technisch durchführbar werden. Jede Entzündung führt zur stärkeren Vascularisation und Durchblutung.
Die Indikation zur Pankreasschlitzung nach MERCADIER ergibt sich neben den Laborbefunden aus der präoperativen Diagnostik:
1. Oberbauchleeraufnahme (Pankreassteine, Kalzifizierung etc.),
2. Magen-Darm-Passage (Form des Pankreaskopfes, Lageanomalien),
3. Cholangiographie (erweiterter Choledochus, Form des intrahepatischen Anteils),
4. transhepatische Cholangiographie,
5. Szintigraphie und
6. die selektive Angiographie der A. coeliaca und A. mesenterica superior bzw. superselektive Angiographie einzelner Äste (z. B. A. pancreatica dorsalis, A. gastro-duodenalis, A. pancreatico-duodenalis).

Unter dem Aspekt einer operativen Therapie bei chronischer Pankreatitis oder postpankreatitischer Pseudocyste hat die Pankreas-Angiographie die größte Bedeutung. Sie liefert dabei als röntgenmorphologische Untersuchung den wesentlichsten und sichersten Beitrag zur Indikationsstellung. Außerdem kann durch Zugabe von Sekretin-Pancreocymin über den Katheter eine Funktionsdiagnostik der Drüse erreicht werden. Zeigt das Röntgenbild eine deutliche Gefäßarmut, gestaltet sich der Eingriff einfach. Die harte Drüse kann fast über die gesamte Länge keilförmig aufgespalten werden (STELZNER). Man stößt auf den erweiterten Gang. Die Anastomose mit der Dünndarmschlinge erfolgt Seit-zu-Seit einschichtig mit atraumatisch 3/0 Seideneinzelknopfnähten. Die hochgezogene Schlinge wird durch eine Enteroanastomose kurzgeschlossen. Operiert man trotz "normaler" Vascularisation, wird der Eingriff zum großen Risiko oder gar unmöglich. Wir haben 92 Patienten zur Indikationsstellung der Pankreasschlitzung angiographisch untersucht und ausgewählt. Die durchgeführten Eingriffe verliefen risikolos und glatt, die Patienten waren nach 48 Stunden beschwerde- und schmerzfrei. Die breite Excision eines Gewebestreifens längs der Drüse liefert genügend Untersuchungsmaterial und mindert die Gefahr, ein Carcinom zu übersehen.

Zusammenfassung: An 92 Patienten konnten Erfahrungen mit der supraselektiven Coeliacographie hinsichtlich der schmerzhaften Form der chronischen Pankreatitis bzw. Pankreasinsuffizienz gewonnen werden. Mit dem Ziel, die unerträglichen Schmerzen auszuschalten, hat sich die größtmögliche Entlastung des Organes durch Längsschlitzung und latero-laterale Anastomose mit dem Jejunum nach MERCADIER bewährt. Wird durch die röntgenmorphologische Untersuchung die Gefäßarmut des Organes erkannt, gestaltet sich der Eingriff risikolos.

Summary: X-ray studies of 92 cases of painful chronic pancreatitis were performed by selective celiacography. The purpose of surgical intervention is to eliminate pain. Side by side anastomosis of pancreas and jejunum (MERCADIER) is the treatment of choice. Preoperative morphological x-ray studies are used to prove minimized vascularisation of the sclerotic pancreas. By this method operation will be without hazard and pain is immediately relieved.

Literatur

1. CATTELL, R. B., WARREN, K. W.: Surgery of the Pancreas, Philadel: Saunders 1961.
2. HOLLENDER, L. F., GILLET, M., KOHLER, J. J.: Die dringliche Pancreatektomie bei der akuten Pancreatitis. Langenbecks Arch. Chir., Bd. 328, 314 (1971).
3. MERCADIER, M.: Mem. acad. Chir. 90, 84 (1964).
4. WARREN, K. W.: Surgery of Pancreatic Disease, London: Butterworths 264 (1964).
5. SARLES, J. C.: Die chirurgische Behandlung der chronischen Pankreatitis. Dtsch. Med. Wschr. 90, 237 (1965).

147. Die proximale und distale Hemipankreatektomie

W. Grill

Chirurgische Abteilung des Kreiskrankenhauses Starnberg/See
(Chefarzt: Prof. Dr. W. Grill)

Das hohe Risiko aller Operationen am Pankreas erfordert auch bei der Hemipankreatektomie eine subtile Diagnostik und strenge Indikation. Die proximale Hemipankreatektomie, die Duodeno-Hemipankreatektomie, kommt nur bei dringend verdächtigem bzw. gesichertem Pankreaskopfcarcinom, bei distalem Choledochus- oder Papillencarcinom sowie bei schweren isolierten Pankreasveränderungen im Kopfbereich mit Stenosen im Duodenum in Frage (1, 4). Weger der mit einer suffizienten Pankreasbiopsie verbundenen Gefahren erzwingen wir die Probeentnahme nicht und stellen dann die Operationsindikation nach dem makroskopischen Befund.

Methodik: Wir durchtrennen im Bereich der Flexura duodeno-jejunalis den Dünndarm, ziehen die Jejunumschlinge retrocolisch hoch und legen zunächst die Anastomose End-zu-Seit mit dem Pankreasrest und dann End-zu-Seit mit dem Choledochus bzw. Hepaticus an. Diese Reihenfolge ist dann wichtig, wenn sich das Pankreas im Corpusbereich auf der Höhe der V. mesenterica inferior gabelförmig teilt. In diesem Fall haben wir zuerst die craniale Hälfte End-zu-End und dann die caudale Hälfte End-zu-Seit mit der ROUX-Schlinge anastomosiert. Wir verzichten auf die innere Drainage der Pankreasgänge ebenso wie auf die Y-Drainage der Gallenwege.

Bei schweren chronisch-entzündlichen, wie pseudo-cystischen Veränderungen im Pankreaskopf, halten wir die eingreifende und folgenschwere proximale Hemipankreatektomie nur in Ausnahmefällen für indiziert. Eigene Erfahrungen zeigen, daß in diesen Fällen die distale Hemipankreatektomie auf bedeutend risikolosere Weise zum Erfolg führt. Sie stellt vielfach die einzige operative Möglichkeit, um bei chronischer Pankreatitis und speziell bei Pankreaticolithiasis das Fortschreiten des schweren Krankheitsbildes und der exokrinen Insuffizienz aufzuhalten (2).

Uns hat sich sowohl das Verfahren nach CATTELL-MERCADIER als auch nach MERCADIER-PUESTOW bewährt.

Wir gehen dabei so vor, daß wir nach Oberbauchquerschnitt eine Röntgendarstellung der Gallenwege und des Ductus pankreaticus, entweder durch Direktpunktion oder nach Freilegung im Schwanzbereich, durchführen. Bei schweren und chronischen Entzündungszuständen muß die Milz entfernt werden. Nach breiter Eröffnung des Ductus pankreaticus werden die morphologisch schwer veränderten caudalen Pankreasteile reseziert und die Pankreasgangsteine so weit wie möglich entfernt. Wegen der Verletzungs- und Nekrosegefahr am Pankreaskörper und zur Verhütung dramatischer Blutungen aus den Vasa mesenterica infe-

rior warnen wir dringend vor einer ausgedehnten Pankreasmobilisation. Die retrocolische ROUX' sche Jejunumschlinge wird so anastomosiert, daß das Ende des Darmes schwanzwärts gerichtet ist. Ein T-Drain in der Anastomose ist überflüssig.
Bei gleichzeitiger Röhrenstenose des distalen Choledochus muß zusätzlich die Choledocho-Jejunostomie durchgeführt werden. Die Choledocho-Duodenostomie halten wir wegen ihrer Komplikationen (u. a. Cholangiophytiasis) für unterlegen (3).
Selbst bei nicht entfernbaren inkrustierten Pankreasgangsteinen im Kopfbereich hat sich uns die distale Hemipankreatektomie mit Pankreatico-Jejunostomie bewährt.
Da wir eine schwere postoperative Blutung beobachtet haben, möchten wir vor der laterolateralen Pankreatico-Jejunostomie nach CATTELL-MERCADIER warnen und an ihrer Stelle die distale Hemipankreatektomie empfehlen.

Ergebnisse: Wir haben bei insgesamt 30 Kranken die Hemipankreatektomie durchgeführt: 12 mal die proximale Hemipankreatektomie (Whipplesche Operation) mit 2 postoperativen Todesfällen und 18 mal die distale Hemipankreatektomie ohne postoperativen Todesfall. In dieser Gruppe traten jedoch 2 bedrohliche postoperative Blutungen auf, die nur durch sofortige Relaparotomie mit ausgedehnter Nachresektion zu beherrschen waren.

Zusammenfassung: Die malignen und chronisch-entzündlichen Pankreaserkrankungen sind in zunehmendem Maße der operativen Therapie zugänglich. Die proximale Hemipankreatektomie soll den Malignomen von Pankreaskopf, Duodenum, Papille sowie distalem Choledochus und in Ausnahmefällen chronisch-entzündlichen Pankreaskopfveränderungen vorbehalten bleiben. Die Indikation zur distalen Hemipankreatektomie kann weiter gestellt werden. Dieses Verfahren führt auch bei schweren entzündlichen Veränderungen im Pankreaskopfbereich mit nicht entfernbaren Pankreasgangsteinen durch die pankreaticodigestive Entlastungs-Anastomose zum signifikanten klinischen Erfolg.

Summary: The malignant and chronic inflammatory diseases of the pancreas are more and more accessible to promising operative therapy. The proximal hemipancreatectomy is reserved for malignant tumors of the pancreatic head, the duodenum, the bile-papilla and the distal choledochus. In exceptional cases it can be applied to chronic inflammatory pancreatic ailments, too. The indication for a distal hemipancreatectomy can be put much further. This method is also useful in severe inflammatory diseases of the pancreatic head with incarcerated concretions in the pancreatic duct. Significant clinical results are obtained using a pancreatico-digestive anastomoses for relief.

Literatur

1. CATTELL, R. B. , WARREN, K. W.: Surgery of the pancreas. Saunders, Philadelphia 1953.

2. DuVAL, M. K.: Pancreatico-Jejunostomy for chronic relapsing pancreatitis. Surgery 41, 1019 (1957).
3. GRILL, W.: Die distale pankreatico-digestive Anastomose. Fortschr. Med. 89, 430 (1971).
4. HESS, W.: Die chronische Pankreatitis. Bern und Stuttgart: Hans Huber (1969).
5. MERCADIER, M.: Les pancréatectomies presque totales de gauche à droite: nouvelle tentative de traitement churgical de la pancréatite. Mém. Acad. Chir. 90, 84 (1964).

Prä- und postoperative Therapie – Endocrinologie

148. Langfristige parenterale Ernährung bis zu 7 Monaten Dauer. Erfahrungen in Australien.

D. A. Coats

Royal Australasian College of Surgeons, Melbourne

Es ist heute möglich, Patienten mit Störungen des Magen-Darm-Trakts und ungenügender oraler Ernährung langfristig und vollständig parenteral zu ernähren (1, 2, 3). Auch bei Patienten mit Rückgratverletzungen oder einem Short-Gut-Syndrom kann diese Therapieform bis zu 7 Monaten oder länger angewandt werden. Im Verlauf einer solchen Therapie regeneriert sich die Darmmucosa bei gleichzeitiger Verbesserung der Resorption aus dem Darmtrakt, so daß schließlich wieder oral ernährt werden kann. Die Wiederherstellung der Darmfunktion hängt nicht vom Vorhandensein von Nahrung und Ingesta im Darmlumen ab, da diese Funktion auch im völlig ruhenden Darm bei i. v. Ernährung wiederhergestellt werden kann. Experimente beweisen, daß eine adäquate Wiederherstellung der Darmfunktion nicht bei oraler Substratversorgung, sondern nur bei i. v. Applikation über den systemischen Kreislauf erreicht werden kann (Abb. 1).

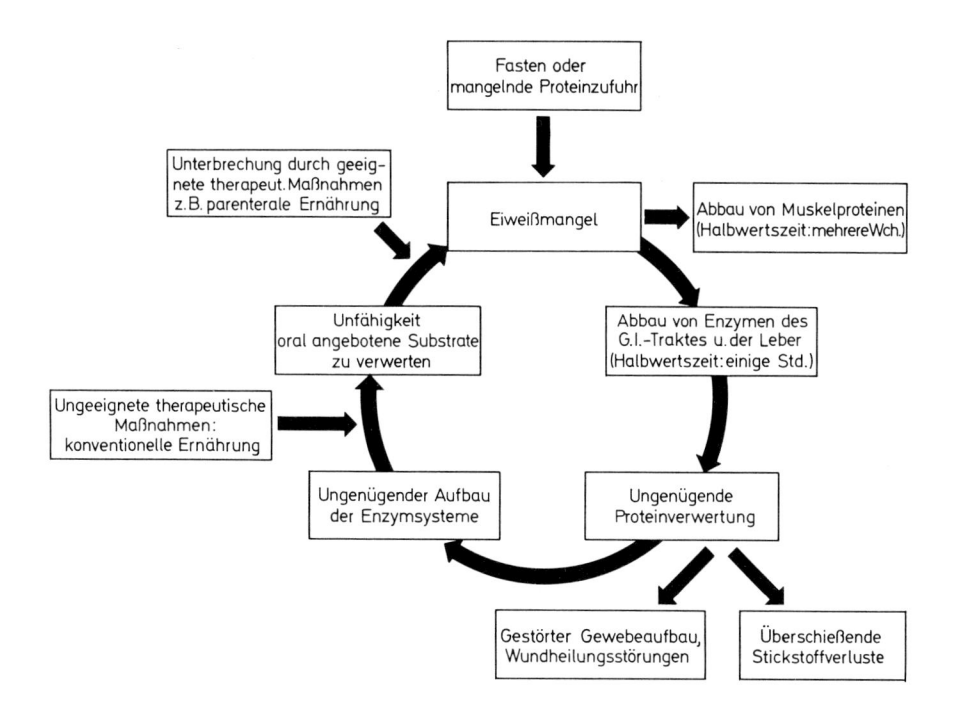

Abb. 1

Bei einer Fastenperiode mit Eiweißverarmung müssen Grundumsatz und zusätzlicher Energiebedarf des Patienten (Bewegung im Bett, Stress, Fieber) aus den Körperdepots gedeckt werden. Die Glycogenspeicher (etwa 5 g/kg Körpergewicht) sind innerhalb von 12-16 Stunden erschöpft und können nur durch Rückgriff auf Körperprotein mittels Gluconeogenese aufgefüllt werden. Die verschiedenen Proteine stehen je nach ihrer Halbwertszeit im Körper zur Gluconeogenese jedoch nur bedingt zur Verfügung. Diese verschiedenen Halbwertszeiten können von einigen Stunden bei Enzymproteinen von Darm und Leber bis zu mehreren Wochen beim Skelettmuskelprotein variieren (4). Das Herzmuskelprotein und das der glatten Muskulatur haben beide erheblich kürzere Halbwertszeiten als das Protein des Skelettmuskels (ca. 1/5 bzw. 1/10). Patienten, die i. v. ernährt werden und nicht genügend Kalorien zur Deckung des Energiebedarfes und ausreichend Stickstoff für die Eiweißsynthese erhalten, müssen auf ihre eigenen Eiweißdepots zurückgreifen. Die Mobilisierung von Körpereiweiß erfolgt zum großen Teil aus den wichtigen Enzymsystemen des Darmes und den damit verbundenen Drüsen. Die Verarmung von Magen-Darm-Trakt und Leber an Enzymprotein beeinträchtigt die Rückkehr zur oralen Ernährung und die gesamte Verwertung der oral zugeführten Nahrung. Dies trifft nicht nur auf die langfristige, sondern wegen der sehr kurzen Halbwertszeiten einiger wichtigster Enzymproteine auch auf die kurzfristige parenterale Ernährung zu.

Die Erfahrung mit der langfristigen parenteralen Ernährung hat relativ genau die verschiedenen Bedarfszahlen bei einer kompletten i. v. Ernährung aufgezeigt. Bei kurzfristigen Fällen ist es möglich, unbilanzierte oder unzulängliche Substrate zu geben und trotzdem die Wiederherstellung des Patienten zu erreichen. Bei längerer Therapie wird die Zufuhr von Nährstoffen in ihren richtigen Relationen schwieriger, da wahrscheinlich Faktoren auftreten, die die anabole Substratverwertung limitieren. Daher sind langfristige Fälle bei der Festlegung des Körperbedarfes bei adäquater kompletter i. v. Ernährung wertvoll. Die Ergebnisse bei langfristig ernährten Patienten sollten unabhängig von der Dauer als Richtschnur für jede i. v. Ernährung dienen.

Bei unseren Untersuchungen an langfristig ernährten Patienten wurden gewisse Prinzipien der Therapie deutlich. Diese Prinzipien können für Erwachsene kurz zusammengefaßt werden:
1. Der Wasserbedarf zur Deckung des Erhaltungsbedarfs beträgt 30-40 ml/kg Körpergewicht/ 24 Std.
2. Anabole Substrate: a) Die Infusion muß alle essentiellen und semiessentiellen Aminosäuren in einem ausgewogenen Muster enthalten, ausreichend unspezifischen Stickstoff liefern und den Bedarf des Körpers zur Aminosäurensynthese decken. Der Gesamtbedarf an Aminosäuren beträgt gewöhnlich 0,8-1,5 g/kg Körpergewicht/24 Std., kann aber gelegentlich höher sein. Um signifikante Veränderungen der Serumkonzentration zu vermeiden, sollten die Aminosäuren kontinuierlich über 24 Stunden infundiert werden.
b) Der Bedarf an essentiellen Fettsäuren beträgt etwa 0,1 g/kg KG oder etwa 2,2 Kal% täglich. Da die üblichen Fettemulsionen etwa 50 %

essentielle Fettsäuren enthalten, sollte i. v. gegebenes Fett etwa 4, 5 % der Gesamtkalorien ausmachen.

3. Energieliefernde Substrate für den anabolen Einbau in die Körpergewebe können nur dann ausreichend utilisiert werden, wenn der Energiebedarf des Körpers gedeckt ist. Dieser kann sehr variabel und besonders bei hyperkatabolen Zuständen hoch sein. Er beträgt bei kompletter parenteraler Ernährung 30-40 kcal/kg KG/24 Std. Theoretisch kann diese Energie durch verschiedene Kohlenhydrate, Fette oder Äthanol oder eine Kombination dieser Substrate geliefert werden. In der Praxis muß jedoch der größte Teil aus Kohlenhydraten gewonnen werden, während Fette und Äthanol nur einen Teil der benötigten Energie liefern. Die obere Grenze für die adäquate metabolische Verwertung aller Kohlenhydrate liegt bei 0, 4-0, 5 g/kg KG/Std. Bei Überschreiten der Applikationsgeschwindigkeit können verschiedene biochemische Störungen auftreten (Glucoseintoleranz, Störungen des SBH und der Leberfunktion). Bei einer Verteilung der Kohlenhydratgabe über 24 Stunden und Infusionsgeschwindigkeit von 0, 3-0, 4 g/kg KG/Std können sie als einzige oder zumindest hauptsächliche Kalorienquelle weiterhin verwendet werden. Vorteilhaft ist ein Gemisch von Kohlenhydraten (Glucose, Fructose oder Sorbit und Xylit). Dadurch kann die Applikationsgeschwindigkeit jedes Kohlenhydrates auf 0, 15 g/kg/Std reduziert werden.

4. Limitierende Faktoren bei der anabolen Substratverwertung: Eine ausreichende komplette parenterale Ernährung ist nur dann möglich, wenn der Bedarf des Körpers an Elektrolyten (besonders Kalium, Natrium, Magnesium und Zink) so gedeckt wird, daß Störungen des SBH nicht auftreten. Daher müssen genügend Bicarbonat und Bicarbonatvorläufer zugeführt werden. Zur optimalen Utilisation von Kohlenhydraten sind Vitamine vor allem des B-Komplexes erforderlich. Bei Streßzuständen kann ein relativer Insulinmangel oder eine Insulinresistenz die Glucosemenge stark limitieren.

Zusammenfassung: Eine langfristige parenterale Ernährung ist über unbegrenzt lange Zeiträume möglich, wenn alle notwendigen Nährsubstrate in einem geeigneten Muster zur Verfügung gestellt und über die gesamte 24-Stunden-Periode kontinuierlich infundiert werden. Selbst bei kurzfristiger intravenöser Therapie treten ernste Störungen der essentiellen Enzymsysteme auf, wenn nicht die gleichen Prinzipien wie bei der kompletten parenteralen Ernährung befolgt werden. Jede intravenöse Therapie sollte über die gesamte 24-Stunden-Periode gegeben und dabei alle essentiellen Nährstoffe und essentiellen Kalorienquellen zur Verfügung gestellt werden. Wird dies nicht befolgt, wird die Rekonvaleszenz beeinträchtigt und eine Rückkehr zur oralen Ernährung verzögert.

Summary: Long term parenteral nutrition is possible for indefinite periods provided all the necessary nutrient substrates are provided in a suitable pattern and are continuously infused over the full 24 hour period. Even in short term intravenous therapy serious disturbances of essential enzyme systems will occur unless the same principles of complete parenteral nutriton are followed. All intravenous therapy instituted for nutritional purposes should be carried out over the full 24 hour period and all essential nutrients and essential calorie sources should be provided. Unless this is done recovery will be impaired and return to oral feeding will be unduly delayed.

Literatur

1. COLLINS, F. D. , SINCLAIR, A. J. , ROYLE, J. P. , COATS, D. A. , MAYNARD, A. T. , LEONARD, R. F. : Linoleic Acid Deficiency in Man. Chapter in Proceedings of the Second International Symposium on Atherosclerosis, Chicago, Springer-Verlag, New York-Heidelberg-Berlin 1970.
2. CHESHIRE, D. J. E. , COATS, D. A. : Respiratory and Metabolic Management in Acute Tetraplegia. Paraplegia Vol. 4, 1 (1966).
3. WILMORE, D. W. , DUDRICK, S. J. , VARS, H. M. , RHOADS, J. E. : Long-term Intravenous Hyperalimentation. Fred. Proc. 27, 2 (1968).
4. NIKLAS, A. , QUINCKE, E. , MAURER, W. , NEYEN, H. : Biochem. Z. 330, I (1958).

149. Postoperative parenterale Ernährung mit Fettemulsionen bei Patienten mit Leberschäden

V. Zumtobel und A. Zehle

Chirurgische Universitätsklinik und Poliklinik Köln-Lindenthal
(Direktor: Prof. Dr. G. Heberer)

Ausgedehnte Mehrfachverletzungen und schwere Komplikationen nach großen Eingriffen, die über längere Zeit eine orale oder Sonderernährung unmöglich machen, zwangen uns in besonderen Fällen, auch bei Patienten mit Leberschäden parenteral Fett zu geben, um eine kalorisch ausreichende Ernährung zu gewährleisten.

Bei einem Beobachtungskollektiv von 41 Patienten mit mittleren bis schweren Leberschäden bestand 13 mal eine cholostatische Schädigung infolge eines länger als 4 Wochen bestehenden Verschlußikterus bei Choledochusstenose oder Pankreaskopf- bzw. Papillencarcinom als primärer Erkrankung. 20 mal lag eine chronisch progrediente Hepatitis oder manifeste Lebercirrhose und 8 mal eine chronische cholangitische Schädigung als Begleiterkrankung vor.

Alle Patienten wurden zwischen 10 und 30 Tage (durchschnittlich 18 Tage) vollständig parenteral ernährt und erhielten 3.000 ml 10%ige Invertose-Lösung, 500 ml 10%ige Aminosäuren-Lösung und 500 ml 20%ige Fettemulsion pro Tag. Bei Bedarf wurden Albumin und Blut ersetzt, das Hb wurde über 10 g% gehalten. Körperwasser, Serum-Elektrolyte und Säure-Basen-Verhältnis wurden sorgfältig ausbilanziert und mindestens 60-80 mval K täglich gegeben. Die verwendete Fettinfusion bestand aus 20%iger Sojabohnenölemulsion mit Ei-Lecithin-Emulgator.

Untersucht wurden Serum-Klärungsgeschwindigkeit, Serum-Bilirubin, Transaminasen, alkalische Phosphatase, Bromthalein-Retentionsteste sowie Quickwert und Thrombocytenzahlen. Zusätzlich wurden bei 5 Patienten mit Cholostase, 8 Patienten mit chronisch rezidivierender Hepatitis oder Lebercirrhose und 2 Patienten mit Cholangitis vor und unmittelbar nach der Infusionsserie histologische Lebergewebeuntersuchungen durchgeführt.

Bei Patienten mit Verschlußikterus kam es nach Beseitigung oder Umgehung des Abflußhindernisses zu raschem Bilirubinabfall, wobei sich die fettbehandelten ebenso rasch entfärbten wie eine Kontrollgruppe mit gleichen Erkrankungen ohne Fettgaben. Die Transaminasen-Aktivität (Abb. 1), Bromthalein-Retention und alkalischen Phosphatase-werte gingen bei beiden Gruppen gleicherweise zurück. Thrombocytenzahl und Quickwert erholten sich. Die makroskopisch sichtbare Serumlipämie hielt etwa 6-8 Stunden nach Beendigung der Infusion an und entsprach damit den Verhältnissen beim lebergesunden Menschen (2).

In der 2. Gruppe mit chronisch progredienter Hepatitis und bereits ausgebildeter Cirrhose kam es unmittelbar postoperativ wie bei der

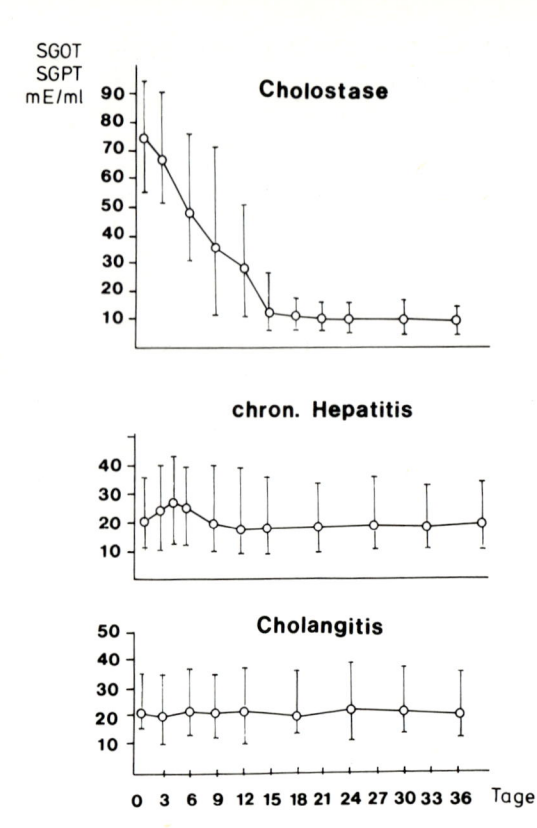

Abb. 1: Verhalten der Transaminasen bei 41 Patienten mit verschiedenartigen Leberschäden während und nach einer Fettinfusionsperiode zwischen 10 und 30 Tagen

Kontrollgruppe meist zum leichten Anstieg der Bilirubin- und Transaminasenwerte für 4-8 Tage (Abb. 1). Elektrophorese, alkalische Phosphatase, Bromthaleintest, Thrombocytenzahl und Quickwert blieben gegenüber den Vorbefunden praktisch unverändert. Trotz doppelter Belastung durch den operativen Eingriff, die schwere Haupterkrankung und die Fettapplikation trat in keinem Fall eine Exacerbation der Lebererkrankung ein. Selbst 4 Patienten mit hochgradigen Schäden mit einer Bromthaleinretention von 40 % und latenter Gerinnungsstörung vertrugen die Fettinfusionen ohne Reaktion.

Die 3. Gruppe der Cholangitiden zeigte bei normaler Klärungsgeschwindigkeit ein uncharakteristisches Verhalten der Transaminasen (Abb. 1) und des Bilirubins mit leicht schwankenden Werten vor, während und nach der Infusionsserie. In 3 Fällen, bei denen die Cholangitis durch die Operation positiv beeinflußt werden konnte, ergab sich bereits während der Infusionsserie eine Rückbildungstendenz der pathologischen Befunde. Bei anderen Patienten trat weder eine Besserung noch eine Verschlechterung der Leberwerte ein. Bromthaleinretention, Quickwert und Thrombocytenzahl blieben im wesentlichen unverändert.

Durch Relaparotomie, Leberblindpunktion oder Obduktion wurden bei 15 Patienten (5 mit Cholostase, 8 mit chronischer Hepatitis bzw. Cirrhose, 2 mit chronischer Cholangitis vor und nach der Infusionsserie zwischen 12 und 25 Fettinfusionen histologische Kontrolluntersuchungen möglich. In keinem Fall ließen sich deutliche Fettablagerungen in den Reticulumzellen, toxische Zellveränderungen oder frische Zellproliferationen feststellen.

Die bei allen 3 Gruppen normal rasche Serum-Klärungsgeschwindigkeit nach den gegebenen Fettemulsionen deutet auf eine im wesentlichen ungestörte Lipolyse auch beim Leberkranken hin (4). Das Verhalten der Leberfunktionswerte spricht übereinstimmend gegen eine verstärkte Belastung oder toxische Schädigung der Leber durch die Fettemulsionen. Diese Annahmen werden unterstrichen durch die histologischen Untersuchungsbefunde, die keine Anzeichen für eine reaktive Zellproliferation oder -degeneration bzw. Phagocytose und Ablagerung größerer Fettmengen im Reticuloendothelialsystem boten (3). Trotz der relativ kleinen Patientenzahl glauben wir, bei ausreichender Kohlehydratzufuhr (1) eine leberschädigende Wirkung der verwendeten Fettemulsion in einer Dosierung von 1,5-2 g/kg KG täglich ausschließen zu können.

Tab. 1: Verteilung der Leberschäden bei 41 Schwerkranken mit postoperativen Infusionen von 20%iger Sojabohnenölemulsion

Patientenzahl	Art des Leberschadens	mittlere Infusionsdauer
13	Cholostase	15 Tage
20	chronische Hepatitis oder Cirrhose	19 Tage
8	chronische Cholangitis	20 Tage

Zusammenfassung: 41 Patienten mit verschiedenartigen Leberschäden erhielten postoperativ zwischen 10 und 30 Tage lang i.v. eine 20%ige Sojabohnenölemulsion als Kalorienspender. Die Wirkung auf die Leber wurde klinisch-chemisch und in 15 Fällen auch histologisch untersucht. Ein schädlicher Einfluß wurde nicht beobachtet.

Summary: 41 patients with liver diseases of different etiolgy were given calories in form of an emulsion containing 20 percent soybean oil for a period of 10 to 30 days after surgical treatment. Laboratory tests in all cases and histologic investigations in 15 cases proved that intravenous nutrition with this emulsion had no negative side effects even on already damaged livers.

Literatur

1. EGGSTEIN, M.: Probleme der Fett- und Kohlehydratstoffwechselüberwachung bei partieller und totaler parenteraler Ernährung. Verh. Dtsch. Ges. inn. Med. 74, 321 (1968).

2. HALBERG, D., HOLM, I., OBEL, A. L., SCHUBERTH, O., WRET-
LIND, A.: Fat emulsion for complete intravenous nutrition.
Postgrad. Med. 42, A-149 (1968).
3. ZITTEL, R. X., SCHOLLER, K. L., OEHLERT, W.: Rückwirkungen
auf den Organismus bei der parenteralen Ernährung mit Fettemulsionen. Münch. Med. Wschr. 7, 349 (1967).
4. ZÖLLNER, N., GLUNZ, K., HEUKENKAMP, P. U.: "Overloading
Syndrome" nach parenteraler Ernährung mit einer Fettembulsion.
Münch. Med. Wschr. 35, 1795 (1967).

150. Tierexperimentelle Untersuchungen zur katecholamininduzierten Kohlenhydratstoffwechselstörung nach Oper Operationsstress

W. Stremmel und B. v. Hundelshausen

Chirurgische Universitätsklinik Freiburg (Direktor: Prof. Dr. M. Schwaiger)

Hyperglykämie und Glukosurie nach Operationen sind seit langem bekannte Symptome eines gestörten Kohlenhydratstoffwechsels. Unter normalen Bedingungen wird die Blutglukosehomoiostase durch ein komplexes Regulationssystem gewährleistet. An diesem sind auf zellulärer Ebene Enzyme und Substrate, für den Gesamtorganismus Hormone beteiligt.

Katecholamine spielen bei dem von SELYE formulierten Adaptationssyndrom eine große Rolle. Auf Stress reagiert der Organismus mit einer vermehrten Ausschüttung von Adrenalin als Ausdruck einer überwiegenden sympathikotonen Phase. Die Katecholamine wirken an der Zelle über die von AHLQUIST beschriebenen α- und β-Rezeptoren. Diese Rezeptoren sind möglicherweise identisch mit dem von SUTHERLAND im Jahre 1958 entdeckten Adenyl-Zyklase-System. Dieses beeinflußt die Bildung von zyklischem 3,5-AMP, eine entscheidende Vermittlersubstanz bei Enzymreaktionen. Über das Adenyl-Zyklase-System stimulieren die Katecholamine die Glykogenolyse in Leber und Muskulatur sowie die Lipolyse im Fettgewebe. PORTER und MALAISSE konnten zeigen, daß die glukosestimulierte Insulinsekretion aus den β-Zellen des Pankreas durch Katecholamine gehemmt wird. Diese Hemmung kann durch Blockierung der α-Rezeptoren aufgehoben werden. Diese Hemmung der Insulinfreisetzung beruht auf einer Verminderung der 3,5-AMP-Konzentration. TURTLE konnte eine solche durch Adrenalin-Gaben nachweisen.

Unsere Untersuchungen wurden mit der Fragestellung durchgeführt: Ist die nach Operationsstress zu beobachtende Hyperglykämie auf eine katecholaminbedingte Hemmung der Insulinsekretion zurückzuführen?

Methodik: Die Untersuchungen wurden an Kaninchen mit einem Körpergewicht von 2-3 kg durchgeführt. Die glukosestimulierte Insulinfreisetzung wurde nach i.v. Glukosebelastung mit 0,33 g/kg KG untersucht. Als Operationsstress wählten wir einen intraabdominellen Eingriff. Es wurde eine Gastroenterostomie angelegt. Die Tiere wurden in Nembutal-Narkose bei erhaltener Spontanatmung untersucht. 3 Gruppen wurden unterschieden:

a) i.v. Glukosebelastung in Nembutal-Narkose
b) i.v. Glukosebelastung in Nembutal-Narkose nach intraabdominellem Eingriff
c) i.v. Glukosebelastung in Nembutal-Narkose nach intraabdominel-

lem Eingriff und Blockierung der α-Rezeptoren mit Phentolamin. Phentolamin (Regitin) wurde in einer Gesamtdosierung von 100 mg vor und während der Glukosebelastung intravenös unter Blutdruckkontrolle gegeben. Blutglukose wurde enzymatisch mit der Peroxydase-Methode, Seruminsulin radioimmunologisch nach YALOW und BERSON bestimmt.

Ergebnisse: In Nembutal-Narkose steigt die Blutglukose 5 min nach Belastung auf 204 mg% an, nach 30 min fällt sie auf 157 mg% ab. Das Seruminsulin steigt von 7,3 µE/ml nach der Glukosestimulierung auf 16,8 µE/ml nach 5 min an. Nach Laparotomie und Gastroenterostomie steigt die Blutglukose 5 min nach Glukosebelastung auf 268 mg% an, nach 30 min ist kein Abfall nachweisbar. Die Konzentrationen des Seruminsulins zeigen nach der Glukosebelastung keine Veränderungen. Nach Blockierung der α-Rezeptoren (Abb. 1) steigt die Blutglukose 5 min nach Belastung auf 253 mg% an, nach 30 min kommt es zu keinem signifikanten Abfall.

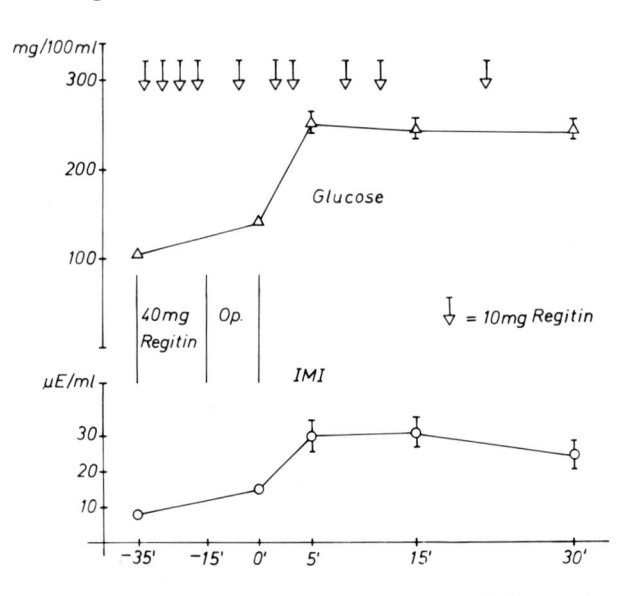

Abb. 1: Verhalten von Blutglukose und Seruminsulin nach intravenöser Glukosebelastung unter α-Rezeptorenblockade mit Phentolamin (Regitin), n = 15, $\bar{x} \pm$ SEM

Das Seruminsulin steigt 5 min nach der Glukosebelastung auf 30,7 µE/ml an und ist nach 3 min noch auf 24,4 µE/ml erhöht. Der Vergleich der beiden bestimmten Parameter unter den genannten Versuchsbedingungen (Abb. 2) zeigt einen signifikanten Anstieg der Blutglukose nach intraabdominellem Eingriff.
Unter Blockierung der α-Rezeptorenblocker bleibt die Blutglukose signifikant erhöht. Die Seruminsulin-Konzentrationen sind nach intraabdominellem Eingriff nach Glukosestimulation signifikant erniedrigt. Nach Blockierung der α-Rezeptoren sind die Seruminsulin-Konzentra-

tionen nach Glukosestimulation nach 5, 15 und 30 min signifikant erhöht.

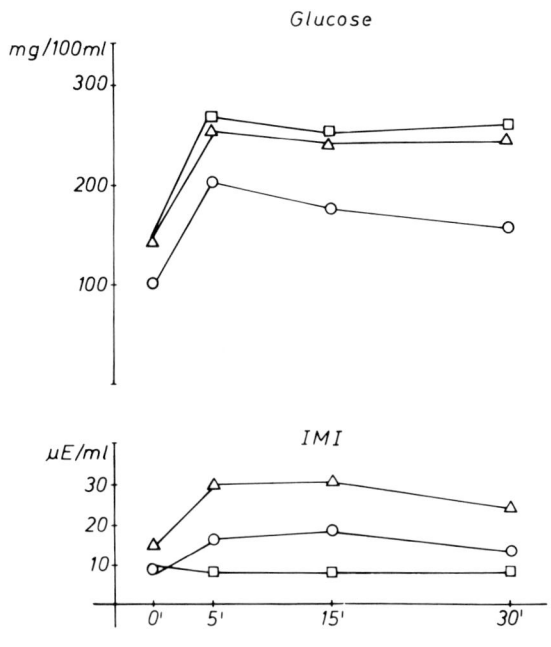

Abb. 2: Vergleichende Darstellung der Mittelwerte von Blutglukose und Seruminsulin nach intravenöser Glukosebelastung
(o-----o ohne Operation, n = 12
□———□ intraabdomineller Eingriff, n = 14
△———△ intraabdomineller Eingriff, α Rezeptorenblockade, n = 15)

Zusammenfassung: In tierexperimentellen Untersuchungen konnte gezeigt werden, daß die glukosestimulierte Insulinfreisetzung durch den Operationsstress in Form eines intraabdominellen Eingriffs vollständig gehemmt ist. Nach Blockierung der α-Rezeptoren wird diese Hemmung aufgehoben. Trotz überschießender Insulinsekretion bleibt der Blutglukosespiegel erhöht. Als Ursache hierfür kommen im wesentlichen 2 Faktoren in Frage: 1. Insulinantagonisten, 2. die durch α-Rezeptorenblockade nicht beeinflußte, katecholamininduzierte Glykogenolyse in der Leber.

Summary: Experiments are described in which the influence of operative stress in rabbits on blood glucose and serum insulin has been measured. An intraabdominal operation inhibits completely the glucose stimulated insulin secretion. The blockade of the alpha adrenergic receptors with phentolamine abolishes this inhibition. In spite of elevated insulin secretion the blood glucose concentration has not been found to be decreased. This results from two possible factors: 1. Insulin antagonists, 2. the catecholamine induced glycogenolysis in liver, which is not influenced by alpha blocking agents.

Literatur

1. MALAISSE, W. J., MALAISSE-LAGAE, N. F.: A possible role for the adenyl-cyclase-system in insulin secretion. J. Clin. Invest. 46, 1724 (1967).
2. PORTE, D. jr.: Receptor mechanism for the inhibition of insulin release by epinephrine in men. J. Clin. Invest. 46, 86 (1967).
3. SUTHERLAND, E. W., RALL, T. W.: Fractionation and characterisation of a cyclic adenine ribonucleotide formed by tissue particles. J. Biol. Chem. 232, 1077 (1958).
4. TURTLE, J. R., KIPNIS, D. M.: An adrenergic receptor mechanism for the control of cyclic 3, 5-adenosine-monophosphate-synthesis in tissues. Biochem. Biophys. Res. Commun., 28, 797 (1967).

151. Infektionserreger in der Chirurgie. Erregerwechsel und Resistenz 1959–1970

S. Wysocki

Chirurgische Universitätsklinik Heidelberg (Direktor: Prof. Dr. F. Linder)

Die Resistenzentwicklung primär sensibler Bakterien und der Erregerwechsel von sensiblen zu resistenteren Keimarten haben die Wirksamkeit der Antibiotika zunehmend eingeschränkt (1, 2, 3). Diese Entwicklung kann nur aufgehalten oder verlangsamt werden, wenn der Antibiotikaverbrauch durch gezielten und kritischen Einsatz so klein als möglich gehalten wird. Eine rationelle und gezielte Therapie ist aber nur möglich, wenn der Stand von Resistenz und Erregerwechsel durch laufende Registrierung aller isolierten Erreger im jeweiligen Krankenhaus bekannt ist.

Eine Übersicht der 5 wichtigsten Infektionserreger, die in den letzten 12 Jahren aus unserem Untersuchungsmaterial isoliert wurden, zeigt eine stetige Zunahme gramnegativer Erregerarten (Abb. 1).

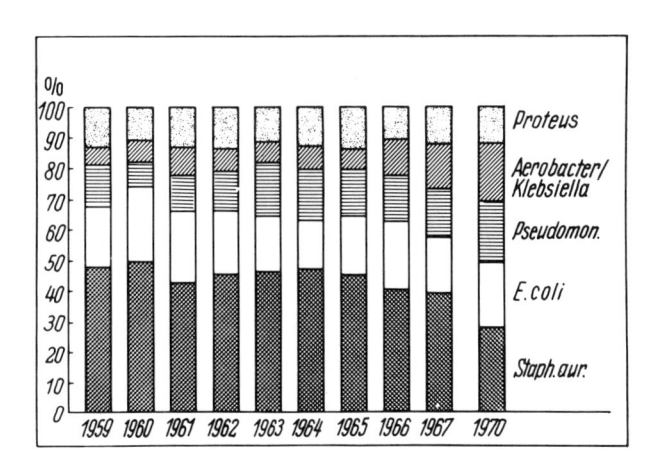

Abb. 1: Keimspektrum der 5 wichtigsten Infektionserreger der Chirurgischen Universitätsklinik Heidelberg von 1959-1970

Hämolysierende Streptokokken und Pneumokokken sind selten geworden, der Anteil von Staphylococcus aureus fiel von 50 % im Jahre 1959 auf 27 % 1970. Bei E. coli und proteus ist eine wesentliche Veränderung nicht erkennbar. Dagegen fällt eine deutliche Zunahme von Pseudomonas aeruginosa und Aerobacter/Klebsiella auf, die wegen ihrer Antibiotikaresistenz besonders schwer zu therapieren sind. Diese beiden Erreger zusammen hatten 1970 unter den 5 wichtigsten Infektionserregern bereits einen Anteil von mehr als 40 %, während ihr Anteil 1959 noch unter 20 % lag.

Bedrohlich sind die zunehmenden Infektionen mit diesen Erregern bei tracheotomierten und beatmeten Patienten. Dominierten Anfang der 60-iger Jahre noch Staphylokokken, so waren 1966 sowohl Pseudomonas aeruginosa als auch Aerobacter/Klebsiella jeweils bei 50 % nachweisbar. 1970 war Pseudomonas aeruginosa bei 65 % und Aerobacter/ Klebsiella bei 55 % aller Lungeninfektionen in dieser Patientengruppe beteiligt. Auch der Anteil von Pilzinfektionen stieg von 4 % 1966 auf fast 12 % 1970. Die Häufigkeit der Staphylokokken verringerte sich von 32 % auf 12 % im Jahre 1970. Nur der Verzicht auf eine Prophylaxe und der gezielte Einsatz der Antibiotika bei akuten Infektionen kann den raschen Erregerwechsel bei diesen Patienten zeitlich hinausschieben.

Während der Trend des Erregerwechsels zu gramnegativen Bakterien eindeutig und anhaltend ist, zeigt die Resistenzentwicklung der verschiedenen Keimarten gegen die verschiedenen Antibiotika ein wechselndes Bild (Abb. 2).

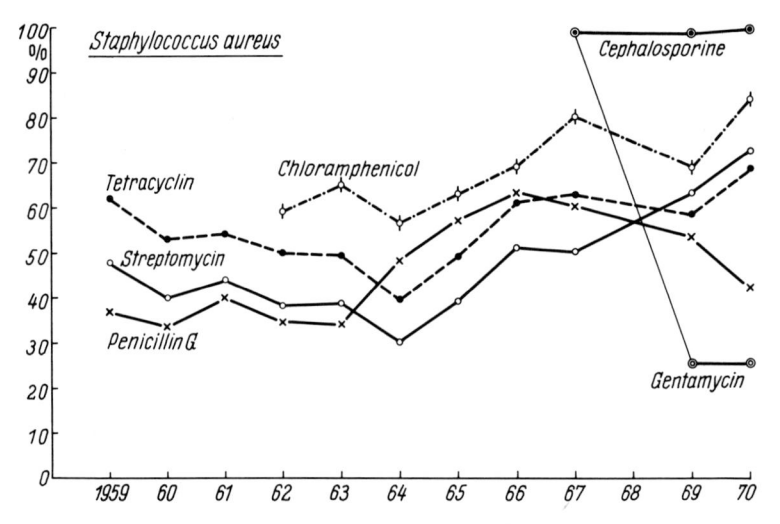

Abb. 2: Antibiotikaempfindlichkeit von Staphylococcus aureus. Chirurgische Universitätsklinik Heidelberg 1959-1970

Von 1959-1964 war an der Chirurgischen Universitätsklinik Heidelberg eine Resistenzzunahme bei fast allen Erregerarten gegen die verschiedenen Antibiotika nachweisbar, gefolgt von einer Periode steigender Empfindlichkeit bis etwa 1967. Wahrscheinlich war eine strengere Indikationsstellung bei gleichzeitiger höherer Dosierung eine der Ursachen für den Anstieg der Empfindlichkeit. Bei Staphylokokken hat möglicherweise auch die Einführung der Penicillinase-stabilen Penicilline eine Rolle gespielt.

Bei Substanzen, die seit dieser Zeit nur noch selten (Tetracycline) oder überhaupt nicht mehr (Streptomycin) verwendet wurden, hat dieser Trend angehalten. Streptomycin war 1964 nur noch bei 30 %, 1970 aber schon wieder bei über 70 % der Staphylokokken wirksam. Die Empfindlichkeit der Staphylokokken gegen Tetracyclin lag 1964 bei

39 %, 1970 bei fast 70 %. Das sehr häufig eingesetzte Penicillin G war 1967 bei über 60 % der Staphylokokken wirksam, ist aber in den folgenden Jahren wieder bis auf 42 % abgefallen.

Eine besonders auffallende Resistenzzunahme war bei Staphylokokken gegen das erstmals 1967 eingesetzte und relativ häufig verwendete Gentamycin nachweisbar. Auch bei gramnegativen Bakterien, gegen die Gentamycin nicht selten die letzte wirksame Waffe darstellt, muß eine langsame Resistenzzunahme festgestellt werden.

Bei Cephalosporinen ist bisher noch keine Minderung der Wirksamkeit gegen Staphylokokken nachweisbar.

Die Resistenzentwicklung und ganz besonders der Erregerwechsel zu resistenteren gramnegativen Bakterien hat erhebliche chemotherapeutische Probleme aufgeworfen. Nur zum Teil konnten die entstandenen chemotherapeutischen Lücken durch die Entdeckung neuer Antibiotika und durch Dosiserhöhungen wieder geschlossen werden.

Die Wirksamkeit der antibakteriellen Chemotherapie kann nur erhalten bleiben, wenn es gelingt, diese Entwicklung durch eine kritischere Einstellung zur Antibiotikagabe aufzuhalten.

Zusammenfassung: Eine Übersicht der 5 wichtigsten Infektionserreger, die in den Jahren 1959-1970 aus dem Untersuchungsmaterial der Chirurgischen Universitätsklinik Heidelberg isoliert wurden, zeigt eine stetige Zunahme gramnegativer Erreger besonders Pseudomonas aeruginosa und Aerobacter/Klebsiella und einen Rückgang bei den Staphylokokken. Die Empfindlichkeit von Staphylococcus aureus für verschiedene Antibiotika zeigt einen sehr wechselhaften Verlauf. Insgesamt ist aber eher eine Zunahme der Empfindlichkeit während der letzten 12 Jahre zu erkennen.

Summary: In order to control the trend of acquired bacterial resistance and the changing pattern of infecting organisms in surgery, the most important bacteria isolated from patients of the Department of Surgery in Heidelberg were registered 1959-1970. There has been an increasing incidence of gram-negative rods particularly Pseudomonas aeruginosa and Aerobacter/Klebsiella and a marked decrease in Staphylococci. The antibiotic sensitivity of Staphylococci varied widely over the 12 year period.

Literatur

1. FINLAND, M.: Changing ecology of bacterial infections as related to antibacterial therapy. Z. infect. Dis. 122, 419-431 (1970).
2. FLEMING, D.: An epidemiological approach to control hospital infections with gram-negative bacteria. Int. Z. Clin. Pharm. Therapy and Tox. 1, 397 (1968).
3. WYSOCKI, S., DRÜNER, H. U.: The changing pattern of infecting organisms. Bayer Symposion III, Springer Verlag Berlin-Heidelberg-New York 1971.

152. Der szintigraphisch kalte Knoten der Schilddrüse als Malignomverdacht und seine tatsächliche Bestätigung

H.-D. Röher, H. Rudolph, H. Wunsch und J. Griep

Chirurgische Universitätsklinik Heidelberg (Direktor: Prof. Dr. F. Linder)

Bösartige Schilddrüsentumoren stellen sich infolge fehlender oder verminderter Jodspeicherung im ^{131}J-Szintigramm meist als "kalte Knoten" oder "kalte Bezirke" dar. Nach Angaben der Literatur wird in szintigraphisch "kalten Knoten" in 5-50 % histologisch ein Malignom nachgewiesen (1, 2). Für diese weite Streuung ist entscheidend, inwieweit sich die Operationsindikation bevorzugt auf das Radiojodszintigramm oder auf andere Verdachtskriterien stützt.

Krankengut: Von 1966-1971 wurden an unserer Klinik bei insgesamt 1.258 Eingriffen an der Schilddrüse 837 Patienten (66,5 %) wegen Tumorverdacht bei szintigraphischem Speicherdefekt operiert. 48 Patienten, bei denen ein bösartiger Schilddrüsentumor aufgrund des Lokalbefundes, vorhandener Metastasen oder eines Rezidivs als gesichert galt und die ebenfalls zusätzlich szintigraphische Speicherdefekte aufwiesen, wurden in die Analyse der lediglich suspekten "kalten Knoten" nicht einbezogen (Tab. 1).

Tab. 1: Operationsindikationen bei 1.258 Patienten der Chirurgischen Universitätsklinik Heidelberg (1966-1971) unter besonderer Berücksichtigung der Malignomrate "kalter Knoten"

Diagnose	n	%
euthyreote und hyperthyreote Strumen, autonome Adenome	373	29,7
klin. gesicherte Malignome	48	3,8
kalte Knoten	837	66,5
davon maligne	42	5,1
klin. suspekt	27	3,3
klin. unverdächtig	15	1,8

Ergebnisse: Unter den 837 operierten "kalten Knoten" wurden 42 bösartige Schilddrüsentumoren (5,1 %) histologisch verifiziert. Gegenüber einem Geschlechtsverhältnis aller operierten Patienten von 3,6 ♀ : 1 ♂ besteht bei den Malignomen mit 1,2 : 1 eine nahezu ausgeglichene Relation.
Die Häufigkeit bösartiger Befunde nimmt mit fortschreitendem Alter zu und erreicht im eigenen Krankengut mit einem Anteil von 18,9 % jenseits des 60. Lebensjahres einen deutlichen Gipfel. Die Rate von 5,7 % bösartiger kalter Knoten in der Altersgruppe unter 20 Jahren unterstreicht jedoch die Bedeutung, die diesem diagnostischen Krite-

rium besonders beim jugendlichen Patienten zukommt.
Bei 27 Patienten mit Schilddrüsen-Carcinom (3, 3 % aller Patienten mit "kalten Knoten") fanden sich neben dem szintigraphischen Befund zusätzlich klinische Carcinomhinweise wie in kurzer Zeit entstandene Knoten von harter, fester Konsistenz (77, 0 %), Recurrensparesen (40, 7 %) und lokale Schmerzen (14, 8 %). 15 Patienten (1, 8 % !) boten keine für einen Tumorbefall besonders charakteristische Hinweise.
In diesen Fällen gab allein die szintigraphische Diagnose "kalter Knoten" den Ausschlag für das chirurgische Eingreifen. Diese 1, 8 % sind damit als die reelle Trefferquote dieses Verfahrens anzusehen. Ähnliche Resultate teilten kürzlich SCHACHT und MANNFELD (4) mit.
Unter den histologischen Befunden der 837 Patienten ist der große Anteil von Cysten mit 23, 2 % hervorzuheben (Tab. 2).

Tab. 2: Histologische Diagnose bei 837 operierten "kalten Knoten" (Chirurgische Universitätsklinik Heidelberg) 1966-1971

	%-Häufigkeit
Benigne Adenome (mit/ohne narbig-regressive Veränderungen)	14, 1
Struma nodosa (mit/ohne narbig-regressive Veränderungen)	53, 3
Cysten	23, 2
Thyreoiditis	3, 3
Malignom	5, 1
Nicht verwertbare Angaben	1, 0

Sie sind bereits durch sorgfältige Palpation und anschließende gezielte Feinnadelpunktion meist zu erfassen und erlauben beim Fehlen anderer Indikationen (Größe, Kompressionserscheinungen) eine größere Zurückhaltung gegenüber der Operation (3). Schwierig bleibt die Entscheidung bei den vor allem in Endemiegebieten zahlenmäßig überwiegenden nodösen Strumen mit meist regressiv-narbigen Veränderungen. Beim vollständigen Fehlen der klinischen Hinweise auf ein Carcinom, scheint auch bei szintigraphischen Speicherdefekten häufiger eine abwartende Haltung gerechtfertigt. Unbedingte Voraussetzung dafür sind die regelmäßigen Kontrollen von Szintigramm und klinischem Verlauf bei gleichzeitiger konservativer Hormontherapie.
Angesichts der besonders bei differenzierten Tumoren sehr schwierigen histologischen Beurteilung erscheint uns hinsichtlich einer Überbewertung der cytodiagnostischen Aussagefähigkeit nach Knotenpunktion Vorsicht geboten. Sie vermag die operative Biopsie wohl nur in Ausnahmefällen zu ersetzen.

Zusammenfassung: Bei 837 operierten Patienten mit szintigraphisch "kalten Knoten" der Schilddrüse fanden sich 42 Carcinome (5, 1 %). Bei 27 Patienten stützten präoperative klinische Ergänzungsbefunde bereits den Verdacht der Bösartigkeit. Bei 15 Patienten war allein der szintigraphische Befund ausschlaggebend für den endgültigen Carcinomnachweis. Die ^{131}J-Szintigraphie der Schilddrüse allein besitzt somit eine reelle Trefferquote von 1,8 %. Zumindest für Endemiegebiete erscheint es möglich und gerechtfertigt, die prinzipielle Operationsindikation aller kalten Knoten durch Feinnadelpunktion bei Cysten sowie regelmäßige Kontrollen von klinischem Verlauf und Szintigramm bei gleichzeitiger Hormonbehandlung von Patienten mit regressiv veränderten Knotenstrumen einzuschränken.

Summary: 837 patients were operated on for "cold thyroid nodules" because of suspected malignancy. 42 patients (5,1 %) proved histologically to have malignant lesions. While in 27 cases additional preoperative clinical findings supported the suspicion of a tumor, in 15 patients the indication for surgery was exclusively based on the iodine-storage defect of the scintigram. Thus the real rate of success of scintigraphy for an early recognition of a malignant thyroid tumor amounts only to 1,8 %. At least in an endemic goiter area it seems to be justified to reduce the absolute indication for a biopsy of any cold thyroid nodule.

Literatur

1. BÖRNER, W., LAUTSCH, M., MOLL, E., ROMEN, W.: Die diagnostische Bedeutung des "kalten Knotens" im Schilddrüsenszintigramm. Med. Welt (N.F.) 16, 892 (1965).
2. FREYSCHMIDT, P., FRANKE, H., HÄRING, R.: Das Schilddrüsenkarzinom. Dtsch. Med. Journal 18, 542 (1967).
3. GALVAN, G.: Feinnadelpunktion und Zytodiagnostik kalter Strumaknoten im Strumaendemiegebiet. Dtsch. Med. Wschr. 95, 1631 (1970).
4. SCHACHT, U., MANNFELD, U.: Über szintigraphisch kalte Knoten und die maligne Struma. Dtsch. Med. Wschr. 95, 1521 (1970).

153. Möglichkeiten und Grenzen der diagnostischen Schilddrüsenpunktion

H. Ziegler, K. H. Leitz, Z. Atay und U. Zeidler

Medizinische Hochschule Hannover, Department Chirurgie

Bei ca. 2/3 aller Patienten mit solitären Knoten der Schilddrüse läßt die Szintigraphie sogen. kalte Areale erkennen, die grundsätzlich als carcinomverdächtig anzusehen sind. Diesem Verdacht unterliegen in Nicht-Endemiegebieten auch multilokuläre kalte Schilddrüsenareale. Wie verschiedentlich berichtet, gewinnt zur gezielten Operationsindikation und zur exakten Planung des Eingriffes die Aspirationspunktion mit dünner Nadel zunehmend an Bedeutung. Dabei wird der hohe Aussagewert ebenso hervorgehoben wie die Komplikationslosigkeit des Eingriffes. Es war daher zu prüfen, inwieweit sich durch diese Untersuchung im Routinebetrieb praktisch-therapeutische Rückschlüsse gewinnen lassen.

Methodik: Im Zeitraum eines Jahres (1970) wurden von uns 365 fast ausschließlich kalte Schilddrüsenknoten entweder bei bereits gestellter Operationsindikation oder zur Indikationsstellung punktiert.
Wie üblich erfolgt die Punktion mit einer dünnen Nadel unter Aspiration. Wir benutzten hierzu die Spritzenhalterung nach STROMBY, mit der die Spritze einhändig gehalten und rasch ein Vacuum hergestellt werden kann. Von dem gewonnenen Material werden Ausstrichpräparate angefertigt, nach PAPPENHEIM gefärbt und nach den von PAPANICOLAOU angegebenen cytomorphologischen Kriterien in 5 Klassen eingeteilt (Tab. 1).

Tab. 1: Cytologische Ausstrichdiagnose kalter Schilddrüsenknoten in der Klassifikation nach PAPANICOLAOU

	Zahl der Fälle	%
I (normales Zellbild)	98	27
II (gutartige Atypien)	236	65
III (tumorverdächtige Zellatypien)	9	2
IV (starker Malignomverdacht)	7	2
V (mehrere Tumorzellen oder Tumorzellverbände	5	1
kein Material	10	3
Total	365	100

Bei 95 Patienten wurde durch die Punktion Cysteninhalt zwischen 2 und 70 ml gewonnen. Soweit wir es bisher an wenigen nachuntersuchten Patienten sehen konnten, füllen sich diese Cysten innerhalb kurzer Zeit wieder auf, wobei es sich auch um eine punktionsbedingte

Nachblutung handeln kann. Komplikationen wurden sonst nicht beobachtet.

Ergebnisse: Bei 22 Patienten konnte für eine definitive cytologische Beurteilung kein (10 Patienten) oder ein quantitativ nicht ausreichendes (12 Patienten) Punktionsmaterial gewonnen werden. Von 110 Patienten, die nach der Punktion operativ behandelt wurden, konnten cytologische und histologische Befunde gegenübergestellt werden (Tab. 2). Dabei fällt auf, daß unter den unverdächtigen Zellbildern (Klasse I und II) später histologisch in 10 Fällen ein differenziertes Carcinom gefunden wurde. Bei katamnestischen Untersuchungen der entsprechenden Fälle ergaben sich lediglich bei 2 Patienten Anhaltspunkte zu einer Revision der präoperativ gestellten Diagnose.

Tab. 2: Vergleich cytologischer und histologischer Diagnosen bei 110 operierten Patienten

Präop. cytol. Diagnose (n. PAPA-NICOLAOU)	Zahl der Fälle	Postoperative histologische Ergebnisse			
		Struma coll. nodosa	Adenom	Malignom	Entzündung
I	29	22	5	2	-
II	63	38	14	8	3
III	6	1	3	1	1
IV	3	2	1	-	-
V	4	-	-	4	-
kein Material	5	4	1	-	-
Total	110	67	24	15	4

Falsch-positive Ergebnisse hatten wir nicht; die definitionsgemäß mit tumorverdächtigen Zellatypien unter Klasse III und IV zusammengefaßten Fälle ergaben histologisch einmal das Bild eines Malignoms, sonst vorwiegend adenomatöse Veränderungen mit starken regressiven Veränderungen, wodurch die beobachteten Zellatypien erklärt sind.

Präoperativ erkannt wurden 4 später histologisch verifizierte Onkocytome - ein weiterer Fall war präoperativ als onkocytäres Adenom erkannt, ergab histologisch jedoch ein onkocytäres Carcinom - sowie 3 Fälle einer Thyreoiditis. Ein als unspezifische Entzündung erkannter subcutaner Knoten erklärte sich als Fadengranulom nach einer Carcinomoperation.

Diskussion: Zweifellos fällt in der vorgelegten Übersicht die Rate der 10 falsch-negativen Ergebnisse von 15 gefundenen, durchweg differenzierten Carcinomen aus dem Rahmen vergleichbarer Statistiken, die in maximal 30 % zu einer falschen Diagnose kommen. Die Ursache hierfür glauben wir in erster Linie in der Methodik der Materialgewinnung und Aufbereitung sehen zu müssen. Hierfür kommen in Frage:

1. eine mangelhafte Punktionstechnik. Die Punktion sollte nur in Kenntnis des szintigraphischen Befundes und unter Fixation des u.U. tastbaren Knotens erfolgen; die Vermengung mit Blutbestandteilen erschwert die Übersichtlichkeit des Präparates. Bei 3 präoperativ nicht erkannten Carcinomen wurde die cytologische Beurteilung anhand des spärlichen Zellmaterials vorbehaltlich einer späteren histologischen Klärung getroffen.

2. Ein Nichterreichen des carcinomatösen Bezirks bei kleinen oder schlecht erreichbaren Carcinomen, wie beispielsweise bei einem weit medial liegenden Carcinom in einer knotigen Rezidivstruma (1 Patient) oder bei einem Carcinom, ausgehend von einer dystopen Struma. Hier war bei einem Patienten histologisch ein metastatischer Befall der Halslymphknoten gefunden worden; die simultane Punktion der Schilddrüse konnte naturgemäß keinen pathologischen Befund ergeben.

Besonders bedenklich ist eine gutartige cytologische Diagnose in den Fällen, bei denen ein Carcinom zusammen mit einer primär gutartigen Knotenbildung vorliegt. So fanden wir bei einem Patienten einen kalten Knoten, der cytologisch und später auch histologisch einem Adenom entsprach, während sich bei der aus mechanischen Gründen vorgenommenen Operation ein bereits metastasierendes Carcinom der contra-lateralen Seite zeigte, das szintigraphisch keinerlei Ausfälle erkennen ließ. Die Möglichkeit eines Carcinomvorkommens in einem sogen. warmen Knoten, insbesondere nach TSH-Applikation induzierter Jodaufnahme, ist zu bedenken.

Ebenso muß die Tatsache in Erwägung gezogen werden, daß papilläre Carcinome bekantlich mit dem relativ harmlosen Befund einer Cyste vergesellschaftet vorkommen. MEISSNER und ADLER fanden bei ca. 47 % ihrer papillären Carcinome Cytenbildungen. Wir sahen eine Patientin, bei der die Punktion 10 ml zellarme Cystenflüssigkeit ergab; die später durchgeführte Operation zeigte ein papilläres Carcinom.

Die Schilddrüsenaspirationsbiopsie sollte als Methode mit begrenzter Sicherheit in die Diagnostik einbezogen werden obwohl sie an der grundsätzlichen Operationsindikation kalter Knoten nichts ändern kann. Insbesondere bei ungenügender Materialgewinnung und schwieriger cytologischer Beurteilung ist die Operationsindikation auch bei einem gutartigen cytologischen Befund nach den üblichen klinischen Kriterien zu stellen. Die mehrfach angegebenen niedrigen Malignomraten cytologischer Untersuchungsreihen stehen im Gegensatz zu den von PÖRTENER und UNGEHEUER aufgrund größerer Sammelstatistiken errechneten Zahlen, so daß eine genaue Weiterbeobachtung der konservativ behandelten Patienten erforderlich ist.

Zusammenfassung: Die cytologischen Ergebnisse von 365 zu diagnostischen Zwecken durchgeführten Schilddrüsenpunktionen werden dargelegt. Bei 110 von diesen Patienten konnten nach Operation die cytologischen und histologischen Diagnosen verglichen werden. Bei 15 Patienten wurden histologisch gut differenzierte Schilddrüsencarcinome gefunden. Nur 5 von diesen Carcinomen konnten präoperativ diagnostiziert werden. Als Gründe hierfür werden eine ungenügende Materialgewinnung bzw. ein Nichterreichen des carcinomatösen Bezirks diskutiert.

Summary: The cytology results of 365 thin-needle thyroid biopsies that were performed as part of routine diagnostic procedure, are reported. In 110 out of these patients strumectomies were performed: cytology and histology results are compared. In 15 patients carcinoma was found by histology; all tumors were of a well differentiated cell type. In only 5 out of these 15 patients carcinoma had been proven by thin-needle biopsy and cytology. The reasons for this disproportion are discussed: the very small amount of tissue gained by thin-needle biopsy, failure of hitting a small or distantly located tumor. Misleading results were obtained for instance in 2 cases in which an adenoma or a cyst was punctured while histology showed malignant alteration nearby. Thus, benign findings in cytology do not exclude the necessity of a close follow-up.

Literatur

1. EINHORN, J., FRANZEN, S.: Thin-needle biopsy in the diagnosis of thyroid disease. Acta Radiol. 58, 321 (1962).
2. MEISSNER, W., ADLER, A.: Papillary carcinoma of the thyroid. Arch. Pathol. 66, 518 (1958).
3. PÖRTENER, J., UNGEHEUER, E.: Über die Häufigkeit der Struma maligna bei szintigrafisch kalten Knoten und ihre therapeutische Konsequenz. Med. Welt 27, 1302 (1967).
4. SÖDERSTRÖM, N.: Fine-needle aspiration biopsy. Almqvist & Wiksell, Stockholm 1966.

154. Die Cytodiagnostik der Schilddrüsenerkrankungen

Th. Junginger, H. Finsterer, F. Spelsberg, R. Erpenbeck und H. Pichlmaier

Chirurgische Klinik der Universität München (Direktor: Prof. Dr. R. Zenker), Pathologisches Institut der Universität München (Direktor: Prof. Dr. M. Eder)

Die intern-radiologische Untersuchung der erkrankten Schilddrüse wird durch morphologische Befunde entscheidend ergänzt. Erst diese Kombination erlaubt es, einen sinnvollen Behandlungsplan aufzustellen. Neben der Entnahme von Stanzzylindern und der Probeexcision zur histologischen Untersuchung besteht die Möglichkeit der Aspirationspunktion mit feiner Nadel zur Materialgewinnung für die Cytologie. Diese Methode, auf die bereits 1948 TEMPKA u. Mitarb. hinwiesen, hat sich bis jetzt nicht als Routinemaßnahme durchgesetzt. Ziel unserer Untersuchungen war es, durch konsequenten Einsatz der cytologischen Schilddrüsendiagnostik
1. ihre Zuverlässigkeit in der Tumorerkennung und
2. ihre Aussagekraft bei nicht malignen Erkrankungen durch Vergleich von klinischem, cytologischem und histologischem Befund zu prüfen.

Methodik: Nach Hautdesinfektion wurde entsprechend dem szintigraphischen und palpatorischen Befund der fragliche Bezirk mit dünnen Nadeln (0,7 mm) unterschiedlicher Länge in verschiedenen Richtungen punktiert, durch scharfen Sog mit einer 20 ml Spritze Zellmaterial aspiriert, auf Objektträger ausgeblasen und leicht verstrichen. 5-8 Ausstriche wurden luftgetrocknet und nach PAPPENHEIM gefärbt. Bei der cytologischen Beurteilung der Ausstriche wurde eine Einteilung in 5 Gruppen zugrunde gelegt: Gruppe I und II negativ, Gruppe III unklar, Gruppe IV und V positiv.

Ergebnisse: Von Oktober 1969 bis Dezember 1971 wurden 345 Schilddrüsenpunktionen bei 273 Patienten durchgeführt. Bei 43 Patienten wurden 2 oder mehrere Knoten punktiert. Hauptindikation zur Punktion waren sog. kalte Bezirke im Schilddrüsenszintigramm (n = 304). Daneben wurde eine Gruppe von Patienten mit Hyperthyreose (n = 8), toxischem Adenom (n = 22) und 11 Patienten mit normalspeichernden, tastbaren Schilddrüsenknoten punktiert. Die Punktion war in allen Fällen komplikationslos. 12mal (4,7 %) war das Untersuchungsmaterial für eine cytologische Auswertung ungenügend.

1. Sogenannte kalte Knoten im Szintigramm: Ursache eines Speicherungsdefektes können sowohl maligne Tumoren als auch regressive Veränderungen einer Struma mit Verkalkung und Cystenbildung oder Entzündungen sein. Die in unserem Untersuchungsmaterial gewonnenen Ergebnisse sind in Abb. 1 dargestellt. Bei 222 Patienten (81,0 %)

war die cytologische Diagnose negativ (Zellgruppe I und II) und bei 12 Patienten (4,7 %) unklar (Zellgruppe III). Ein positiver cytologischer Befund wurde bei 28 Patienten erhoben, wobei sich in 10 Punktaten tumorverdächtige Zellen (Gruppe IV) und in 18 Fällen Zellen der Gruppe V fanden.

In der Gruppe mit negativer cytologischer Diagnose waren in 38 Fällen (12,5 %) Cysten mit bis zu 100 ml Inhalt Ursache des "kalten Knotens", wobei der höchste Anteil bei jugendlichen Patienten (22,5 %) gefunden wurde. Obwohl die Gewinnung von reichlich Flüssigkeit bei der Schilddrüsenpunktion in der Regel für eine gutartige Veränderung spricht, sollte das Punktat cytologisch untersucht werden, da maligne Tumoren vereinzelt Cysten bilden, wie in einem unserer Fälle beobachtet wurde. Bei 14 Patienten (4,6 %) wurde durch die cytologische Untersuchung der klinische Verdacht einer Thyreoiditis bestätigt (akute Entzündung 1mal, chronisch unspezifische Entzündung 12mal, Hashimoto-Thyreoiditis 1mal).

Die übrigen Patienten zeigten entweder völlig unauffällige Zellbilder oder Zellanomalien, die mit regressiven und degenerativen Veränderungen der Schilddrüse vereinbar sind.

Bei insgesamt 69 Fällen, die histologisch untersucht werden konnten, fand sich eine falsch negative cytologische Diagnose in einem Fall. Histologisch lag ein Hürthle-Zell-Tumor vor, dessen Einzelzellen ein sehr uniformes Bild boten. Ein unklarer cytologischer Befund (Gruppe III) wurde bei 12 Patienten erhoben. Die histologische Auswertung der Resektionspräparate von 7 dieser Patienten zeigte in keinem Fall eine maligne Entartung der Schilddrüse. In 12,8 % waren maligne Tumoren Ursache des szintigraphischen Speicherungsdefektes. In Übereinstimmung mit anderen Untersuchungsreihen (2) steigt die Rate "kalter Knoten", die einem malignen Tumor entsprechen, mit zunehmendem Lebensalter. Sie beträgt in unserem Krankengut 3,2 % im 3. Dezenium und 30 bzw. 43,7 % im höheren Lebensalter (Abb. 1).

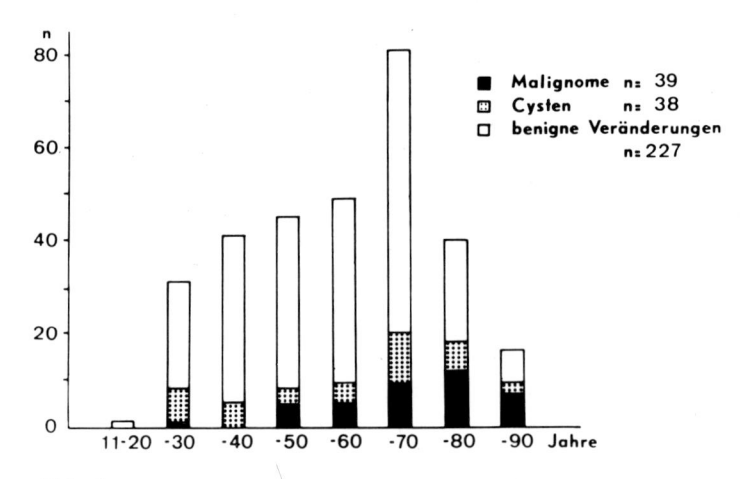

Abb. 1

Der positive cytologische Befund konnte bei 26 von 28 Patienten klinisch oder histologisch bestätigt werden (Tab. 1). In 2 Fällen, die cytologisch als tumorverdächtig angesehen wurden (Gruppe IV), lag histologisch eine starke Epithelproliferation, z. T. mit onkocytärer Umwandlung vor.

Tab. 1

Cytologischer Befund		Histologischer Befund		
Anzahl	Zellgruppen	Anzahl	benigne	maligne
233	I - II	47	46	1
12	III	7	7	-
10*	IV	6	2	4
18**	V	10	-	10

* 4 Patienten wurden infolge multipler Metastasen nicht operiert.
** 5 Patienten wurden infolge multipler Metastasen nicht operiert.
  3 Patienten hatten Schilddrüsenmetastasen bei bekanntem Primärtumor und wurden deshalb nicht operiert.

2. Hyperthyreose und toxische Adenome (n = 30): Das cytologische Bild bei Schilddrüsenüberfunktion zeigt gehäuft Zellanomalien. Dabei werden stärkere Variationen der Kerngrößen, Vergrößerung von Nucleolen, Vacuolisation des Cytoplasmas und Cytoplasmagranulierung angetroffen. Diese Veränderungen sind jedoch nicht spezifisch, so daß der Wert der Cytologie bei Hyperthyreose begrenzt ist.

Zusammenfassung: Bei 274 Patienten wurden 345 Schilddrüsenfeinnadelpunktionen durchgeführt und cytologisch ausgewertet. Von 304 kalten Knoten waren 38 (12, 5 %) maligne Tumoren. Eine falsch positive Diagnose erfolgte in 1, 09 %. Von 69 histologisch kontrollierten Fällen war die cytologische Diagnose einmal falsch negativ. Von den nicht malignen Schilddrüsenerkrankungen können cytologisch Entzündungen zuverlässig diagnostiziert werden. Die Zellveränderungen bei endokriner Aktivität (n = 30) sind unspezifisch. Die Punktionscytologie der Schilddrüse stellt eine wertvolle Ergänzung der intern-radiologischen Untersuchungstechniken dar. Ihr Risiko ist außerordentlich gering.

Summary: Needle biopsy of the thyroid-gland was performed in 274 patients. Cytologic examination of the aspirated material revealed in 304 cases of cold nodule malignant tumors in 12, 5 %. False positive results were obtained in 1, 09 %. In 69 histologically controlled cases there was one false negative result. Benign diseases of the thyroid may be as well investigated by cytological techniques inflammatory changes can be found with relative certainty. Less specific are the endocrine cellular changes. The aspiration cytology of the thyroid leads to a rapid diagnosis and bears a high diagnostic security. The risk is extremly low. Therefore we recommend it as a very useful additional diagnostic procedure.

Literatur

1. TEMPKA, T., ALEKSANDROWICZ, J., TILL, M.: Le thyroidogramme. Sang. 19, 336 (1948).
2. PÖRTENER, J., UNGEHEUER, E.: Zur Diagnose und Therapie von Schilddrüsenerkrankungen. Med. Klin. 62, 481 (1967).

155. Die endolaryngeale Lateralfixation des Stimmbandes zur operativen Behandlung der beiderseitigen Recurrensparese

R. Langnickel

Universitäts-Hals-Nasen-Ohrenklinik Tübingen (Direktor: Prof. Dr. D. Plester)

Von den Berührungspunkten, die es zwischen dem Fachgebiet der Chirurgie und dem der Hals-Nasen-Ohrenheilkunde gibt, ist die mit Luftnot einhergehende beiderseitige Recurrensparese ein beide Disziplinen interessierendes Krankheitsbild.

Von besonderem chirurgischen Interesse sind die Stimmbandparesen, die durch eine periphere Läsion des Vagusstammes oder seiner beiden Äste eingetreten sind. Die Recurrensparese ist dabei die häufigste Lähmungsart. Der Anteil der strumektomiebedingten Recurrensschäden - die vorwiegend nach Rezidivoperationen beobachtet werden - ist am größten und beträgt ca. 30 %. Ein Viertel aller doppelseitigen Stimmbandlähmungen bleibt ätiologisch ungeklärt und läuft unter der Diagnose der rheumatischen oder idiopathischen Recurrensparese. Weitere Ursachen peripherer doppelseitiger Recurrensparesen sind Traumen, entzündliche und tumoröse Veränderungen im Hals - und im Mediastinalbereich und an der Schädelbasis, Systemerkrankungen und toxische oder infektiös-toxische Schädigungen des Nerven.

Die Indikation für den glottiserweiternden Eingriff richtet sich nach der Grunderkrankung, die zur doppelseitigen Recurrensparese geführt hat. Ihrer Behandlung werden meist nur die peripheren doppelseitigen Recurrensparesen zugeführt, welche nach Strumektomien, nach Traumen, nach bestimmten thoraxchirurgischen Eingriffen, nach toxischen oder infektiös-toxischen Schädigungen des Nerven eingetreten sind, sowie die doppelseitigen Stimmbandlähmungen, die unter die Diagnose der idiopathischen Recurrensparese eingereiht werden und keine Spontanremission zeigen.

Das Ziel des operativen Eingriffes bei doppelseitiger Recurrensparese ist die Atemverbesserung und damit die Befreiung von der Trachealkanüle bei gleichzeitiger und nahezu weitgehender Erhaltung der Stimmfunktion. Wie schwierig dieses Problem ist, beide Funktionen entsprechend zu berücksichtigen, zeigt die Tatsache, daß mehr als 50 Operationsverfahren zu ihrer operativen Behandlung angegeben werden.

Die bisher von uns in 33 Fällen angewandte endolaryngeale Lateralfixation wurde aus einem von THORNELL und KLEINSASSER angegebenen Verfahren entwickelt. Der operative Eingriff sollte nicht vor einem Jahr nach Eintritt der Recurrensparese durchgeführt werden, da bis zu diesem Zeitpunkt - z.B. nach Strumektomien - die Möglichkeit einer zumindest teilweisen Reinnervation besteht. Die Operation stellt einen kleinen, für den Patienten nicht belastenden Eingriff dar. Unser ältester Patient war 85 Jahre. Falls der Patient noch nicht tracheotomiert ist, wird vorher die Tracheotomie durchgeführt. Die Operation wird auf der Seite des nicht oder weniger beweglichen Stimmbandes ausgeführt. Nach Intubation durch das Tracheostoma wird der Kehlkopf mit Hilfe des Stützautoskopes eingestellt und der operative Eingriff unter dem Operationsmikroskop vorgenommen.

Das Prinzip der von uns entwickelten Mehtode besteht darin, daß wir das gelähmte Stimmband - nach vorheriger Entfernung des Aryknorpels und dreieckförmiger Taschenbandexcision - unverändert mit dem noch bewegungsfähigen Rest des Taschenbandes vernähen. Die Beweglichkeit der Taschenbänder, die von der Taschenbandsprache her bekannt ist, bleibt auch nach doppelseitiger Recurrenslähmung voll erhalten. Ihre Motilität wird durch 2 Muskeln, den M. stylo-pharyngicus und den M. palato-pharyngicus, bedingt, die vom Plexus pharyngicus innerviert werden. Somit kann das nach Art einer Verschiebeplastik in das Taschenband eingenähte Stimmband den Bewegungen des Taschenbandes folgen und wird dadurch wieder aktiv bewegt. Dem operierten Stimmband liegt das Taschenband der Gegenseite gegenüber. Die so gleichsam neu geschaffene Stimmritze besitzt also eine aktive, wenn auch begrenzte Bewegungsmöglichkeit, so daß die Fähigkeit einer gewissen Luftdosierung besteht (Abb. 1). Das Ausmaß der aktiven Bewegungsmöglichkeit der neu geschaffenen Glottis veranschaulicht das Laryngogramm, welches die Verhältnisse in Inspiration und bei Phonation zeigt.

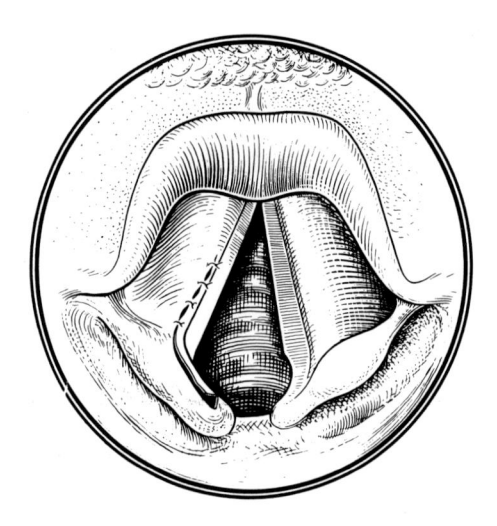

Abb. 1: Schematische Darstellung der Operationssituation nach endolaryngealer Lateralfixation des linken Stimmbandes

Die Fähigkeit aktiver Luftdosierung ist aber nicht nur für die Stimmbildung, sondern auch für die Atmung, insbesondere bei körperlicher Belastung, von großer Wichtigkeit.

Von den bisher nach unserer Methode operierten 33 Patienten erfolgte das Dekanülement bei 32 Patienten 1-4 Wochen, bei einer Patientin 6 Wochen post operationem.

Zur objektiven Dokumentierung der Atem- und Stimmfunktion haben wir prä- und postoperativ respirometrische Untersuchungen und Sonagramme durchgeführt. Dabei zeigte sich bei allen Patienten postoperativ eine Reduzierung der Obstruktion. Der Atemwegswiderstand (Abb. 2) für die Ruheatmung reduzierte sich auf die Hälfte seines Ausgangswertes, der entsprechende Wert für die Hechelatmung (aquivalent der Atmung bei körperlicher Belastung) verkleinerte sich um 40 %. Ein postoperativer Anstieg der Vitalkapazität war zu beobachten.

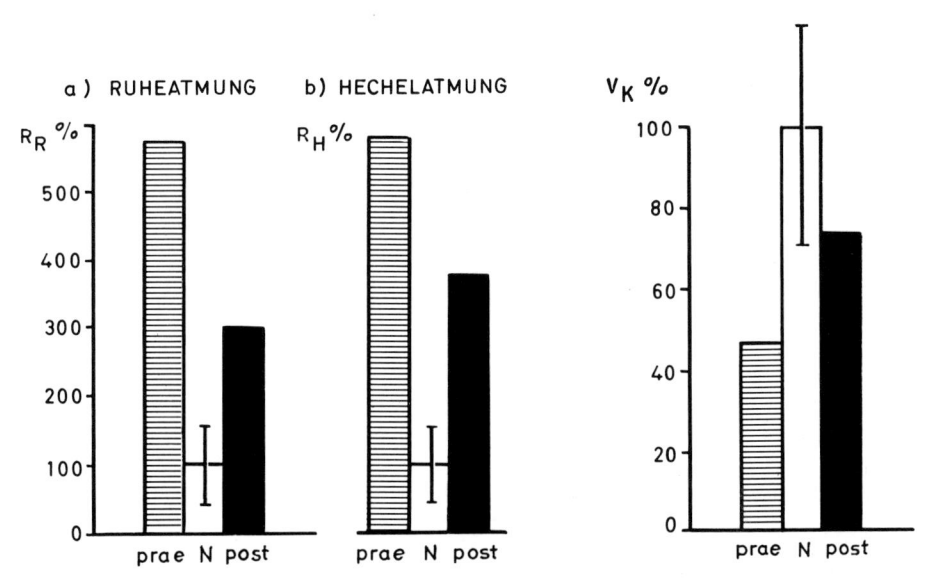

Abb. 2: Graphische Darstellung der respiratorischen Werte vor und nach endolaryngealer Lateralfixation.
N = Normalwert mit 95 % Toleranzgrenze

Die als Bezugsgrößen aufgeführten Normwerte sowie deren normale Schwankungsbreiten (p=95 %) wurden unter Zugrundelegung von Alter, Geschlecht und Gewicht des Patienten den Normogrammen von AMREIN u. Mitarb. entnommen. Bei den operierten Patienten konnte bei der erreichten Atemverbesserung die Stimme nahezu unverändert erhalten werden. Postoperativ trat lediglich eine Beschneidung der oberen Frequenzen ein, während der Sprachbereich - 500 Hz bis 2.500 Hz - nahezu unverändert blieb.

Unsere Ergebnisse rechtfertigen daher die Annahme, daß die Methode der endolaryngealen Lateralfixation eine Bereicherung für die operative Behandlung der doppelseitigen Recurrensparese darstellt, denn sie ist die einzige diesbezügliche Operationsmethode, bei der durch Schaffung einer aktiv beweglichen Stimmritze die Möglichkeit aktiver Luftdosierung besteht.

Zusammenfassung: Die endolaryngeale Lateralfixation eines Stimmbandes hat sich zur Behandlung der mit Atemnot einhergehenden doppelseitigen Recurrensparese bewährt. 33 Patienten wurden nach dieser Methode operiert. Das Dekanülement erfolgte in allen Fällen. Es konnte eine deutliche Atemverbesserung bei nahezu unveränderter Stimmfunktion erreicht werden.

Summary: The endolaryngeal laterofixation of one vocal cord has proved to be a successful treatment of bilateral recurrent nerve paralysis with dispnea. All 33 patients being operated could be decanulated. As a result of the operation breathing was considerably improved while the voice remained nearly unchanged.

Literatur

1. AMREIN, R., KELLER, R., JOOS, H., HERZOG, H.: Neue Normalwerte für die Lungenfunktionsprüfung mit Ganzkörperplethysmographie. DMW 94, 1785 (1969).
2. KLEINSASSER, O.: Mikrolaryngoskopie und endolaryngeale Mikrochirurgie. Schattauer Stuttgart-New York (1968).
3. LANGNICKEL, R., KOBURG, E.: Die endolaryngeale Lateralfixation des Stimmbandes zur operativen Behandlung der beiderseitigen Posticusparese. HNO (Berlin) 18, 239-242 (1970).
4. LANGNICKEL, R., KOBURG, E.: Zur Technik der endolaryngealen Lateralfixation. Filmvortrag 55. Jahresversammlung der südwestdeutschen HNO-Ärzte in Regensburg. Zeitschrift Laryngologie (im Druck).
5. THORNELL, W. C.: Arch. Otolaryng. 47, 505 (1948). - Transoral intralaryngeal approach for arytenoidostomy in the treatment of bilateral abductor vocalcord paralysis. In. Jackson, Chev., and Chev. L. Jackson: Diseases of the nose, throat and ear, II. od. p. 647, Philadelphia-London: Saunders 1959.

156. Untersuchungen zum Glucagon (G) als mineralstoffwechselaktivem Prinzip

P. O. Schwille

Laboratorium der Chirurgischen Klinik und Urologischen Abteilung der Friedrich-Alexander-Universität Erlangen-Nürnberg

Neben seinen Wirkungen im Kohlenhydratstoffwechsel hat das zweite Pankreashormon Einfluß auf den Mineralstoff- und Elektrolythaushalt. Diese Wirkkomponenten treten umsomehr klinisch in den Vordergrund, als ihnen eine Vermittlerrolle beim Zustandekommen von definierten Mineralstoffwechselstörungen (Hyperparathyreoidismus) zukommen kann (1). Die hier vorgelegten Ergebnisse stützen sich auf klinische und tierexperimentelle Versuchsanordnungen, um insbesondere das Verhalten der Serumelektrolyte und den renalen Wirkungscharakter dieses Peptidhormons darzustellen. Die verwendeten Hormonmengen (exogene Zufuhr) liegen um etwa Faktor 25-50 über biologischen Konzentrationen, jedoch weit niedriger als in klinischen Fällen von Pankreatitis beobachtet werden kann.

Methodik:
1. Das Verhalten von Calcium, anorg. Phosphat, Kalium und des Ca x P-Produkt im Serum und im Urin wurde geprüft bei a) 4 Patienten mit primärem Hyperparathyreoidismus (Adenom operativ gesichert), b) 6 Patienten mit permanenter Hypercalciurie (mehr als 180 mg/die unter Standarddiät). Infusion von 0,01 mg/kg KG initial und dieselbe Dosis/h während 6 h. Bestimmung von Urincalcium und -phosphat, sowie Clearancewerte, endogene Kreatininclearance, Serumelektrolyte.
2. Zum Vergleich zwischen endogener Stimulation von Pankreasglucagon und exogener Hormonzufuhr wurde bei 7 intakten, 7 thyreoparathyreoidektomierten und 3 pankreaslosen Hunden das Verhalten der Urinelektrolyte unter endogen überhöhten Hormonkonzentrationen jenen gegenübergestellt, die nach exogener Glucagongabe auftreten. Außerdem war zu prüfen, ob das Elektrolytmuster im Urin der Vermittlung des Schilddrüsen-Nebenschilddrüsensystems bedarf, und ob nach Entfernung des Pankreas eine restliche darmwandständige Hormonaktivität auftreten würde.
Intraduodenaler Dauertropf eines Aminosäurengemisches (2), exogenes G (0,01 mg/kg, 30 min Infusion), Inulinclearance, Elektrolyte im Urin und Serum, ultrafiltrable Anteile von Calcium und Magnesium, Urin-pH, H^+-Excretion.
3. In Analogie zum klinischen Vorgehen bei der Suppressionsprüfung der Nebenschilddrüsenaktivität wurde bei 6 weiblichen Zwergschweinen geprüft, ob im Stadium des funktionellen Hypoparathyreoidismus sich noch für G charakteristische Veränderungen der Urinelektrolyte und besonders der GFR beobachten lassen.
Es wurden 0,112 mg Ca^{++}/kg KG/min, 0,224 mg Ca^{++}/kg KG/min, 0,448 mg Ca^{++}/kg KG/min und G 0,01 mg/kg KG/min während 15 min nach Äquilibrierung der Hypercalcämie infundiert.

4. In Clearance- und Stop-flow-Versuchen wurde unter freiem, sowie gedrosseltem (Tourniquet an Nierenarterie) Urinfluß bei 7 intakten Hunden geprüft, ob das Peptidhormon über eine Steigerung der GFR oder über eine mögliche Veränderung tubulärer Transportprozesse das unter seiner Wirkung regelmäßig beobachtete Elektrolytmuster auslöst. Diese Versuchsanordnung erschien wesentlich, da unter stark überhöhten Hormondosen regelmäßig auch eine GFR-Steigerung beobachtet werden kann. Nach Gabe von G 5 µg/kg KG initial und über 10 min wurde der Stop flow unter G und Kontrollbedingungen geprüft und Inulin (Anthron), Ca, Mg, K, Na (Flammenemission und Atomresorption), Eiweiß (Biuret), diffusibles Ca und Mg (modifizierte Druckfiltration) und anorganisches Phosphat (Kolorimetrie) bestimmt.

Ergebnisse: 1. Unter 6-stündiger G-Infusion kommt es zur signifikanten Erniedrigung im Serum von K, anorganischem Phosphat, sowie dem Produkt Ca x PO_4. Letzteres wird hauptsächlich phosphatabhängig erniedrigt (r = 0,93), trotz gleichzeitigem, jedoch weniger charakteristischem Serum-Ca-Abfall (Abb. 1). Unter G kommt es zu endogenen Kreatininclearance-Werten von teilweise über 200 ml/min (aktive Sekretion ?), außerdem zur Ca-Phosphat-Dissoziation im Urin. Dem initialen Ca-Anstieg steht eine Erniedrigung der Phosphatausscheidung gegenüber (Patienten mit Hypercalciurie). Letztere ist bei HPT-Patienten weniger ausgeprägt. Trotz anhaltender Hormonwirkung (6 h) tendiert das Phosphat zum Wiederanstieg.

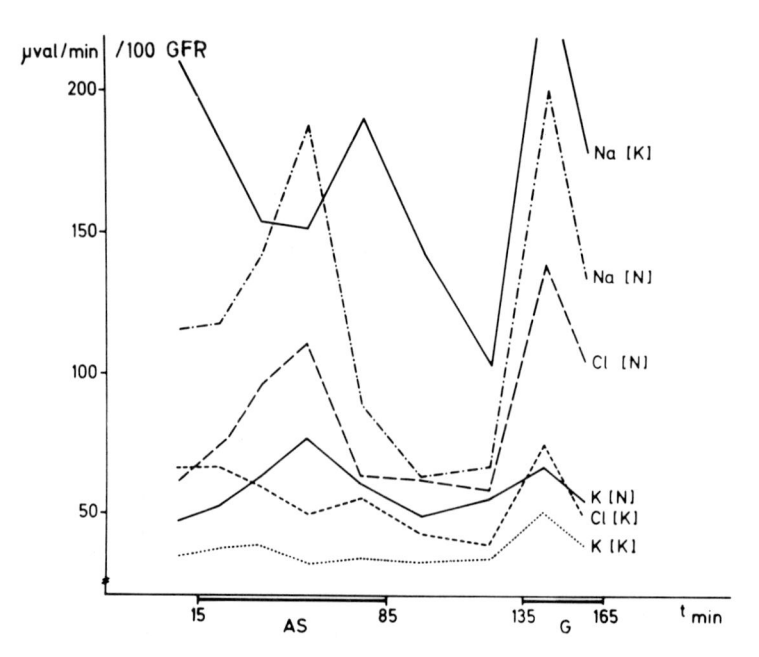

Abb. 1: Beziehungen zwischen Ca x PO_4 - Produkt und Phosphatkonzentration im Serum

2. Die um die 40. min nach AS-Gabe beobachteten Elektrolytmaxima im Urin (Ca, PO_4, Na, K und Cl) müssen G-abhängig sein. Qualitativ und quantitativ finden sich ähnliche Befunde unter exogenem G. Verhalten der GFR: Ein mittlerer Abfall (intakte T.) der GFR steht einem mittleren Anstieg (TPX-T.) gegenüber ($p < 0,025$). Damit muß das Peptidhormon für eine direkte Beeinflussung tubulärer Transportprozesse stark verdächtigt werden (Abb. 2).

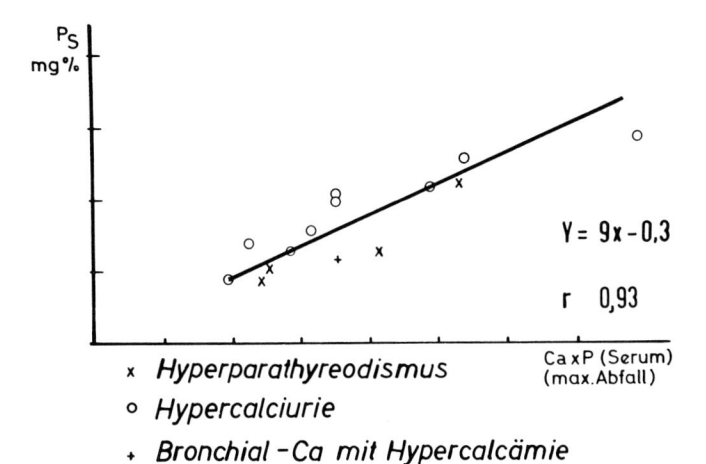

P_S mg%

$Y = 9x - 0,3$

$r\ 0,93$

$Ca \times P$ (Serum) (max. Abfall)

× *Hyperparathyreodismus*
○ *Hypercalciurie*
+ *Bronchial-Ca mit Hypercalcämie*

<u>Abb. 2:</u> Endogene Stimulation (Aminosäuren) und exogene Zufuhr von Glucagon. Urinausscheidung von Natrium, Kalium, Chlorid (N: intakte Tiere, K: thyreoparathyreoidektomiert)

3. Auch Suppression der endogenen Parathormon-Synthese führt nicht zur mittleren GFR-Steigerung unter G, dagegen kommt es zur Ca-abhängigen Natriurese (3) und entsprechendem Wasserverlust (CH_2O). Einer Hypermagnesiurie (NSD-Suppression) steht ein mittlerer PO_4-Abfall (ns) gegenüber.
4. Unter GFR-Drosselung und G entwickelt sich eine gesteigerte Rejektion von PO_4 - Ca, bei manchen Tieren von Na. Im Stop-flow-Anteil liegen die TF/P-Quotienten bezogen auf Kontrollwerte über 1, d. h., daß G, zumindest distal-tubulär, GFR-unabhängig erhöhte Mineralstoffkonzentrationen aufbaut.

Diese Untersuchungen legen nahe, daß G in die permissive Regulation des Mineralstoffwechsels unter physiologischen Verhältnissen eingreift und dabei insbesondere renale tubuläre Parameter verändert. Ob diese physikalisch-hämodynamisch erkennbar sind in Analogie zur G-Wirkung am Myocard, oder ob sie vorzugsweise über das celluläre "second messenger-Princip" des Tubulusepithels vermittelt werden, ist nicht geklärt. Der Ablauf dieser Vorgänge ist Gegenstand weiterer Untersuchungen.

Zusammenfassung: Glucagon wird unter verschiedenen experimentellen Bedingungen im Hinblick auf seine Vermittlerrolle bei der Regulation des Mineralstoffwechsels geprüft. Hyperelektrolyturie ohne Änderung der glomerulären Filtration beweist eine direkte Beeinflussung tubulärer Transportprozesse.

Summary: The effects of Glucagon under various experimental conditions (G. infusion, endogenous stimulation, Parathyroid suppression by i. v. Ca, Clearance and stop flow) are examined respect to changing of tubular transport without increase or decrease of glomerular filtration rate. There is evidence for a direct tubular action of this peptide.

Literatur

1. PALOYAN, E., PALOYAN, D., HARPER, P. V.: Metab. 16, 35 (1967).
2. UNGER, R. H., KETTERER, H., EISENTRAUT, A. M., OHMEDA, A.: Clin. Res. 15, 62 (1967).
3. WALSER, M.: Calcium clearance as a function of sodium clearance in the dog. Am. J. Physiol. 200, 1099 (1961).

Magen-, Darmchirurgie

157. Gastrin und Vagus[+]

G. Feurle, H. Ketterer, H. D. Becker, K. Fuchs und W. Creutzfeldt

Medizinische Poliklinik der Universität Heidelberg, Medizinische Klinik der Universität Göttingen

Die Rolle des antralen Hormons Gastrin bei der Pathogenese der Ulcuskrankheit ist noch weitgehend ungeklärt. Da zumindest beim Ulcus duodeni ein vermehrter vagaler Einfluß angenommen wird (1), lag es nahe, den Einfluß vagaler Reizung auf die Gastrinkonzentration im Serum zu untersuchen.

Methodik: Mit Hilfe eines spezifischen und empfindlichen Radioimmunoassays wurden die Gastrinserumspiegel nach 4 verschiedenen Formen der Vagusreizung bestimmt:
1. Psychische Stimulation (Verzehren einer appetitanregenden Mahlzeit vor hungernden Probanden) n = 8
2. Scheinfütterung (Kauen und Ausspucken einer appetitanregenden Mahlzeit durch die Probanden) n = 4
3. Insulinhypoglycämie (0,1-0,15 E/kg) n = 15
4. i.v. Injektion von 2-Desoxy-D-Glucose (50 mg/kg) n = 8

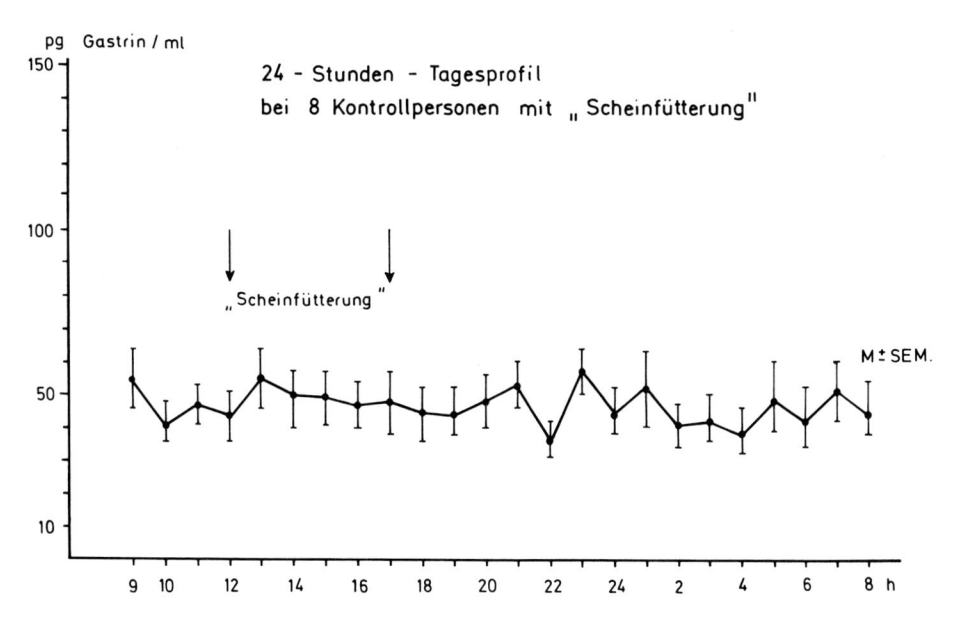

Abb. 1: 24-stündige Gastrinserumkonzentrationen von 8 Probanden vor denen um 12 und 17 Uhr eine appetitanregende Mahlzeit verzehrt wurde

[+] Mit Unterstützung der Deutschen Forschungsgemeinschaft Ke 157/1, 2

Ergebnisse: Obwohl bei einzelnen Untersuchungen ein deutlicher Anstieg der Gastrinspiegel auftrat, war in den Mittelwerten jeder der 4 Gruppen keine signifikante Änderung der Gastrinwerte zu beobachten (Abb. 1 u. 2).

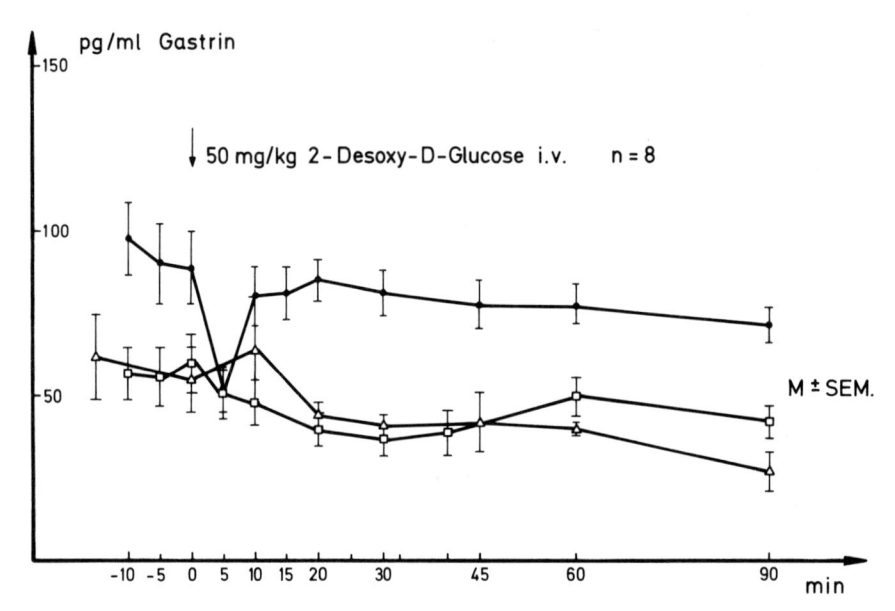

Abb. 2: Gastrinserumkonzentrationen nach Scheinfütterung n = 4 △——△ , Insulinhypoglycämie (0, 1-0, 15 E/kg)□——□ n = 15 und 2-Desoxy-D-Glucose (50 mg/kg)●——● n = 8

Diskussion: Aus den Ergebnissen geht hervor, daß bei der kephalischen Phase der menschlichen Magensaftsekretion und bei den klinischen Testen der vagalen Funktion mit mittleren und kleinen Dosen von Insulin und Desoxy-D-Glucose die Säurestimulation ohne deutlich meßbaren Gastrinanstieg erfolgt. Daraus läßt sich aber nicht schließen, daß Gastrin dabei überhaupt keine Rolle spiele. GANGULI et al. (2) haben mit höheren Dosen von Insulin radioimmunologisch einen Anstieg der Gastrinwerte beobachtet. Wenn man weiterhin die Hemmung der Gastrinsekretion durch die Magensäure in Betracht zieht, ist ein unveränderter Gastrinspiegel nach vagaler Säurestimulation eventuell bereits die Folge einer Gastrinausschüttung.
Die Gastrinfreisetzung beim Menschen unter den gewählten Bedingungen scheint zwar gering zu sein, doch bereits unterschwellige Gastrinspiegel potenzieren den vagalen Einfluß auf die Belegzellen (3).
Weitere Untersuchungen sind noch erforderlich, um die Frage zu klären, ob auch bei der Säuresekretion des Ulcus duodeni der Einfluß des Nervus vagus auf die antrale Gastrinfreisetzung gering ist gegenüber der vagalen Wirkung auf die Corpus- und Fundusregion.

Zusammenfassung: Es wurden radioimmunologische Gastrinmessungen bei 4 verschiedenen Formen vagaler Stimulation vorgenommen.

Nach "psychischer Stimulation", Scheinfütterung, Insulinhypoglycämie (0,1-0,15 E/kg) und 2-Desoxy-D-Glucose (50 mg/kg) war zwar in Einzelfällen ein Anstieg der Gastrinserumkonzentration zu beobachten, im Durchschnitt trat aber keine Änderung der Gastrinwerte auf. Vagale Gastrinfreisetzung beim Menschen scheint nur gering zu sein.

Summary: Gastrin serum concentrations were determined radioimmunologically after 4 forms of vagal stimulation. After "psychic stimulation", sham fedding, insulin hypoglycemia (0,1-0,15 E/kg) and 2-desoxy-D-glucose (50 mg/kg) no significant change of the gastrin levels was observed in the groups although in single cases a rise of gastrin concentration occurred. Vagal release of gastrin in humans appears to be small.

Literatur

1. DRAGSTEDT, I.R.: Gastroenterology 30, 208-220 (1956).
2. GANGULI, P.C., ELDER, J.B.: Gut 12, 861 (1971).
3. OLBE, L.: Acta physiol. scand. 62, 169-175 (1964).

158. Über den Einfluß der Leber auf die Wirkung von Gastrin. Ein Beitrag zur Pathogenese des Ulcus pepticum

H. G. Beger, E. Kraas, M. Meves, Ch. Witte, R. Bittner, C. v. Hardenberg

Chirurgische Klinik und Poliklinik im Klinikum Westend, Freie Universität Berlin

Die einzelnen Stufen des Funktionszyklus Gastrin-Säure-Sekretion, insbesondere die Stellung der Leber im Gastrin-Stoffwechsel, sind unter physiologischen und pathophysiologischen Bedingungen bisher nur unvollständig bekannt. Radioimmunologische Gastrinbestimmungen im Pfortader- und Lebervenenblut, Untersuchungen mit markiertem Gastrin, intraportale Gastrininfusion und Messungen der Magensekretion bei Patienten mit Lebercirrhose führten zu widersprüchlichen tierexperimentellen und klinischen Ergebnissen. Es wurde daher der Einfluß der Leber auf die Wirkung von Gastrin am Menschen untersucht.

Methodik: Bei 20 nicht selektierten Patienten (Durchschnittsalter: 51,1 Jahre; Geschlechtsverteilung: ♂ 10, ♀ 10) erfolgte zwischen dem 7. und 18. Tag nach einem intraabdominellen Eingriff (Colon, Aorta, Diaphragma) die Messung der basalen und stimulierten Magensekretion. Elektrophoretisch hochgereinigtes Gastrin I und II vom Schwein, nach der Methode von GREGORY und TRACY (1) hergestellt, wurde über einen Katheter ($\emptyset$ 1,2 mm) in die Pfortader injiziert. Die Katheterspitze lag bei 15 Patienten zur Perfusion der gesamten Leber im Pfortaderhauptstamm. Bei 5 Patienten war die Katheterspitze in einer Segmentvene der Pfortader intrahepatisch lokalisiert, so daß nur noch ein Lebersegment perfundiert werden konnte. Zum Vergleich der Ergebnisse erhielten alle Patienten Gastrin unter gleichen Bedingungen über eine Cubitalvene. Nach der intraportalen (i. p.) und intravenösen (i. v.) Stimulationsperiode wurde die Magensekretion jeweils noch 60 Minuten gemessen.
Bei allen Messungen wurde Gastrin in einer Dosis von 2 µg/kg/KG/60 min durch eine Perfusorpumpe mit konstanter Geschwindigkeit appliziert.
Die Gewinnung des Magensaftes erfolgte nach den Bedingungen von KAY (2). Im Magensaft wurden Sekretvolumen (ml/15 min) und Salzsäure (titrimetisch bis pH 7,4; mEq/15 min) gemessen. Zur statistischen Auswertung erfolgte die Signifikanzberechnung der Mittelwertsunterschiede mit dem t-Test von STUDENT.

Ergebnisse: Die Salzsäurebildung nach kontinuierlicher Infusion (60 min) von Gastrin war bei i. p. Gabe 16,9 mEq/h und bei i. v. Gabe 24,9 mEq/h. In den Perioden nach der Stimulation wurden jeweils 12,5 mEq/h HCl gemessen. I. v. Gabe von Gastrin führte zu einer um

8 mEq/h signifikant höheren Salzsäure-Sekretion. Der Sekretionsgipfel für Salzsäure war in beiden Stimulationsperioden in der dritten Viertelstunde (Abb. 1: i. p. 5, 4 mEq/15 min; i. v. 7, 5 mEq/15 min).

HCl mEq/15 Min.

● intravenös
○ intraportal

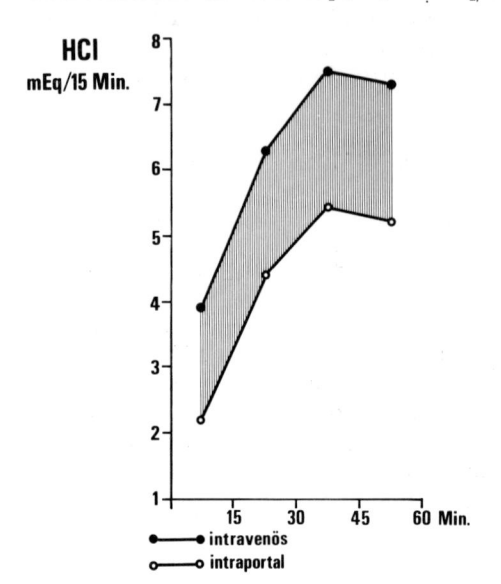

Abb. 1: Salzsäurebildung (mEq/15 min) bei intravenöser und intraportaler Gabe von Gastrin (2 µg/kg/KG/60 min)

Das Sekretvolumen war in Abhängigkeit vom Stimulationsweg: 141 ml/h bei i. p. und 202 ml/h bei i. v. Gastrin-Infusion. I. v. Stimulation führte in Bezug auf das Sekretvolumen zu einer um 61 ml/h größeren Reizantwort.
Bei 5 Patienten lag die Spitze des Katheters in einer Segmentvene der Pfortader. Ein Vergleich der Gastrinwirkung (Tab. 1) bei intrahepatischer und i. v. Infusion ergab nur geringe Unterschiede: Sekretvolumen 245 / 248 ml/h, HCl 29, 4 / 31, 2 mEq/h.

Tab. 1: Magensekretion nach Stimulation mit Gastrin

n = 15	Gastrin intraportal	Gastrin intravenös	Differenz	Wirk. Verlust[+] durch Leber	p <
Vol. ml/h	141 ± 43	202 ± 57	61	31 %	0,0005
HCl mEq/h	16,9 ± 5,6	24,9 ± 8,1	8,0	32 %	0,0005
n = 5	Gastrin intrahepatisch	Gastrin intravenös	Differenz	Wirk. Verlust[+] durch Leber	p
Vol. ml/h	245 ± 82	248 ± 77	3	1,7 %	NS
HCl mEq/h	29,4 ± 10,0	31,2 ± 9,2	1,8	5,8 %	NS

[+] Magensekretion nach Cubitalveneninfusion von Gastrin = 100 %

Nach dem Zurückziehen des Katheters in den Pfortader-Hauptstamm (Lokalisation der Spitze an dem Zusammenfluß von V. mesenterica sup. und V. lienalis) ergab die i. p. Gastrin-Infusion ein Sekretvolumen von 179 ml/h und eine HCl-Bildung von 20,8 mEq/h. Der Unterschied in der Reizantwort (i. p./i. v.-Stimulation) war 70 ml/h und 10 mEq/h.

Diskussion: Leberpassage führt zu einer signifikanten Verminderung der Wirkung von exogenem Gastrin auf die Magensekretion. Tierexperimentelle Beobachtungen mit gleichgerichteten Ergebnissen wurden bei Verwendung von Tetragastrin (3) und bei Infusion von Pentagastrin und Humangastrin I (4) in die Pfortader von Hunden gemacht. Die Wirkungsverminderung von Gastrin bei der Leberpassage wird nach biochemischen Befunden von einer enzymatischen Inaktivierung im Lebergewebe verursacht (5).
Die Perfusion nur eines Lebersegmentes ergab eine Salzsäurebildung wie nach intravenöser Gastringabe. Diese Beobachtung spricht für eine quantitative Beziehung zwischen der Größe des Leberanteils und seiner Fähigkeit, die Gastrinwirkung zu vermindern.

Da das hier verwendete Gastrin vom Humangastrin nur gering verschieden ist (Methionin statt Leucin in Position V) und beide die gleiche für die Rezeptoren am Erfolgsorgan Magen wesentliche funktionelle Aminosäuregruppe besitzen, lassen die Ergebnisse den Schluß zu, daß auch unter physiologischen Bedingungen die Leber die Gastrinaktivität vermindert.

Zusammenfassung: Die Leber des Menschen hat einen hemmenden Einfluß auf die mit exogenem Gastrin stimulierte Magensäurebildung. Es besteht eine quantitative Beziehung zwischen der Größe des Leberanteils und seiner Fähigkeit, die Gastrinwirkung zu vermindern.

Summary: In man the liver reduces the effect of exogenous gastrin on gastric secretion. A relation is evident between the quantity of liver tissue and the ability to decrease the activity of gastrin.

Literatur

1. GREGORY, R. A., TRACY, H. J.: The constitution and properties of two gastrines extracted from hog antral mucosa. Gut $\underline{5}$, 103 (1964).
2. KAY, A. W.: An evaluation of gastric acid secretion tests. Gastroenterology $\underline{53}$, 834 (1967).
3. LICK, R. F., WELSCH, K. H., HART, W., BRÜCKNER, W., BALSER, D., GÜRTNER, Th.: Zur sekretorischen Funktion des Magens nach Injektion von Histamin, Gastrin und synthetischem Tetrapeptid in den großen Kreislauf und in die Pfortader. Z. Gastroenterologie $\underline{5}$, 7 (1967).

4. THOMPSON, J. C., REEDER, D. D., DAVIDSON, W. D., CHARTERS, A. C., BRÜCKNER, W. L., LEMMI, C. A. E., MILLER, J. H.: Effect of hepatic transit of gastrin, pentagastrin und histamin. Ann. Surg. 170, 493 (1969).
5. SEELIG, H. P.: Gastrin, Habilitationsschrift Berlin 1971.

159. Die Wirkung der selektiven proximalen Vagotomie auf die Magensekretion geprüft durch Scheinfütterung und Insulintest beim Hund Pawlow-Nebenmagen und Oesophagusfistel

F. Holle, I. Klempa, J. Okukubo und F. Schöneich

Chirurgische Poliklinik der Universität München (Direktor: Prof. Dr. F. Holle)

Die Basalsekretion des Magens beim Hund aber auch beim Menschen ist fast ausschließlich auf direkte Vaguswirkung zurückzuführen. Eine hormonelle Stimulation der Ruhesekretion bei leerem Magen findet sich nur beim Zollinger-Ellison-Syndrom.
Die Vagotomie in der chirurgischen Behandlung des Gastroduodenalulcus berührt direkt die vagale Säurefreisetzung, welche für die Ulcusentstehung am ehesten in Frage kommt. Hier liegt der Angriffspunkt der selektiven proximalen Vagotomie (s. p. V.). Sie ist bestrebt, die direkt cholinergische Säuresekretion zu eliminieren und schont die gesamte Antruminnervation, um eine aktive Antrummotilität zu erhalten. Unsere früheren Versuche haben gezeigt, daß die s. p. V. die insulinstimulierte Magensekretion auf kaum meßbare Werte reduziert. Daraus folgt nicht nur, daß durch diese Vagotomieform ein Insulinnegatives Verhalten erzielt wird, sondern daß es trotz Erhaltung der Rami antrales nur zu einer geringfügigen, praktisch nicht ins Gewicht fallenden, vagal-antralen Gastrinfreisetzung kommt. An vorangehenden Insulin-Stimulationsversuchen anknüpfend haben wir diesmal durch die Scheinfütterung einen noch spezifischeren vagalen Reiz gesetzt und die simultane sympathische und parasympathische Wirkung des Insulin-Hypoglykämieeffektes dadurch umgangen.

Methodik: 5 Bastardhunde wurden in 2 Sitzungen operiert. In der 1. Sitzung wurden ein Pawlow-Nebenmagen (P. P.) und eine Ösophagusfistel angelegt. 3 Wochen nach Operation wurden die Tiere in Testung genommen. Durch den kephalischen Reiz der Scheinfütterung kommt es zu einer erheblichen Sekretion sowohl aus dem P. P. als auch aus dem simultan durch eine Ösophagealsonde abgesaugten Hauptmagen. Das Maximum der Säuresekretion wird nach 2 Stunden erreicht. Verabreicht wurden 0,4 IE Altinsulin/kg als einmalige i. v. Dosis, die zu einem steileren Anstieg, andererseits aber schnelleren Abfall der Sekretion führten. Kongruent verhält sich auch die Hauptmagensekretion, die durch Stundenwerte registriert wurde. In 2. Sitzung wurde am selben Tier die s. p. V. durchgeführt und dadurch jeder direkt vagale Einfluß auf die Belegzellen eliminiert. Die Tiere wurden unter gleichen Bedingungen erneut getestet.

Ergebnisse: Abb. 1 vergleicht die Sekretion auf Scheinfütterung vor und nach der s. p. V. Die im Basalniveau liegende Linie ist die Sekretion nach der Vagotomie. Die Sekretionsmengen sind praktisch null. Abb. 2 zeigt vergleichend die insulinstimulierten Sekretionen vor und

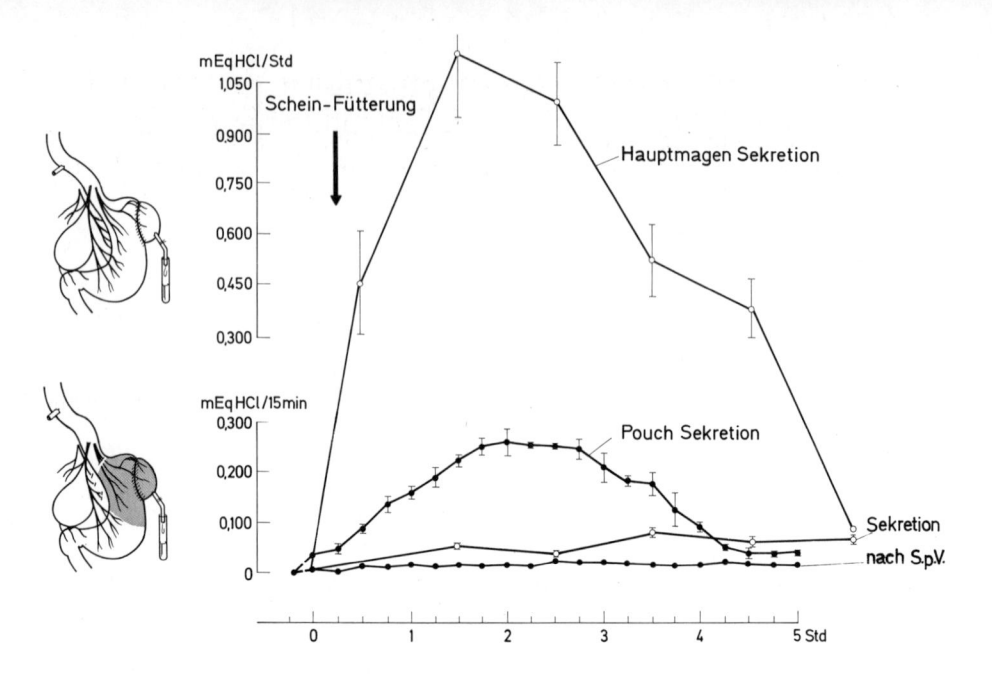

Abb. 1: Sekretion aus dem Hauptmagen und Pawlow-Pouch vor und nach selektiver proximaler Vagotomie bei Scheinfütterung

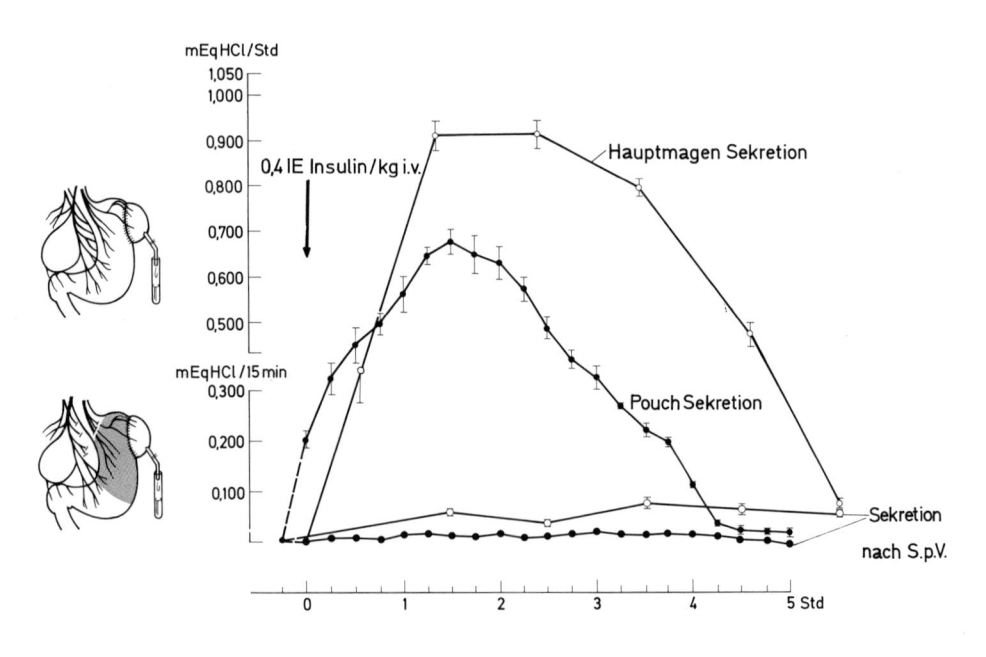

Abb. 2: Sekretion aus dem Hauptmagen und Pawlow-Pouch vor und nach selektiver proximaler Vagotomie bei Stimulation mit 0,4 IE Altinsulin/kg als einmalige i.v. Dosis

nach s.p.V. Der kräftigen Säuresekretion des quasi Kontrollversuches folgt ein kaum meßbarer wiederum sich im Basalniveau bewegender Sekretionsauswurf nach Vagotomie. Beide Vagusreize führen also nach selektiver proximaler Vagotomie zum völligen Sistieren der Sekretion aus dem P.P. Der maximal abgehobene Säureoutput aus dem Hauptmagen betrug 0,028 mEq pro Stunde. Beim Vergleich mit dem korrespondierten Kontrollstundenwert ist er sehr klein (< 1 %).

Diskussion: Die vagal-antrale Gastrinfreisetzung wurde durch zahlreiche experimentelle Arbeiten nachgewiesen. Daß sie nach verschiedenen "Ausschaltungsoperationen" nachgewiesen werden kann, ist unbestritten. Bestritten werden muß der praktische physiologische Wert eines vagal-antral freigesetzten Gastrins. Unsere Versuche zeigten, daß sowohl die Insulin- als auch die durch Scheinfütterung stimulierte Säuresekretion des Magens trotz sicherer Schonung der Antruminnervation nach s.p.V. praktisch sistiert. Demnach führen beide Vagusreize vorwiegend oder ausschließlich zu Belegzellstimulation. Sie können lediglich dann wirksam werden, wenn der proximale Magenabschnitt innerviert ist. Beim Fehlen der Antrumsäuerung durch die Abheberung ist die Säurehemmung als möglicher Fehlerfaktor ausgeschlossen. Somit steht mit der die Antruminnervation schonenden s.p.V. eine Idealform der Denervation zur Verfügung, die gezielt die Belegzellfunktion ausschaltet. Sie eliminiert lediglich die für die Entstehung des Duodenalulcus maßgebliche direkt vagale Säuresekretion.

Zusammenfassung: An 5 Bastardhunden mit P.P. wurde die durch Scheinfütterung und Insulin stimulierte Magensekretion vor und nach s.p.V. geprüft. Diese Denervationsform eliminiert die direkt vagale Säuresekretion des P.P. nahezu vollständig.

Summary: Gastric acid secretion both insulin and sham-feeding stimulated has been examined befor and after s.p.V. in 5 Mongrel dogs with Pawlow-pouch and oesophagus fistula. This type of vagotomy eliminates the direct vagally stimulated pouch secretion nearly completely.

160. Frühe Nachuntersuchungsergebnisse nach Magenresektion und nach selektiver proximaler Vagotomie

St. John, R. Häring, K. Matzen, B. Stallkamp, B. J. Tung und L. C. Tung

Chirurgische Klinik der Freien Universität Berlin im Klinikum Steglitz (Direktor: Prof. Dr. H. Franke)

Im Rahmen einer 3-jährigen ambulanten Nachuntersuchungsperiode wurden die Ergebnisse nach 2/3-Resektion, selektiver proximaler Vagotomie (s. p. V.) und Drainage-Operation (MIKULICZ, JABOULAY) und nach s. V. und Antrumresektion miteinander verglichen. Die Operationen erfolgten ausschließlich wegen eines Duodenal- bzw. eines juxtapylorischen Magengeschwürs. Insgesamt wurden 120 resezierte und 106 vagotomierte Patienten zum Teil mehrfach nachuntersucht. Röntgenkontrollen des Magens, Säuresekretionsanalysen, Gastrokamera-Untersuchungen und Leberfunktionsproben wurden dabei routinemäßig durchgeführt.

Die Letalität in der postoperativen Phase betrug bei den resezierten Patienten ca. 6 %, wobei das primär komplizierte Ulcus (Blutung, Perforation und Penetration) einen erheblichen Anteil hatte. Todesursache waren Pankreatitis, Lungenembolie, Nachblutung, Stumpfinsuffizienz und Ileus. Von den vagotomierten Patienten verloren wir keinen (Tab. 1).

In der postoperativen Phase traten bei den resezierten Patienten in 18,3 % (davon 6 % mit tödlichem Ausgang) ernste Komplikationen wie Lungenarterienembolie, Pankreatitis, Nachblutung, Platzbauch, Bronchopneumonie und Ileus auf. Nach der s. p. V. und Drainage-Operation war der postoperative Verlauf in 14,1 % kompliziert (leichte Bronchopneumonien, Diarrhoen und erhebliches Völlegefühl mit Aufstoßen). Wegen massiver Blutung aus der A. pancreatico-duodenalis und 2 nicht zu beeinflussenden monströsen Magenatonien war eine Relaparotomie erforderlich. Nach kombinierter Operation (14 Patienten) war der postoperative Verlauf unauffällig. Die transitorische Atonie unterschiedlichen Grades des Magens nach Vagotomie, die wir in 86 % sahen und die als natürliche Folge der vagalen Denervation zu bezeichnen ist, besitzt wohl keinen eigentlichen Krankheitswert. Der Magen tonisierte sich fast regelmäßig innerhalb von 3-4 Wochen (Tab. 1).

Hinsichtlich des späteren Befindens konnten bei beiden Patientenkollektiven in über 90 % gute bis sehr gute Ergebnisse erzielt werden (Visik I und II). Der nicht beschwerdefreie Anteil der Patienten nach Resektion (8 %) klagte über mäßige Dumping-Symptome. Appetitlosigkeit und fehlende Gewichtszunahme. 2 dieser Patienten hatten ähnliche Beschwerden wie vor der Operation. Röntgenologisch und gastroskopisch fand sich ein Ulcus pepticum, welches konservativ erfolgreich behandelt wurde.

Tab. 1: Frühergebnisse nach Magenresektion und nach Vagotomie

	2/3 Resektion u. B I u. B II	sel. prox. Vagotomie u. Drainage op.	sel. Vagotomie u. Antrum-resektion
Anzahl	120	92	14
Alter	21-84 J.	20-87 J.	28-43 J.
davon komplizierte Ulcera (Blutung, Penetration, Perforation)	32 (26,6 %)	18 (19,5 %)	1 (7,1 %)
postoperative Komplikationen	22 (18,3 %)	14 (14,1 %)	0
Letalität	7 (6 %)	0	0
späteres Befinden befriedigend bis schlecht	bezogen auf 113 Pat. 9 (8%)	8 (9%)	2
nicht ausreichende Säuresekretions-senkung (60-80 %)	0	6 (6,5%)	0

Eine ambulante Therapie war bei 9 % der vagotomierten Patienten erforderlich, die im wesentlichen über intermittierende Diarrhoen und Völlegefühl klagten. Bei 1 Patientin mußten wir ca. 7 Monate nach Vagotomie eine Cholecystektomie und Choledochusrevision wegen Verschlußikterus durchführen. Es fanden sich sehr weiche Konkremente in Gallenblase und Choledochus. Möglicherweise war hier eine Gallenwegsatonie die Ursache der Konkremententstehung, die nach truncu-lärer Vagotomie beschrieben wird.
Röntgenologisch wurde nach 2 bzw. 2 1/2 Jahren bei 4 beschwerdefreien Patienten der Verdacht auf ein Rezidivulcus geäußert. Die Gastrokamera bestätigte dies lediglich bei 1 Patienten. Unter konservativer Therapie heilte das Ulcus ab. - Nach der kombinierten Magenoperation gab 1 Patient leichte Dumping-artige Symptome an.

Regelmäßig durchgeführte Sekretionsanalysen unter Stimulation mit Gastrin ergaben bei 4 vagotomierten Patienten eine nicht ausreichende Senkung der Säuresekretionsleistung des Magens. In 4 Fällen war die

Vagotomie inkomplett. Bei den beiden anderen Patienten lagen die präoperativen Sekretionswerte (PAO) derart hoch, daß primär eine s.V. und Antrektomie indiziert gewesen wäre. Bis zu einem PAO von 30-35 mval/Std. führen wir die s.p.V. und Drainage-Operation, bei einem PAO von 35-55 mval/Std. die s.V. und Antrumresektion durch (Tab. 1).

Unter Berücksichtigung der kurzen Beobachtungszeit von 3 Jahren lassen unsere Ergebnisse folgende Aussagen zu:
1. Die Schwere der postoperativen Komplikationen und die Operationsletalität sind auch beim komplizierten Ulcus nach Vagotomie geringer als nach Magenresektion.
2. Das spätere subjektive Befinden ist in beiden Kollektiven annähernd gleich gut. Die nicht beschwerdefreien Patienten sind nach Vagotomie weniger subjektiv beeinträchtigt als nach Magenresektion.
3. Über die Quote der Rezidivulcera können wir nach der kurzen Beobachtungszeit vorerst nichts Sicheres aussagen. Sie ist wahrscheinlich nach Vagotomie höher als nach Resektion. Das Risiko, nach Vagotomie und Drainage-Operation den Magen wegen eines Rezidivulcus resezieren zu müssen, ist sicherlich kleiner als die oft komplizierte Nachresektion bei Rezidivulcus nach B I oder B II.
4. Es läßt sich bei sorgfältiger Durchtrennung sämtlicher zum säureproduzierenden Magen ziehenden Vagusstämme unter intraoperativer Kontrolle mit dem Burge-Test-Gerät eine ausreichende Senkung der Säuresekretion erzielen.
Nach exakter Indikationsstellung (Röntgenbefund, Gastrokamera, Säuresekretionsanalyse und intraoperativer Befund) empfehlen wir, unabhängig vom Alter, die s.p.V. mit Drainage-Operation beim Duodenal- und juxtapylorischen Ulcus.

Zusammenfassung: Es wird über Frühergebnisse nach 2/3-Magenresektion (120 Patienten), s.p.V. und Drainageoperation (92 Patienten) und s.V. und Antrumresektion (14 Patienten) wegen eines Duodenal- bzw. juxtapylorischen Magenulcus berichtet. Die Beobachtungszeit betrug 3 Jahre. Bei einer Letalität von ca. 6 % nach Magenresektion waren die mäßigen bis schlechten Ergebnisse in beiden Patientenkollektiven annähernd gleich hoch (8 % und 9 %). Allerdings war die subjektive Beeinträchtigung der nicht beschwerdefreien Patienten nach Vagotomie geringer als nach Magenresektion. Die nichtresezierende Magenoperation ist unabhängig vom Alter zu empfehlen.

Summary: Early results after Billroth I a. II-gastrectomy (120 patients), selective, proximal vagotomy and drainage operation (92 patients) and selective vagotomy and antrectomy in the treatment of duodenal and juxtapyloric gastric ulcers are reviewed. The follow-up runs to 3 years. At a mortality rate of 6 % after gastrectomy the good and bad results were almost equal (8 % and 9 %) in both groups. The subjective complaints however were less severe after vagotomy than after gastrectomy. The non-resecting operation is recommended.

161. Klinische Untersuchungen der Magensekretion nach selektiver proximaler Vagotomie

K. H. Welsch, F. Holle und H. Bauer

Chirurgische Poliklinik der Universität München (Direktor: Prof. Dr. F. Holle)

Mit Entwicklung und zunehmender Verbreitung organerhaltender Operationsverfahren zur Therapie des peptischen Geschwüres am Gastrointestinaltrakt hat die Sekretionsanalyse des Magens nicht nur präoperativ an Bedeutung gewonnen. Vor allem postoperativ muß die sichere Reduktion der Säure-Pepsinausschüttung im Hinblick auf das Rezidivgeschwür nach elektivem und nicht resezierendem chirurgischen Vorgehen überprüft werden. Es besteht heute Einigkeit darüber, daß nur die maximale Säuresekretion des Magens auf ein bestimmtes parenteral zugeführtes Stimulans unter Anwendung der Aspirationstechnik reproduzierbare Sekretionswerte ergibt.

Als zuverlässigster Magensekretionstest muß die Stimulation des Magens mit gastrinaktiven Oligopeptiden oder Humangastrin angesehen werden (5). Zur postoperativen Überprüfung der Vollständigkeit der selektiven proximalen Vagotomie ist der Insulintest nach HOLLANDER das zuverlässigste Kriterium, während der theoretisch günstigere Test mit 2-Desoxy-D-Glucose wegen des für den Menschen nicht ungefährlichen Wirkungsmechanismus abzulehnen ist. Der einfacher durchzuführende Test mit gastrinaktivem Pentapeptid wurde auf seine Brauchbarkeit zur Magenfunktionsdiagnostik nach selektiver proximaler Vagotomie überprüft und vergleichende Untersuchungen zur Stimulation während der Insulinhypoglykämie durchgeführt.

<u>Methodik:</u> Bei 215 Patienten wurde der Aussagewert der Magensekretionsanalyse nach maximaler Stimulation mit 0,006 mg/kg KG Gastrinaktivem Pentapeptid i.m. und während der Insulinhypoglykämie (0,15 IE/kg KG Insulin i.v.) vor und nach selektiver proximaler Vagotomie (s.p.V.) des Magens mit Pyloroplastik überprüft. Zur statistischen Auswertung gelangten 264 einheitlich durchgeführte Sekretionsteste. Vergleichende Untersuchungen zwischen den einzelnen Sekretionstesten wurden immer an einheitlichen Patientenkollektiven durchgeführt. Als Parameter der Sekretion dienten das Volumen, die HCl-Konzentration[+] und bei einigen Gruppen zusätzlich die Kalium- und Natriumsekretion des Magens[++]. Neben Messung der Basalsekretion (BAO) wurde nach Stimulation des Magens mit Pentapeptid das Magensekret in 10 min-Fraktionen während 1 Stunde gesammelt und daraus die maximale Säuresekretion errechnet (MAO). Die stimulierte Sekretion während der Insulinhypoglykämie wurde unter Kontrolle des Blutzuckers über 2 Stunden in gleicher Weise bestimmt. Jeder

---

[+] Automatische Titration mit Dosimat-pH-Meter E 30010, Fa. Metrohm
[++] Flammenphotometrisch mit AAS-Gerät, Fa. Perkin-Elmer

Insulintest wurde nach den Kriterien von BACHRACH (4), HOLLANDER (2), ROSS und KAY (3) sowie BANK und MARKS (1) beurteilt. Als Insulinnegativ galt ein Test, wenn keines der 4 Kriterien erfüllt war. Alle Ergebnisse wurden statistisch nach STUDENT-Verteilung überprüft.

Ergebnisse: Bei 111 Patienten mit Ulcus duodeni (U. d.), Ulcus ventriculi, Magencarcinom und einer magengesunden Kontrollgruppe wurde präoperativ der Pentapeptidtest durchgeführt. Der MAO betrug bei der Gruppe mit U. d. 30, $1\pm11,7$ mEq HCl. Dieser Anstieg der Säuresekretion ist gegenüber der BAO (6, $7\pm7,7$ mEq HCl) statistisch signifikant ($p < 0,001$). 21 Patienten mit U. d. wurden präoperativ mit Pentapeptid und Insulin stimuliert. Dabei zeigte sich zwischen dem nach Pentapeptid bestimmten MAO (31, $9\pm11,9$ mEq) und dem während Insulinhypoglykämie bestimmten MAO (26, $37\pm15,0$ mEq HCl) kein statistisch zu sichernder Unterschied ($p > 0,05$). Nach s.p.V. des Magens war die Magensekretion während der Pentapeptid-Stimulation signifikant ($p < 0,001$) um 72, 1 % reduziert (Abb. 1).

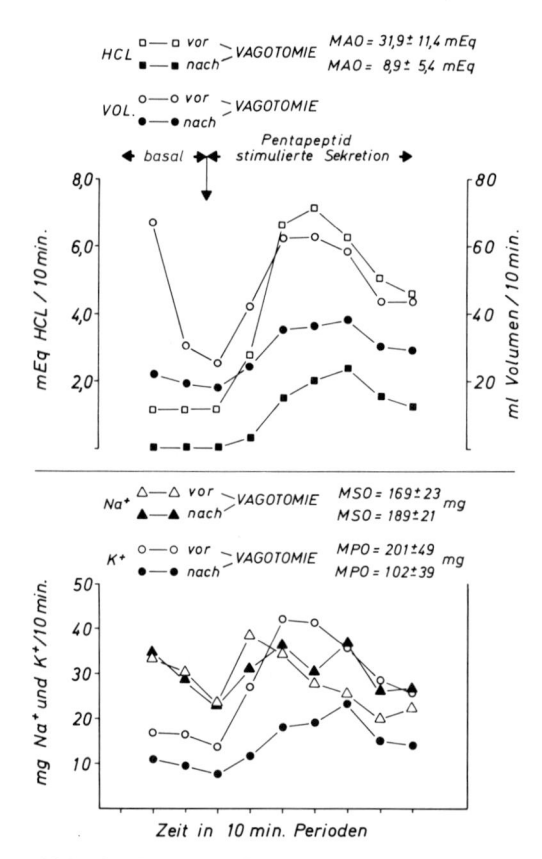

Abb. 1: Magensekretion nach Stimulation mit gastrinaktivem Pentapeptid vor und nach selektiver proximaler Vagotomie mit Pyloroplastik

Bei 154 Patienten wurde die Vollständigkeit der s.p.V. mittels Insulinhypoglykämie überprüft. Der mittlere Blutzuckerspiegel betrug 30 min nach Insulininjektion 29 mg%±9,6 mg%. Unter Anwendung der genannten Kriterien waren bei 106 (69 %) der operierten Patienten alle 4 Kriterien negativ. Bei 48 (31 %) der operierten Patienten waren ein oder mehrere Kriterien positiv (Abb. 2). Alle 4 Kriterien waren in 10 Fällen positiv (6,49 %). Bei alleiniger Anwendung der Kriterien von ROSS und KAY (3) fand sich bei 13,2 % der Patienten eine frühpositive Insulinreaktion und bei 11,1 % eine spät-positive Insulinreaktion nach s.p.V. mit Pyloroplastik.

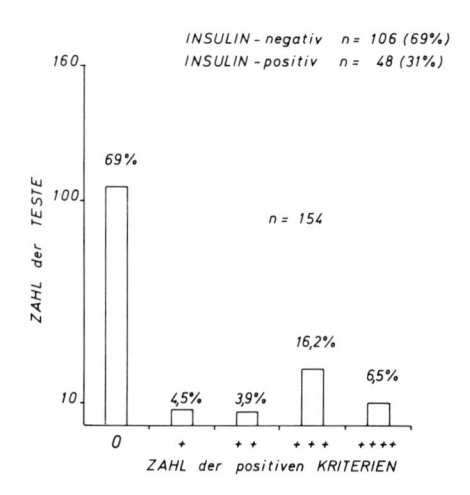

Abb. 2: Verhalten des Insulintestes nach selektiver proximaler Vagotomie mit Pyloroplastik unter Berücksichtigung der Kriterien von WADDELL, HOLLANDER, ROSS und KAY, BANK und MARKS

Bei 29 Insulin-negativen Fällen nach s.p.V. und Pyloroplastik betrug der BAO 0,077±0,255 mEq HCl, der MAO 7,07±3,77 mEq HCl nach Stimulation mit Pentapeptid. Im Vergleich zu den Insulin-positiven Fällen nach s.p.V. und Pyloroplastik, bei denen der MAO nach Pentapeptid 16,34±5,91 mEq HCl ergab, besteht zwischen beiden Gruppen ein signifikanter Unterschied (p < 0,001).

Zusammenfassung: Die Magensekretion ist bei Patienten mit U.d. nach Stimulation mit gastrinaktivem Pentapeptid signifikant am höchsten. Nach s.p.V. mit Pyloroplastik wird bei Anwendung von 4 Kriterien in 69 % der Fälle ein absolut negatives Verhalten der Magensekretion während der Insulinhypoglykämie gefunden. Von den 31 % einer Insulin-positiven Antwort nach s.p.V. und Pyloroplastik waren jedoch nur bei 10 Fällen (6,5 %) alle 4 Kriterien einer positiven Insulinantwort erfüllt. Ein signifikanter Unterschied der Magensekretion nach Stimulation mit gastrinaktivem Pentapeptid findet sich zwischen den Insulin-negativen und Insulin-positiven Fällen nach s.p.V. mit Pyloroplastik. Die mittlere Reduktion der Säuresekretion nach s.p.V.

mit Pyloroplastik nach Pentapeptidreiz betrug 72,1 %. Die vorliegenden Untersuchungen zeigen, daß eine Säureausschüttung des Magens von weniger als 10 mEq/Std. beim Menschen unter maximaler Stimulation mit gastrinaktivem Pentapeptid für die Vollständigkeit der s.p.V. des Magens mit Pyloroplastik spricht.

Summary: The highest gastric secretion to maximal gastrinlike pentapeptid stimulation was found in patients with duodenal ulcer. The analysis of the insulin test after selective proximal vagotomy (s.p.v.) using multiple criteria demonstrated in 69 percent of cases an insulin-negative response. In 10 patients all four criteria was positive (6,5 percent). There was a highly significant difference of gastric acid secretion between insulin-negative and insulin-positive patients after s.p.v. with pyloroplasty when the stomach was stimulated with pentapeptid. The mean reduction of acid output in patients with s.p.v. and pyloroplasty was 72,1 percent. These investigation show that patients with complete selective proximal vagotomy are those with less than 10 mEq HCl output per hour during pentapeptide gastric stimulation.

Literatur

1. BANK, S., MARKS, I.N., LOUW, J.H.: Histamin and insulin-stimulated gastric acid secretion after selective and truncal vagotomy. Gut. 8, 36 (1967).
2. HOLLANDER, F.: Laboratory procedurs in the study of vagotomy (with particular reference to the insulin test). Gastroent. 11, 419 (1948).
3. ROSS, B., KAY, A.W.: The insulin test after vagotomy. Gastroent. 46, 379 (1964).
4. BACHRACH, W.H.: Laboratory criteria for the completeness of vagotomy. Amer. J. big. Dis. 7, 1071 (1962).
5. KONZ, B., HOLLE, F., WÜNSCH, E., KISSLER, K., LEIMER: Magensekretion nach Stimulation mit Leucin-15 Humangastrin I. Zschr. f. Gastroent. 9, 413 (1971).

162. Erfahrungen mit der trunkulären Vagotomie beim Ulcus duodeni

D. Aleksic

Chirurgische Klinik II des Stadtkrankenhauses Kassel (Chefarzt: Prof. Dr. G. Rotthoff)

Jeder Organismus reagiert auf einen Stress mit einer typischen Abwehrreaktion: Im Duodenum kommt es zu peri- und endarteriitischen Veränderungen in der Mucosa und Submucosa und zur Shunt-Bildung in der Submucosa zwischen den Arteriolen und Venolen, so daß Ischämie, Nekrobiose und ein Defekt der Schleimhaut durchaus möglich sind. Bei länger andauerndem Stress oder bei öfters wiederholtem Stress sind die lokalen Veränderungen ausgeprägter: Die Nekrose dringt tiefer vor, die Umgebung wird ödematös. Der superponierte Stress nach SELYE führt also zu einer Hypoadaptation des Organismus. Sicherlich führt nicht jeder Stress zur Ulcusbildung, aber beim Vorliegen einer bestimmten Konstitution oder Heredität, bei länger andauernder Unterernährung, Infektion oder nach schweren psychischen und physischen Traumen, ändert sich die Reaktion des Organismus auf einen Stress und statt physiologisch zu reagieren, reagiert er mit einer pathologischen Adaptation.

Beim Ulcus duodeni besteht eine erhöhte Hypersekretion des Magensaftes. DRAGSTEDT hat in einer Serie von Experimenten und Untersuchungen in der Human-Medizin bewiesen, daß diese Hypersekretion vagalen Ursprungs ist. Auch bei primitiveren Spezies (Ratte, Kaninchen) ist eine komplette Vagusdurchtrennung notwendig, um diese Hypersekretion zu beseitigen. Beim Menschen mit einem Ulcus duodeni hört nach kompletter Vagotomie die Hypersekretion auf und das Ulcus heilt ab.

Wir verwenden die Vagotomie als Behandlungsmethode beim Ulcus duodeni seit 1948 und verfügen jetzt über Erfahrungen bei über 600 Operierten.

Indikationen für eine Vagotomie sind:

1. Chronisches, nicht kompliziertes Ulcus duodeni mit typischen Beschwerden und nach erfolgloser medikamentöser Behandlung
2. Erhöhung der Basalsekretion über 5 mÄq und des Lambling-Tests über 30 mÄq.

Unser Krankengut zeigt den bekannten Entwicklungsweg von der Vagotomie mit GE über Vagotomie mit Antrectomie bis zur Vagotomie mit Pyloroplastik. Wir haben mehrfach unsere Patienten nachuntersucht und wollen heute zwei Kontrollgruppen vergleichen, und zwar:
116 trunkuläre Vagotomien mit GE und 107 trunkuläre Vagotomien mit Pyloroplastik.

Tab. 1: Kontroll-Ergebnisse bei 116 Patienten mit Vagotomie und GE

ohne Beschwerden	108 Patienten	=	93,1 %
Stauung im Antrum	3 "	=	2,5 %
verzögerte Entleerung der Gallenblase	4 "	=	3,4 %
gestorben nach einer Lungenoperation	1 "	=	0,8 %
Eine Reoperation war notwendig bei	3 "	=	2,5 %
Eine Cholecystektomie war notwendig bei	4 "	=	3,4 %
		=	5,9 %

Tab. 2: Kontroll-Ergebnisse bei 107 Patienten nach Vagotomie und Pyloroplastik

ohne Beschwerden	100 Patienten	=	93,4 %
Stauung im Antrum	3 "	=	2,8 %
verzögerte Entleerung der Gallenblase	3 "	=	2,8 %
gestorben wegen Endocarditis	1 "	=	0,9 %
Eine Reoperation war notwendig bei	2 "	=	1,8 %
Eine Cholecystektomie war notwendig bei	3 "	=	2,8 %
Eine Reoperation und eine Cholecystektomie waren notwendig bei	1 "	=	0,9 %
		=	5,5 %

In allen Fällen ist eine subdiaphragmale trunkuläre Vagotomie bzw. eine subdiaphragmale Denervation durchgeführt worden. Wir bevorzugten sie aus folgenden Gründen:
1. Für die Bekämpfung der vagalen Hypersekretion ist eine komplette Vagusdurchtrennung notwendig.
2. Motilitätsstörungen des Magen-Darm-Traktes sind nach der selektiven Vagotomie nicht geringer.
3. Die Absorptionsstörungen sind nach der selektiven Vagotomie nicht weniger beeinträchtigt als nach der trunkulären Vagotomie. Die Fettabsorption ist nach selektiver Vagotomie noch schlechter als nach der trunkulären Durchtrennung.
4. Technisch-chirurgisch gesehen ist die selektive Vagotomie manchmal ein unsicherer und schwieriger Eingriff.

Was die Drainage-Operation betrifft, zeigen unsere Vergleichsgruppen keinen wesentlichen Unterschied zwischen GE und Pyloroplastik. Wir bevorzugen heute die Pyloroplastik, weil dieses Verfahren die Duodenum-Funktion aufrechterhält.

Die bedeutendste Spätkomplikation (223 Nachuntersuchungen), die als Folge der trunkulären Vagotomie entstand, war die verzögerte Entleerung der Gallenblase (7 Patienten). Aufgrund dieser Erfahrung, sowie aufgrund der Untersuchungen von RUDICK und HUTCHINSON kombinieren wir neuerdings die trunkuläre Vagotomie rechts mit selektiver Durchtrennung des vorderen Vagus. Durch dieses Verfahren bleibt der parasympathische Tonus der Gallenwege über den Plexus hepaticus erhalten und der N. hepato-gastricus nach LATARJET, der nach HART und HOLLE auf die Gastrin-Freisetzung hemmend wirkt, geschont.

Zusammenfassung: Das Duodenalulcus ist eine periphere, lokale Erscheinung eines Allgemeinleidens, das über vagale Stimulation zur Ulcusbildung führen kann. Die guten Spätergebnisse nach Vagotomie und einer Drainage-Operation bieten eine bedeutende Gerechtfertigung für Anwendung dieser Operation beim Ulcus duodeni. Die vordere selektive und die hintere trunkuläre Vagotomie mit Pyloroplastik scheinen aufgrund unserer heutigen Kenntnisse das patho-physiologisch gerechtfertigste Verfahren zu sein.

Summary: Duodenal ulcer is a local manifestation of the general disease in which the ulcer occurs due to vagal stimulation. The satisfactory postoperative results after vagotomy and a drainage-operation are an important impulse for use of this procedure in duodenal ulcer. The left selective and the right truncular vagotomy with pyloroplasty seem to have a justified pathophysiological basis for its performance.

Literatur

HART, W.: Gastroenterologie 6, 324 (1966).
JAKOVLJEVIC, V., ALEKSIC, D.: Arch. Surg. 69, 94 (1954).

163. Billroth-II-Resektion in der Behandlung des Magen- und Duodenalgeschwürs. Ergebnisse von 1127 Operationen

K. Asp, G. Elfving und G. Fock

Universitäts-Zentralkrankenhaus Helsinki, II. Chirurgische Klinik

In unserer Klinik fand im Jahre 1963 der Übergang zur sog. selektiven Ulcuschirurgie statt, wobei die bis dahin gepflogene, auf sämtliche Fälle angewandte 2/3-Resektion aufgegeben wurde. Wir berichten jetzt über die 10-Jahresergebnisse der von 1953-1962 bei uns wegen eines Gastroduodenalgeschwürs operierten Patienten.

Krankengut: Das Krankengut ist als homogen zu betrachten, da unter gleicher ärztlicher Leitung hauptsächlich 2 Operationsmethoden Anwendung fanden. Bei den von 1953-1957 behandelten Patienten (327 Fälle) wurde die 2/3-Resektion nach B II mit antecolischer Anastomose (GEA) und Enteroanastomose (EA), 1957-1962 die 2/3-Resektion und Rekonstruktion nach POLYA-HOFMEISTER mit langer antecolischer Schlinge ohne EA (654 Fälle) durchgeführt. Sonstige Eingriffe, wie Resektion wegen peptischem Ulcus und Excision des Pylorusstumpfes erfolgten in 146 Fällen.

Bei den 1.127 Patienten handelte es sich um 881 Männer (78 %) und 246 Frauen (22 %). Die Verteilung der Fälle nach Diagnose und Behandlungsjahr ist aus Abb. 1 zu ersehen. Die Patientenzahlen nahmen jährlich zu. Bei Männern war ein Duodenalgeschwür, bei Frauen ein Magengeschwür die häufigste Indikation zur Operation.

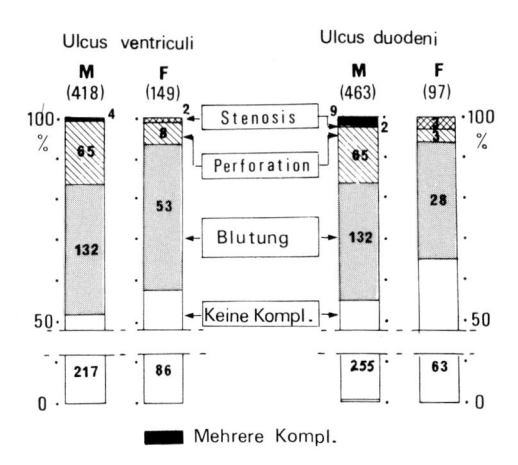

Abb. 1: Aufteilung des Krankengutes nach Diagnose in verschiedenen Jahren

Abb. 2 zeigt die Anzahl vorangegangener Komplikationen in unserer Reihe.

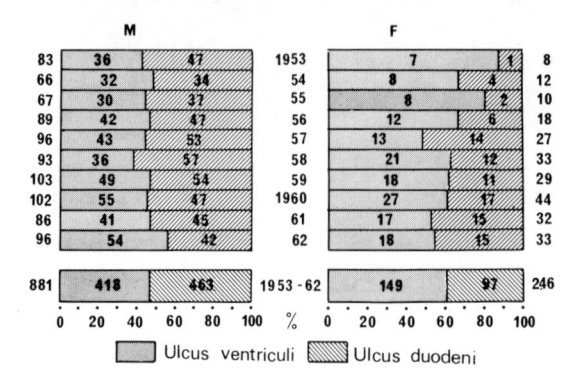

	M				F		
83	36	47	1953	7	1	8
66	32	34	54	8	4	12
67	30	37	55	8	2	10
89	42	47	56	12	6	18
96	43	53	57	13	14	27
93	36	57	58	21	12	33
103	49	54	59	18	11	29
102	55	47	1960	27	17	44
86	41	45	61	17	15	32
96	54	42	62	18	15	33
881	418	463	1953-62	149	97	246

☐ Ulcus ventriculi ▨ Ulcus duodeni

Abb. 2: Präoperative Komplikationen der Ulcuskrankheit

Die häufigste Indikation zur chirurgischen Behandlung war in 80 % ein therapieresistentes chronisches Ulcus (Tab. 1).

Tab. 1: Operationsindikationen

Chronisches Ulcus	853
Perforation	112
Carcinomverdacht	41
Stenose	23
Blutung	98
	1.127

Ergebnisse: Postoperativ verstarben 15 Patienten (=1,3 % Op.-Letalität). 3 dieser Patienten waren Frauen, 12 waren Männer. In 5 Fällen lag ein Duodenalgeschwür, in 11 Fällen ein Magengeschwür vor. Die Todesursachen zeigt Tab. 2.

Tab. 2: Todesursachen

Nahtinsuffizienz, Peritonitis	4
Lungenembolie	3
Blutung	3
Niereninsuffizienz	1
Schock nach Blutung	1
Herzinfarkt	3
	15

Während der ersten 5-Jahresperiode 1953-1957 wurden 476 Patienten behandelt, von denen 8 post operationem verstarben (=1,7 % Op.-Letalität). In der zweiten 5-Jahresperiode 1958-1962 betrug die Operationsletalität bei 567 Patienten (7 Verstorbene) 1,1 %. Weitere postoperative Komplikationen sind aus Tab. 3 zu ersehen.

Tab. 3: Postoperative Komplikationen

Nachblutung	10
Nahtinsuffizienz und Peritonitis	6
Pankreatitis	3
Thrombose	6
Wundkomplikationen	53

Bei der 8-16 Jahre nach Operation durchgeführten Nachuntersuchung wurden 84 % der Patienten erfaßt. 114 Patienten (10, 5 %) waren in der Zwischenzeit an anderen Krankheiten verstorben. Bei 82 % war ein vorzügliches oder gutes, bei 10 % ein befriedigendes Ergebnis erzielt worden. 5 % der Patienten hatten weiterhin unverändert starke Beschwerden. Rezidive, die zu erneuter Operation geführt hatten, kamen bei gleicher Häufigkeit in beiden Operationsgruppen in 3 % vor.

86 % der Patienten behielten die volle Arbeitsfähigkeit, 11 % wurden wegen anderer Erkrankungen oder Erreichen der Altersgrenze pensioniert. In 3 % hatte die Operation zur Pensionierung geführt.

Dumping-Symptome traten nach B II mit GEA und EA bei 5 % der männlichen und 7 % der weiblichen Patienten auf; nach POLYA-HOFMEISTER waren es 9 % und 13 %. Im Anschluß an die Resektion nach POLYA-HOFMEISTER wurde das Syndrom der afferenten Schlinge häufiger wahrgenommen.

Durch die gegenwärtige Entwicklung zur physiologischen selektiven Chirurgie ist die konventionelle Resektion seltener geworden. Noch liegen keine eindeutigen Beweise gegen die klassische Resektionschirurgie vor, wie auch die zumindest befriedigenden Ergebnisse im vorliegenden Krankengut zeigen. Man darf nicht vergessen, daß ALLGÖWER vor der Benutzung suggestiver Ausdrücke wie form- und funktionsgerechte gastrische Operation warnt, denn ein Vergleich der Ergebnisse nach moderner Ulcuschirurgie mit denen nach klassischer Resektion wird erst nach Verlauf von 10-20 Jahren möglich sein.

Zusammenfassung: 1953-1962 wurden insgesamt 1.127 BILLROTH-II-Resektionen wegen einer Ulcuserkrankung vorgenommen. 1953-1957 wurde bei 327 Patienten ein B II mit antecolischer GEA und EA, 1957-1962 (654 Fälle) ein B II mit der Modifikation nach POLYA-HOFMEISTER durchgeführt. Die Zahl sonstiger Eingriffe betrug 96. Die Op.-Letalität lag bei 1,3 %. Bei Nachuntersuchungen wurde ein gutes oder befriedigendes Ergebnis bei 92 % der Patienten festgestellt. Operationsbedürftige Rezidive hatten 3 % der Patienten.

Summary: In the years 1953-1962 a total of 1.127 BILLROTH II resections for ulcer disease were performed at the Second Department of Surgery, Helsinki University Central Hospital. In the first part of the series (327 cases) resection B II and reconstruction GEA and EA were performed. In the second part (654 cases) the procedure was resection B II and POLYA-HOFMEISTER. Other procedures in the series number 96. The mortality was 1,3 %. At follow-up good or satisfactory results were recorded in 92 %. Recurrences requiring surgery occurred in 3 per cent of cases.

Literatur

ALLGÖWER, M.: Discussion in Langenbecks Arch. klin. Chir. 322, 213 (1968).

164. Experimentelle und klinische Untersuchungen zur Differenzierung akuter gastro-duodenaler Erosionen und Ulcera.

G. Feifel, A. Schauer und E. Kunze

Chirurgische Klinik der Universität München (Direktor: Prof. Dr. R. Zenker)

Kein Manuskript eingegangen

165. Die Beeinflussung der Magensekretion und des terminalen Oesophagussphinkters durch Calcitonin

R. Siewert, R. D. Hesch, M. Jennewein[+] und K. Fuchs

Kliniken der Universität Göttingen, Klinik und Poliklinik für Allgemeinchirurgie (Direktor: Prof. Dr. H.-J. Peiper)
Medizinische Klinik - Arbeitsgruppe Endokrinologie, Abteilung für Gastroenterologie und Stoffwechselkrankheiten

Calcitonin ist ein Polypeptidhormon, das den Serum-Calciumspiegel senkt. Während seine Wirkungen auf den Calcium-, Knochen- und Nierenstoffwechsel in den Jahren seit seiner Entdeckung 1958 weitgehend aufgeklärt wurden, hat unsere Göttinger Arbeitsgruppe erstmals den Einfluß dieses Hormons auf den Gastrointestinaltrakt untersucht. Bekannt war bislang, daß eine akute Hypercalcämie die Magensekretion des Menschen stimuliert und daß beim Hyperparathyreoidismus Magen- und Duodenalgeschwüre vermehrt beobachtet werden.

Wir konnten zeigen, daß Calcitonin eine Hemmung der basalen und stimulierten Magensekretion bewirkt. Diese Hemmung betrifft sowohl die durch Pentagastrin und Betazol als auch die durch Insulin-Hypoglykämie und Hypercalcämie stimulierte Magensekretion (1). Weiterhin kann durch Calcitonin eine fast vollständige Unterdrückung der stimulierten exogenen Pankreassekretion erreicht werden (2), die vorwiegend über eine Beeinflussung der ekbolischen Pankreassekretion zustandekommt. Schließlich gelang der Nachweis, daß Calcitonin die Gallenblasenkontraktion hemmt.
Aufgrund dieser ersten Untersuchungen schien also eine antagonistische Wirkung des Calcitonins zu einigen Gastrineffekten nachweisbar zu sein.

Um diese Hypothese weiter zu bekräftigen, erschien es uns sinnvoll, an Patienten mit einer benignen Pylorusstenose, bei denen jeweils besonders hohe Gastrinspiegel nachweisbar waren, die Wirkung von Calcitonin auf die gesteigerte Magensekretion zu untersuchen. Als weiteres Modell wählten wir den terminalen Ösophagussphinkter, der nach neueren Untersuchungen (3) eine besonders ausgeprägte Sensibilität gegenüber dem Gastrin aufweist.

<u>Methodik:</u> Die Magensaft-Untersuchungen wurden an 4 Patienten mit fast kompletter benigner Pylorusstenose durchgeführt. Dabei wurde der Magensaft maschinell kontinuierlich abgesaugt (Gastrovac). Die Titration erfolgte nach üblichen Gesichtspunkten (1/10 NaOH). Calcitonin wurde als Dauerinfusion (Perfusor Fa. Braun) in steigenden Dosierungen als Lachs-Calcitonin appliziert. Zur Analysierung der Funktion des terminalen Ösophagussphinkters wurde ein Verfahren

[+]Biologische Forschung, C. H. Boehringer Sohn, Ingelheim
(Professor Dr. F. Waldeck)

benutzt, das in Modellversuchen und tierexperimentell erprobt (3), in der Lage ist, die Drucke im gesamten Sphinkterbereich quantitativ zu erfassen. Zu diesem Zweck wird eine in den Magen eingeführte Sonde, die oberhalb ihres verschlossenen Endes 2 seitliche Öffnungen aufweist, mit konstanter Geschwindigkeit (5 mm/sec) herausgezogen. Die Sonde wird während des Durchzuges volumen-konstant perfundiert (Perfusor Fa. Braun 5 mm/sec) und die auftretenden Drucke fortlaufend registriert (HELLIGE 6 Kanalschreiber). Die Untersuchungen wurden an 6 Probanden durchgeführt.

Zuerst wurde die Ansprechbarkeit des Sphinkters auf Pentagastrin (Einzelinjektion i.v.: 0,6μg/kg/3 min) überprüft. Dann wurde das Verhalten des Sphinkters unter kontinuierlicher Calcitonin-Dauerinfusion (Perfusor Fa. Braun: 0,045 mg/30 min) registriert. 20 min nach Infusionsbeginn wurde in einer Einzelinjektion Pentagastrin (0,6μg/kg/3 min) i.v. injiziert und der Sphinktertonus über weitere 15 min gemessen.

Ergebnisse: Abb. 1 zeigt, daß es gelungen ist, bei Patienten mit Hypersekretion infolge einer Pylorusstenose und erhöhten endogenen Gastrinspiegeln die Magensekretion mit ansteigenden Dosen von Calcitonin völlig zu unterdrücken.

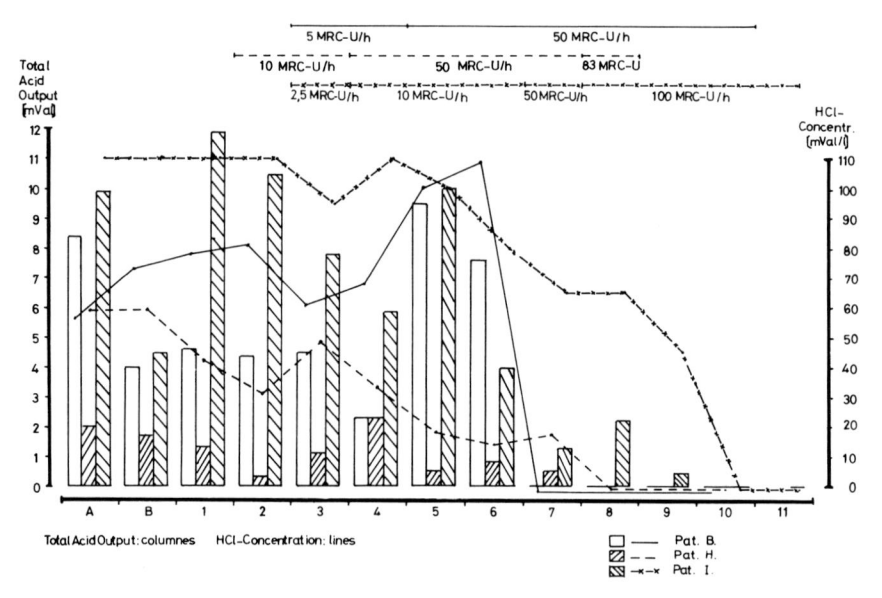

Abb. 1: Hemmung der Magenhypersekretion bei Patienten mit benigner Pylorusstenose unter Calcitonininfusion in steigender Dosierung

Abb. 2 zeigt das Verhalten des terminalen Ösophagussphinkters zunächst nach Einzelinjektionen von Pentagastrin (gestrichelte Linie). Nach 4 Leerwerten ist ein deutlicher Tonusanstieg des Sphinkters um etwa das 4-fache nach Pentagastrin-Injektion zu verzeichnen. Der Haupteffekt des Pentagastrins ist nach 1-3 min erreicht; nach 6 min ist dieser Effekt fast vollständig abgeklungen; 11 min nach Injektion läßt sich keine Pentagastrinwirkung mehr nachweisen. Bei den gleichen Probanden gelingt durch Calcitonin-Infusion eine fast völlige Unterdrückung des Pentagastrin stimulierbaren Sphinktertonus (durchgezogene Linie).

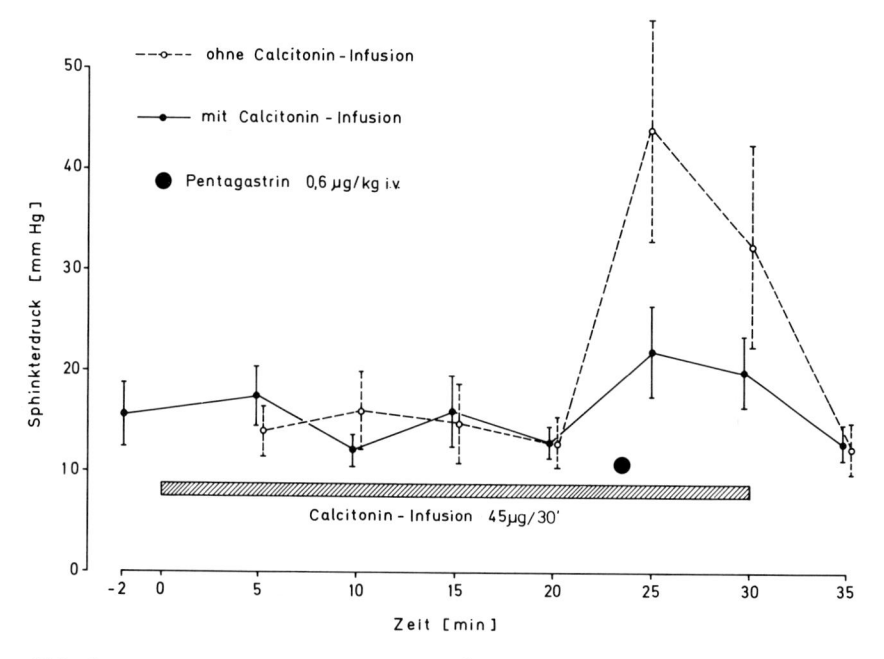

Abb. 2: Verhalten des terminalen Ösophagussphinkters nach Pentagastrin-Einzelinjektionen ohne (- - - -Linie) und mit (———Linie) Calcitonininfusion

Diskussion: Nachdem durch unsere Arbeitsgruppe bereits zahlreiche gastrointestinale Effekte von Calcitonin beschrieben wurden, die auf einen Antagonismus zu einigen Gastrin-Effekten hinzudeuten scheinen, haben wir jetzt die Wirkung auf die Magenhypersekretion bei Pylorusstenosen und auf den terminalen Ösophagussphinkter untersucht. Auch diese Ergebnisse bestätigen, daß es mit Calcitonin gelingt, die Gastrin-Effekte am Magen und am terminalen Ösophagussphinkter zu unterdrücken. Analog zur exogen stimulierten Magensekretion gelang auch bei der Pylorusstenose eine völlige Unterdrückung der Hypersekretion. Ebenso konnte die extreme Tonuszunahme des terminalen Ösophagussphinkters unter Pentagastrin durch Calcitonin fast völlig aufgehoben werden.

Der Angriffspunkt der Calcitoninwirkung ist noch unbekannt. Eine kompetitive Hemmung des Gastrins entsprechend dem GROSSMANN'schen-Einrezeptormodell erscheint unwahrscheinlich, da bei der speziesspezifischen Heterogenität des Calcitoninmoleküls eine Analogie zum Glukagon- oder Sekretinmolekül in den ersten Aminosäuresequenzen zu erwarten wäre. Die Calcitoninsekretion selbst wird darüber hinaus im Tierversuch durch Pentagastrin, Pankreocymin

und Glukagon stimuliert. Der wahrscheinlichste Mechanismus der
von uns beobachteten Wirkungen liegt möglicherweise darin, daß Calcitonin die Calciumverteilung innerhalb der Zelle selbst, deren
Homeostase für alle energieabhängigen Hormonwirkungen essentiell
ist, beeinflußt.

Zusammenfassung: Nachdem in bisherigen Untersuchungen eine antagonistische Wirkung des Calcitonins zu einigen Gastrineffekten nachgewiesen werden konnte, wurde am Modell der Magensafthypersekretion infolge Pylorusstenose und am terminalen Ösophagussphinkter
dieser Wirkungsmechanismus des Calcitonins ergänzend überprüft.
Dabei gelang es, eine vollständige Suppression der Magenhypersekretion, sowie eine fast komplette Unterdrückung der Gastrin-Stimulierbarkeit des terminalen Ösophagussphinkters zu erreichen. Eine befriedigende Erklärung dieses Calcitonin-Antagonismus zum Gastrin
kann bislang noch nicht gegeben werden.

Summary: In previous and current investigations we have described
several inhibitory effects of Calcitonin (CT) on gastrin dependent
gastrointestinal functions. Now the effect of CT on 4 hypersecreting
patients with pyloric stenosis and on the lower esophageal sphincter
in 6 healtly subjects was studied. Gastric acid production in these
patients could be completely suppressed and the gastrin caused contraction of the L.E.S. was nearly completely inhibited. The gastrointestinal effects of CT have not yet been completely elucidated, some
hypotheses are suggested.

Literatur

1. HESCH, R.D., HÜFER, M., HASENJÄGER, M., CREUTZFELDT,
   W.: Inhibition of gastric secretion by calcitonin in man. Horm.
   Metab. Res. 3, 140 (1971).
2. SCHMIDT, H., HESCH, R.D., HÜFER, M., PASCHEN, K.,
   CREUTZFELDT, W.: Hemmung der exokrinen Pankreassekretion des Menschen durch Calcitonin. Dtsch. Med. Wschr. 96,
   1773 (1971).
3. WALDECK, F., JENNEWEIN, M., SIEWERT, R., PEIPER, H.J.:
   Hiatus-Hernie, Sphinkter-Insuffizienz, Reflux-Ösophagitis.
   Europ. Symposion Wiesbaden 1971. Leber-Magen-Darm (1972)
   im Druck.

166. Synchroneingriffe bei Nierentransplantationen. Systematische Ulkusprophylaxe.

H. J. Böhmig, P. Brücke, F. Piza und P. Schmidt

I. Chirurgische Universitätsklinik Wien

Kein Manuskript eingegangen

167. Akute Magenberstung nach Sauerstoffinsufflation

S. Geroulanos, P. Hahnloser, W. Meier und Å. Senning

Chirurgische Universitätsklinik A, Kantonsspital Zürich
(Direktor: Prof. Dr. Å. Senning)

Die durch Gasinsufflation in den gesunden Magen hervorgerufene Ruptur ist ein seltenes, aber sehr dramatisches Ereignis. Der Effekt dieser Ruptur auf den Kreislauf wurde durch Tierexperimente untersucht und 2 klinischen Beobachtungen gegenübergestellt.

Kasuistik:
Fall 1: Bei einer 60-jährigen, wegen akuter Herzdekompensation in einem auswärtigen Krankenhaus hospitalisierten Patientin wurden durch einen Nasen-Rachen-Katheter 4 l/min O_2 verabreicht (1). Nach wenigen Minuten wurde die Patientin dyspnoisch, cyanotisch, dann schockiert und klagte über heftige Oberbauchschmerzen. Der Bauchumfang nahm rasch zu und die Halsvenen wurden hochgradig gestaut. Nach ungefähr 2 Stunden kam es zum irreversiblen Blutdruckabfall und Exitus. Bei der Sektion (SN 681/70 Path. Inst. Zürich) entwich aus dem Abdomen unter Druck reichlich geruchloses Gas. In der Mitte der kleinen Kurvatur an der Magenhinterwand fanden sich 2 parallele Schleimhautrisse von 3 und 8 cm Länge, wobei sich der längere Riß auf 1 cm Länge bis ins Magenlumen fortsetzte.

Fall 2: Bei einem 32-jährigen Patienten wurden wegen eines kombinierten Aorten- und Mitralvitiums beide Klappen durch je eine BJÖRK-SHILEY-Prothese ersetzt. Am 1. postop. Tag wurde versehentlich die Sauerstoffzuleitung mit einem Durchstrom von 4 l/min an die eingelegte Magensonde angeschlossen. Unmittelbar danach klagte der Patient über Kurzatmigkeit und Oberbauchschmerzen. Das Abdomen wurde hochgradig gespannt, das Scrotum schwoll an. Kurz darauf wurde der Patient schockiert. 4-5 min nach Beginn der Insufflation wurde der Irrtum bemerkt und die Sauerstoffzufuhr unterbrochen. Die Röntgenaufnahme des Abdomens zeigte ein massives Pneumoperitoneum. Darauf wurde die Bauchhöhle punktiert, wobei reichlich geruchloses Gas entwich und sich der Zustand des Patienten rasch besserte. 3 Stunden später wurde der Patient laparotomiert, wobei ein 12 cm langer seromuskulärer Riß mit Beginn an der kleinen Magenkurvatur mit Perforation an der Magenvorderwand gefunden wurde. Der Riß wurde übernäht. Der postoperative Verlauf gestaltete sich komplikationslos, der Patient konnte nach 14 Tagen entlassen werden.

Experimentelle Ergebnisse:
Methodik: In 25 Versuchen an 4 mit Pentobarbital narkotisierten Bastardhunden wurden die Druckwerte in der V. cava inferior subdiaphragmal, in der V. cava superior und in der Aorta abdominalis mit Elektromanometern fortlaufend registriert. Vor Versuchsbeginn war um die Aorta ascendens ein Meßkopf zur elektromagnetischen konti-

nuierlichen Blutstrommessung angelegt worden. Die Überdehnung des Magens erfolgte über eine Magensonde während mindestens 10 min mit 20, 40, bzw. 60 cm H_2O Druck. Bei Entweichen von Luft wurde der Ösophagus ligiert.

Resultate: Magenüberblähung mit 20 cm H_2O Druck führte in 6 Versuchen zu einem durchschnittlichen Druckanstieg in der V. cava inferior von 5,5 auf 15 mmHg, der V. cava superior von 1,6 auf 3,1 mm Hg Druck. Der Blutstrom in der Aorta ascendens (vereinfacht als Herzminutenvolumen = HMV bezeichnet) verminderte sich um 15 %. Gleichzeitig nahm die Herzfrequenz von 170 auf 179/min zu. Der arterielle Blutdruck von 84,4 mmHg blieb praktisch unverändert (Abb. 1).

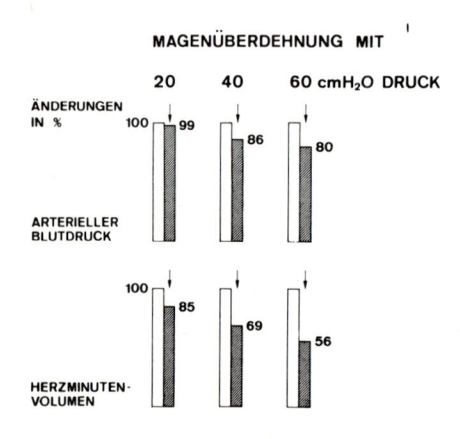

Abb. 1: Tierexperimentelle Magenüberdehnung mit 20 cm H_2O Druck (Mittelwerte von 6 Versuchen), 40 cm H_2O (10 Versuche) bzw. 60 cm H_2O Druck (9 Versuche). Änderung des ermittelten Blutdruckes in der Aorta abdominalis und des Blutstromes in der Aorta ascendens (HMV) in % vom Ausgangswert.

Eine Überdehnung mit 40 cm H_2O Druck führte in 10 Versuchen zu einem mittleren Druckanstieg in der V. cava inferior von 4 auf 24,6 mmHg, in der V. cava superior von 0,7 auf 4,3 mmHg. Der Druck in der Aorta abdominalis nahm bei einem Ausgangswert von 88,00 mmHg um 14 % ab, während das HMV auf 69 % des Ausgangswertes absank. Die Herzfrequenz nahm von 169 auf 194/min zu.

Bei Verwendung von 60 cm H_2O Druck (Abb. 2) betrugen bei 9 Versuchen die entsprechenden Werte in der V. cava inferior 3,9/39 mm Hg, in der V. cava superior 0,4/7,4 mmHg. Der Blutdruck mit einem Ausgangswert von 87,8 mmHg nahm um 20 % ab. Das HMV reduzierte sich um 44 %, die Herzfrequenz stieg von 171 auf 198/min.

Diskussion: Überblähung des Magens wie auch der Abdominalhöhle durch Gasinsufflation oder Ascites führt sowohl an Versuchstieren (2) wie auch beim Menschen (3, 4) zur Kompression der V. cava infe-

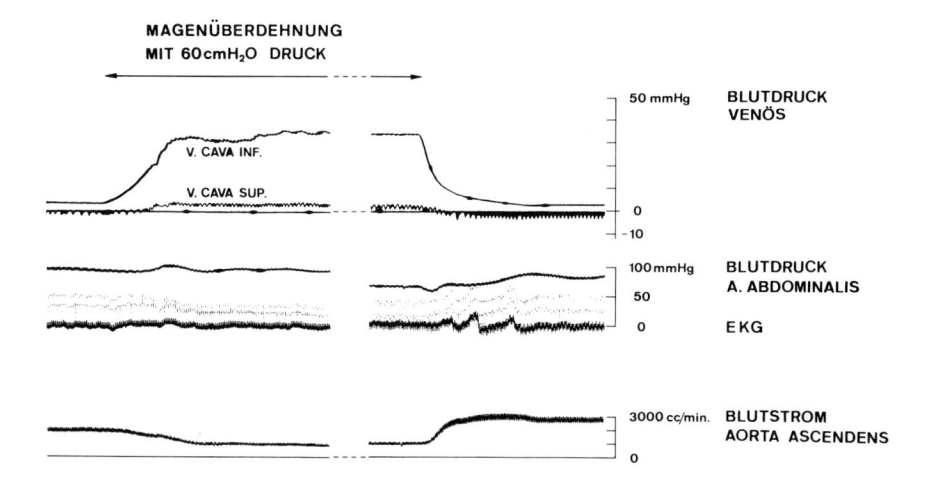

Abb. 2: Versuch 4 G (Hund 29 kg schwer) Einfluß der Magenüberdehnung durch Sauerstoffinsufflation von 60 cm H_2O Druck während 10 min auf venöse und arterielle Blutdrucke und Blutstrom der Aorta ascendens (HMV)

rior auf Zwerchfellhöhe. Damit kommt es zu Rückstauungen des Blutes in der unteren Körperhälfte. Das HMV nimmt, wie in unseren Experimenten nachgewiesen wurde, deutlich ab, in geringerem Maß auch der arterielle Blutdruck. Letzterer ist somit ein schlechtes Kriterium für die Beurteilung der Kreislaufsituation bei Magen- und Abdominalhöhlenüberdehnung. Findet die Luft keinen Ausweg über Ösophagus oder distalen Darm, kommt es zur Magenruptur. Diese ist beim nicht sofortigen Erkennen der Ursache wegen der Kreislaufbeeinträchtigung eine besonders gefährliche Komplikation.
Von den 14 bisher beschriebenen Patienten überlebten nur die 5 innerhalb von 15 min laparotomierten oder durch Abdominalpunktion entlasteten Patienten (1).
Die klinischen Zeichen der drohenden oder eingetretenen Ruptur sind Schmerzen im Abdomen, Dyspnoe, Tachypnoe, rasche Zunahme des Bauchumfanges, periphere Einflußstauung und terminale Zeichen des hypovolämischen Schocks. Ein Hautemphysem wird gelegentlich beschrieben (5). Röntgenologisch findet sich freie Luft in der Bauchhöhle. Ort der Perforation ist meistens die kleine Magenkurvatur (11 von 14 Patienten). Therapeutisch ist eine Sondenentleerung des Magens nach eingetretener Perforation sinnlos, da sich das Gas schon in der Peritonealhöhle befindet und die Perforationsstelle ventilartig verschließt. Sofortige Entlastungspunktion und anschließende Übernähung der Ruptur sind therapeutisch die Mittel der Wahl.

Zusammenfassung: Bei 25 tierexperimentellen Magenüberblähungen mit 20, 40 bzw. 60 cm H_2O Druck wurden die Veränderungen des Blutdruckes in der Aorta abdominalis, der V. cava inferior und superior, des HMV und der Herzfrequenz fortlaufend registriert. Das HMV sinkt bei 60 cm H_2O Druck um 44 % ab, der mittlere Druck in der Aorta abdominalis um 20 %. Der Druck in der V. cava inferior steigt hingegen von 3,9 auf 39 mmHg aufgrund einer Kompression auf Zwerchfellhöhe. Die Herzfrequenz nimmt um 16 % zu. Aus 2 eigenen klinischen Beobachtungen von irrtümlicher Sauerstoffinsufflation in den Magen sind folgende Symptome zu entnehmen: Rasche, extreme Zunahme des Bauchumfanges, epigastrische Schmerzen, Dyspnoe, periphere Einflußstauung und terminaler Schock. Bei einem Patient wurde die Diagnose sofort gestellt, die Bauchhöhle entlastet und die Magenperforation übernäht. Die zweite, unbehandelte Patientin starb jedoch innerhalb 2 Stunden. Punktion der Peritonealhöhle und anschließende Laparotomie sind die Therapie der Wahl.

Summary: Two cases of accidental gastric insufflation with oxygen are reported. In both cases gastric rupture and pneumo peritoneum occured. This process was repeated in dog experiments revealing 44 % decrease in cardiac minute volume, 20 % decrease in aortic pressure, and an increase from 3,9 mmHg to 39 mmHg of inferior vena cava pressure.

Literatur

1. GEROULANOS, S.: Magenruptur nach Sauerstoffinsufflation mit einem Nasen-Rachen-Katheter. Schw. Med. Wo. 102 im Druck (1972).
2. HAHNLOSER, P. B., BURNS, G. P., TIBBLIN, St., SCHENK, W. G. jr.: Kreislaufdynamik bei experimenteller Überdehnung des Magens, des Dünndarmes und der Abdominalhöhle. Helv. chir. Acta 37, 259-65 (1970).
3. RANNINGER, K., SWITZ, D. M.: Local obstruction of the inferior vena cava by massive ascites. Amer. J. Radiol. 93, 935-39 (1970).
4. RUBINSON, R. M., VASKO, J. S., DOPPMAN, J. L., MERROW, A. G.: Inferior vena caval obstruction from increased intra-abdominal pressure. Arch. Surg. 94, 766-70 (1967).
5. BARICHELLO, A. W., PIMBLETT, T., DYCK, F. J., McFADDEN, D.: Rupture of the stomach following oxygen therapy by nasal catheter. Canad. Med. Ass. J. 98, 855-58 (1968).

168. Ersatz der Cardia durch autologes Ileo-Coecum mit klappenförmiger Anastomose. Experimente am Schwein

B. Petracic, L. Petracic, F. Krause, H. Hildmann, R. Wenzel, G. Otten, R. Bähr, A. Hassan und H. Vontin

Chirurgische Universitätsklinik Tübingen, Hals-Nasen-Ohren-Klinik der Universität Tübingen, Department für Chirurgie, Abteilung I der Universität Ulm, Institut für Anaesthesiologie der Universität Tübingen

Die bisweilen unerträglichen Beschwerden durch Reflux des Mageninhaltes nach Cardia-Resektion rechtfertigen die fortgesetzte Suche nach neuen Methoden, den verlorengegangenen Verschlußmechanismus zu ersetzen, da bisher kein Verfahren ganz befriedigte.
Nach neuen Erkenntnissen über die Cardiaphysiologie kann dieser Verschlußmechanismus als Funktionssystem aufgefaßt werden, in dem der eine Teil im Sinne eines Sphincters und der andere im Sinne eines Ventils wirksam wird.
Für den Verschluß der Cardia bei allmählich ansteigenden intragastralen Drucken ist der ösophago-fundale Winkel ohne Bedeutung. Beim Bücken und Einsetzen der Bauchpresse dagegen nimmt der intragastrale Druck plötzlich zu. Dann ist ein sicherer Verschluß des Magens zur Speiseröhre hin nur durch das Zusammenspiel beider Teilfunktionen gewährleistet.

Methodik: Als Versuchstiere dienten 38 Göttinger Zwergschweine, die in 4 Gruppen aufgeteilt wurden. Bei 8 Schweinen wurde nach Resektion von Magenfundus und Cardia ein Ileocoecalsegment isoperistaltisch interponiert, wobei die Anastomose zwischen Colon und Restmagen als Ventil ausgebildet wurde. Die Coecalwand wurde manschettenförmig in das Magenlumen eingenäht. Die Anastomose ermöglichte eine glatte Passage. In 3 Vergleichsgruppen mit je 8 Tieren wurden die

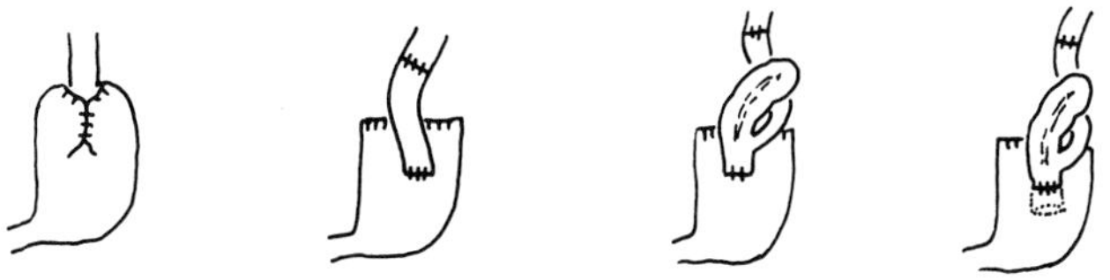

Äußere Kompression in mmHg				
Kopftieflage	6	1	-	-
0 - 150	2	6	-	-
151 - 300	-	1	3	-
301 - 450	-	-	5	3
über 450	-	-	-	5

Abb. 1: Durch röntgenologische Untersuchung gewonnene Ergebnisse

Ösophagusantrostomie mit Gastroplicatio, die Interposition eines Dünndarmsegmentes und die isoperistaltische Zwischenschaltung eines Ileocoecalsegmentes ohne Ventilbildung an der Anastomose auf ihre Wirksamkeit geprüft. 6 Schweine starben intra- oder unmittelbar postoperativ und wurden nicht gewertet. Alle Tiere wurden jeweils 3 Monate postoperativ röntgenologisch untersucht. Die Röntgenuntersuchung erfolgte nach Gabe von Kontrastmittel zunächst in Kopftieflage, danach unter Kompression des Abdomens durch eine pneumatische Manschette (Abb. 1). Die Röntgenuntersuchung ergab deutliche Unterschiede zwischen den einzelnen Gruppen.

Der genaue Druck bei dem ein Reflux von Mageninhalt in die Speiseröhre erfolgte, wurde durch Manometrie ermittelt. Hierfür wurde je eine Sonde in Magen und Ösophagus eingelegt und die entsprechenden Drucke gleichzeitig über ein Statham-Element und Elektromanometer registriert. Die Messung wurde bei allmählichem und raschem intragastralen Druckanstieg vorgenommen. Die Druckkurven zeigten besonders bei raschem intragastralen Druckanstieg wesentliche Unterschiede in der Wirksamkeit der einzelnen Operationsmethoden (Abb. 2). Bei allmählichem Druckanstieg bestand jedoch keine Differenz zwischen Gruppe 3 und 4.

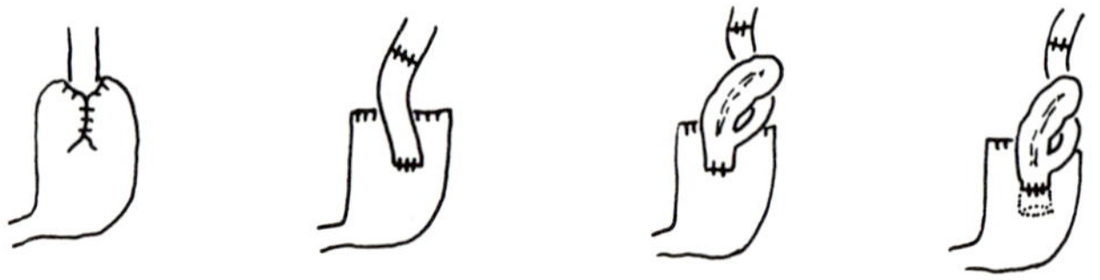

Rascher intragastraler Druckanstieg in mmHg				
0 - 20	8	8	-	-
21 - 40	-	-	6	-
41 - 60	-	-	1	3
61 - 80	-	-	1	4
über 80	-	-	-	1

Abb. 2: Durch die Manometrie gewonnene Ergebnisse bei raschem intragastralen Druckanstieg

Zusammenfassung: Experimentell ließ sich durch Zwischenschaltung eines isoperistaltischen Ileocoecalsegmentes und gleichzeitigen Bildung einer ventilartigen Anastomose zwischen Colon und Magen ein Reflux nach Cardiaresektion vollständig vermeiden. Die Methode wurde der Ösophagoanterostomie mit Gastroplicatio, der Dünndarminterposition und der Zwischenschaltung eines Ileocoecalsegmentes ohne Ventil gegenübergestellt. Die Ergebnisse wurden röntgenologisch und manometrisch objektiviert.

Summary: It was possible to prove experimentally that through the isoperistaltic interposition of an ileocoecal segment with simultaneous preparation of a valvular anastomosis between coecum and stomach the reflux after resection of the cardia could be overcome. This method is comparable with the Ösophagoantrostomy with gastroplication, interposition of small intestine and the interposition of the ileocoecal segment without valvular function. The results could be verified through x-ray and manometrical examinations.

169. Eine neue Methode zur Behandlung von Hiatushernien durch Fundopexie und Hiatuseinengung

K.-D. Höhle und F. Kümmerle

Chirurgische Universitätsklinik Mainz (Direktor: Prof. Dr. F. Kümmerle)

Die gebräuchlichsten Methoden zur Behandlung einer Hiatushernie, die Gastropexie und Fundoplicatio, haben in etwa 10 % der Fälle einen erneuten Beschwerdekomplex zur Folge, der klinisch und radiologisch einer genauen Analyse bedarf. So geben Patienten z. B. nach Gastropexie infolge der Fixation des Magens an die vordere Bauchwand ziehende Oberbauchbeschwerden an. In manchen Fällen führt die Fundoplicatio zur Dilatation der Magenblase mit einem ROEMHELD-ähnlichen Beschwerdebild (Post-Fundoplicatio-Syndrom).
In den letzten Monaten haben wir 6 Patienten operiert, bei denen teils in unserer Klinik, teils auswärts eine Fundoplicatio durchgeführt worden war. Das Fundoplikat hatte zur allmählichen Weitung der Hiatuszwinge geführt und intermittierende Einklemmungen zur Folge.
Da in allen Fällen erneut ein gastroösophagealer Reflux bestand, sind wir überzeugt, daß der weiterhin erhaltene HIS' sche Winkel von untergeordneter Bedeutung ist. Aufgrund dieser Erfahrungen sind wir zu einer Modifikation der Magenfixation übergegangen, die wir sowohl beim Gleitbruch, als auch bei der paraösophagealen Hernie anwenden.

Methodik: Der distale Ösophagus wird mobilisiert, mit einem Zügel umschlungen, nach unten gezogen und damit gestreckt. Anschließend wird die Hiatuszwinge durch 2-4 Seideneinzelnähte eingeengt. Die Fixation des Magenfundus (Fundopexie) erfolgt unter leichter Spannung, beginnt direkt neben dem Hiatus und verläuft in der linken Zwerchfellkuppel schräg nach ventral-lateral bis zum linken Rippenbogenrand. Bei diesem Vorgehen wird sowohl auf die Pexie an der vorderen Bauchwand als auch auf die Fixation entlang der kleinen Kurvatur verzichtet. Postoperative Beschwerden, welche der unphysiologischen Fixation des Magens an der vorderen Bauchwand oder der Faltung des Fundus angelastet werden müssen, treten nach der bei uns geübten Fundopexie nicht auf.
Die eingeengte Hiatuszwinge führt inspiratorisch zur Abknickung der gestreckten Speiseröhre und hält als Hypomochlion zum fixierten Fundus die Spannung aufrecht.
Da es sich bei dieser Methode nicht um eine starre Fixation handelt und es exspiratorisch zur Entspannung kommt, besteht die beste Voraussetzung für eine dauerhafte Wiederherstellung des Abschlußsegmentes.

Ergebnisse: Von insgesamt 136 Hiatushernien haben wir die letzten 23 Fälle nach dieser Methode operiert. Die Frühresultate sind sehr ermutigend. Langzeitergebnisse bleiben abzuwarten.

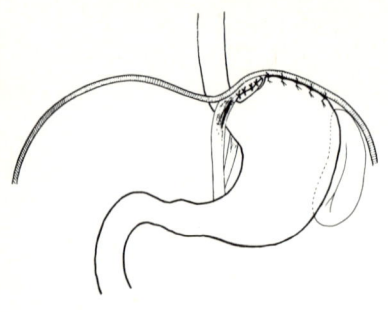

Exspirium

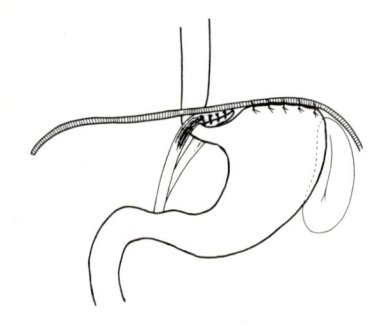

Inspirium

Abb. 1

Zusammenfassung: Der erneute Beschwerdekomplex nach Gastropexie und Fundoplicatio veranlaßte uns zu einer modifizierten Operationsmethode (Fundopexie), die wir bei Gleitbrüchen und paraösophagealen Hernien in gleicher Weise anwenden. Der Hiatus wird eingeengt und der Fundus in der linken Zwerchfellkuppe pexiert. Die elastische Fixation mindert die postoperativen Beschwerden und beugt einem Rezidiv vor.

Summary: Recurrence of clinical symptoms following gastropexy and fundopexy has encouraged modification of these methods of treatment for sliding and paraesophageal hernias. We narrow the esophageal hiatus and attach the fundus of the stomach to the left subphrenic space. The postoperative complaints are definitly reduced.

170. Untersuchungen am normalen und am krankhaft veränderten Magenausgang beim Magengeschwür

D. Liebermann-Meffert und M. Allgöwer

Chirurgische Universitätsklinik, Bürgerspital, Basel (Vorsteher: Prof. Dr. M. Allgöwer)

Magenulcera gehen in einem hohen Prozentsatz mit einer Verdickung der Pyloroantralwand einher. Seitdem wir die intraoperative Palpation des Magenausganges routinemäßig durchführen, kommt dieser Befund immer häufiger zur Beobachtung und gibt Anlaß zu gezielten makroskopischen und mikroskopischen Wanduntersuchungen. Voraussetzung für die Beurteilung der Wandveränderung ist die genaue Kenntnis der Beschaffenheit des normalen Magenausganges. Die Möglichkeit, Mägen von Organspendern zu erhalten, bildet eine optimale Ausgangsbasis für Studien am gesunden und kranken Magen, da jeweils die gleichen Bedingungen für die Untersuchung gegeben sind.

So haben wir bisher 11 Spendermägen sofort nach der Entnahme supravital im Nativzustand wie nach der Formalinfixierung und später im Schnittpräparat beurteilt und mit 41 in der gleichen Weise bearbeiteten Resektionspräparaten von Magenulcera verglichen.

Die Muskulatur des normalen Magenausganges ist weich und zart. Der Pylorus ist bei der Messung mit Hegarstiften bis H 18 frei durchgängig. Er ist leicht zu dehnen. Das Falten- und Schleimhautrelief ist feingegliedert. Bis auf einige wenige Mägen mit makroskopisch nicht erkennbaren Abweichungen zeigt die Pyloroantralregion bei den Magenulcera hingegen:
entweder eine tastbare Wandverdickung, welche hervorgerufen wird durch eine Muskelwandverbreiterung mit submukösem Oedem. Diese ist gelegentlich mit einem Schleimhautprolaps und immer mit einer Vergröberung des Schleimhaut- und Faltenreliefs kombiniert,
oder eine als strangartige Verhärtung imponierende Sklerose des Sphinkters, wobei weder dieser selbst noch das Antrum wesentlich verbreitert sind.
So unterschiedlich die beiden Wandveränderungen erscheinen, so sind sie doch beide Ursache einer durch Messung exakt nachzuweisenden Einengung des Canalis egestorius, also Stasefaktor.

Um die Wandproportionen des normalen und kranken Magens genau beurteilen zu können, werden am fixierten Präparat die Wanddicken (mit Muskulatur, Submucosa, Schleimhaut) am Pylorus, am distalen und am proximalen Antrum in der Circumferenz jeweils an den 4 gleichen Regionen: große Kurvatur, kleine Kurvatur, Vorderwand und Hinterwand ausgemessen.

Legen wir die ermittelten Durchschnittswerte (Tab. 1) der 11 normalen Mägen als Meßbasis zugrunde, so haben von 41 Magenulcera an

Tab. 1: Durchschnittswerte der Gesamtwand, der Muskulatur, der Submucosa und der Schleimhaut von 11 normalen Mägen, ermittelt aus den Meßwerten von jeweils vier Regionen am Pylorus, am distalen und am proximalen Antrum.

	PYLORUS	ANTRUM DIST.	ANTRUM PROX.
WAND	6.7172 mm	4.3127 mm	3.6582 mm
MUSKULATUR	4.8954 mm	2.5972 mm	2.1755 mm
SUBMUCOSA	0.5209 mm	0.6182 mm	0.5009 mm
MUCOSA	1.3082 mm	1.1318 mm	0.9700 mm

den entsprechenden Meßstellen nur 5 Mägen eine dem Normdurchschnitt annähernde Breite der Wand und ihrer Schichten und bei 8 Mägen ist der Sphinkter sklerotisch, wobei die Wanddicke gerade noch im Normbereich liegt.
Bei 28 Magenulcera hingegen besteht eine teilweise mächtige Verbreiterung der Magenausgangswand, die weit über den Meßwerten des normalen Magens liegt, und den Pylorus ebenso wie das Antrum erfaßt. Klammern wir die Extremwerte mit Wandbreiten bis zu 22 mm aus, so liegen unsere statistischen Mittelwerte noch immer bei einer doppelten Wandbreite gegenüber dem normalen Magen. Verantwortlich für diese Veränderung ist hauptsächlich eine Umfangszunahme der Muskulatur sowohl des Pylorus wie des Antrums. Dabei liegt die Hypertrophie entweder vorzugsweise im Pylorusbereich oder in der Antralwandung. Unsere Meßresultate bestätigen uns, daß die Verbreiterung der Muskulatur ungleichmäßig, asymmetrisch, manchmal herdförmig ausgebildet ist. Wir finden starke Schwankungen der Meßwerte innerhalb einer Circumferenz, d.h. die Meßwerte von Vorderwand, Hinterwand, großer Kurvatur und kleiner Kurvatur unterscheiden sich hier in auffallender Weise.

Eine weitere Zunahme der Wandstärke wird ferner durch ein bei den 28 Mägen immer vorhandenes, aber wechselnd starkes Oedem des submukösen Raumes und eine mäßige Schleimhautverbreiterung hervorgerufen. Die unterschiedlichen Formen der Wandverdickung sind aus dem Schema zu ersehen (Abb. 1).

Die asymmetrische Wandverdickung tritt unabhängig vom Sitz, von der Größe des Ulcus und dessen Randwall sowie von der Anzahl der Ulcera auf. Auch sind, wie wir bereits beschrieben haben (1), in diesem Gebiet degenerative Zellveränderungen an Muskulatur und am Nervengewebe vorhanden. Es erscheint uns daher sehr wahrscheinlich, daß aus diesen Veränderungen die Dysfunktion des Canalis egestorius beim Magengeschwür resultiert. Somit drängt sich auch die Frage auf, ob nicht die felderförmigen Wandveränderungen ein primäres Krankheitsgeschehen darstellen, welches dann im Sinne DRAGSTEDT's zur Stase und damit zur Ulcusentstehung führt.

■ muscularis prop.   ▨ submucosa   ⋯ mucosa

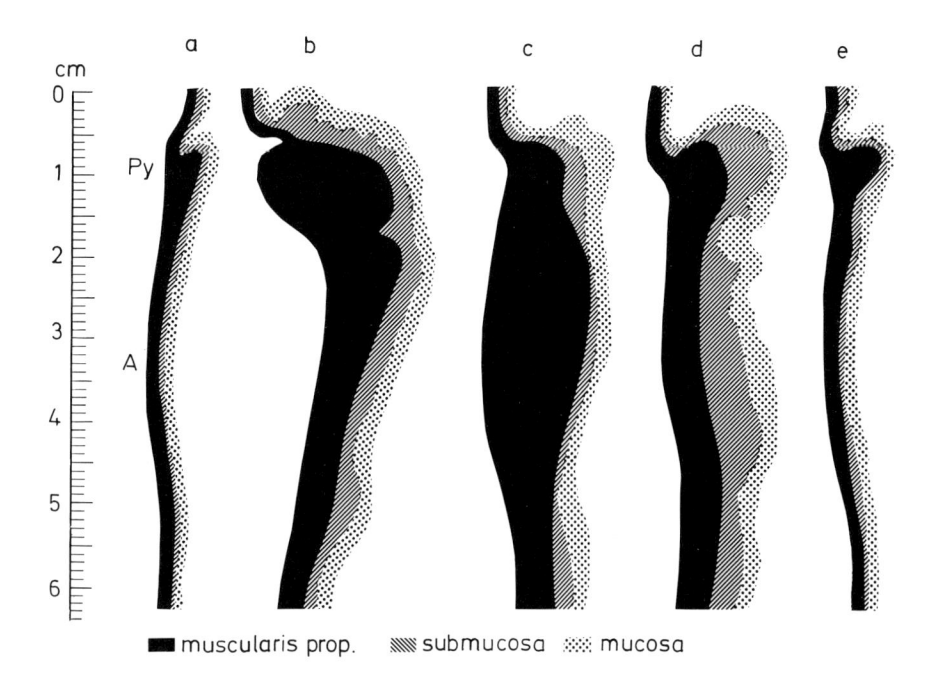

Abb. 1: Charakteristische makroskopische Veränderungen der Pyloroantralwand beim Magengeschwür. Maßstabgerechte Übertragung nach Photographien. Längsschnitt durch den Pylorus (Py) und das Antrum (A). (a) normal, Verdickung vorwiegend im Pylorusmuskel, (b), in der Antralmuskulatur (c), in der Submucosa (d) lokalisiert. (e) Sphinctersklerose.

Zusammenfassung: Es wurden die Magenausgangswände von 11 gesunden Organspendern und von 41 Magengeschwürskranken untersucht. Der Durchschnitt der Meßwerte der normalen Wandproportionen wird angegeben. Bei den 41 Präparaten von Magengeschwüren fanden wir nur 5 mal eine makroskopisch annähernd normale Wand, 8 mal eine Sphinktersklerose und 28 mal eine beachtliche Wandverdickung des Pylorus und des Antrums. Charakteristisch für den Ulcusmagen sind die auffallend voneinander abweichenden Meßwerte der Wanddicke innerhalb einer Circumferenz, also die Asymmetrie der Veränderung. Im Zusammenhang mit diesen Befunden wird die Dysfunktion der Magenausgangswand beim Magengeschwür diskutiert.

Summary: The antro-pyloric stomach wall of 11 healthy organ donors and of resection spezimens of 41 patients suffering from a gastric ulcer were investigated. The average of measurements of normal wall proportion is given. In only 5 cases macroscopically normal stomach walls were found, but considerable wall thickening in 28 stomachs. 8 pyloric sphincters were sclerotically narrowed. The wall of the pylorus as well as that of the distal and proximal antrum were affected by the thickening process, which is characterized by asymmetrical muscle hypertrophy. These findings connected with pathomorphological cell alterations permit us to assume, that there is an antral disease causing pyloric channel dysfunction in gastric ulcer.

Literatur

1. LIEBERMANN-MEFFERT, D., ALLGÖWER, M.: Veränderungen der Antrumwand bei Ulcus ventriculi. Schweiz. med. Wschr. 111, 753 (1971)

171. Vergleichende tierexperimentelle Untersuchungen zur Fettresorption nach Gastrektomie bei verschiedenen Anastomosierungsformen mit Hilfe der $^{14}CO_2$-Exhalation

P. Konold, C. P. Schrader, G. Otten, E. Rebholz, G. Kieninger und U. Feine

Chirurgische Klinik und Poliklinik (Direktor: Prof. Dr. L. Koslowski), Nuclearmedizinische Abteilung des Medizinischen Strahleninstitutes der Universität Tübingen (Vorstand: Prof. Dr. U. Feine)

Mit dem Verlust der motorischen Funktion des Magens kommt es zu Störungen der Digestion und Resorption von Nahrungsmitteln. Sie betreffen in erster Linie die Fette. Störungen der Fettresorption finden ihre Bedeutung im Verlust eines hohen Energieträgers mit sekundärer Beeinträchtigung der Resorption anderer Nahrungsmittel.

Methodik: Im Tierversuch an Zwergschweinen wurden nach Entfernung des Magens verschiedene Anastomosen- und Ersatzmagenformen gebildet. Die einfache Überbrückung des Magendefektes erfolgte durch eine Ösophago-jejunostomie oder Ösophago-duodenostomie. Unter den Ersatzmagenformen wurde die Interposition einer isoperistaltischen Dünndarmschlinge zwischen Ösophagus und Duodenum nach LONGMIRE-GÜTGEMANN ausgewählt. Eine weitere Ersatzmagenform wurde in der Chirurgischen Universitätsklinik Tübingen von der eigenen Arbeitsgruppe entwickelt. Hierbei wurde eine Dünndarmschlinge anisoperistaltisch einer orthograd zwischen Ösophagus und Duodenum interponierten Dünndarmschlinge nachgeschaltet (2). Die Untersuchungen erfolgten 6-9 Monate nach Operation.

Nach Verabreichung einer Probemahlzeit mit ^{14}C-markiertem Glycerinpalmitat mit einer Gesamtaktivität von 20 μci, wurde die $^{14}CO_2$-Aktivität im Exspirationsvolumen der Tiere bestimmt. Die Tiere wurden während der Versuchsdauer von 24 Stunden in einem Kasten bei Dunkelheit gehalten, um sie von exogenen Reizen auf die Darmmotilität abzuschirmen. In den Kasten wurde mit einer Pumpe durch ein Filter Luft angesaugt und mit dem Exspirationsvolumen der Tiere über das Exhalationsgeräte geleitet.

Zur $^{14}CO_2$ Exhalationsmessung wurde das Exhalationsgerät F H 450[+] benützt. Die Aktivitätsbestimmung in dem Exspirationsvolumen erfolgte mit parallel geschalteten Methandurchflußzählrohren. Die Bestimmung des CO_2 Anteils erfolgte über einen Ultrarotgasanalysator. Ein Kompensationsdruckschreiber registrierte kontinuierlich die Aktivität in Impulsen, den CO_2 Anteil in Volumen % sowie den Quotienten aus beiden Werten als spezifische Aktivität (1).

Ergebnisse: Nach Verfütterung der Testsubstanz ließen sich in reproduzierbaren Versuchen typische Exhalationskurven aufstellen. Abb. 1 zeigt in einem Diagramm die Mittelwerte der $^{14}CO_2$ Aktivität im Ex-

[+]Fa. Friseke und Höpfner

spirationsvolumen der Tiere in Abhängigkeit von der Zeit. Es ergeben sich dabei für die Tiere mit den verschiedenen Anastomosenformen nach Gastrektomie, den beiden Ersatzmagenformen und den Normaltieren charakteristische Kurvenverläufe.

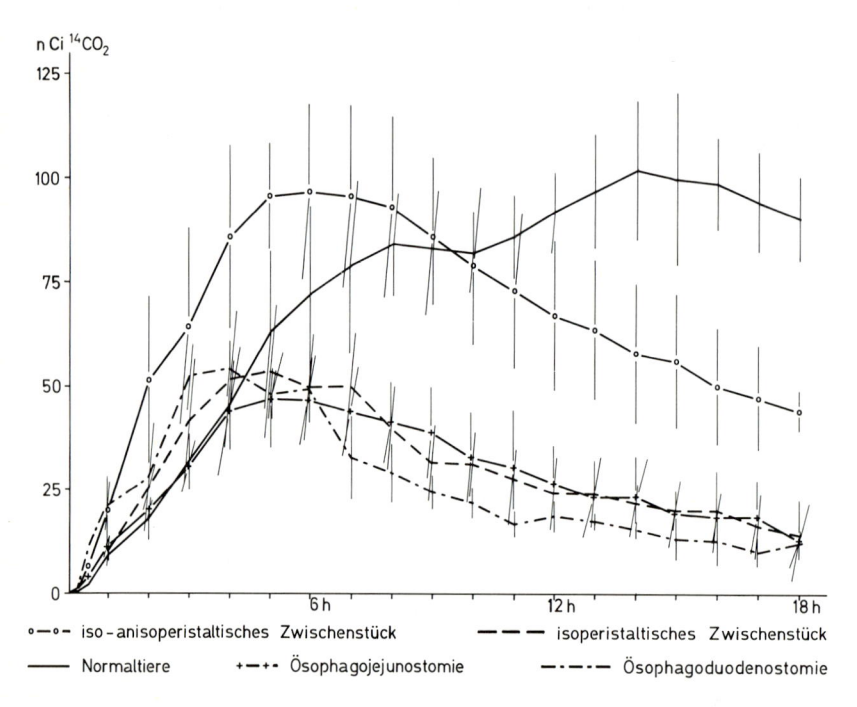

Abb. 1: Mittelwert und Standardabweichung der $^{14}CO_2$-Aktivität in Abhängigkeit zur Zeit nach oraler Verabreichung von 20 μci Glycerintripalmitat bei den verschiedenen Tieren

Den vergleichenden Untersuchungen wurde der Verlauf der $^{14}CO_2$-Exhalationskurve nichtoperierter Tiere als Ausdruck einer ungestörten, physiologischen Digestion und Resorption zugrunde gelegt. Es findet sich ein stufenförmiger, protrahierter Anstieg mit einem flach verlaufenden Abfall. Das Maximum der Exhalation tritt nach 14 Stunden auf. Die Exhalationskurve der Ersatzmagentiere mit einer anisoperistaltisch nachgeschalteten Dünndarmschlinge zeigt einen auffallend ähnlichen Verlauf wie der bei Normaltieren. Auch hier läßt sich der protrahierte, stufenförmige Anstieg der $^{14}CO_2$ Exhalation als Ausdruck einer portionierten Entleerung aus dem Nahrungsreservoir gut erkennen. Der Gipfel der $^{14}CO_2$-Exhalation tritt aber bereits nach 6-7 Stunden auf. Die übrigen Anastomosenformen zeigen einen wesentlich steileren Anstieg mit einer deutlich geringeren exhalierten Gesamtaktivität. Die Unterschiede gegenüber dem Ersatzmagen mit anisoperistaltischer Schlinge und Normaltieren sind signifikant (t-Test, $p < 0,001$).

Die Kurvenverläufe spiegeln das Angebot der Testmahlzeit an den Dünndarm und seiner Digestion und Resorption wider. Durch die Verzögerung der Abgabe der Speisen kommt es beim Ersatzmagen zur besseren Durchmischung und vollständigeren Digestion und damit zur stärkeren und länger anhaltenden Resorption der Testsubstanz.

Um die Aussagekraft der Exhalationskurven zu erhärten, daß es sich dabei um Digestions- und Resorptionsstörungen durch ein unphysiologisches Angebot der Speisen nach Gastrektomie handelt, wurde in einer weiteren Versuchsreihe 10 μci $_1{}^{14}$C-Palmitinsäure zum Ausschluß eventueller Störungen des intermediären Stoffwechsels i. v. appliziert. Die Versuchsbedingungen waren die gleichen wie bei den vorhergehenden Untersuchungen. Abb. 2 zeigt in einem Diagramm die ausgeschiedene Aktivität in Abhängigkeit zur Zeit.

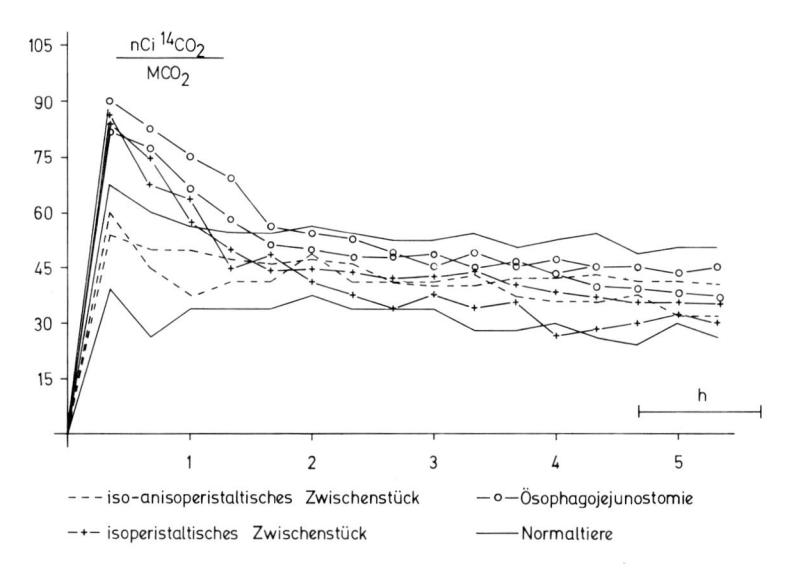

Abb. 2: Exhalationskurven nach intravenöser Applikation von 10 μci $_1{}^{14}$C-Palmitinsäure bei den verschiedenen Tieren

Die Kurven aller Tiere steigen steil an, wobei der Gipfel bei den herkömmlichen Anastomosierungsformen höher liegt. Dies wurde als erhöhter Energiebedarf bei diesen Tieren gedeutet. Die Exhalationskurven gleichen in ihrer Charakteristik denen der Normaltiere. Intermediäre Stoffwechselentgleisungen können anhand dieser Kurvenverläufe ausgeschlossen werden.

Zusammenfassung: Der günstige Einfluß des Ersatzmagens mit einer iso-anisoperistaltischen Dünndarmschlinge auf die Speicherfunktion und Entleerungsverzögerung konnte über die Fettresorption radioaktiv markierter Fette mit Hilfe der $^{14}CO_2$-Exhalation aufgezeigt werden.

Summary: Fat absorption studies using a ^{14}C label measured as expired $^{14}CO_2$ were carried out on gastrectomized swine. The favorable influence of an iso-anisoperistaltic small bowel loop on the fat absorption is shown.

Literatur

1. GEBAUER, H., SUTTOR, F.: Ein Meßgerät zur kontinuierlichen Bestimmung der ^{14}C-Aktivität und CO_2 Konzentration mit großflächigen Methandurchflußzählrohren. Zschr. Atomforsch. 12, 9, 1-4 (1966).
2. SCHRADER, C.P., KOSLOWSKI, L., FEINE, U., KONOLD, P., REBHOLZ, E.: Vergleichende tierexperimentelle Untersuchungen über die Bildung eines Nahrungsreservoir, seines Entleerungstyps und seiner Auswirkung auf die Fettresorption. Langenbecks Arch. Chir. 88. Tagung der Deutschen Gesellschaft für Chirurgie (1971). Im Druck.

172. Oberbauchlaparotomie und postoperative Störungen der Lungenfunktion

D. Schlosser

Chirurgische Universitätsklinik Homburg/Saar (Direktor: Prof. Dr. H. Lüdeke), Abteilung für Experimentelle Chirurgie der Universität des Saarlandes (Abteilungsvorsteher: Prof. Dr. G. Harbauer)

Postoperative Lungenkomplikationen sind nach Oberbaucheingriffen besonders häufig (2). Nach einer Studie von BECKER (1), die sich über einen Zeitraum von 10 Jahren erstreckt, nehmen sie unter den postoperativen Todesursachen die 3. Stelle ein. Es war unser Ziel, einen besseren Einblick in Ursache und Art der in Frage kommenden Störungen und in mögliche Risikofaktoren zu gewinnen.

Methodik: Bei 47 Patienten (24 Männer, 23 Frauen) wurden vor Oberbauchoperationen, sowie am 2. und 7. postoperativen Tag Spirometrie-Untersuchungen und Blutgasanalysen bei Luft- und nach 10-minütiger Sauerstoffatmung durchgeführt. Am 3. postoperativen Tag wurden Röntgenaufnahmen der Lungen angefertigt.

Ergebnisse: Bei 27 Patienten (57 %) zeigten die Röntgenbilder beim Vergleich mit präoperativen Lungenbildern Veränderungen, die wir als Lungenkomplikationen ansprachen. Sie traten bei 24 Männern 15 mal und bei 23 Frauen 12 mal auf. Bezogen auf die Art der Operation fanden wir röntgenologische Lungenveränderungen 16 mal nach 23 Eingriffen am Magen, 9 mal nach 22 Gallenoperationen und je 1 mal nach Operationen wegen Pseudocyste des Pankreas und Narbenhernie. Das Durchschnittsalter der Patienten mit Lungenkomplikationen betrug 54, das der Vergleichsgruppe 45 Jahre.
Die spirometrischen Untersuchungen am 2. postoperativen Tag ergaben für alle Patienten das Bild einer erheblichen restriktiven Ventilationsstörung. Dabei war an der markanten Abnahme der Totalkapazität die Reduktion der Vitalkapazität in sehr viel stärkerem Maße beteiligt als die des Residualvolumens.
Das Atemminutenvolumen blieb bei erhöhter Atemfrequenz und erniedrigtem Atemzugvolumen im Ausgangsbereich. Spezifische Ventilation, Tiffeneau-Test und Sauerstoffverbrauch veränderten sich nur wenig. Die effektive Ventilation war mit 90 % des Ausgangswertes deutlich erniedrigt (Abb. 1).
Für keinen dieser Parameter waren die Unterschiede zwischen den beiden Gruppen mit und ohne röntgenologische Lungenveränderung statistisch signifikant. Am 7. Tag zeigten alle Werte Normalisierungstendenz, die Kriterien für eine restriktive Ventilationsstörung waren jedoch noch eindeutig gegeben.
Auch jetzt ließen sich statistisch signifikante Unterschiede zwischen den beiden Gruppen für keinen der Parameter nachweisen.

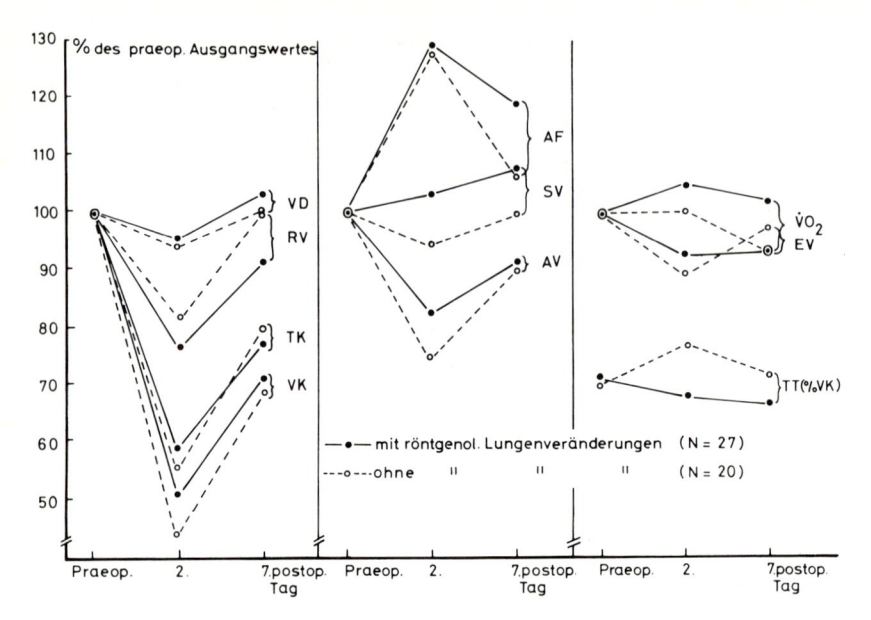

Abb. 1: Der Einfluß von Oberbauchlaparotomien auf Vitalkapazität (VK), Residualvolumen (RV), Totalkapazität (TK), physiologischen Totraum (VD), Atemfrequenz (AF), Atemzugvolumen (AV), spezifische Ventilation (SV), Sauerstoffverbrauch (VO_2), effektive Ventilation (EV) und Tiffeneau-Test (TT) am 2. und 7. postoperativen Tag, ausgedrückt in % des präoperativen Ausgangswertes.
— • — 27 Patienten mit röntgenologischen Lungenveränderungen
— — o — — 20 Patienten ohne röntgenologische Lungenveränderungen

Die arteriellen Blutgasanalysen zeigten am 2. postoperativen Tag eine Abnahme des arteriellen Sauerstoffdruckes bei Luft- und Sauerstoffatmung. Bei Sauerstoffatmung war der pO_2-Abfall in der Gruppe mit Lungenkomplikationen weit deutlicher als bei der Vergleichsgruppe. Am 7. Tag ließen die arteriellen Sauerstoffdrucke bereits Normalisierungstendenzen unterschiedlichen Ausmaßes erkennen.
Auffallend ist die Tatsache, daß bereits vor der Operation bei Luftatmung ein signifikant niedriger arterieller Sauerstoffdruck bei den Patienten vorlag, die später Lungenkomplikationen im Röntgenbild erkennen ließen. Der arterielle Kohlensäuredruck blieb bei beiden Gruppen zu allen Beobachtungszeitpunkten unverändert im Normbereich. Die pH-Werte wiesen ohne Unterschied zwischen den Gruppen auf eine sich allmählich entwickelnde, leichte metabolische Alkalose hin (Abb. 2).
Um weitere Anhaltspunkte für mögliche Risikofaktoren zu gewinnen, unterteilten wir unser Patientenkollektiv nach Geschlecht und Art des Zuganges zum Oberbauch in Gruppen. Dabei ließen sich weder für Männer und Frauen, noch für die einzelnen Schnittführungen (Mittel-, Rippenbogenrand-, Para- und Transrektal- oder Querschnitt) signifikante Unterschiede unserer Parameter nachweisen, aus denen

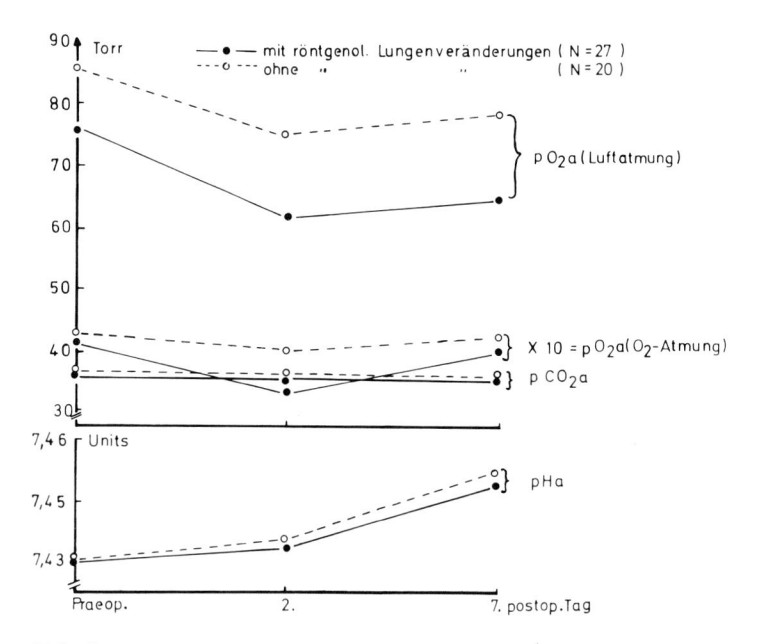

Abb. 2: Arterieller Sauerstoffdruck bei Luftatmung (pO_2a) und nach 10-minütiger Sauerstoffatmung, arterieller Kohlensäuredruck und pH-Werte vor Oberbauchlaparotomien sowie am 2. und 7. postoperativen Tag.
— • — 27 Patienten mit röntgenologischen Lungenveränderungen
– – o – – 20 Patienten ohne röntgenologische Lungenveränderungen

man auf eine größere Gefährdung einer dieser Untergruppen schließen könnte.
Die Häufigkeit, mit der Oberbauchlaparotomien die postoperative Lungenfunktion beeinträchtigen, verpflichtet uns, wirksame prophylaktische und therapeutische Maßnahmen zu ergreifen. Hierzu zählen wir:
a) frühzeitiges Aufstehen nach der Operation,
b) intensive prä- und postoperative Atemgymnastik,
c) prä- und postoperative Inhalationsbehandlung möglichst als Aerosoltherapie und bei Risikopatienten kombiniert mit assistierter Beatmung (3).

Zusammenfassung: Vergleichende Spirometrieuntersuchungen und Blutgasanalysen zeigten, daß Oberbaucheingriffe zu erheblichen Störungen der Lungenfunktion führen. Das Risiko schwerer pulmonaler Komplikationen ist bei älteren Patienten größer als bei jüngeren, nach Eingriffen am Magen höher als nach Galleoperationen und bei Patienten mit präoperativ erniedrigter arterieller Sauerstoffspannung größer als bei solchen mit normalem arteriellen Sauerstoffdruck. Die Art der Schnittführung hat keinen Einfluß auf die Häufigkeit postoperativer Lungenkomplikationen.

Summary: Spirometric investigations and blood gas analyses have demonstrated that upper abdominal surgery will result in significant disturbance of pulmonary function. The risk of severe pulmonary complications is higher in the elderly patient as compared to the younger one; it is higher following gastric resection rather than after biliary surgery and it is increased in patients with preexisting low arterial oxygen tension. The type of upper abdominal incision has no influence on the frequency of postoperative respiratory complications.

Literatur

1. BECKER, W. H., DEVENS, K., FRITZ, R., SCHOEN, H. R., WAGNER, E.: Die tödlichen postoperativen Lungenkomplikationen in der allgemeinen Chirurgie. Beitr. klin. Chir. 194, 203-215 (1957).
2. DAVIDSON, L.: The effects of surgical operations on the physiology of respiration. South Afr. J. lab. clin. med. 10, 37-44 (1964).
3. SCHLOSSER, D., BIHLER, K.: Ursache und Behandlung postoperativer Atemstörungen. Med. Welt 22, 2047-50 (1971).

173. Die Wirkung des Streptokinasezusatzes bei der kontinuierlichen Saug-Spüldrainage der Bauchhöhle in Prophylaxe und Therapie eitrigfibrinöser Peritonitiden, insbesondere nach Operationen am Dünn- und Dickdarm

E. Mühe, K. Schwemmle, P. Hermanek und H. Hunger

Chirurgische Klinik mit Poliklinik der Universität Erlangen-Nürnberg
(Direktor: Prof. Dr. G. Hegemann)

Die Letalität der postoperativen Peritonitis beträgt noch immer 70-87 % und steht in der Häufigkeitsskala aller Todesursachen nach Eingriffen am Gastro-Intestinaltrakt an erster Stelle (3, 5).
Die kontinuierliche Spülung der Bauchhöhle mit großen Flüssigkeitsmengen ist geeignet, die Prognose wesentlich zu verbessern.
Die Grenzen der Methode liegen darin, daß der Reinigungseffekt im Falle einer bakteriellen Kontamination durch rasch einsetzende Verklebungen begrenzt wird.
Bei schon eingetretener Peritonitis kommt erschwerend hinzu, daß die Spülflüssigkeit selbst in ausreichend spülbaren Bereichen der Bauchhöhle die Erreger aus den oft sehr dicken Eiter-Fibrinbelägen nur ungenügend auswaschen kann.

Eigene Untersuchungen: Zur Untersuchung der peritonitisverhütenden Wirkung und Festlegung der dazu erforderlichen Menge an Flüssigkeit und der Spüldauer wurden von 20 Hunden je 10 g Hundekot frisch aus der Ampulla recti entnommen und mit 15 ml Wasser aufgeschwemmt. Nach dem Passieren durch ein Küchensieb mit einer Maschenweite von 1 mm wurde die Suspension in die freie Bauchhöhle des jeweiligen Tieres injiziert. Im Anschluß an die Kotinstillation wurde die Bauchhöhle kontinuierlich über 2 vorher eingelegte Katheter mit Peritofundin IK 4 gespült. Je 10 l dieser Elektrolytlösung enthielten 250.000 IE Streptokinase.
Es zeigte sich, daß wenigstens 30 l dieser Spülflüssigkeit erforderlich waren, um eine Peritonitis zu verhindern. Die Spüldauer betrug 5 1/2 Stunden. Die ausreichend gespülten Tiere wurden 36 Tage beobachtet. Bei den Sektionen ließen sich keine Verklebungen oder Abscesse nachweisen. Alle serösen Oberflächen waren ausnahmslos spiegelnd und durchsichtig (4).
Zur Untersuchung der Wirkung des Streptokinasezusatzes auf frische Anastomosen wurden bei 18 weiteren Hunden 36 Dünn- und Dickdarmanastomosen angelegt und die Hälfte der Tiere im Anschluß an die Operation mit je 40 l Peritofundin IK 4, denen 1 Million IE Streptokinase zugesetzt waren, gespült. Nach Töten von je 4 Tieren am 5., 7., 9. und 14. postoperativen Tag wurde die Druckbelastbarkeit der Anastomosen bis zur Perforation durch Einblasen von Luft gemessen. Alle Anastomosen wurden histologisch untersucht.
Es bestanden bei den mit Streptokinase gespülten Tieren in der Druckbelastbarkeit und den histologischen Befunden keine Unterschiede zu den nicht mit Streptokinase behandelten Kontrolltieren.

Die Wirkung der Streptokinase bei stark ausgeprägten Peritonitiden wurde bei 2 moribunden Patienten mit schwerster diffuser Peritonitis infolge Nahtinsuffizienz nach Magenresektionen untersucht. Bei den Relaparotomien konnten infolge des schlechten Zustandes der comatösen Kranken mit fortgeschrittenen toxischen Leber-, Myocard- und Nierenschäden (in 1 Falle mit dekompensierter Lebercirrhose) die Insuffizienzen nur übernäht werden. Ein Patient wurde 2 1/2 Tage, ein anderer 5 Tage im Anschluß an die Relaparotomien über fingerdicke Drainagerohre gespült. Es wurden pro 24 Stunden 40 l mit Zusatz von 750.000IE Streptokinase verwendet.

Bei dieser Therapie lösten sich massenhaft bakterienhaltige Fibrinbeläge in Fetzen unterschiedlicher Größe ab und wurden in der Saugung aufgefangen. Beide Patienten verstarben jedoch am fortgeschrittenen und unbeeinflußbaren toxischen Leber- und Myocardversagen. Bei der Autopsie waren an den serösen Oberflächen kaum noch Anzeichen einer Peritonitis erkennbar. In einem Falle war die Anastomose jedoch in ganzer Breite reinsuffizient. Aufgrund unserer Untersuchungen nehmen wir an, daß die Reinsuffizienz eher der einfachen Übernähung der Perforation mit Aufsteppen von Netz, ohne Verbesserung der Gefäßversorgung durch Nachresektion anzulasten ist, als der Spüldrainage. Erschwerend kam die verringerte Heilungstendenz der schwerstkranken Patienten hinzu.

Diskussion: Die kontinuierliche peritoneale Spülung mit Streptokinase- und Antibiotikumzusatz hat in Prophylaxe und Therapie postoperativer Peritonitiden die wesentlichen Vorteile, daß die verwendeten großen Flüssigkeitsmengen rein mechanisch einen großen Teil der Erreger aus der Bauchhöhle beseitigen, durch den Streptokinasezusatz die Verklebungen verhindert und die Reinigung aller Teile der Bauchhöhle ermöglicht werden und die Streptokinase zu einer Ablösung selbst schwerster fibrinös-eitriger Beläge auf den serösen Oberflächen führt. Die Streptokinase ermöglicht durch Lyse den Blutgerinnseln das Auswaschen postoperativ fast immer vorhandener Blutreste. Sie verschlechtert damit für Bakterien den Nährboden und verbessert schon hierdurch die Prognose. So zeigten FILLER und SLEEMANN (2), daß bei experimentellen, durch E. coli erzeugten Peritonitiden, die Letalität ansteigt, wenn den Bakterien Hämoglobin zugesetzt wird. Die zur Spülung verwendete Elektrolytlösung verringert durch individuelle Variation in der Jonenkonzentration, wie auch bei der Behandlung der Urämie durch Peritonealdialyse, die Elektrolytverschiebungen bei Peritonitis. Eine Briden-Ileus-Prophylaxe ist denkbar, jedoch noch nicht untersucht.

Voraussetzung der Streptokinase-Spültherapie bei postoperativen Peritonitiden ist der Entschluß zur Relaparotomie, ehe irreversible toxische Schäden aufgetreten sind. Findet man als Ursache der Peritonitis eine Nahtinsuffizienz an Magen oder Dünndarm, muß die dehiszente Anastomose mit dem in der Ernährung geschädigten Darmabschnitt reseziert und eine neue Anastomose angelegt werden. Bei Insuffizienzen am Dickdarm ist es sicherer, den dehiszenten Abschnitt temporär vor die Bauchhöhle zu verlagern. Besteht eine Durchwanderungsperitonitis, sollte der Darmabschnitt, der die Peritonitis verursachte, reseziert werden. Bei einfacher exogener oder endogener bakterieller Verunreinigung ist die Spültherapie nicht erforderlich.

Ein Antibiotikumzusatz zur Spülflüssigkeit ist vorteilhaft, da hierdurch in der freien Bauchhöhle wesentlich höhere Spiegel erzeugt werden können, als bei i.m. oder i.v. Injektion. Es ist erwiesen, daß die semipermeable Membran des Peritoneums für Antibiotika eine gewisse Schranke darstellt (1).
Wegen des Verlustes an Bluteiweißen empfiehlt es sich, wie bei der Dialysebehandlung der Urämie, eine äquivalente Menge von PPL und Humanalbumin durch i.v. Gaben zu ersetzen.

Zusammenfassung: 20 Hunden wurde eine Kotsuspension intraperitoneal infiziert und die Bauchhöhle anschließend mit 30 l Elektrolytlösung und 250.000 IE Streptokinase/10 l gespült. Nach 36 Tagen war bei der Sektion die Bauchhöhle ohne entzündliche Erscheinungen. Bei 18 Hunden wurden 36 Dünn- und Dickdarmanastomosen angelegt und bei 9 dieser Tiere postoperativ die Bauchhöhle mit je 40 l Lösung und Zusatz von 1 Mio IE Streptokinase gespült. Je 4 Tiere wurden am 5., 7., 9. und 14. postoperativen Tag getötet, die Belastbarkeit der Anastomose gemessen und die Anastomose histologisch untersucht. Es bestanden keine Unterschiede bei den gespülten und nicht gespülten Tieren. Die bei 2 Patienten mit Peritonitis durchgeführte Spülbehandlung läßt noch keine brauchbaren Rückschlüsse auf die wirksame Anwendung dieser Methode zu.

Summary: Following intraperitoneal injection of feces in twenty dogs it was found that a minimum of 35 liters of peritoneal irrigation using an electrolyte solution with streptocinase added (250.000 units/10 l) was necessary to prevent peritonitis and adhesion formation. In a second group of 18 dogs 36 small und large bowel anastomoses were performed. Following these in the experimental group peritoneal irrigation with electrolyte solution (Peritofundin IK 4) and 1 million units streptocinase was carried out. Anastomotic strength testing at 5, 7, 9 and 14 days revealed no difference in the two groups. Two patient reports are also discussed.

Literatur

1. DIECKMANN, W.: Die lokale antibiotische Behandlung der Durchwanderungs- und Perforations-Peritonitis. Chirurg 36, 360 (1965).
2. FILLER, R.M., SLEEMANN, H.K.: Pathogenesis of Peritonitis. Surgery 61, 385 (1967).
3. GALL, F.: Frühzeitige Relaparotomie bei Peritonitis, intraabdominellen Abszessen und Dünndarmfisteln. Arch.klin.Chir. 313, 175 (1965).
4. MÜHE, E., SCHIERL, W.: Peritonitisprophylaxe durch Saug-Spüldrainage der Bauchhöhle. Chirurg 42, 458 (1971).
5. WACHSMUTH, W.: Peritonitis. Arch.klin.Chir. 313, 146 (1965).

174. Dünndarm-Myotomie zur Verlangsamung der Magen-Darmpassage

A. Blömer, C. Käufer, H. Lenz und A. Düx

Chirurgische Universitätsklinik Bonn (Direktor: Prof. Dr. A. Gütgemann), Röntgenologische Abteilung des "St. Petrus-Krankenhauses" in Wuppertal-Barmen (Leiter: Prof. Dr. H. Lenz), Röntgenologische Abteilung des Krankenhauses "Maria Hilf" in Mönchengladbach (Leiter: Prof. Dr. A. Düx)

Ausgedehnte Resektionen von Magen und Darm können infolge beschleunigter Darmpassage zu pathophysiologischen Störungen führen. Der Verlust insbesondere von längeren Dünndarmabschnitten kann trotz medikamentöser Passageverlangsamung nur begrenzt vom Organismus kompensiert werden. Die bisherigen operativen Verfahren zur verbesserten Ausnutzung des verbliebenen Restdarmes, insbesondere die Gegenschaltung eines Darmsegmentes, haben klinisch nur eine begrenzte Anwendung gefunden. Nach unseren eigenen tierexperimentellen Untersuchungen stellt die anisoperistaltische Zwischenschaltung eines 7-8 cm langen Jejunalsegmentes ein die Leistungsgrenze der prästenotischen Dünndarmmuskulatur fast überschreitendes Widerstandssystem dar und kann zu ileusähnlichen Krankheitsbildern führen. Der erhebliche Widerstand einer anisoperistaltischen Dünndarmschlinge kommt dadurch zustande, daß der Darm infolge seines polaren Aufbaues bei der Umkehr seine ursprüngliche Kontraktionsrichtung beibehält.

Methodik: Bei der von uns entwickelten Methode der sogenannten treppenförmigen Schrägmyotomie wird über einen 7-12 cm langen Dünn-

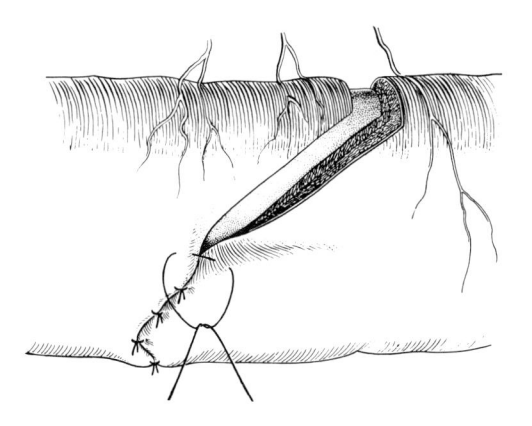

Abb. 1: Technik der sogenannten treppenförmigen Schrägmyotomie. Schrägverlaufende zirkuläre Durchtrennung der Dünndarmwand bis zur Schleimhautschicht. Naht der Wundränder mit einstülpenden seromuskulären Einzelnähten.

darmabschnitt die äußere Muskelschicht mit dem bindegewebigen Raumgitter durch Schrägincision durchtrennt und die Wundränder anschließend wieder vernäht (Abb. 1). Die Durchtrennung des bindegewebigen Raumgitters und der Muskelfasern führt zwangsläufig zu einer Störung der koordinierten Bewegungen in dem betreffenden Darmsegment. Das Tonusgleichgewicht zwischen Ring- und Längsmuskulatur, das normalerweise durch intramurale Reflexe aufrechterhalten wird, verschiebt sich zugunsten des Ringmuskeltonus.

Röntgenkinematographische, zum Teil kombiniert mit elektromanometrischen Untersuchungen bis zu 1 1/2 Jahren zeigten, daß die Schrägmyotomie am Dünndarm bei 23 Hunden eine funktionelle Stenose mit sphincterähnlichem Charakter bewirkt (Abb. 2). Dieser operativ induzierte Sphinctermechanismus ist vergleichbar mit einem aganglionären Segment, in dem durch das Fehlen der intramuralen Ganglienplexus die reflektorische Koordination der Ring- und Längsmuskulatur gestört ist.

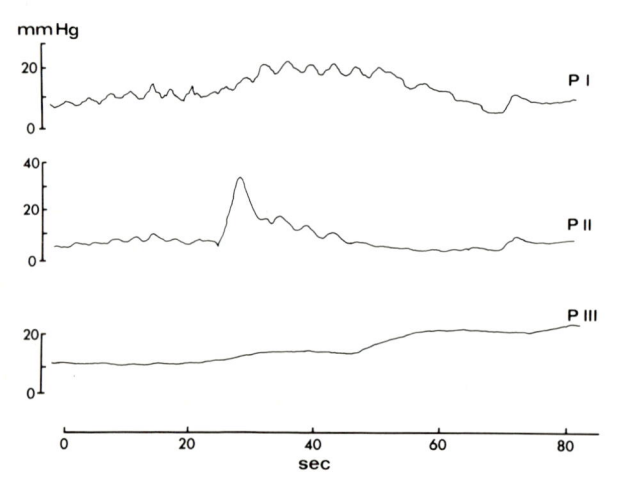

Abb. 2: Simultane elektromanometrische Druckmessungen nach Schrägmyotomie der Dünndarmwand. Hoher Druckanstieg im Myotomiesegment (P II) mit langsamem rhythmischem Druckabfall bis auf den Ausgangswert. Im prästenotischen Darmabschnitt (P I) langsam ansteigende und plateauförmige Druckerhöhung, die den Druckanstieg im Myotomiesegment überdauert. Mit Abfall der Drucke im Myotomiesegment wird der Darminhalt in analer Richtung weitertransportiert und führt zu einem poststenotischen Druckanstieg (P III)

Die Vorteile der sogenannten treppenförmigen Schrägmyotomie als funktionelles Passagehindernis sind:
1. Einfache Durchführbarkeit und geringes Operationsrisiko, da nur die äußeren Muskelschichten unter Erhaltung der Schleimhaut durchtrennt und anschließend wieder vernäht werden.
2. Die sphincterähnliche Funktion der Myotomie stellt eine physiologische Stenose dar.

3. Der Abflußwiderstand kann durch Änderung der Länge des Myotomiesegmentes variiert und den Erfordernissen der jeweiligen Operationssituation angepaßt werden.

Aufgrund der günstigen tierexperimentellen Ergebnisse wurden bei 7 Patienten nach Dünndarmresektion wegen regionaler Enteritis zur Verlangsamung der Darmpassage Schrägmyotomien 10 cm proximal der Ileotransversostomie mit gutem Erfolg angelegt. Ferner wurden bei 2 Patienten mit beschleunigter Darmpassage nach Gastroenteroanastomose und bei 1 Patienten mit Gastrektomie und Dünndarminterposition Schrägmyotomien durchgeführt.

Zusammenfassung: Die sogenannte treppenförmige Schrägmyotomie bewirkt nach ausgedehnten Darmresektionen eine Passageverzögerung und bessere Ausnutzung des Restdarmes. Die äußere Darmmuskelschicht einschließlich der Gitterfasern wird unter Erhaltung des Schleimhautrohres durch Schrägincision durchtrennt, die Wundränder werden anschließend wieder vernäht. Die Durchtrennung des Längsmuskels und der kollagenen Septen bewirkt eine Verschiebung des Tonusgleichgewichtes zugunsten der Ringmuskulatur und induziert einen sphincterähnlichen Mechanismus. Der Abflußwiderstand kann durch Änderung der Länge des Myotomiesegmentes den jeweiligen Erfordernissen angepaßt werden. Anhand kinematographischer und elektromanometrischer Untersuchungen konnte die passagehemmende Wirkung dieses einfachen Verfahrens objektiviert werden.

Summary: The stairwaylike oblique myotomy after extensive resections of the small bowel leads to a deceleration of the intestinal passage and improves the resorption of the remaining bowel. By a diagonal incision with transverse extensions of both ends the seromuscular layer including the lattice fibers of the intestinal wall are transsected while the mucosal continuity is preserved. The incision is readapted by single seromuscular sutures. The interruption of bowel wall structures shifts the tension balance between longitudinal and transverse musculature towards the latter and thereby induces a sphincterlike mechnism. The passage deceleration depends on the length of the myotomy segment and can be varied according to the individual requirements. The passageinhibitory effect of this simple procedure could be visualized by cineradiographic and electromanometric studies.

175. Jejuno-ilealer Bypass bei Fettsucht. Tierexperimentelle und klinische Untersuchungen zur Fettresorption

G. Kieninger, L. Koslowski, C. P. Schrader, P. Konold, U. Feine, E. Rebholz und G. Otten

Chirurgische Klinik und Poliklinik (Direktor: Prof. Dr. L. Koslowski), Abteilung des Medizinischen Strahleninstituts der Universität Tübingen (Vorstand: Prof. Dr. U. Feine)

Der jejuno-ileale Bypass zur Gewichtsreduktion bei extrem adipösen Patienten hat vor allem in den USA und in Kanada in den letzten Jahren Einzug in die Behandlung der Fettsucht und der Arteriosklerose gehalten (1, 2, 4, 5). Die bisherigen experimentellen und klinischen Erfahrungen haben die Vorteile des jejuno-ilealen gegenüber dem zunächst benutzten jejuno-colischen Bypass (3) herausgestellt. Es kommt dabei nicht zu den beim jejuno-colischen Bypass auftretenden unerwünschten und gefährlichen Begleiterscheinungen, wie abdominellen Beschwerden und unbeeinflußbaren Durchfällen mit massiven Elektrolytverlusten. Die daraus resultierenden schweren metabolischen Störungen mit konsekutiver Leberverfettung treten nicht auf, bzw. hat die Verfettung der Leber beim jejuno-ilealen Bypass nur passageren Charakter.

Die chirurgische Behandlung der Fettsucht hat ihre Berechtigung nur bei der extremen, die Lebenserwartung des Patienten erheblich herabsetzenden Adipositas, nach Ausschöpfung sämtlicher konventioneller Behandlungsmöglichkeiten, einschließlich der Psychotherapie. Als untere Grenze der möglichen Operationsindikation gilt heute übereinstimmend ein Gewicht von 50 kg über dem Sollgewicht.

Methodik: Wir führten am Göttinger Zwergschwein während der Dauer eines Jahres mit der 14-CO_2-Exhalationsmethode Fettresorptionsuntersuchungen bei 2 Formen des jejuno-ilealen Bypass durch:
1. Subtotale Ausschaltung des Jejunums und des Ileum mit einer End-zu-Seit-Vereinigung der Darmenden, wobei der blindverschlossene, ausgeschaltete Dünndarmabschnitt im Verband des Dünndarmes verblieb.
2. Ausschaltung gleich langer Darmanteile, End-zu-End-Vereinigung der verbleibenden Dünndarmsegmente und Anastomosierung der ausgeschalteten Dünndarmanteile mit dem Colon.
Es wurden dabei jeweils 35 cm Jejunum, gerechnet ab TREITZ' schen Band, und 10 cm Ileum vor der Bauhin' schen Klappe in der Passage belassen. Die Versuche wurden an insgesamt 6 Schweinen durchgeführt. Es handelte sich um ausgewachsene Tiere mit einem durchschnittlichen Ausgangsgewicht von 61 kg. Zunächst wurde ein jejunoilealer Bypass mit End-zu-Seit-Anastomosierung angelegt, die nach 9 Monaten in eine End-zu-End-Anastomosierung umgewandelt wurde. Die Tiere erhielten während des gesamten Versuchszeitraumes Futter ad libitum.

Ergebnisse: Die in Abb. 1 aufgezeichneten 14-CO_2-Exhalationskurven zeigen eine erhebliche Minderung der Fettresorption nach der ersten Anastomosierungsform gegenüber dem Normaltier. Nach dem zweiten Operationsverfahren fällt die Fettresorption zeitlich und quantitativ nur noch geringfügig ab. Für die letzte Exhalationsuntersuchung standen nur noch 3 Tiere zur Verfügung. Die regelmäßig vorgenommenen Gewichtskontrollen zeigten eine rasche Gewichtsabnahme während der ersten 3 Monate nach der Bypass-Operation; danach nahmen die Tiere nur noch langsam ab, bis sich das Gewicht im Mittel bei der Hälfte des Ausgangsgewichtes einpendelte. Nach der zweiten Operation kam es nochmals zu einer Gewichtsreduktion von durchschnittlich 10 % des Ausgangsgewichtes. Die bei den Relaparotomien gemessene Länge des Refluxdarmes beim End-zu-Seit-Bypass lag zwischen 80 und 50 cm. Die Serumelektrolytbestimmungen ergaben in einigen Fällen erniedrigte Kaliumwerte. Nach 3 Monaten vorgenommene Leber-PE's zeigten bei 3 Tieren eine geringgradige Leberepithelverfettung; Kontrollen nach 9 Monaten ergaben in allen Fällen eine normale Leberhistologie.

Aufgrund der bei den tierexperimentellen Untersuchungen gewonnenen Erfahrungen haben wir den jejuno-ilealen Bypass mit End-zu-Seit-Anastomose bisher einmal klinisch erprobt. Es handelte sich um eine 38-jährige Patientin mit einem Übergewicht von 70,7 kg (Ausgangsgewicht 127 kg bei 156 cm Körpergröße). Es wurden ebenfalls 35 cm Jejunum und 10 cm Ileum in der Passage belassen. Die Gewichtsabnahme beträgt jetzt 7 Monate nach der Operation 25,5 kg, das Allgemeinbefinden und die Leistungsfähigkeit sind nicht beeinträchtigt. Wie im Tierversuch erfolgte zunächst eine rasche Gewichtsabnahme (14 kg in den ersten 3 Monaten), später betrug die Abnahme durchschnittlich 2 kg/Monat bis zum jetzigen Zeitpunkt. Interessanterweise ist die Nahrungsaufnahme um ca. 1/2 vermindert (geringeres Hungergefühl). Die Anzahl der Stühle beträgt jetzt 3-4/Tag, die Konsistenz ist breiig. Röntgenologisch besteht ein Reflux von Kontrastmittel in den ausgeschalteten Dünndarm von 100 cm Länge. Die 14-CO_2-Exhalationswerte sind etwa analog den in den Tierversuchen ermittelten. Alle Leberfunktionsproben sind normal. Wegen leicht erniedrigter Serumkaliumwerte wird Kalium substituiert (1 Kalinor-Brausetabl. jeden 2. Tag).

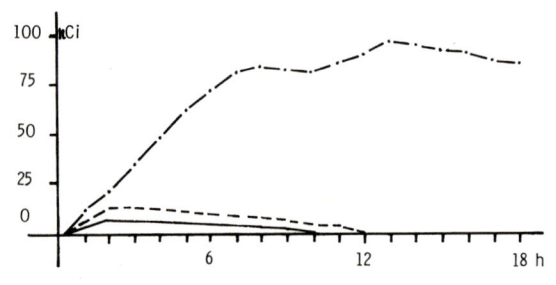

Abb. 1: 14-CO_2-Exhalationskurven beim jejuno-ilealen Bypass.
Normaltier: —·—·— End-zu-Seit-Anastomose: — — — — —
End-zu-End-Anastomose: ─────

Zusammenfassung: Die günstigen tierexperimentellen und klinischen Erfahrungen (ausreichende Verminderung der Fettresorption, nicht zu rapide Gewichtsreduktion) haben uns darin bestärkt entgegen der Meinung anderer Autoren (2, 5), welche die End-zu-End-Anastomosierung propagieren, an der End-zu-Seit-Anastomosierungsform des jejuno-ilealen Bypass festzuhalten. Ganz entscheidend dafür spricht auch das weit geringere Operationsrisiko (keine Dickdarmanastomose!). Man sollte in Zukunft die Indikation zur chirurgischen Behandlung der extremen Fettsucht häufiger stellen.

Summary: On the basis of animal experiments and clinical experiences the authors favor end-to-side jejuno-ileal bypass in contrast to the end-to-end bypass in the treatment of intractable obesity.

Literatur

1. BUCHWALD, H.: Circulation 29, 713 (1964).
2. BUCHWALD, H., VARCO, R. L.: Surgery 70, 62 (1971).
3. PAYNE, J. H., DeWIND, L. T., COMMONS, R. R.: Am. J. Surg. 106, 273 (1963).
4. PAYNE, J. H., DeWIND, L. T.: Am. J. Surg. 118, 141 (1969).
5. SALMON, P. A.: Surg. Gynec. Obstet. 132, 965 (1971).

176. Hat die Lembert'sche Theorie heute noch ihre Gültigkeit in der Darmchirurgie?

B. Herzog

Chirurgische Abteilung der Universitäts-Kinderklinik Basel (Chefarzt: Prof. Dr. R. Nicole), Schweizerisches Forschungsinstitut Davos, Abteilung für experimentelle Chirurgie (Leitung: PD Dr. S. M. Perren)

An den meisten Kliniken ist die invertierende 2-schichtige Naht Standardmethode bei Darmanastomosen. Damit wird ein breiter seroseröser Kontakt der beiden Darmenden erreicht. Dies entspricht der knapp 150 Jahre alten Lembert'schen Theorie. Wesentliche Nachteile dieser Standardtechnik sind die Stenosierung des Lumens und die Erschwerung des vasculären Durchbaus der Anastomose durch die Einstülpung.
Zur Vermeidung dieser Nachteile wurde in letzter Zeit vermehrt eine nicht invertierende Darmnaht angewandt (1). Auch evertierende Nähte fanden eine gelegentliche klinische Anwendung (2).

Methodik: In eigenen tierexperimentellen Untersuchungen am Rattencolon wurde die 2-schichtige invertierende Standardmethode mit einer nicht invertierenden und einer evertierenden Naht verglichen.
Als Kriterien für die Qualität der Anastomosen dienten:
1. das Ausmaß des vasculären Durchbaus der Anastomose, dargestellt durch Mikroangiographie,
2. die Reißfestigkeit der Anastomose, geprüft mit einer Mikrozugmaschine,
3. der Grad der Stenosierung durch Anfertigen von Gipsausgüssen.
Das Colon descendens der Ratte wurde jeweils ohne Resektion und unter Schonung des Randgefäßes durchtrennt und entsprechend den 3 Techniken wieder vernäht. Die Prüfung der Anastomosen erfolgte am 4., 7., 14. und 21. postoperativen Tag. Insgesamt wurden 450 Ratten operiert. Zur Herstellung der Mikroangiographien diente als Kontrastmittel ein feindisperses Bariumsulphat (Micropaque^R), das in einer Verdünnung von 1:1 in die Aorta thoracalis unter konstantem Druck (120 mmHg) infundiert wurde (4).
Zur Prüfung der Reißfestigkeit wurden aus dem aufgeschnittenen Darmstück jeweils 2 Proben im Bereich der Anastomose mit einem hantelförmigen Instrument ausgestanzt. In Anlehnung an HERRMANN (3) wurden die Darmstücke mit einer Geschwindigkeit von 5 mm/min auseinandergezogen[+]. Die Angabe der Reißfestigkeit (Höchstkraft) erfolgte in pond (Gramm Kraft) und bezeichnet die maximale Festigkeit, bevor die Anastomosen zu reißen beginnen.

[+] Microzugmaschine Sadamel Mi 44 modifiziert nach Rumul, Schaffhausen)

Ergebnisse: Die Mikroangiographien zeigen in Längsschnitten durch die Anastomose deutlich einen frühen und ausgiebigen vasculären Durchbau bei nicht invertierender Naht. Am 21. postoperativen Tag ist die Gefäßanordnung normalisiert und die Anastomose nicht mehr sichtbar. Ganz anders ist das mikroangiographische Bild bei den beiden anderen Techniken. Hier stellt die invertierte Serosa oder die evertierte Mucosa eine eigentliche Barriere für einen frühen vasculären Durchbau dar. Am 4. postoperativen Tag ist die Anastomose infolge der Inversion und Eversion avasculär. Bei der invertierten Anastomose erfolgt dann am 7. postoperativen Tag ein Auseinanderweichen der eingestülpten Enden und bei der evertierten Anastomose ein massives Einsprossen von Granulationsgewebe. In der 3. Woche resultiert bei beiden eine deutlich sichtbare Narbe. Die Reißfestigkeit der nicht invertierten Naht ist im Vergleich zur 2-schichtigen invertierten Standardnaht bis zum 7. postoperativen Tag, im Vergleich zur evertierten Darmnaht bis zum 21. postoperativen Tag signifikant größer (Abb. 1). Durch Gipsausgüsse konnte eine massive Stenosierung bei der invertierten Standardmethode, vor allem am 4. postoperativen Tag, aber auch noch am 21. postoperativen Tag festgestellt werden.

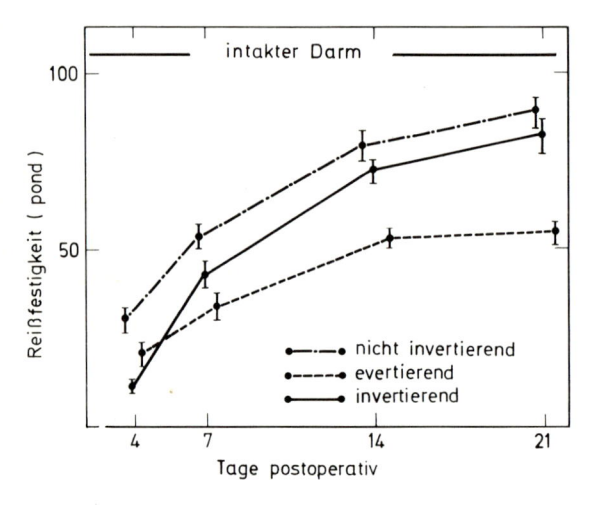

Abb. 1: Graphische Darstellung der Reißfestigkeit (Höchstkraft in pond) der 3 Anastomosearten während der Wundheilung

Diskussion: Die Mikroangiographien und die Werte der Reißfestigkeit lassen einen deutlichen und qualitativen Unterschied der 3 Darmanastomosenarten erkennen. Bei der nicht invertierten Naht erlaubt der rasch einsetzende vasculäre Durchbau eine frühe Wundheilung der Anastomose im Sinne einer Primärheilung. Dadurch wird auch eine frühe mechanische Eigenfestigkeit der Anastomose erzielt. Die Erlangung einer frühen Eigenfestigkeit ohne Stenosierung ist vor allem in der Frühphase um den 4. postoperativen Tag entscheidend. Zu dieser Zeit ist eine Darmanastomose durch die wiedereinsetzende Darmtätigkeit am meisten gefährdet.

Bei der evertierenden Technik wird durch das Aufeinanderkommen von 2 schleimhautproduzierenden Mucosaflächen eine schlechte Basis für eine gute Wundheilung geschaffen.

Bei der invertierenden Standardmethode wird der vasculäre Durchbau durch die doppelte Serosabarriere gehemmt. Nur durch Abbau- und Umbauvorgänge im Sinne einer Sekundärheilung erfolgt die schichtgerechte Abheilung der Anastomose. Mit dem Auseinanderweichen der primär verklebten Serosablätter und damit verbundener später erreichter Eigenfestigkeit der Anastomose ist die Insuffizienzgefahr in der kritischen postoperativen Zeit größer.

Unsere tierexperimentellen Resultate stellen die Gültigkeit der Lembert' schen Theorie sehr in Frage. Sie untermauern andererseits die klinische Anwendung einer nicht invertierenden "Schicht-auf-Schicht" Darmnaht.

Mit einer nach GAMBEE (1) modifizierten Fadenführung unter zusätzlichem Fassen von Submucosa und Subserosa wird ein maximaler Kontakt der Wundfläche und der korrespondierenden Wandschichten erreicht. Diese Technik hat sich in unserer Klinik bisher sehr gut bewährt.

Zusammenfassung: Am Rattencolon wurden invertierende, nicht invertierende und evertierende Darmanastomosen auf den vasculären Durchbau, auf ihre Reißfestigkeit und auf den Grad der Stenosierung während ihrer Wundheilung geprüft und miteinander verglichen. Die nicht invertierende Anastomosennaht ist durch ihren frühen vasculären Durchbau und damit verbundenen frühen Eigenfestigkeit ohne Stenosierung der invertierenden Standardtechnik und der evertierenden Naht überlegen.

Summary: The revascularisation, the breaking force and the degree of stenosis during woundhealing was compared in inverted, not inverted and everted intestinal anastomoses on the colon of the rat. An earlier revascularisation, a higher breaking force and no stenosis is shown in a not inverted end-on intestinal anastomosis on the colon of the rat when compared to the inverted standard technique and an everted suture technique.

Literatur

1. GAMBEE, L. P. et al.: Ten years' experience with a single layer anastomosis in colon surgery. Amer. J. Surg. 92, 222 (1956).
2. GETZEN, L. D., HOLLOWAY, C. K.: Comparative study of intestinal anastomotic healing in inverted and everted closures. Surg. Gyn. Obstet. 123, 1219 (1966).
3. HERRMANN, J. B. et al.: Healing of colonic anastomoses in the rat. Surg. Gyn. Obstet. 119, 269 (1964).
4. HERZOG, B.: Mikroangiographische Studien am Rattendarm zur Prüfung verschiedener Anastomosearten. Helv. chir. Acta 38, 179 (1971).

Herzchirurgie

177. Fehlerquellen der Kälteverdünnungsmethode

H. Meisner, S. Hagl, B. Steckmeier, S. Glanert, E. Gams und
K. Messmer

Abteilung für Herzchirurgie und Institut für Chirurgische Forschung
an der Chirurgischen Universitätsklinik München

Die Anwendung der Kälteverdünnungsmethode ermöglicht beim Patienten durch eine intravasale Messung das Herzzeitvolumen indirekt in unbegrenzter Folge zu bestimmen. Die Auswertung der Verdünnungskurven ist durch ein Computersystem entscheidend vereinfacht worden. Verglichen mit dem Farbstoffverfahren fehlt hier die Rezirkulation, da bei der Passage des Kältebolus durch die peripheren Kapillaren die Kälte durch die Wärmeproduktion des Körpers ausgeglichen wird. Die Existenz eines Temperaturgefälles zwischen Indikator und umgebenden Medien bedingt während der Passage einen fortlaufenden Temperaturaustausch. Voraussetzung für die Genauigkeit des Verfahrens ist die Erfüllung des Prinzips, daß zwischen Injektionsort und Meßort kein Indikator verloren geht. Die übliche Anwendung von $4^{\circ}C$ kalter NaCl-Lösung als Indikator bedingt einen Temperaturaustausch im Injektionskatheter an der Herz- und Gefäßwand sowie in der Peripherie und kann zusammen mit unzureichender Meßtechnik eine erhebliche Verfälschung der Ergebnisse bedeuten.

Methodik: In einer Serie von Tierexperimenten wurden am narkotisierten Hund mit Hilfe von 2 elektrisch exakt abgeglichenen Thermogeräten folgende Versuche unternommen: Ein Polyäthylen- bzw. Cournand-8-Injektionskatheter wurde über die V. femoralis durch die Wand des rechten Vorhofs und den Thorax ins Freie herausgeleitet. Simultane Messungen erfolgten mit Thermistoren in der A. pulmonalis und der Aorta. In einer anderen Versuchsreihe wurden an gleicher Stelle in der thorakalen Aorta ein Thermistor intravasal, ein weiterer in die Adventitia der Aortenwand gelegt. Simultane Messungen erfolgten nach Injektion in den Vorhof. In gleicher Weise plazierten wir Fühler in die Wand des Myo- und Pericards. Zur Messung des Frequenzganges von verschiedenen Sonden bedienten wir uns eines induktiven Weggebers. Die Ansprechzeit wurde mit einer Kurzschlußschaltung bestimmt. In diesen Experimenten blieben die Stromspannungskurven der Thermistoren linear bei einer maximalen Leistung von 1 mW.

Die Injektion des kalten Indikators durch den Vorhof ins Freie ergab in A. pulmonalis und Aorta eine erkennbare Verdünnungskurve. Diese ist bestimmt von der Art und der Länge des Katheters sowie der Injektionsmenge und der Injektionszeit. Die Gesamtlänge der Kurve und die maximalen Werte des Temperaturabfalles sind in Tab. 1 zusammengefaßt. Im Vergleich dazu beträgt das ΔT max einer normalen HZV-

Kurve 1, 0°C(m). Der Temperaturgipfel der simultanen Kurve erreichte in der A. pulmonalis 9 % der Normalkurve. In der Aorta war bei simultaner Messung immer ein um 30 % geringerer Wert festzustellen. Alle Abstrahlungswerte sind beim Cournand-Katheter höher. Die simultane Injektion eines intravasalen Bolus und einer "Fehlinjektion" zeigte das Maximum dieser Abstrahlungskurve im absteigenden Verdünnungsschenkel, einer Fläche, die vom Rechner nicht miterfaßt wird.

Tab. 1: Katheterabstrahlungswerte registriert mit Thermofühlern in A. pulmonalis und Aorta beim Hund nach Injektion von 1°C kalter Kochsalzlösung. Die Injektionsmenge variiert von 3, 8 und 15 ml. Die Injektionen erfolgten durch den Vorhof ins Freie

Polyäthylen-Katheter

		t gesamt sec	t bis ΔT max sec	ΔT max °C	Fläche cm^2
3ml	Pul	44,99 ± 7,00	4,77 ± 0,36	0,0827 ± 0,0045	10,25 ± 0,4
	Ao	51,86 ± 9,38	8,75 ± 0,75	0,0534 ± 0,0044	9,35 ± 0,75
8ml	Pul	57,88 ± 5,56	4,8 ± 0,76	0,0884 ± 0,0036	11,68 ± 0,56
	Ao	62,08 ± 7,78	8,76 ± 0,73	0,0536 ± 0,0063	9,75 ± 1,44
15ml	Pul	63,4 ± 5,11	4,8 ± 0,73	0,0943 ± 0,0035	13,1 ± 1,09
	Ao	67,93 ± 5,5	9,53 ± 0,64	0,0532 ± 0,0022	10,23 ± 1,18

Cournand-8-Katheter

		t gesamt sec	t bis ΔT max sec	ΔT max °C	Fläche cm^2
3ml	Pul	67,36 ± 11,33	4,32 ± 0,75	0,0910 ± 0,0060	12,85 ± 3,24
	Ao	74,4 ± 6,88	9,4 ± 0,88	0,0419 ± 0,0030	8,95 ± 1,06
8ml	Pul	65,33 ± 17,65	5,2 ± 0,89	0,1016 ± 0,0060	12,23 ± 2,02
	Ao	71,73 ± 26,03	8,63 ± 1,22	0,0541 ± 0,0049	9,74 ± 2,25
15ml	Pul	78,56 ± 8,54	5,84 ± 0,67	0,1018 ± 0,0102	16,35 ± 1,34
	Ao	118,68 ± 28,57	9,0 ± 1,09	0,0669 ± 0,0073	16,08 ± 1,06

Entsprechend dem Temperaturaustausch steigt die Injektionstemperatur bereits im Katheter an (1). Die simultane Registrierung von Verdünnungskurven mit einem intraluminalen und einem Wandfühler (Aorta) zeigten 1,6 sec(m) nach dem intravasalen Temperaturabfall eine Kältewolke in der Wand. Tab. 2 demonstriert die Erscheinungszeit (sec) und die Temperaturwerte im Blut und in der Wand. Das Temperaturmaximum der Wandkurve liegt im Mittel 5 sec nach dem Maximum der Normalkurve. Das ΔT max der Wand erreicht im Mittel 30 % der Normalkurve. Die Werte lassen ein weiteres Abfallen der Wandtemperatur im Verdünnungsschenkel der Normalkurve erkennen. Dieser Bezirk wird ebenfalls vom Rechner nicht miterfaßt und ist mit einer negativen Indikatorbilanz verbunden, wie an Messungen im Pericard gezeigt werden konnte. Dort erscheint 2,5 sec nach dem Auftreten von Kälte im Myocard ebenfalls ein geringer Temperaturabfall, welcher zweifelsohne einem Indikatorverlust entspricht. Die Messungen des Frequenzganges der Sonden ergaben 1-3 Hz bei 3 db Abfall. Die Ansprechzeit (= 90 % des Maximalausschlages) betrug bei den üblichen verwendeten kontrastgebenden Sonden 2,74 sec, bei der Experimentalsonde war sie auf 1,16 sec verbessert.

Tab. 2: Simultan registrierte Temperaturwerte (°C) im Blutstrom und Aortenwand des Hundes. Die punktierte Linie kennzeichnet die maximale Abkühlung im Blutstrom und in der Wand. Zeitverlauf der zur Berechnung des HZV verwendeten Kurve liegt bei 42,38 sec. Die lokale Rezirkulation verlängert den Verdünnungsschenkel auf 93,9 sec.

Blut (°C)		Wand (°C)		Zeit (sec)	
$-T(\overline{m})$	$\pm s$	$-T(\overline{m})$	$\pm s$	$t(\overline{m})$	$\pm s$
0 (Beginn)		0			
0,334	0,013	0 (Beginn)		1,063	0,526
0,334	0,014	0,004	0,004	2,360	0,265
0,688	0,028	0,096	0,016	5,153	0,356
....					
0,684	0,032	0,104	0,007	5,475	0,598
0,437	0,023	0,197	0,013	9,331	0,668
0,344	0,014	0,207	0,014	11,013	0,783
0,309	0,032	0,208	0,013	11,775	1,026
		....			
0,196	0,017	0,196	0,017	16,147	1,523
0,134	0,012	0,163	0,016	23,477	1,592
0,088	0,013	0,113	0,010	39,588	4,908
0,075	0,271	0,104	0,007	42,383	5,644
0,070	0,012	0,088	0,016	46,963	3,185
0,035	0,016	0,039	0,017	70,432	4,760
0		0,008	0,016	93,908	6,370

Zusammenfassung: Bei der Anwendung der Thermodilutionsmethode erfordert der Temperaturaustausch im Injektionskatheter die Messung der aktuellen Injektionstemperatur mit Hilfe einer schnell ansprechenden Thermosonde an der Katheterspitze (3). Tierexperimente demonstrierten eine lokale Rezirkulation zwischen strömendem und stationärem Medium (Wand). Um diese in der Berechnung der Fläche mitzuerfassen und damit einen Indikatorverlust zu reduzieren, erscheint es notwendig, die gesamte Kurve zu integrieren. Diese Faktoren sind mitverantwortlich für die Ungenauigkeit des Thermodilutionsverfahrens bei instabiler Kreislaufsituation (2).

Summary: The application of the thermodilution method requires the registration of the actual injection temperature by means of a catheter-tip-thermistor (3). Animal experiments have demonstrated a local recirculation between streaming blood and the surrounding tissue. To avoid a loss of indicator it is necessary to integrate the dilution curve in its whole length. These factors are responsible for false measurements during unsteady circulatory conditions (2).

Literatur

1. LÜTHY, E.: Die Hämodynamik des suffizienten und insuffizienten rechten Herzens. Bibliotheca Cardiologia, Fsc. 11., Basel-New York, Karger 1962.
2. PAVEK, E., PAVEK, K., BOSKA, D.: Mixing and observation errors in indicator-dilution studies. J. Appl. Physiol. $\underline{28}$, 733 (1970)
3. OLSSON, B., POOL, J., VANDERMOTEN, P., VARNAUSKAS, E., WASSEN, R.: Validity and reproducibility of determination of cardiac output by thermodilution in man. Cardiology $\underline{55}$, 136 (1970).

178. Myocardstoffwechsel nach lokalem kompletten Durchblutungsstopp[+]

D. Knoll, Ch. Fuchs, J. W. Gethmann, G. Hübner, B. Lohr,
P. G. Spieckermann und H. J. Bretschneider

Physiologisches Institut, Lehrstuhl I der Universität Göttingen
(Direktor: Prof. Dr. H. J. Bretschneider)

Die Wiederbelebungszeit des Myocards bei Herzstillstand kann nach funktionellen Kriterien nur retrospektiv aus Wiedergewinn oder Verlust der Funktion bestimmt werden. Sie ist daher sehr unscharf und nur in großen Versuchsserien zu erfassen. Die Wiederbelebbarkeit des Herzens ist eng mit dem Gehalt des Gewebes an energiereichen Phosphaten und indirekt mit dem intramyocardialen pH-Wert korreliert (1, 2).

Methodik: Wir haben an einem Kollektiv von 32 Bastardhunden, bei denen 3 unterschiedliche Herzstillstandsformen durchgeführt wurden, myocardiale Gewebsgehalte an PKr und ATP, intramyocardialen pH-Wert und ergänzend morphologische Veränderungen vergleichend bestimmt. In Ketamine-, Halothan- und Penthrane-Narkose, während der Aortendruck, zentralvenöser Druck und EKG fortlaufend registriert, Elektrolyte und Säure-Basen-Status regelmäßig kontrolliert und ggf. korrigiert wurden (5), wurde am funktionell isolierten Herzen Ischämie durch Querdurchtrennung der Aorta, der Cardioplegin^R-Stillstand durch rasche Injektion (100-250 ml) und die BRETSCHNEIDER-Kardioplegie mit dem angegebenen 5-minütigen Perfusionsverfahren eingeleitet (1). Mit Beginn der Ischämie wurden fortlaufend ca. 1 g schwere Myocardproben aus dem linken Ventrikel zur Bestimmung von PKr und ATP im enzymatisch optischen Test und für die elektronenoptischen Untersuchungen entnommen. Eine ca. 5 g schwere Probe zur pH-Messung mit Hilfe der Glaselektrode vom Typ der Einstabmeßkette (406/30/2) der Fa. Ingold wurde getrennt vom Restherz aber wie dieses in vortemperierter kardioplegischer, bzw. Ringerlösung von pH 7, 40 bei 35° aufbewahrt.

Ergebnisse: Als Ausdruck der infolge O_2-Mangels verminderten Energiebereitstellung finden wir in allen Gruppen mit zunehmender Ischämiedauer einen Abfall der energiereichen Phosphate (Abb. 1). Beim biologisch labileren Phosphokreatin sind naturgemäß die Abfallsgeschwindigkeiten höher und die Ausgangswerte als Ausdruck unterschiedlicher Vorbedingungen weniger einheitlich als beim ATP. Beide Parameter bestimmen aber die Zeitdauer, bis ein definierter Metabolitstatus erreicht wird. Dieser Zeitraum kann als Maß für die Ischämie- oder Anoxietoleranz des Myocards gewertet werden. Der Zeit-

---
[+] Mit Unterstützung der Deutschen Forschungsgemeinschaft im Rahmen des SFB 89 - Kardiologie Göttingen

raum vom Beginn der Ischämie bis zum Erreichen von 3 µmol/g PKr (t-PKr) entspricht dabei etwa der Überlebenszeit, derjenige bis zum Erreichen von 4 µmol/g ATP (t-ATP) der sogenannten praktischen Grenze der Wiederbelebungszeit. Diese ist definiert als die tolerierbare Zeitdauer einer Ischämie, nach der eine Wiederbelebung sicher möglich und die Übernahme der Kreislaufarbeit nach kurzer Erholungsphase (ca. 20 min) ohne Insuffizienzzeichen erfolgen kann (4). Diese Zeiten ($x \pm S_x$) betrugen (Abb. 1) bei normothermer Ischämie unter Ketamine-Narkose (n = 6) $1,5 \pm 0,5$ bzw. $4,7 \pm 1,0$ min, unter Halothan-Narkose (n = 5) $4,0 \pm 0,8$ bzw. $16,2 \pm 5,5$ min. Die Differenz ist Ausdruck unterschiedlicher hämodynamischer Vorbedingungen (5). Durch zusätzliche Anwendung der untersuchten Kardioplegika wurden die Zeiten deutlich verbessert. Wir ermittelten für den Cardioplegin^R-Stillstand (n = 3) $14,5 \pm 7,3$ bzw. $41,8 \pm 11,0$ min und für die BRETSCHNEIDER-Kardioplegie in Normothermie (n = 18) $19,1 \pm 5,2$ bzw. $52,9 \pm 13,2$ min.

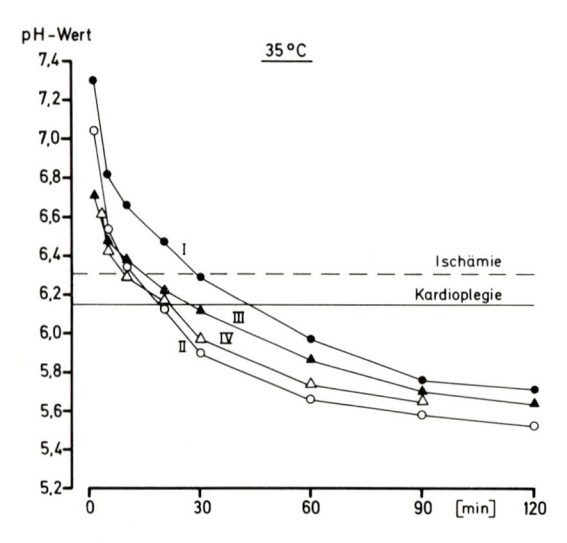

Abb. 1: Zeitliches Verhalten der myocardialen Gewebsgehalte an Phosphokreatin (PKr) und Adenosintriphosphat (ATP) in Normothermie bei den Versuchsgruppen:
I   Kardioplegie nach BRETSCHNEIDER
II Kardioplegie mit Cardioplegin^R
III normotherme Ischämie, Halothan-Narkose
IV normotherme Ischämie, Ketamine-Narkose
Eingezeichnete Linien bedeuten Grenzwerte für Überlebenszeit (t-PKr) und "sog. praktische Grenzen der Wiederbelebungszeit" (t-ATP)

Das Verhalten des intramyocardialen pH-Wertes während Ischämie zeigt Abb. 2. Mit Ausnahme der pH-Kurve des Cardioplegin^R-Stillstandes werden die von LOHR (2) mitgeteilten Grenz-pH-Werte zur ATP-Zeit erreicht. Diese "scheinbare" Ausnahme kann erklärt werden durch den primär erniedrigten pH-Wert, für den die relativ saure

Cardioplegin^R-Lösung verantwortlich sein dürfte. Würde man diese 0,25 pH-Einheit korrigierend berücksichtigen, wird auch hier der kritische pH-Wert zur ATP-Zeit erreicht.

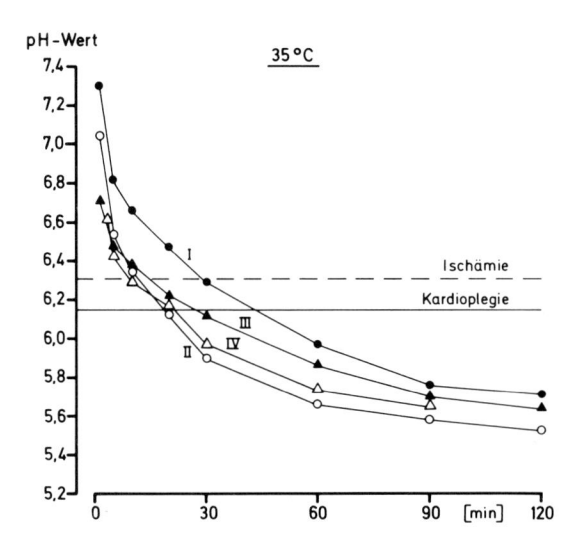

Abb. 2: Zeitliches Verhalten der intramyocardialen pH-Werte bei den in Abb. 1 bezeichneten Versuchsgruppen
Eingezeichnete Linie: Grenz-pH-Wert für Ischämie (6,31) bzw. Kardioplegie-Gruppe (6,17)

Die elektronenoptischen Untersuchungen bestätigen die bereits früher beschriebene Korrelation von Morphologie und biochemischem Befund (3). Zusätzlich zur hochgradigen Destruktion der Feinstruktur am Ende der ATP-Zeit finden wir aber beim Cardioplegin^R-Stillstand ein herdförmig unterschiedlich stark ausgeprägtes Bild und starke Dehiszenzen der Glanzstreifen, Befunde, bei der BRETSCHNEIDER-Kardioplegie nie zu erheben waren. Als Ursache hierfür muß das verwandte Injektionsverfahren angesehen werden, bei dem naturgemäß das Milieu im Extracellularraum nicht vollständig gleichmäßig definiert sein kann.

Zusammenfassung: Biochemische, elektronenoptische und intramyocardiale pH-Befunde ergaben übereinstimmend, daß die Wiederbelebungszeit des Herzens beim rein ischämischen, normothermen Herzstillstand von der Narkoseform (hämodynamische Vorbelastung) abhängt und um den Faktor 2-10 schlechter sein kann, als bei zusätzlicher Anwendung von Kardioplegika. Mit dem von BRETSCHNEIDER angegebenen Verfahren sind dabei etwa um 20 % günstigere Zeiten zu erzielen als mit dem Cardioplegin^R-Stillstand. Die elektronenoptischen Untersuchungen bestärken den Verdacht, daß dies durch den prinzipiellen Nachteil eines Injektionsverfahrens gegenüber einem Perfusionsverfahren bedingt sein dürfte.

Summary: The resuscitability of the artificially arrested heart in normothermia under the conditions of ischemic arrest is closely related to the applied anesthesia (influence of preischemic stress). This is the uniform result of biochemical, electron microscopic studies and measurements of intramyocardial pH. The use of cardioplegic agents enhances the well tolerated time of ischemic stress (t-ATP) from 1-10 times. The performance of the BRETSCHNEIDER-cardioplegia gives about 20 % better results than the application of Cardioplegin^R. Electron microscopic findings suggest that these differences are caused by the principal disadvantage of an injection-cardioplegia in contrast to a perfusion-cardioplegia.

Literatur

1. BRETSCHNEIDER, H. J.: Überlebenszeit und Wiederbelebungszeit des Herzens bei Normo- und Hypothermie. Verh. dtsch. Ges. Kreisl.-Forsch. 30, 11-34 (1964).
2. LOHR, B., BRAUN, U., HELLBERG, K., KNOLL, D., NORDECK, E., SPIECKERMANN, P. G.: Intramyocardialer pH-Wert als Indikator für die Wiederbelebbarkeit des künstlich stillgestellten Herzens. Langenbecks Arch. klin. Chir. 1971 (im Druck).
3. HÜBNER, G.: Electron microscopic investigation of cardioplegia. Electron microscopy of various forms of cardiac arrest in correlation with myocardial function. Meth. Achievm. exp. Path. 5, 518-539 (1971).
4. KÜBLER, W.: Grenzen der Wiederbelebung nach physiologischen und biochemischen Kriterien. Dtsch. med. Wschr. 94, 1157-1164 (1969).
5. SPIECKERMANN, P. G., BRÜCKNER, J., KÜBLER, W., LOHR, B., BRETSCHNEIDER, H. J.: Präischämische Belastung und Wiederbelebungszeiten des Herzens. Verh. dtsch. Ges. Kreisl.-Forsch. 35, 359-364 (1969).

179. Energiereiche Phosphate im Herzmuskel und intramyokardialer pH-Wert bei einigen klinisch angewandten Formen der Kardioplegie (normotherme Ischämie, normotherme Kardioplegie durch Na^+- und Ca^{++}-Entzug, kombiniert mit Procaingabe, normotherme Kardioplegie mit Cardioplegin^R-Lösung)[+]

W. Isselhard, K. L. Lauterjung, J. Witte, O. Giersberg, T. Ban, E. Heugel unter Mitarbeit von H. Schapeit, D. Ammermann, M. Brunke

Lehrstuhl und Abteilung für Experimentelle Chirurgie (Leiter: Prof. Dr. W. Isselhard) der Chirurgischen Universitätsklinik Köln-Lindenthal (Direktor: Prof. Dr. G. Heberer)

Als eine Voraussetzung unter anderen für eine nicht konservative Therapie des akuten, massiven Herzinfarktes ist zu klären, wie lange nach dem Ereigniseintritt durch Wiederherstellung der Durchblutung eine vollkommene oder teilweise Erholung erreicht werden kann. Da die Dauer dieses Intervalls von zahlreichen Faktoren wesentlich bestimmt ist, wurde zunächst die Auswirkung einer lokalen Ischämie ohne Restdurchblutung am nicht medikamentös oder apparativ unterstützten Herzen unter den ungünstigsten Verhältnissen geprüft. Als Parameter dienten die Veränderungen im Status des myocardialen Adenylsäure-Phosphokreatin-Systems und des Glycolysecyclus.

Methodik: Bei Hunden in Narkose (Nembutal, N_2O-O_2) wurde nach linksseitiger Thorakotomie durch 5-7 bis in die Ventrikelhöhle durchgreifende und sich überlappende Ligaturen ein Bezirk des linken Ventrikelmyocards bei 34,5-38°C von der Durchblutung ausgeschlossen. Zur Wiederherstellung der Durchblutung wurden die Ligaturen durchtrennt. Die Ischämieperioden dauerten 30, 60, 100, 140 oder 180 min. Die Erholung wurde bis zu 28 Tagen ausgedehnt. Der Nachweis der Metabolite in perchlorsauren Gewebsextrakten erfolgte mittels eingeführter enzym-optischer Verfahren. Die Angaben zum Stoffwechselstatus erfolgen in µM/g Feuchtgewebe, wobei zur Ausschaltung der Änderungen im Anteil des Trockengewichtes am Feuchtgewicht unter dem Experiment ein Trockengewichtsanteil von 22 % zugrunde gelegt wurde.

Ergebnisse: Unter Kontrollbedingungen an nicht experimentell belasteten Herzen fand sich ein regulärer Metabolitstatus mit hohen Gewebsgehalten an ATP, Phosphokreatin (PKr), Gesamtkreatin (GKr), Glycogen und einem hohen Wert für die Summe der Adeninnucleotide (SAN) sowie mit niederen Gewebsgehalten an ADP, AMP, Glucose und Lactat.

[+]Mit Unterstützung der DFG im Sonderforschungsbereich 68 "Kardiovaskuläre Restitution und Organsubstitution" in Köln

Nach Ausschaltung der Durchblutung änderte sich der Metabolitstatus in der für eine Ischämie charakteristischen Weise (Abb. 1). PKr nahm rasch bei Konstanz des GKr ab. ATP und SAN sowie Glycogen wurden ebenfalls vermindert, der Lactatgehalt wurde stark erhöht. ADP nahm geringfügig ab, AMP geringfügig zu.

Die Erholungsfähigkeit des myocardialen Stoffwechselstatus stand in umgekehrter Beziehung zur Dauer der lokalen Durchblutungsaufhebung (Abb. 1). Nach 0, 5 und 1 Std. Ischämie trat noch eine vollkommene Normalisierung des Stoffwechselstatus ein. In Bestätigung von Befunden, die an Kaninchenherzen in situ bei der post-asphyktischen Erholung erhoben worden waren (1), erfolgte die Normalisierung der Gewebsgehalte an Glycogen, ADP, AMP und Lactat innerhalb weniger Stunden, während die Einstellung von Kontrollwerten für ATP und SAN länger dauerte. Allerdings dauerte die Erholungszeit bis zur Wiederherstellung eines normalen Adeninnucleotidstatus in den vorliegenden Versuchen länger als in den früheren Untersuchungen. Dieser Unterschied mag tierspeziesbedingt sein; er kann aber auch Folge der besonderen Methodik zur Erzeugung der lokalen kompletten Ischämie sein. Nach 3 Std. lokaler Ischämie war die Erholung nur partiell und zeitlich begrenzt (Abb. 1). Der Gehalt an PKr zeigte für wenige Stun-

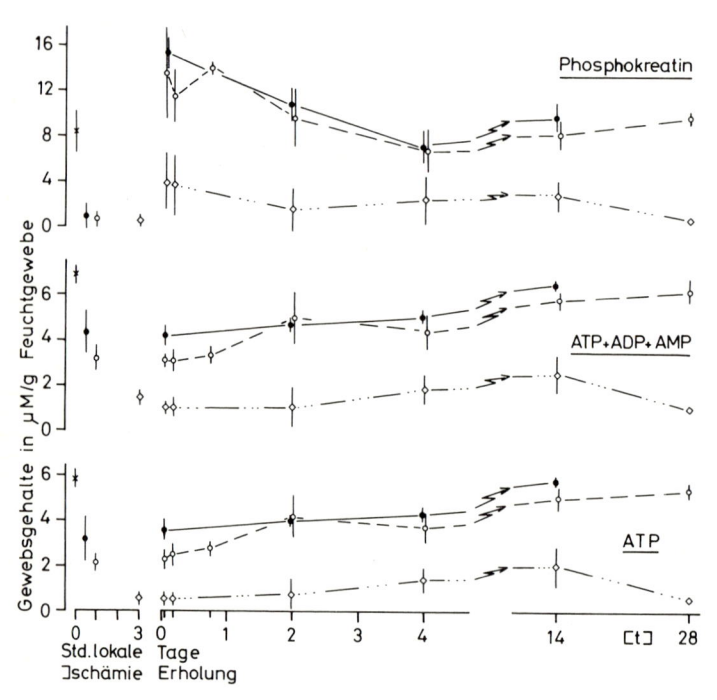

Abb. 1: Stoffwechselstatus (μM/g F.G.) im linksventriculären Hundemyocard unter Kontrollbedingungen (X), bei lokaler kompletter Ischämie in Normothermie und in der anschließenden Erholung nach 30 min Ischämie (•———•), nach 60 min Ischämie (o———o) sowie nach 180 min Ischämie (◊———◊); Mittelwerte und Standardabweichungen der Einzelwerte

den einen Anstieg auf knapp 50 % des Kontrollwertes und fiel dann ab. Vom 2. bis zum 14. Tage trat eine deutliche Erholung ein mit einem Anstieg von ATP, SAN und PKr auf ca. 1/3 der Höhe der Kontrollwerte. Danach trat nach den bisherigen Befunden wieder eine Verschlechterung ein. Eine Interpretation dieses Befundes muß beim gegenwärtigen Kenntnisstand bis zum Vorliegen der histologischen Untersuchungen zurückgestellt werden. Die späte Verschlechterung ist vielleicht methodisch bedingt. Vor allem nach langer Ischämiedauer könnten die Erholungsprozesse bei langen Erholungsperioden nachteilig beeinflußt werden durch die Bildung von Narbengewebe an den Stellen, wo die Ligaturen gelegen hatten.

Mit den vorliegenden Ergebnissen ist gezeigt worden, daß unter den ungünstigsten Bedingungen eine vollständige Erholung des Hundemyocards noch nach einer lokalen kompletten Ischämie in Normothermie von mindestens 1 Std. Dauer nach den gewählten biochemischen Parametern möglich ist. Aus den bisherigen Ergebnissen weiterführender Untersuchungen wird deutlich, daß das Ausmaß der Erholung und die Dauer der tolerierten Ischämiezeit in dem Maße zunehmen, wie eine Restdurchblutung in einem infarzierten Bereich bestehen bleiben.

Zusammenfassung: Die Erholung des linksventriculären Hundemyocards nach lokaler kompletter Ischämie in Normothermie wurde anhand von biochemischen Parametern geprüft. Die lokale Ischämie wurde durch 5-7 in die Ventrikelhöhle durchgreifende und sich überlappende Ligaturen erzeugt. Nach 0,5 und 1 Std. Ischämie trat eine vollständige Erholung im Status des Adenylsäure-Phosphokreatin-Systems und des Glycolysecyclus ein. Nach 3 Std. Ischämie war die Erholung nur partiell und zeitlich begrenzt.

Summary: The capability for recovery of the left ventricular canine myocardium after local complete ischaemia in normothermia was examined by means of biochemical parameters. Local ischaemia was produced by 5-7 overlapping ligatures extending into the cavity. After 0,5 and 1 hr of ischaemia there was a complete recovery in the pattern of metabolites of the adenylic acid-creatin phosphate-system and glycolytic system. After 3 hrs of ischaemia recovery was incomplete and transitory.

Literatur

1. ISSELHARD, W., MÄURER, W., STREMMEL, W., KREBS, J., SCHMITZ, H., NEUHOF, H., ESSER, A.: Pflügers Arch. ges. Physiol. 316, 164 (1970).

180. Das Verhalten der Wasserstoffionenkonzentration [H⁺] im Herzmuskel und Änderungen der Kreatinphosphokinase (CPK) und Glutamatoxalacetattransaminase (GOT) im Serum nach permanentem und temporärem Koronararterienverschluß[+]
106. Instabilität und Vascularisation langer Röhrenknochen im Experiment

A. Krug und H. Buchheit

Chirurgische Universitätsklinik Kiel (Direktor: Prof. Dr. B. Löhr)

Um die Frage zu klären, wann es durch Myocardischämie zur irreversiblen Herzmuskelzellschädigung kommt, d.h. wie lange die Wiederbelebungszeit (SCHNEIDER 1958) der Herzmuskelzellen ist, wurden folgende Untersuchungen durchgeführt.

Methode: Bei Katzen wurden in Nembutalnarkose bei einer Versuchsdauer von 3-6 Stunden permanente oder temporäre Koronararterienunterbindungen von 45, 60 und 90 min Dauer vorgenommen. Zu den aus Tab. 1 ersichtlichen Zeiten wurden im Serum spektralphotometrisch im UV-Test die Aktivität von CPK und GOT mit den standardisierten Testkombinationen der Fa. Boehringer gemessen. Die $[H^+]$ im Herzmuskel wurde durch Abdruck eines Myocardgefrierschnittes auf handelsüblichem pH-Indikatorpapier der Fa. Merck bestimmt (KRUG 1965).

Ergebnisse: Im Gefrierschnitt vom normalen Katzenherzen findet sich eine einheitliche $[H^+]$ von pH 6,8-7,0. Nach permanenter Koronarligatur entsteht ein Ischämiebereich im Herzen, der bereits nach wenigen Minuten eine erhöhte $[H^+]$ im Infarktbereich aufweist (pH < 6,0). Die erhöhte $[H^+]$ im Infarktbereich ist je nach Infarktgröße bis zu 3-4 Stunden nachweisbar. Nach 90-120 min beginnt aber vom Infarktrand her ein zunehmender Abfall der $[H^+]$. Diese alkalische Gewebsreaktion (pH ~ 7,4) erfaßt mit zunehmender Ischämiedauer den gesamten Infarktbereich, so daß ein 6-Stundeninfarkt alkalisch reagiert. Nach temporärer Koronarligatur dagegen reagieren verbleibende Ischämiebereiche im Herzen bereits nach einer Versuchsdauer von 90-120 min alkalisch. Das Verhalten der CPK- und GOT-Aktivität im Serum geht aus der Tab. 1 hervor. Nach permanenter Koronarligatur kommt es erst nach 6 Stunden zu einem signifikanten Enzymaktivitätsanstieg im Serum. Nach temporärem Koronarverschluß dagegen erfolgt ein signifikanter Aktivitätsanstieg im Serum, ebenso wie die Alkalisierung der verbleibenden Ischämiebereiche wesentlich früher. Dies geschieht erstmals 30 min nach einer temporären Koronarligatur von 60 min Dauer. Während bei saurer Gewebsreaktion im Infarktbereich kein Enzymaktivitätsanstieg im Serum erfolgt, ist bei

[+]Mit Unterstützung der Deutschen Forschungsgemeinschaft

alkalischer Gewebsreaktion die Höhe des Enzymaktivitätsanstieges im Serum von der Ausdehnung der Ischämiebereiche im Herzen abhängig.

Tab. 1: CPK- und GOT-Aktivität (U/ml) im Serum nach permanentem und temporärem Koronararterienverschluß. Angegeben sind die Mittelwerte mit Standardabweichung. Tierzahl in Klammern.

Versuchsanordnung		CPK	SGOT
Ausgangswerte nach Narkoseeinleitung		$2,3 \pm 0,8$ (15)	$12,2 \pm 1,0$ (27)
Narkose und Thorakotomie a = 180, b = 360 min	a	$8,4 \pm 1,6$ (11)	$22,0 \pm 6,0$ (13)
	b	$30,5 \pm 4,4$ (4)	$19,1 \pm 2,4$ (4)
permanent. Koronarlig. a = 180, b = 360 min	a	$13,6 \pm 3,0$ (8)	$28,7 \pm 3,7$ (10)
	b	$59,4 \pm 10,1$ (6)	$53,7 \pm 8,3$ (6)
temp. Koronarlig. 45 min Versuchsdauer: a = 75, b = 180 min	a	$16,1 \pm 4,8$ (12)	$31,0 \pm 5,8$ (12)
	b	$21,8 \pm 4,9$ (9)	$62,0 \pm 16,8$ (9)
temp. Koronarlig. 60 min Versuchsdauer: a = 90, b = 180 min	a	$15,7 \pm 2,9$ (12)	$57,6 \pm 11,2$ (14)
	b	$23,3 \pm 5,3$ (9)	$102 \pm 31,1$ (11)
temp. Koronarlig. 90 min Versuchsdauer: a = 120, b = 180 min	a	$18,2 \pm 2,5$ (5)	$80,8 \pm 33,9$ (5)
	b	$100 \pm 28,6$ (9)	$127 \pm 18,5$ (11)

Zusammenfassung: Nach permanentem und temporärem Koronararterienverschluß kommt es in dem ischämischen Schädigungsbereich im Herzen zu charakteristischen Veränderungen der $[H^+]$. Erst eine alkalische Gewebsreaktion im Infarktbereich zeigt an, daß die Herzmuskelzellen irreversibel geschädigt sind, da erst zu diesem Zeitpunkt zelleigene Enzyme in das Blutserum übertreten. Nach einem Koronarverschluß ist die Wiederbelebungszeit auf einen Zeitraum von 90 min begrenzt.

Summary: Specific changes of hydrogen ion concentration took place in myocardial infarction after permanent or temporary coronary arterial occlusion. An alkaline tissue reaction (pH~7,4) proves the irreversible damage of the heart muscle cells because the activity of the enzymes CPK and GOT are increased in the serum only in combination with alkaline tissue reaction. The study indicates that the so called reanimation time of the heart muscle cells after coronary arterial occlusion without hypothermia is limited to 90 min.

Literatur

1. KRUG, A.: Der Frühnachweis des Herzinfarktes durch Bestimmung der Wasserstoffionenkonzentration im Herzmuskel mit Indikatorpapier. Virchows Arch. path. anat. 338, 339-341 (1965).
2. SCHNEIDER, M.: Über die Wiederbelebungszeit nach Kreislaufunterbrechung. Thoraxchir. 6, 95-106 (1958).

181. Koronare Hämodynamik unter Narkoseeinleitung mit Dehydrobenzperidol/Fentanyl und Ketamine[+]

H. Sonntag, H. W. Heiss, D. Regensburger, D. Knoll und H.-D. Schenk

Physiologisches Institut Lehrstuhl I (Direktor: Prof. Dr. H. J. Bretschneider) der Universität Göttingen

Der myokardiale Sauerstoffverbrauch (O_2-Verbr.), die Koronardurchblutung (Vcor) und der koronare Gefäßwiderstand (Wcor) wurden bei 17 nichtprämedizierten Patienten unter Ruhebedingungen sowie während intravenöser Narkoseeinleitung bei einer Gruppe (n = 8) mit DHB (0,33 mg/kg) und DHB/Fentanyl (0,0067 mg/kg) sowie bei einer 2. Gruppe (n = 9) mit Ketamine (5 mg/kg) bestimmt. Die Wirkung dieser Anaesthetika auf Vcor und O_2-Verbr. schienen uns besonders interessant, weil diese Pharmaka bei Narkoseeinleitung unterschiedlich ausgeprägte Effekte auf das kardiovaskuläre System zeigen, und die Anwendung der NLA wie auch von Ketamine zu einem Standardverfahren in der Anaesthesie geworden ist.

Die Vcor wurde mit der Argon-Methode, die arterielle und koronarvenöse O_2-Sättigung mit dem CO-Oximeter und das Herzzeitvolumen mit der Thermodilutionsmethode gemessen. Aortendruck und mittleren Aortendruck registrierten wir über Statham P23Db Druckaufnehmer, den endexspiratorischen CO_2-Gehalt mittels eines Uras MT fortlaufend auf einem Mehrfachschreiber. Der O_2-Verbr. des linken Ventrikels wurde nach dem FICK'schen Prinzip berechnet, der Wcor aus dem Quotienten von mittlerem diast. Aortendruck ($\bar{p}$ diast.) abzüglich des "critical closing pressure" und Vcor.

Ergebnisse:
1. Koronardurchblutung [ml/min 100 g] : Ruhebedingungen: 99 ± 5; DHB: 136 ± 12; DHB/Fentanyl: 91 ± 10; Ketamine: 170 ± 33.

2. O_2-Verbrauch [ml O_2/min 100 g] : Ruhebedingungen: 10,1 ± 0,5; DHB: 14,1 ± 0,6; DHB/Fentanyl: 8,9 ± 0,6; Ketamine: 19,9 ± 4,2.

3. $\bar{p}$ diast. [mmHg] : Ruhebedingungen: 94 ± 4; DHB: 87 ± 4; DHB/Fentanyl: 91 ± 7; Ketamine: 99 ± 5.

4. Wcor $\left[\dfrac{mmHg}{ml/min\ 100\ g}\right]$: Ruhebedingungen: 0,95 ± 0,07; DHB: 0,63 ± 0,06; DHB/Fentanyl: 0,94 ± 0,08; Ketamine: 0,72 ± 0,07.

5. Herzfrequenz [min^{-1}] : Ruhebedingungen: 76 ± 4; DHB: 89 ± 4; DHB/Fentanyl: 79 ± 3; Ketamine: 107 ± 10.

6. HZV [ml/min] : Ruhebedingungen: 6610 ± 190; DHB: 7180 ± 360; DHB/Fentanyl: 6100 ± 130; Ketamine: 6080 ± 400.

[+]Mit Unterstützung der DFG-SFB 89 Kardiologie Göttingen

7. Peripherer Widerstand (Wper) $\left[\dfrac{\text{mmHg}}{\text{ml/min kg}}\right]$: Ruhebedingungen: 0,99 ± 0,05; DHB: 0,85 ± 0,04; DHB/Fentanyl: 1,04 ± 0,09; Ketamine: 1,33 ± 0,12.

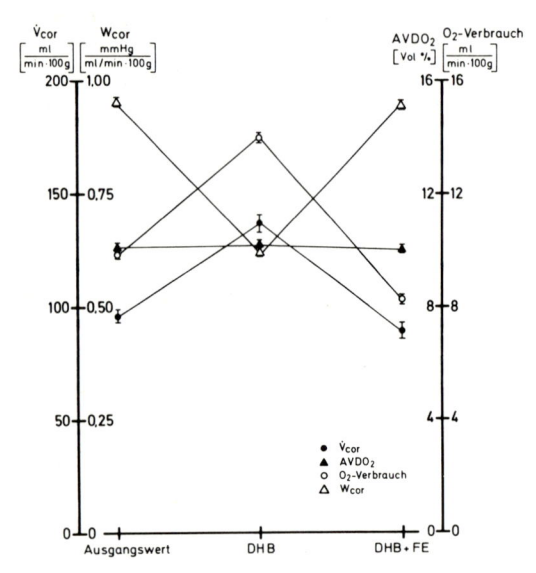

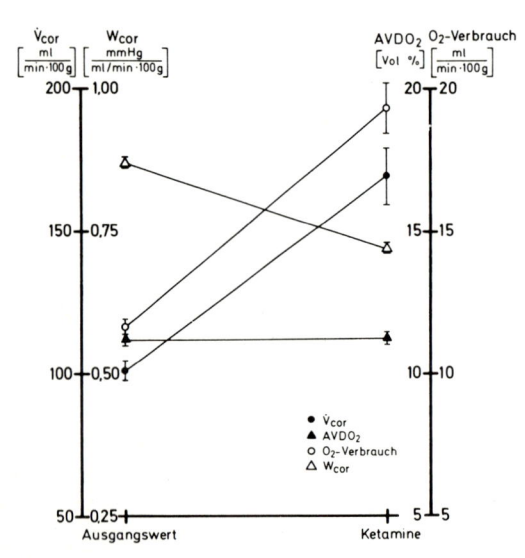

Abb. 1: Koronare Hämodynamik und O_2-Verbrauch während Narkoseeinleitung mit Neuroleptanalgesie. ● :Vcor, △ :Wcor, ▲ :AVD O_2, ○ :O_2-Verbrauch

Abb. 2: Koronare Hämodynamik und O_2-Verbrauch während Narkoseeinleitung mit Ketamine. ● :Vcor, △ :Wcor, ▲ AVD O_2, ○ :O_2-Verbrauch

Diskussion: Sowohl DHB als auch Ketamine steigern Vcor und myokardialen O_2-Verbrauch bei nahezu konstanter AVD O_2. Der DHB-Effekt läßt sich durch hämodynamische Faktoren hinreichend erklären. Durch alpha-Rezeptoren-Blockade kommt es zu einer Erniedrigung des peripheren Widerstandes um 14 %, die von einer entsprechenden Senkung des mittleren Aortendruckes begleitet ist. Der erhöhte O_2-Verbrauch wird trotz Senkung des Perfusionsdruckes auf eine signifikante Zunahme des HZV ($p < 0,05$) und durch eine Frequenzsteigerung um 17 % zurückgeführt. Dabei kommt der Frequenzsteigerung ein doppelter Einfluß auf den O_2-Verbr. zu, der einerseits auf ihren positiv inotropen Effekt beruht, andererseits auf ihren multiplikativen Einfluß auf Haltebetätigung und Spannungsentwicklung als den entscheidenden Determinanten des O_2-Verbr. Die zur Neuroleptanalgesie erforderliche zusätzliche Gabe von Fentanyl führt unter ausgeprägter vagotoner Reaktion zur Rückkehr aller genannten Meßwerte auf das Ausgangsniveau. Der Anstieg von Vcor und O_2-Verbr. war unter Ketamine mit 70 % stärker ausgeprägt als unter DHB. Der energetische Mehrbedarf des Herzens kann nur z.T. durch die von uns bestimmten hämodynamischen Parameter erklärt werden. Mittlerer Aortendruck und Herzfrequenz waren um 10 bzw. 18 % erhöht. Wper stieg bei leichter Abnahme des HZV um 32 % an. Die veränderten hämodynamischen Größen werden auf den relativ erhöhten Sympathikotonus durch eine parasympathikolytische Wirkung unter Ketamine zurückgeführt. Einige Autoren diskutieren auch eine erhöhte Katecholaminfreisetzung.

Als Applikationsform für die NLA scheint uns aufgrund der gegensinnigen Wirkung von DHB und Fentanyl auf die koronare Hämodynamik eine gleichzeitige Gabe als Injektion oder Infusion sinnvoller, anstatt der aufeinanderfolgenden Injektion der beiden Pharmaka.

Für die Anwendung von Ketamine resultiert aus unseren Befunden wegen des stärkeren energetischen Mehrbedarfs des Herzens eine relative Kontraindikation bei Vorliegen eines fixierten Hypertonus und erheblich eingeschränkter Koronarreserve.

Zusammenfassung: An 2 verschiedenen Gruppen von Patienten wurden Vcor, koronarer Perfusionsdruck, koronarer Widerstand und linksventrikulärer O_2-Verbr. unter DHB, DHB/Fentanyl (n = 8) und Ketamine (n = 9) bestimmt. DHB und Ketamine führten zu einem Anstieg von Vcor und O_2-Verbr., während unter DHB/Fentanyl die Ausgangswerte wieder erreicht wurden.

Summary: Coronary blood flow, coronary perfusion pressure, coronary vascular reserve, and myocardial oxygen consumption were determined in 2 different groups of patients at rest and during induction of anaesthesia with droperidol, droperidol/fentanyl (n = 8) and ketanest (n = 9). We observed an increased CBF and MVO_2 under the influence of droperidol and ketanest. However, fentanyl given in addition to droperidol reduced CBF and MVO_2 to values obtained at rest.

Literatur
1. BRETSCHNEIDER, H. J.: Arzneim. Forschg. 21, 1515 (1971).
2. BRETSCHNEIDER, H. J., COTT, L., HILGERT, G., PROBST, R., RAU, G.: Verh. dtsch. Ges. Kreislaufforschg. 32, 267 (1966).
3. SONNTAG, H., HEISS, H. W., KNOLL, D., REGENSBURGER, D., SCHENK, H.-D., FUCHS, C.: Anaesthesist (in Vorbereitung).
4. VIRTUE, R. W., ALANIS, J. M., MORI, M., LAFARGUE, R. T., VOGEL, I. H. K., METCALF, D. R.: Anesthesiology 28, 823 (1967).

182. Untersuchungen über die Wirkung von Glucagon auf den Herz-Stoffwechsel bei Patienten nach Eingriffen mit der Herz-Lungen-Maschine

K. Krämer, F. W. Hehrlein, K. Schultis und C. A. Geser

Chirurgische Universitätsklinik Gießen (Direktor: Prof. Dr. K. Vossschulte), Chirurgische Klinik an der Caritas-Klinik St. Theresia, Rastpfuhl, Saarbrücken (Leiter: Prof. Dr. K. Schultis), Hopital Cantonal Universitaire Lausanne (Direktor: Prof. Dr. A. Vannotti)

Seit 1960 kennt man die positiv inotrope Wirkung von Glucagon auf das Herz. Weiterhin besitzt dieses Hormon antiarrhythmische Eigenschaften. Bisherige vorwiegend tierexperimentelle Untersuchungen basieren auf der Beurteilung von hämodynamischen Parametern unter Herzkatheterbedingungen. Stoffwechseluntersuchungen im Versorgungsgebiet des Coronarsystems sind Gegenstand der vorliegenden klinisch-experimentellen Studie.

Methodik: Bei 8 Patienten mit Vorhofseptumdefekt wurde intra operationem unter Sicht des Auges ein Katheter in den Sinus Coronarius eingeführt und fixiert. Ein weiterer Katheter wurde in eine A. radialis gelegt. Arterielles und herzvenöses Blut wurde gewonnen, analysiert und die arteriovenösen Differenzen bzw. die Extraktionsraten errechnet.
1 Stunde nach Operationsende wurde den betreffenden Patienten 0,03 mg/kg Körpergewicht Glucagon i. v. injiziert. Die Blutproben wurden vor Glucagongabe, sowie 5, 10, 20, 30 und 45 min danach gewonnen. In gleicher Weise wurde 24 Stunden nach der Erstuntersuchung vorgegangen. Die Ergebnisse des 1. postoperativen Tages wiesen gegenüber denen des Operationstages keine wesentlichen Unterschiede auf, so daß sie zusammengefaßt und daraus die Mittelwerte errechnet werden konnten. Während des Zeitraumes von Operationsende bis zum Ende der 2. Untersuchung wurde die Infusionsbehandlung ausschließlich mit Ringerlösung und Blut durchgeführt.

Es wurden folgende Parameter gemessen:

Glucose	Triglyceride	Insulin
Lactat	freies- und Gesamtglycerin	Wachstumshormon (HGH)
Pyruvat	unveresterte Fettsäuren	Elektrolyte:
Blutgasanalysen	Beta-Hydroxy-Butrat	K^+, Na^+, Ca^{++}, Mg^{++}

Ergebnisse: Die Glucosewirkung in der postoperativen Phase muß unter Berücksichtigung typischer, durch den Operationsstress bedingter Einflüsse beurteilt werden: Eine diabetische Stoffwechsellage in Form verminderter Glucose-Utilisationsfähigkeit bei gleichzeitig erhöhtem Insulinspiegel sowie ein gesteigerter Fettumsatz mit Neigung zu Hyperketonämie (4). Bis 10 min nach Glucagon-Injektion ließ sich bei ansteigenden Blutzuckerwerten eine verbesserte Extraktion von Glucose durch das Myocard beobachten. Die verbesserte Glucose-Utilisation ging einher mit einer Konzentrationserhöhung der Metaboliten Lactat und Pyruvat, die ebenfalls vermehrt vom Herzen extrahiert wurden. Als Ausdruck des Abbaues stiegen O_2-Verbrauch und CO_2-Ausscheidung des Herzens an. Die Ergebnisse stehen in Einklang mit den tierexperimentell gewonnenen von ROWE (2). Der Insulinspiegel zeigte in Übereinstimmung mit SAMOLS u. Mitarb. (3) und Untersuchungen unserer Arbeitsgruppe (1) unmittelbar nach Glucagonapplikation einen steilen Anstieg, erreichte nach 10 min seinen Gipfel und es fiel dann wieder, entsprechend der Halbwertzeit der Wirkung von injiziertem Glucagon von 10 min (3) ab. HGH stieg, ebenso wie GESER u. Mitarb. (1) schon früher feststellten, erst nach 20 min an und blieb während des restlichen Beobachtungszeitraumes auf den etwa 4-fachen Wert erhöht. Die Serum-Kaliumkonzentration fiel unter Glucagon ab und erreichte nach 20 min ihren Tiefpunkt, ohne daß sich das arteriovenöse Verhältnis verschob.

Glucagon aktiviert das Adenylcyclase-System und führt so u. a. zu einer gesteigerten Lipolyse (5). Die Triglyceride fielen im arteriellen Blut ab und wurden gleichzeitig 20 min lang vom Herzen vermehrt extrahiert. Gleichsinnig verhielten sich die unveresterten Fettsäuren. Als Ausdruck einer myocardialen Utilisation lagen die herzvenösen Werte des Abbauproduktes Beta-Hydroxy-Butyrat höher als die arteriellen. Glucagon bewirkt somit eine günstige Beeinflussung des Herzstoffwechsels, auch unter den nachteiligen Voraussetzungen postoperativer Veränderungen.

Zusammenfassung: An 8 Patienten mit Vorhofseptumdefekt wurde in der unmittelbaren postoperativen Phase der Effekt von Glucagoninjektion auf Glucose, Lactat, Pyruvat, Triglyceride, freies- und Gesamtglycerin, unveresterte Fettsäuren, Beta-Hydroxy-Butyrat, Blutgaswerte, Insulin, Wachstumshormon und Elektrolyte (K^+, Na^+, Ca^{++}, Mg^{++}) in der myocardialen arteriovenösen Differenz geprüft. Es kommt zu einer akuten Verbesserung der Glucoseverwertung und des Umsatzes der unveresterten Fettsäuren.

Summary: In 8 patients with atrial septal defect the effect of Glucagon injection on Glucose, Lactate, Pyruvate, Triglycerides, free and total Glycerol, Non Esterified Fatty Acids, Beta-Hydroxy-Butyrate, Blood Gas Values, Insulin, Human Growth Hormone and Electrolytes (K^+, Na^+, Ca^{++}, Mg^{++}) was checked in the myocardial arterio-venous difference in the immediate postoperative phase. The result is an acute amelioration of the Glucose utilisation and the turnover of Non Esterified Fatty Acids

Literatur

1. GESER, C. A., FELBER, J. P., BRAND, E., SCHULTIS, K.: Klin. Wschr. 49, 1175 (1971).
2. ROWE, G. G.: Amer. J. Cardiol. 25, 670 (1970).

3. SAMOLS, E., MARRI, G., MARKS, V.: Diabetes 15, 855 (1966).
4. SCHULTIS, K.: Habilitationsschrift, Gießen 1969.
5. SUTHERLAND, E. W., ROBINSON, G. A.: Diabetes 18, 797 (1969).

183. The Effect of extracorporeal Circulation on Magnesium Metabolism

G. Ilicin, A. Apikoglu, A. Y. Bozer, A. Karamehmetoglu and A. Saylam

Department of Adult Thoracic and Cardiovascular Surgery and Cardiology, Hacettepe University Hospitals, Ankara

A great number of investigations have been done in various diseases since analytic detection of serum magnesium became clinically available. In later years SHEINMAN et al. (4, 5) have called attention to variations of magnesium metabolism during extracorporeal circulation. In this report, the effect of extracorporeal circulation on magnesium metabolism was investigated and the results were analyzed accordingly.

Serum magnesium levels were determined in 23 patients undergoing open-heart surgery and in 8 patients during closed mitral commissurotomy. In cases of open-heart surgery serum magnesium determinations were made preoperatively, during extracorporeal circulation, immediately after operation and during the 24 hours postoperatively. Hemodilution was made with RINGER's Lactate, a magnesium free solution. In 10 of these cases 2 mEq of magnesium sulphate was added to each liter of RINGER's Lactate. During cardiopulmonary by-pass, a significant fall in serum magnesium values was noted in all 23 patients ($p < 0,0005$) (Fig. 1). Serum magnesium values just after operation were significantly low in 13 cases, where magnesium was not added in the extracorporeal circuit ($p < 0,0005$), but close to normal in 10 cases, containing magnesium in the priming volume of the heart-lung machine ($p < 0,10$). In both groups values of serum magnesium during the late postoperative period were not significant compared to preoperative control values ($p: 0,30$ and $p: 0,20$). In 8 patients, in whom closed mitral commissurotomy was performed, serum magnesium levels were determined preoperatively and during early and late postoperative periods, showing no significant fall in serum magnesium levels during the postoperative period ($p < 0,035$) (Fig. 1).

SHEINMAN (4) and DIETER (2) observed low serum magnesium values during cardiopulmonary by-pass, where magnesium was not added into the circuit. A decrease in serum magnesium levels was also encountered in the postoperative period, although magnesium was added into the priming volume (5). Investigators proposed that this decrease in serum magnesium values might be due to hemodilution and increase in renal clearence. Some other therories concerning this subject may also be proposed.
Aldosterone causes magnesuria and has an effect on intestinal metabolism of magnesium. Also it is said, that hypomagnesemia activates renin-angiotensine II system, thus causing hyperaldosterinism (3). Taking the above points into consideration, it can be proposed that

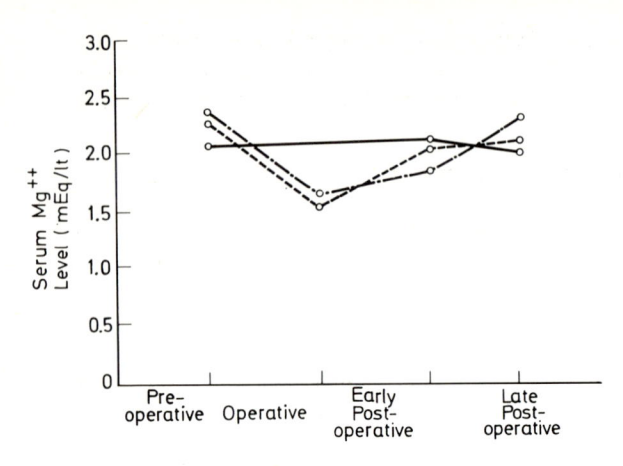

Fig. 1

————— Cases of closed mitral commissurotomy
—·—·— Cases of open heart surgery containing no Mg^{++} in the extracorporeal circuit
---------- Cases of open heart surgery containing Mg^{++} in the extracorporeal circuit

hyperaldosterinism due to hypoperfusion of body tissues causes hypomagnesemia during cardiopulmonary by-pass by excretion of magnesium in urine and stool. It is also reasonable that hypomagnesemia stimulates renin-angiotensine II system and causes the continuity of hypomagnesemia, thus creating a viscious circle.

Hypocalcemia is also encountered during extracorporeal circulation (2). One can think that secondary hyperparathyroidism caused by hypocalcemia may be responsable for hypomagnesemia during openheart surgery. Because, there is evidence that intracellular magnesium levels fall in cases of hyperparathyroidism.

Increased tendency for digitalis intoxication in hypomagnesemia is a known fact today. Hence, hypomagnesemia may be accountable in the production of postoperative arrythmias. A decreased incidence of postoperative arrythmias was reported by SHEINMAN et al. (5) when magnesium was added to the priming volume of the heart-lung machine. Our observations support these findings.

The function of hypomagnesemia in early thromboembolic complications is also a question to be answered. It has already been reported that magnesium activates fibrinolysis and delays thrombine generation (1). The participation of hypomagnesemia in thromboembolic complications after open-heart surgery is worth investigation although we have not encountered such complications in our cases during the first 24 hours postoperatively.

Consequently, we think that magnesium added into the extracorporeal circuit or given during the postoperative period is practically useful in the prevention of postoperative arrythmias, no matter what the real cause of hypomagnesemia is. The exact cause of hypomagnesemia during cardiopulmonary by-pass warrants further investigation.

Summary: Serum magnesium levels were determined in 23 patients who have undergone open-heart surgery and in 8 patients af.er closed mitral commissurotomy. During cardiopulmonary by-pass, a significant fall in serum magnesium levels was noted in all patients ($p < 0.0005$). Serum magnesium levels just after operation were significantly low in 13 cases, where magnesium was not added into the extracorporeal circuit ($p < 0.0005$), but close to normal in 10 cases, containing magnesium in the priming volume of the heart-lung machine ($p < 0.10$). In both groups values of serum magnesium during the late postoperative period were not significant compared to preoperative control values (p: 0,30 and p: 0,20). In 8 patients in whom closed mitral commissurotomy was performed no fall in serum magnesium levels was found during the postoperative period ($p < 0.035$). Hemodilution, hyperaldosterinism, hyperparathyroidism and administration of diuretics were discussed as possible factors for hypomagnesemia. The role of hypomagnesemia in the production of early postoperative complications, such as arrythmias and thromboembolic phenomenon was also discussed.

Zusammenfassung: Die Serummagnesiumwerte wurden bei 23 Patienten mit einer offenen Herzoperation und 8 Patienten mit geschlossener Mitralkommissurotomie bestimmt. Während der extrakorporalen Zirkulation war der Serum-Mg^{++} Spiegel bei allen Patienten auffallend niedrig ($p < 0.0005$). 10 dieser Patienten wurde während der extrakorporalen Zirkulation Mg^{++} verabreicht. Bei 13 Patienten, denen kein Mg^{++} gegeben wurde, waren die Mg^{++}-Werte im Serum in der frühen postoperativen Phase erheblich abgefallen ($p < 0.0005$), bei 10 substituierten Patienten dagegen fast im Normbereich geblieben. Bei beiden Patienten-Gruppen zeigten die Mg^{++}-Werte in der späten postoperativen Phase keinen größeren Unterschied. Patienten mit geschlossener Mitralkommissurotomie zeigten keine Änderung der Serum-Mg^{++}-Werte. Es ist anzunehmen, daß Hämodilution, Hyperaldosteronismus, Hyperparathyreoidismus und die Anwendung von Diuretica eine Hypomagnesämie verursachen können. Die Rolle der Hypomagnesämie bei den Komplikationen in der frühen postoperativen Phase wird diskutiert.

References

1. ANSTALL, H., HUNTSMAN, R., LEHMAN, H., HAYWARD, G., WEITZMAN, D.: The Effect of Magnesium on Blood Coagulation in Human Subjects. Lancet I, 814 (1959).
2. DIETER, R. A. jr., NEEILLE, W. E., PIFARRE, R.: Serum Electrolyte Changes after Cardiopulmonary By-pass with Ringer's Lactate Solution Used for Hemodilution. J. Thorac. Cardiovasc. Surg. 59, 168 (1970).

3. LARVOR, P., DURLACH, J.: Relations entre Magnesium et Glandes Endocrines. I er Symposium International sur le Déficit Magnésique en Pathologie Humaine. Sous la Direction de Durlach, J., Paris, Vittel, 1971, 251.
4. SHEINMAN, M. M., SULLIVAN, R. W., HUTCHINSON, J. C., HYATT, K. H.: Clinical Significance of Changes in Serum Magnesium in Patients Undergoing Cardiopulonary By-pass, Circulation 39, 235 (1969) (Supp. I).
5. SHEINMAN, M. M., SULLIVAN, R. W., HUTCHINSON, J. C., HYATT, K. H.: Clinical Significance of Changes in Serum Magnesium in Patients Undergoing Cardiopulmonary By-pass, J. Thorac. Cardiovasc. Surg. 61, 135 (1971).

184. Experimentelle Untersuchungen zur insulinbedingten Hypokaliämie nach Herzoperationen mit extrakorporaler Zirkulation[+]

E. Struck, D. Lipphardt, P. Bottermann, F. Sebening und H. Hamelmann

Chirurgische Universitätsklinik Marburg/Lahn (Direktor: Prof. Dr. H. Hamelmann), II. Medizinische Klinik rechts der Isar der Technischen Universität München (Direktor: Prof. Dr. H. Ley), Abteilung für Herzchirurgie der Chirurgischen Universitätsklinik München (Vorstand: Prof. Dr. W. Klinner)

Korrektureingriffe am offenen Herzen, bei denen fast ausnahmslos die Herz-Lungen-Maschine zur Anwendung kommt, führen im postoperativen Verlauf zu ausgeprägten Hypokaliämien mit Gesamtkaliumdefizit (1). Veränderte extracelluläre Kaliumkonzentrationen sind mit gleichsinnigen Elektrolytverschiebungen im Myocard verbunden (2). Bei erniedrigten Serumkaliumwerten ist daher mit Folgeerscheinungen im Herzen, wie Rhythmusstörungen (3), Leistungsminderungen (4) und herabgesetzter Digitaliswirkung (2) zu rechnen, die zu gefährlichen Störungen im postoperativen Verlauf führen können. Die Prophylaxe solcher Komplikationen kann nur in Kenntnis möglicher Ursachen der Hypokaliämie erfolgreich sein. Die folgenden Untersuchungen sollen zur Klärung des Zusammenhanges einer perfusionsbedingten Hyperinsulinämie mit der postoperativen Hypokaliämie beitragen (5).

Methodik: Bei Untersuchungen an 38 Schweinen wurden Versuchsbedingungen geschaffen, die zu den nach klinischen Erfahrungen bestehenden Substratkonzentrationen im Blut direkt nach Operationen mit der Herz-Lungen-Maschine führten. Die Tiere hatten ein Körpergewicht zwischen 28-32 kg und wurden in Nembutalnarkose kontrolliert beatmet. Durch schnelle Infusion 20%iger Glucoselösung (N = 7) oder 20%iger Mannitlösung (N = 5) entstanden Konzentrationen dieser Substrate, wie sie nach Verwendung von isotoner Glucoselösung oder isotoner Mannitlösung als Füllmedium der Herz-Lungen-Maschine bei Herzoperationen gemessen werden können. Unter der Arbeitshypothese, daß hohe Insulinkonzentrationen das Ausmaß der Hypokaliämie wesentlich bestimmen können, wurden bei zwei Kollektiven zusätzlich zur Glucose (N = 11) oder zum Mannit (N = 5) Insulingaben (Alt Insulin S Hoechst) appliziert, wodurch Konzentrationen dieses Hormons erreicht wurden, wie sie ebenfalls beim Patienten nach Anwendung der Herz-Lungen-Maschine gemessen wurden (5). Bei 10 Schweinen wurde neben hohen Glucosekonzentrationen temporär (40 min) eine Pankreasischämie herbeigeführt, womit Aussagen über den möglichen Zusammenhang von verminderter Splanchnicusperfusion bei Herzoperationen und postoperativer Hypokaliämie und Hyperinsulinämie gemacht werden sollten. Im speziellen wurden gemessen: 1. im Blut:

[+]Mit Unterstützung der Deutschen Forschungsgemeinschaft

Elektrolyte, Insulin, Harnstoff, Zucker und Blutgase, 2. intracelluläre Elektrolytkonzentrationen in Leber, Muskel, Dünn- und Dickdarmwand.

Ergebnisse: Durch die Versuchsanordnung konnten speziell den Elektrolythaushalt beeinflussende Faktoren der extrakorporalen Zirkulation ausgeschaltet werden. Arterieller Blutdruck, Hämatokrit, pH-Wert des Blutes und Körpertemperatur blieben konstant. Entsprechend den klinischen Befunden führte in den vorgelegten Experimenten eine Hyperinsulinämie zu einem statistisch zu sichernden Abfall der Plasmakaliumkonzentrationen. Die maximale Erniedrigung der Werte lag bei Hyperinsulinämie zwischen 45 und 60 min nach Infusionsende. Jedoch verursachten Glucoseinfusion allein nur geringe Konzentrationszunahmen von Insulin (93,6±42,58 uE/ml), die nicht ausreichen, eine Hypokaliämie zu erzeugen. Wurde aber extracellulär Insulin zusätzlich infundiert, oder stieg der Insulinwert im Gefolge einer Pankreasischämie an, waren die Plasmainsulinkonzentrationen so ausgeprägt (maximal 500 uE/ml), daß sie auch nach vorheriger Mannitinfusion zu statistisch signifikanten Reduzierungen der Plasmakaliumkonzentrationen führten (Abb. 1).

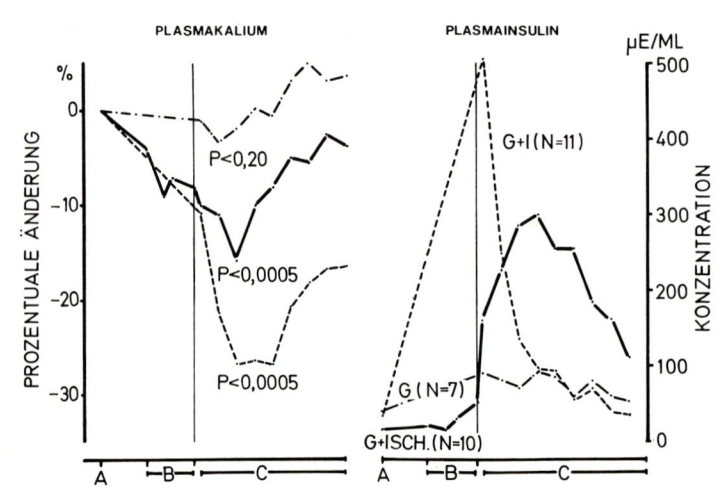

Abb. 1: Plasmakalium und Plasmainsulin unter dem Einfluß von Glucoseinfusionen, Insulininjektionen und Pankreasischämie
G = Glucoseinfusion
G+I = Glucoseinfusion und Insulingabe
G+Isch = Glucoseinfusion und Pankreasischämie
A: Operationsbeginn
B: Ischämiephase und/oder Infusion
C: postoperative Phase über 2 Stunden

Mannitinfusionen allein beeinflußten die Plasmakaliumkonzentrationen nicht. In allen Kollektiven mit ausgeprägter Hyperinsulinämie war ein Ansteigen der intracellulären Kaliumkonzentration in Leber- und Muskelgewebe statistisch zu sichern (Abb. 2). Die erhobenen Befunde sprechen für eine durch Splanchnicusminderdurchblutung bei extrakorporaler Zirkulation bedingte Hyperinsulinämie, die im postoperativen Verlauf den Abfall der Kaliumkonzentrationen wesentlich bestimmt.

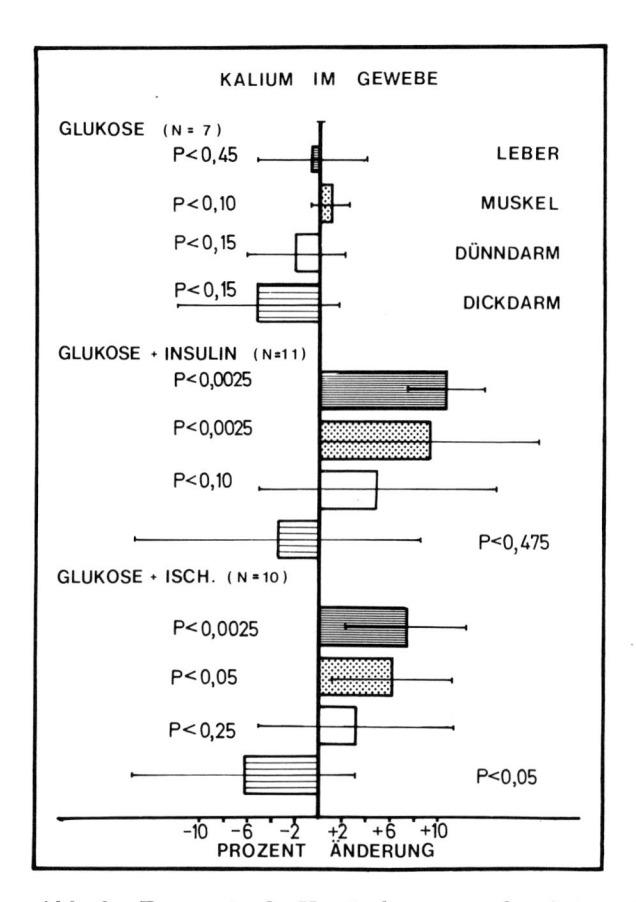

Abb. 2: Prozentuale Veränderungen der intracellulären Kaliumkonzentrationen bei drei Kollektiven unter dem Einfluß von Glucoseinfusion, Insulininjektion und Pankreasischämie

Zusammenfassung: In Übereinstimmung mit klinisch erhobenen Befunden (5) konnte bei Experimenten an 38 Schweinen gezeigt werden, daß die dem postoperativen Verlauf nach Herz-Lungen-Maschinen-Operationen entsprechende Hypokaliämie durch eine Hyperinsulinämie induziert werden kann. Eine der direkten postperfusionellen Periode entsprechende Hyperglykämie war nicht mit wesentlichen Zunahmen der Insulinkonzentrationen verbunden. Daher wurde nach dem Gedanken einer unter der extrakorporalen Zirkulation beobachteten Minderdurchblutung des Splanchnicusgefäßbettes bei Schweinen eine temporäre Pankreasischämie herbeigeführt, die von ausgeprägter Hyperinsulinämie mit Hypokaliämie gefolgt war. Unter gleichzeitiger Auswertung intrazellulärer Elektrolytkonzentrationen ist für die extrakorporale Zirkulation ein optimaler Blutfluß und ausreichende Kaliumsubstitution zu fordern.

Summary: In agreement with clinical findings (5) experiments on 38 pigs have shown that the hypokalemia, which occurs in during the postoperative phase after procedures employing cardiopulmonary bypass can be induced by hyperinsulinemia. However, hyperglycemia during the direct post-perfusion period did not cause any significant increase in insulin concentration. As a decrease in the circulation to the splanchnic bed had been observed during extracorporeal circulation, we brought about a temporary pancreatic ischemia in pigs, which was followed by a distinct hyperinsulinemia and subsequent hypokalemia. An optimal flow of blood and sufficient potassium substitution, together with simultaneous evaluation of intracellular electrolyte concentrations, are suggested for extracorporeal circulation.

Literatur

1. DIETER, R. A., NEVILLE, W. E., PIFARRE, R.: Serum electrolyte changes after cardiopulmonary bypass with Ringer's lactate solution used for hemodilution. J. thorac. cardiovasc. Surg. 2, 168-177 (1970).
2. PRINDLE, K. H., SKELTON, C. L., EPSTEIN, S. E., MARCUS, F. I.: Influence of Extracellular Potassium Concentration on Myocardial Uptake and Inotropic Effect of Tritiated Digoxin. Circulation 28, 337-345 (1971).
3. TAGGART, P., SLATER, J. D. H.: Significance of Potassium in Genesis of Arrhythmias in Induced Ischemia. Brit. med. J. 4, 195-198 (1971).
4. SCHWARZBACH, W.: Beziehungen zwischen extrazellulärer Kaliumkonzentration, elektrokardiographischem Erregungsablauf und kardialer Leistungsfähigkeit. Arch. Kreisl.-Forsch. 63, 123-151 (1970).
5. STRUCK, E., BOTTERMANN, P., SEBENING, F.: The Metabolic Response to Perfusion with Isotonic Glucose in Open-heart Surgery. Brit. J. Surg. 56, 631 (1969).

185. Über ein Fluid – Oxygenator Prinzip

K. Affeld, A. Mohnhaupt, D. Birnbaum und E. S. Bücherl
Chirurgische Klinik im Klinikum Westend der Freien Universität Berlin

Die gegenwärtig verfügbaren Oxygenatoren erfüllen die an sie gestellten Forderungen nur ungenügend. Wird die Oxygenierung des Blutes durch direkten Kontakt von Blut und O_2 vorgenommen, begrenzt eine starke Schädigung des Blutes den Einsatz. Bei Membranoxygenatoren verringert man diese Schädigung, indem man Blut und O_2 mittels einer blutverträglichen Membran trennt, durch die O_2 und CO_2 diffundieren. Man muß jedoch sehr enge Strömungskanäle für das Blut schaffen, damit das Blutfüllvolumen nicht zu groß wird und sehr große Austauschflächen für einen ausreichenden Sauerstofftransport bereitstellen. Beides bringt Nachteile mit sich: Enge Strömungskanäle können schon durch geringe Abscheidungen blockiert werden, große Austauschflächen sind auch große Kontaktflächen, an denen das Blut biologisch verändert wird.

Mit dem Konzept des Fluid-Oxygenators (1) versucht man, diese Nachteile zu vermeiden. An die Stelle der Membran tritt eine Flüssigkeit. Sie muß inert und mit Blut unmischbar sein und eine hohe Löslichkeit für O_2 besitzen. Bei den bisher bekannten Fluid-Oxygenatoren läßt man Blut und Sauerstoffträger aneinander vorbeiströmen, wobei eine Mischung der beiden Flüssigkeiten vermieden wird.

Ziel der vorliegenden Untersuchung ist es, zu prüfen, ob durch eine spezielle Strömungsform eine effektive Oxygenierung erreicht werden kann. Diese Strömungsform sollte folgenden Anforderungen entsprechen: Technisch einfach realisierbar, kein Auftreten enger Strömungskanäle, kleine Kontaktfläche zwischen Blut und Flüssigkeit bei hoher Sauerstoffstromdichte.

Die letzten beiden Forderungen bedeuten, daß der Transport von O_2 im Blut nicht allein durch Diffusion erfolgen kann, sondern daß die Diffusion zusätzlich eine konvektive Komponente haben muß. Es muß eine Transportströmung auftreten, die O_2 von der Kontaktfläche in Bereiche befördert, die von der Kontaktfläche weiter entfernt liegen. Eine derartige Strömung tritt auf, wenn Blut und die mit ihr nicht

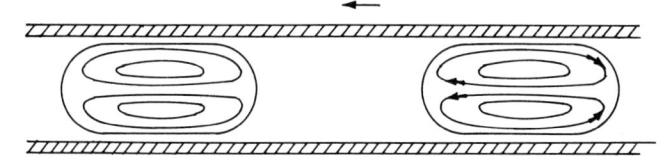

Abb. 1: Schema der Segment-Strömung. Die Linien im Innern der beiden Blutsegmente stellen die Stromlinien dar. Auch im dazwischenliegenden Fluorcarbonsegment treten ähnliche Strömungen auf, die hier nicht gezeichnet sind.

mischbare sauerstofftragende Flüssigkeit durch ein Rohr gepumpt werden. Beide Flüssigkeiten strömen in Segmenten, wobei durch die Reibung an der Rohrwandung eine Durchmischung bewirkt wird. In Abb. 1 sind die Stromlinien dieser Zirkulationsströmung angedeutet.

Methodik: Als sauerstoffübertragende Flüssigkeit wurde Fluorkohlenstoff (Fluorcarbon FC 43, 3-M Company) (1, 2) verwendet. Er ist eine wasserklare, schwere und mit Blut nicht mischbare Flüssigkeit, die unter Normaldruck 37 Vol % O_2 lösen kann. Als zu oxygenierendes Blut wurde Human-Frischblut und Konservenblut verwendet. Letzteres wurde mit Tris-Konzentrat auf einen normalen pH-Wert gebracht. Beide Flüssigkeiten wurden in 50 ml-Glasspritzen gefüllt und mit konstanter Geschwindigkeit in ein Teflon-Röhrchen von 1,5 mm Durchmesser und 900 mm Länge gepreßt. Das am anderen Ende austretende Blut wurde aufgefangen. Mit einem Blutgasanalysator (Radiometer BMS 3) wurden die Partialdrucke von O_2 und CO_2 und der pH-Wert gemessen. Aus diesen Werten wurde die Sättigung ermittelt und mit dem gesondert bestimmten Hb-Wert der Sauerstofftransport errechnet.

Ergebnisse: Abb. 2 zeigt die auftretenden Sauerstoffsättigungen, die über dem Volumenstrom aufgetragen sind. Mit schwach gesättigtem Eingangsblut lassen sich große Sättigungsdifferenzen erreichen. Wichtiger ist jedoch der Sauerstofftransport, den man auf die Kontaktfläche bezieht. Sie wurde als Gesamtoberfläche der im Rohr befind-

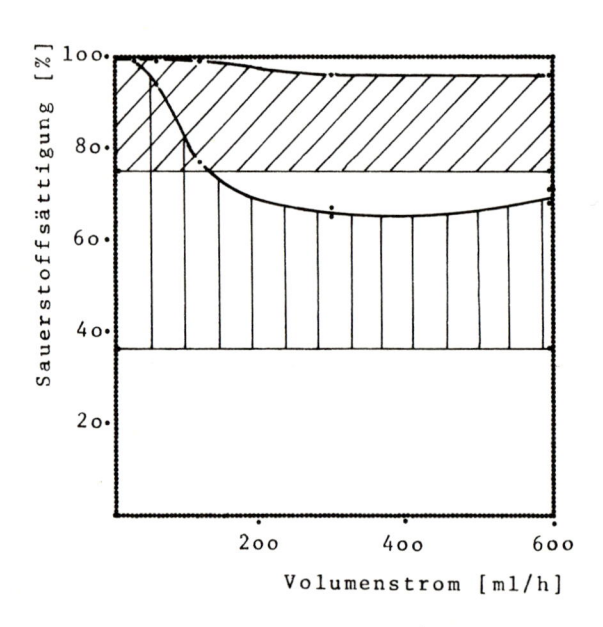

Abb. 2: Die erzielbare Sauerstoffsättigung in Abhängigkeit vom Volumenstrom. Der senkrecht schraffierte Bereich bezieht sich auf Konservenblut, der schräg schraffierte auf Frischblut.

lichen Blutsegmente errechnet. Die so errechneten Sauerstoffstromdichten erreichen Werte von

164 (ml O_2/m^2min) für Frischblut mit einer Eingangssättigung von 75 % und

273 (ml O_2/m^2min) für Konservenblut mit einer Eingangssättigung von 36 %

Zum Vergleich sei angeführt, daß ein anderer Fluidoxygenator ohne Zirkulationsströmung eine Sauerstoffstromdichte von 80 (ml O_2/m^2 min) erreicht (3).

Für die Anwendung eines derartigen Fluidoxygenators ist die Trennung von Blut und Fluorcarbon wichtig. Unter Ausnutzung der Dichteunterschiede der beiden Flüssigkeiten und der unterschiedlichen Benetzung von festen Stoffen ist ein Entmischer gebaut worden, der die beiden Stoffe trennt. Diese Trennversuche wurden mit Konservenblut und zunächst noch für kürzere Zeiträume vorgenommen. Mit einem Oxygenator, der aus 100 Einzelröhrchen besteht, soll geprüft werden, ob die günstigen Eigenschaften des Einzelelements für die Oxygenierung größerer Blutmengen ausgenutzt werden können.

Zusammenfassung: Es wird über Probleme bei bekannten Oxygenatoren berichtet, die Anlaß zur Suche nach neuen Wirkungsprinzipien geben. Als ein solches wird die segmentierte Rohrströmung von Blut und Fluorcarbon als Sauerstoffträger untersucht. Die erreichten Sauerstoffstromdichten werden mit denen eines anderen Fluidoxygenators verglichen.

Summary: This report deals with some problems encountered in the search for new principles of blood-oxygenation: such as the bolusflow of blood and fluorcarbon, which acts as an oxygen-mediator. The resulting oxygen transfer rates are compared to those of another Fluid-oxygenator.

Literatur

1. MALCHEVSKY, P.S., NOSE, Y.: Surg. Res. Vol. 10, 11, 559 (1970).
2. 3 M-Information, Teil 2, Blatt 2, Okt. 1968.
3. PITZELE, S. et al.: Surg. Vol. 68, 6, 1079 (1970).

186. Klinische Erfahrungen mit der intraaortalen Ballonpumpe

P. Kalmár, M. Schaldach, N. Bleese und E. Luckmann

Abteilung für Herz- und Gefäßchirurgie und experimentelle Kardiologie (Direktor: Prof. Dr. G. Rodewald), I. Medizinische Klinik (Direktor: Prof. Dr. H. Bartelheimer) der Universität Hamburg, Department für Biomedizinische Technik (Leiter: Prof. Dr. M. Schaldach) der Universität Erlangen-Nürnberg

Die mechanische Unterstützung des insuffizienten Herzens gewinnt zunehmend an Bedeutung. Für die Behandlung einer lebensbedrohlichen, medikamentös nicht zu beherrschenden Linksinsuffizienz nach Coronarinfarkt oder nach herzchirurgischen Eingriffen bietet die intraaortale Ballonpumpe (IABP) den Vorteil einer minimalen Belastung für den Patienten bei guter Effektivität.

Methodik: Ein Ballonkatheter wird von der A. femoralis communis bis zum Anfangsteil der Aorta descendens vorgeschoben. Durch Füllen des Ballons mit verschiedenen Gasen oder Luft während der Diastole wird durch Erhöhung des diastolischen Druckes die Coronardurchblu-

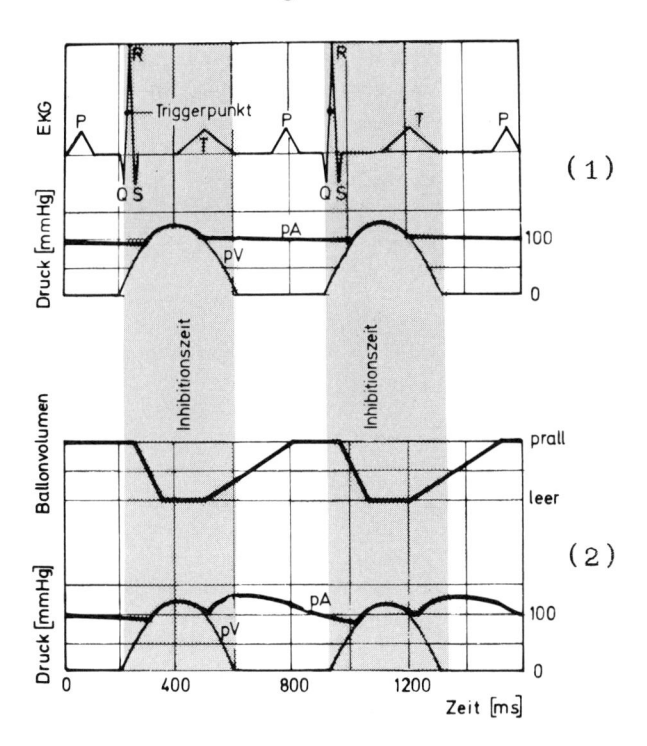

Abb. 1: Wirkungsweise der intraaortalen Kreislaufentlastung mit Hilfe eines Ballonkatheters (nach BLASER u. SCHALDACH)

tung verbessert. Die Entlüftung am Beginn der Systole entlastet durch
Erniedrigung des enddiastolischen Aortendruckes die linke Herzkammer (Abb. 1).

Zeitlicher Verlauf des EKG's, des Ventrikel- (p_V) und Aortendruckes
(p_A) mit (2) und ohne (1) Kreislaufentlastung sowie des Ballonvolumens

Das von SCHALDACH et al. (1,4) entwickelte und von uns verwendete
System (CORDIMAT) besteht aus einem Steueraggregat und einer elektromagnetischen Pumpe. Beim Auftreten von Arrhythmien wird ein
paradoxes Pumpverhalten dadurch vermieden, daß der Trigger-Impuls
für die Pumpe von dem unmittelbar vorausgehenden QRS-Komplex ausgeht und eine Refraktärzeit von 350 msec vorhanden ist. Als Treibgas wird Luft verwendet. Dadurch ist das System einfach, wenig anfällig, leicht zu bedienen und betriebssicher.
Indiziert ist die IABP beim cardiogenen Schock jeder Genese. Kriterien hierfür sind: Klinischer Aspekt, medikamentös nicht zu beeinflussender Abfall des systolischen Blutdruckes und Zunahme der
$AVDO_2$ unter künstlicher Belüftung und Oligo-Anurie. Intubation und
künstliche Belüftung sind erwünscht, aber nicht in jedem Fall erforderlich. Nicht eingesetzt werden soll die mechanische Kreislaufunterstützung bei überwiegender Rechtsinsuffizienz, bei Zeichen irreversibler cerebraler Insuffizienz und bei hohem Alter.
Als wesentliche Faktoren für eine erfolgreiche Anwendung der IABP
sind zu beachten: 1. Die Therapie soll rechtzeitig, d.h. vor Entwicklung eines irreversiblen Schocks begonnen werden. 2. Die Behandlung
soll auch nach initialer Normalisierung der Kreislaufsituation ausreichend lange durchgeführt werden.

Krankengut und Resultate: Bei 28 Patienten wurde eine IABP-Therapie mit dem Cordimat-System durchgeführt. Tab. 1 zeigt die Resultate. Von den 28 Kranken wurde bei 17 die Indikation zur assistierten
Zirkulation wegen cardiogenem Schock nach frischem Herzinfarkt gestellt. Bei 11 Patienten lag ein low-output-Syndrom vor. 10 der Behandelten überlebten die Herzinsuffizienz, 3 von ihnen starben allerdings Tage oder Wochen nach Kreislaufstabilisierung an extracardialen Ursachen.
In diesem Krankengut wurde als Komplikation des Verfahrens bei 2
Überlebenden eine Thrombosierung der A. femoralis im Bereich der
Einführungsstelle des Katheters beobachtet. Die Durchgängigkeit der
Arterie konnte mittels Embolektomie-Katheter bei Entfernung des
Pumpballons leicht wieder hergestellt werden.
Als typischer Fall wird über eine 40-jährige Frau berichtet, bei der
in Hamburg ein 8x4 cm großes Vorderwandaneurysma der linken Kammer reseziert wurde. 3 Stunden nach dem Eingriff entwickelte sich
ein low-output-Syndrom. 5 Stunden postoperativ trat Kammerflimmern auf. Nach Elektroschock regelmäßige Herzaktion mit monophasisch deformiertem EKG ohne Auswurfleistung. Unter extrathorakaler
Herzmassage Etablieren der IABP. 15 min später ausreichender arterieller Druck und Normalisierung des EKG. Kreislaufstabilisierung

und völlige Normalisierung der Bewußtseinslage 10 Stunden später. 24 Stunden nach Operation Extubation. Die Gesamtdauer der mechanischen Kreislaufunterstützung betrug 36 Stunden. 5 Wochen postoperativ wurde die Patientin bei Wohlbefinden entlassen.

Tab. 1: Resultate der IABP-Therapie, aufgeschlüsselt nach Behandlungsort, Grundleiden und Resultate (n = 28)

Behandlungsort	n	Grundleiden I^+	II^+	Erfolgreich behandelt
Berlin-Charité	8	4	4	2
Hamburg	5	3	2	3
Erlangen	4	1	3	1
Kaunas/UDSSR	4	2	2	2
Berlin-Friedrichshain	3	3	-	1
Kaiserslautern	2	2	-	-
Halle	1	1	-	-
Rostock	1	1	-	-
Zusammen	28	17	11	10

$^+$Cardiogener Schock nach Herzinfarkt
$^{++}$low-output-Syndrom nach Herzoperation

Diskussion: Die Wirksamkeit der IABP ist in den letzten Jahren im Tierversuch (2) und am Menschen (3) mehrfach erwiesen worden. Dabei konnte nicht mit Sicherheit entschieden werden, ob die Verbesserung der Coronardurchblutung oder die Arbeitsentlastung für den linken Ventrikel wesentlicher ist. Wahrscheinlich führt vor allem bei Infarktpatienten die Erhöhung des diastolischen Druckes zur Verbesserung der Myocardfunktion, reduziert die Größe des Infarktes und eröffnet rascher Coronarkollateralen. Bei Kranken mit postoperativem low-output-Syndrom ist die Arbeitsentlastung durch Senkung des enddiastolischen Aortendruckes der entscheidende Faktor. Da die Gabe von Kreislaufmitteln beim cardiogenen Schock problematisch ist, weil der O_2-Verbrauch des Myocards zunimmt und die Coronarzirkulation mitunter durch Abnahme des diastolischen Aortendruckes vermindert wird, wird empfohlen, unter Verzicht auf diese Medikamente möglichst frühzeitig mit der IABP-Therapie zu beginnen.

Zusammenfassung: An 28 Patienten, die mit dem von SCHALDACH et al. entwickelten IABP-System behandelt wurden, konnte die Wirksamkeit dieser Methode bewiesen werden. Bei 10 der so Behandelten gelang es, die Kreislaufsituation zu normalisieren. Wenn bei Behandlungsbeginn noch eine ausreichende Menge vom Myocard sich in einem Zustand befindet, der eine Regeneration und Wiederaufnahme der regulären Tätigkeit ermöglicht, ist die IABP-Therapie eine erfolgversprechende Behandlung. Sie ist wenig aufwändig und risikoarm. Wesentliche Faktoren für den Therapieerfolg sind: Präzise Indikationsstellung, rechtzeitiger Therapiebeginn und ausreichend lange Durchführung der mechanischen Kreislaufunterstützung.

Summary: The effectivness of the intraaortic balloon pumping (IABP) using the method developed by SCHALDACH and co-authors has been proved in 28 cases. In 10 of these cases the circulation could be stabilized to normal level. So long as there is a sufficient amount of undamaged myocardium, which is still able to regenerate and to take over again a normal function, the IABP method is a way of successful therapy. It is easy to manage and of low risk. The important factors of a successful therapy are: precise indication, early beginning and sufficient long assistance.

Literatur

1. BLASER, R., SCHALDACH, M.: Bio - Med. - Technik 1, 5 (1971).
2. FURMAN, S., WHITMAN, R., STEWARD, J., PARKER, B., McMULLEN, M.: Trans. Amer. Soc. Artif. Int. Organs 17, 153 (1971).
3. KANTROWITZ, A., TJOMELAND, St., FREED, P. S., PHILLIPS, St. S., BUTNER, A. N., SHERMANN, J. L.: J. Amer. med. Ass. 203, 113 (1968).
4. SCHALDACH, M., DITTRICH, H.: Thoraxchirurgie 18, 370 (1970).

187. Klinisch erfolgreiche, assistierte Langzeitperfusion mit dem BRAMSON-Membran-Oxygenator

H. D. Schulte, W. Bircks, R. Dudziak, A. Krian, F. Arriaga, H. Dehnen, H. Dokter, J. Hermans, G. Oeking, J. Chr. Reidemeister, S. Tarbiat und A. Vennebusch

Chirurgische Klinik (Direktoren: Prof. Dr. W. Bircks, Prof. Dr. K. Kremer), Institut für Anaesthesiologie (Direktor: Prof. Dr. M. Zindler) und I. Medizinische Klinik (Direktor: Prof. Dr. F. Grosse-Brockhoff) der Universität Düsseldorf

Seit März 1971 steht uns der 1965 von BRAMSON mit der Arbeitsgruppe von GERBODE in San Francisco entwickelte Membranoxygenator zur Verfügung. Zunächst wurden im Hinblick auf geplante Langzeitperfusionen vergleichende in vitro Tauglichkeitsprüfungen bei Rezirkulationsversuchen mit einem Schirm- und zwei Gasdispersions-Oxygenatoren sowie der Membranlunge durchgeführt (SCHULTE). Nach tierexperimenteller Erprobung und ersten klinischen Anwendungen bei Operationen am offenen Herzen gelang in unserem Arbeitskreis vom 11. bis 13. 11. 1971 die erste klinisch erfolgreiche assistierte Langzeitperfusion.

Nach Korrektur eines partiellen AV-Kanals am 8. 11. 1971 kam es bei einem 10-jährigen Mädchen etwa 30 Stunden nach dem Eingriff zu einer akuten Verschlechterung des Zustandes mit Auftreten eines anhaltenden Lungenödems. Als Ursache wurde eine Linksherzinsuffizienz infolge einer relativ langen Ischämie des Herzens (Abklemmung der Aorta: 43 Minuten) während der operativen Korrektur angesehen. Da die medikamentöse Behandlung des Lungenödems keine Besserung brachte, mußte das Kind wieder intubiert und beatmet werden. Auch unter ENGSTRÖM-Beatmung mit einem hohen endexspiratorischen Druck (PEEP+5cmH_2O) bestand das Lungenödem unvermindert über insgesamt 40 Stunden weiter. Wegen der fortschreitenden klinischen Verschlechterung des Allgemeinzustandes wurde als letzter Ausweg die Indikation zur Einleitung einer partiellen veno-arteriellen Langzeitperfusion mit Hilfe des BRAMSON-Membranoxygenators gestellt. Dabei stand die Notwendigkeit einer Verbesserung der Sauerstoffversorgung des Kindes im Vordergrund, denn der p O_2 lag trotz ENGSTRÖM-Beatmung unter 50 mmHg.

Das Kind wurde im Intensiv-Pflegebett im Operationssaal veno-arteriell kanüliert (rechte V. iliaca und A. iliaca), an die BRAMSON-Membranlunge angeschlossen und mit einem Minutenvolumen von etwa 30 % des errechneten Herz-Zeit-Volumens perfundiert. Da wegen des geringen Gefäßlumens der venöse Katheter nur etwa 5 cm vorgeschoben werden konnte, brachte erst eine zusätzliche Kanülierung der linken V. iliaca mit Einführung eines englumigeren Katheters bis in den rechten Vorhof eine Erhöhung des Flußvolumens auf etwa 45 % des errechneten Herz-Zeit-Volumens. Insgesamt waren unter diesen Bedingungen 17 1/2 Stunden partieller Perfusion erforderlich, um erste Anzeichen einer Besserung des Zustandes nachweisen zu können. Zu diesem Zeitpunkt konnte erstmals über die kanülierte rechte A. radialis Blut mit einem normalen pO_2 entnommen werden. Während des gesamten Perfusionszeitraumes wurde die Beatmung mit dem ENGSTRÖM-Respirator fortgesetzt. Das Verhalten des in-

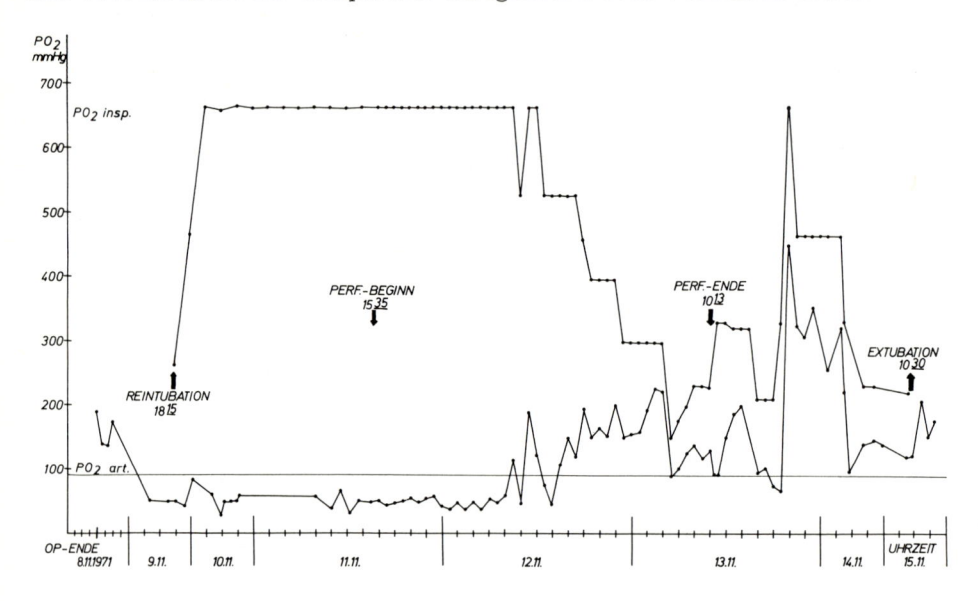

Abb. 1: Darstellung des inspirator. und arteriellen pO_2 vor, während und nach assistierter Langzeitperfusion

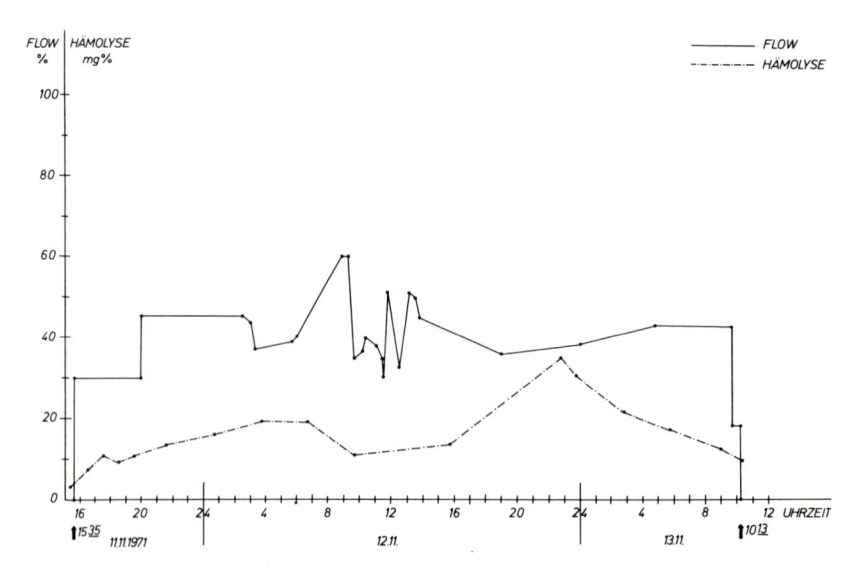

Abb. 2: Darstellung des Perfusionsflusses und der Hämolyse während assistierter Langzeitperfusion

spiratorischen pO_2 (Respirator) und des pO_2 im peripheren arteriellen Blut der oberen Körperhälfte der Patienten (rechte A. radialis) von der Reintubation bis zur Extubation am 15.11.1971 zeigt die Abb. 1. Der Perfusionsfluß (Flow) und das Verhalten des freien Plasma-Hämoglobins sind in Abb. 2 zusammengestellt.

Während der Perfusion und der nachfolgenden 14 Tage wurden die Enzyme GOT, GPT, CPK, LDH und alpha-HBDH im Serum bzw. Plasma der Patienten bestimmt, um ein indirektes Maß für die Sauerstoffversorgung der Gewebe und damit für die Effektivität der Perfusion mit ENGSTRÖM-Beatmung zu erhalten. Die Aktivitäten sämtlicher untersuchter Enzyme waren vor der Perfusion deutlich erhöht, sanken während der Perfusion ab und blieben relativ konstant auf einem erhöhten Niveau. Nach Perfusionsende zeigte sich ein weiterer erheblicher Anstieg, dem vom fünften Tage an ein Abfall aller Enzymaktivitäten gemäß ihren Halbwertzeiten folgte. Zur Interpretation der Befunde bedarf es weiterer Untersuchungen.

Die partielle veno-arterielle Perfusion mit der BRAMSON-Membranlunge war 42 Stunden und 43 Minuten erforderlich. Das Lungenödem war nach 42 Stunden klinisch und röntgenologisch nicht mehr nachweisbar.

Die Beatmung mit dem ENGSTRÖM-Respirator wurde nach Beendigung der Perfusion über 30 Stunden, mit dem BIRD-Respirator über 18 Stunden (assistiert) fortgesetzt. Anschließend konnte das Mädchen extubiert werden und zeigte eine ausreichende Spontanatmung. Als Folge der Minderdurchblutung des rechten Beines während der Perfusion kam es zur Ausbildung eines N. tibialis anterior-Syndroms, das sich bereits weitgehend in Rückbildung befindet. 40 Tage nach Beendigung der Perfusion konnte das Mädchen aus der stationären Behandlung nach Hause entlassen werden.

Zusammenfassung: Mit dem BRAMSON-Membranoxygenator wurde erstmals außerhalb der USA bei einem 10-jährigen Mädchen eine erfolgreiche, assistierte veno-arterielle Langzeitperfusion über 42 Stunden und 43 Minuten durchgeführt. Es handelte sich um ein chronisches Lungenödem infolge Linksherzinsuffizienz nach Korrektur eines partiellen AV-Kanals.

Summary: For the first time outside the United States a successful prolonged cardio-pulmonary by-pass was performed in a 10year old girl with chronic edema of the lungs following left heart insufficiency after correction of partial av-canal. The long-term perfusion was necessary for 42 hours and 43 minutes.

Literatur

1. HILL, J. D., BRAMSON, M. L., RAPPAPORT, E., SCHEINMANN, M., OSBORN, J. J.. GERBODE, F.: Experimental and clinical experiences with prolonged oxygenation and assisted circulation Ann. Surg. 170, 448 (1969).
2. SCHULTE, H. D., BIRCKS, W., DUDZIAK, R.: Erste Erfahrungen mit der BRAMSON-Membran-Lunge. Thoraxchir. 20 (im Druck) (1972).

188. Klinische und experimentelle Untersuchungen zum sogenannten Schrittmacherjagen

H. Dittrich, J.-A. Köhler und R. Leutschaft

Chirurgische Klinik mit Poliklinik der Universität Erlangen-Nürnberg (Direktor: Prof. Dr. G. Hegemann)

Die Ursachen für ungewöhnlich hohe Schrittmacherimpulsfrequenzen sind Defekte des Schrittmachers oder sie entstehen infolge externer elektrischer Einflüsse durch Hochfrequenzfelder, kapazitiver (Diathermie), induktiver (Magnetfelder, Transformatoren) oder direkter galvanischer (Netz, Reizstromgeräte) Kopplung. Spektakuläre Pressemeldungen über plötzliche Todesfälle von Schrittmacherträgern am Mikrogrill, beim Rasieren oder auf Flugplätzen verunsichern Schrittmacherpatienten und sollten Ärzte, Medizinemgenieure und besonders auch die Industrie anregen, die Patienten vor diesen Einflüssen zu schützen und die Schrittmachergeräte noch betriebssicherer herzustellen.

Bei 2 in unserer ambulanten Überwachung stehenden Patienten konnten wir rechtzeitig ein Schrittmacherrasen bis 220 Impulse pro min diagnostizieren und die defekten Schrittmacher auswechseln. Ein Patient berichtete über Schwindelzustände und Schwarzwerden vor den Augen bei Anwendung eines Elektromassagegerätes. Die Prüfung des Apparates ergab, daß es sich um ein Hochfrequenztherapiegerät handelt, das Schwingungen von 50-52 kHz abgab. In 2-5 cm Abstand vom Schrittmacher war noch eine Spannung von 1,5 Volt nachzuweisen. Die geprüften Schrittmacher ließen sich bei diesem Abstand bis zu einer Frequenz von 135-140 Impule pro min synchronisieren. Während eines planmäßigen Schrittmacherwechsels und einer Hemicolektomie traten nach elektrochirurgischer Koagulation im 1. Fall ein totaler Ausfall eines Demand-Schrittmachers (Impulsinhibierung) ein, und beim 2. Patienten kam es zum Schrittmacherrasen bis 180 Impulse pro min.

Presse, Literaturmitteilungen und unsere eigenen Beobachtungen (1, 2) veranlaßten uns, folgenden Fragen nachzugehen: Welche Einflüsse haben elektrische und magnetische Felder auf Herzschrittmacher? Welche Wirkungen besitzt das Schrittmacherrasen auf das Herz? Gibt es Möglichkeiten zur Verhinderung kritischer Herzschrittmacherimpulsfolgen?

Methodik: Verschiedenartige Schrittmacher der Firmen American Optical, Biotronik, Cordis, Devices, Elema, Medtronic und Vitatron wurden mit und ohne Elektroden, offen auf einer Holz- bzw. Polyvenylunterlage und in einem mit Ringerlösung angefüllten 60x15x10 cm großem Glasgefäß 2 cm tief eingetaucht und auf elektrische Störeinflüsse geprüft. Die Energiequellen (Siemens-Forschungszentrum Erlangen) bestanden aus einem HF-Generator, der elektromagnetische Schwingungen von 1-70 MHZ über einen veränderlichen offenen Dipol abgab und weiterhin aus einer Kupferschleife von einem Thyristor-

Drehstromsteller mit 3 MW Leistung. In einer anderen Versuchsgruppe wurde mit Störnormalen (Department für Biomedizinische Technik der Universität Erlangen-Nürnberg) die Schrittmacherfunktion geprüft. In vivo Versuche wurden an implantierten Schrittmachern am Hund mit den gleichen Störquellen vorgenommen. Implantierte Schrittmacher bei Patienten wurden aus Sicherheitsgründen nur mit den üblichen Hochfrequenzschneid- und Koagulationsströmen während einer Operation durch direkte galvanische Einkopplung geprüft.

Die Herzreizversuche wurden an 12 anästhesierten, mischrassigen Hunden zur Prüfung hoher Schrittmacherfrequenzen nach früher beschriebenen Versuchskriterien vorgenommen (artifizieller Herzblock durch Formalin-Injektion in die Gegend des HIS' schen Bündels; Reizgerät: Neuroton 510 mit constant-current-Schaltung; Reizstrom: Rechteckimpulse stufenlos ab 50 MS und Impulslänge von 0-80 mA regelbar, Impulsfolge durch Einstellung der Pausendauer vorwählbar). Alle Parameter wurden am Oscillarzet 05 S oder Tektronix 564 gemessen. Die Versuche fanden in einem als FARADAY' schen Käfig ausgebauten Tieroperationssaal statt.

Ergebnisse: Alle geprüften Schrittmacher konnten durch charakteristische elektromagnetische Störfelder unterschiedlich stark und in ihrer Funktion weit divergierend beeinflußt werden. Die Störerfolge ließen sich in 4 Gruppen einteilen:
1. Totale Impulsblockierung und damit Schrittmacherausfall besonders bei den Demand-Schrittmachern.
2. Einzelne eingestreute Zusatzimpulse besonders bei Ein- und Ausschalten von Magnetfeldern bei starren und synchronisierten Schrittmachern.
3. Impulsfolgenbeschleunigung bis zur eingestellten oberen Frequenzgrenze bei R- und P-synchronisierten Schrittmachern.
4. Unkontrollierte Frequenzbeschleunigung, sogenanntes Schrittmacherrasen, bis 50 Hz.

Die betriebssichersten Schrittmacher waren die in Metall einkapsulierten Modelle von Biotronik und Devices. Sie ließen sich erst mit

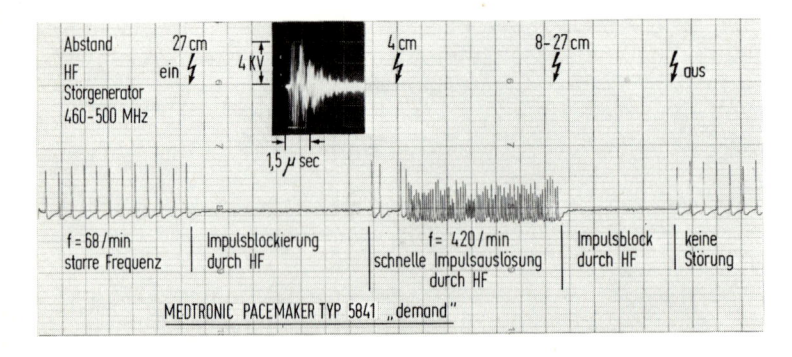

Abb. 1: Prüfung des Medtronic "demand" 5841 auf impulsförmigen HF-Einfluß breitbandig bei 475 MHz von 4 KW Abstrahlung und 1,5 us Dauer

Frequenzzunahme unter extrem ungünstigen Einflüssen bei direkter galvanischer HF-Abstrahlung von 4 KV und breitbandig bei 475 MHz in weniger als 1 cm Entfernung vom Schrittmacher stören. Das andere Extrem war ein Elema-Gerät EM 156, das sich schon bei 1/1000 dieser Strahlungsdichte mit 50 Hz synchronisieren ließ. Das Demand-Modell 5841 von Medtronic zeigte ein ganz besonders gefährliches Verhalten: Im Abstand von 40 cm zum Störgenerator (im simulierten in vivo Zustand bei 27 cm) schaltete der Schrittmacher ganz ab (Impulsinhibierung) und beim Abstand von 4 cm schaltete er wieder ein, aber mit einer Frequenz von 420 Impulsen pro min (Abb. 1).
Schrittmacherrasen führt wie jüngst betont und auch von uns beobachtet, nicht immer beim Menschen zum Kammerflimmern. Eine eindeutige Erklärung fehlte dafür bisher. Im Tierversuch konnten wir nachweisen, daß Schrittmacherimpulse bis zur 11-12-fachen elektrischen Reizschwellenenergie (etwa 40 uJ bei 1 ms Impulsdauer (Abb. 2) und Verkürzung der Stimulationsfolge auf 20 ms (= 50 Hz) kein Kammerflimmern hervorrufen. Erhöhung der elektrischen Reizimpulse über das 13-fache der Reizschwellenenergie und Beschleunigung der Stimulationsfolge bis auf Refraktärzeitdauer und darüber führte regelmäßig zu Kammerflimmern. Schrittmacher mit unökonomisch hoher Entladungsenergie (z.B. 80 uJ) und langer, nicht optimaler Impulszeit (1,5-2 ms) können demzufolge bei elektronischen Schrittmacherdefekten oder unter äußeren elektrischen Einflüssen durch Schrittmacherrasen Kammerflimmern produzieren.

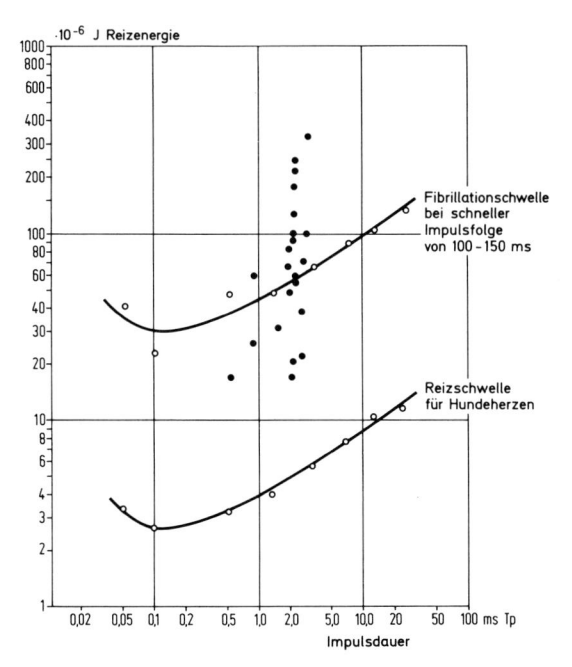

Abb. 2: Reizschwellen-Charakteristik und Fibrillationsschwelle für Hundeherzen bei verschieden langen Impulszeiten. Der Punktschwarm entspricht den Energieabgaben einzelner Herzschrittmacher

Nach unseren bisherigen Kenntnissen sind demnach zur Verhütung von induziertem Kammerflimmern folgende Forderungen an die Schrittmacherindustrie zu stellen: Höchste Selektion der elektronischen Bauelemente in doppelter Ausführung; Schutz der Geräte durch Metalleinkapsulierung; geeigneter (Dioden) Schutz am Elektrodenausgang; nicht polarisierbare Elektrodenenden am Gewebsübergang und niedrige Reizenergie mit kurzen Impulszeiten.

Zusammenfassung: Elektronische Schrittmacherdefekte und externe elektromagnetische Einflüsse können Schrittmacherrasen hervorrufen. Höchste Selektion der Bauelemente, Metallkapsulierung, nicht polarisierbare Elektroden, geringe Reizenergie und optimale kurze Impulszeiten sind der beste Schutz gegen Schrittmacherrasen mit Kammerflimmern.

Summary: Electronic pacemaker-defects and the influence of external electro-magnetic fields can induce a "runaway pacemaker". The best protection against a "runaway pacemaker" with ventricular fibrilation is highest selection of pacemaker elements, metalencapsulation of pacemaker, nonpolarizing electrodes, low electrical energy of stimulus and optimal short pulse duration.

Literatur

1. DITTRICH, H.: Die elektrische Erregbarkeit des Hundeherzens. Arch. Kreislaufforschung 56, 250 (1968).
2. KOCH, R., WIESSMANN, B.: Kammerflimmern durch Herzschrittmacher. Z. Kreislaufforschung 60, 842 (1971).

189. Erfahrungen mit der chirurgischen Korrektur der totalen Lungenvenenfehlmündung bei 55 Kindern unter 1 Jahr

H. Oelert, I. M. Breckenridge, G. R. Graham, J. Stark, D. J. Waterston und R. E. Bonham-Carter

The Hospital of Sick Children, London

Die totale Lungenvenenfehlmündung (TLVFM) ist ein angeborener Herzfehler, bei dem alle Lungenvenen anstatt in den linken Vorhof in den rechten Vorhof oder in eine seiner zuführenden Venen münden. Während rechter Vorhof und Ventrikel verhältnismäßig groß sind, ist das linke Herz eher klein und erhält Blut nur über ein offenes Foramen ovale oder einen Vorhofseptumdefekt. Bei kleiner interatrialer Verbindung sind die Symptome des Krankheitsbildes besonders stark ausgeprägt und mehr als 75 % der Kinder mit TLVFM sterben innerhalb des ersten Lebensjahres am Rechtsherzversagen oder Lungenkomplikationen (1). Die Überlebenschance ist bereits in den ersten Lebensmonaten sehr eingeschränkt, wenn zusätzlich eine Obstruktion des Pulmonalvenenabflusses vorliegt. Die TLVFM ist daher einer der häufigsten Herzfehler, bei dem schon im Säuglingsalter die Operation mit der Herz-Lungenmaschine angezeigt ist.

Krankengut: Von 1963-1971 wurden am Hospital for Sick Children 55 Kinder unter 1 Jahr mit TLVFM operiert. Die Unterteilung der Patienten nach dem Ort der Lungenvenenfehlmündung, dem Alter in unter und über 3 Monate sowie die Überlebensraten in den einzelnen Gruppen sind in Tab. 1 zusammengestellt. Da bei Säuglingen mit TLVFM und Herzinsuffizienz die Prognose ohne Operation sehr ungünstig ist, werden Herzkatheteruntersuchung und Operation innerhalb weniger Stunden nach der Krankenhausaufnahme durchgeführt. Genaue Kenntnis der Art dieses und evtl. zusätzlicher Herzfehler ist für die Korrekturoperation unerläßlich und kann nur durch Herzkatheteruntersuchung und Angiocardiographie erhalten werden. Der Druck im rechten Ventrikel war bei allen Kindern erhöht, und bei 24 von ihnen wurde durch meßbare Druckgradienten zwischen Lungenvenen und rechtem Vorhof eine Obstruktion des Pulmonalvenenabflusses nachgewiesen. Mehr als 2/3 der Kinder über und alle Kinder unter 3 Monaten hatten eine Untersättigung des arteriellen Blutes. Die Häufigkeit der pulmonalen Hypertension (Druck im rechten Ventrikel höher als 3/4 des systemischen Blutdrucks) und Obstruktion des Pulmonalabflusses (Druckgradient von mehr als 6 mmHg) ist in Tab. 2 wiedergegeben. 16 Kinder hatten noch weitere cardiovasculäre Anomalien von denen ein offener Ductus arteriosus die häufigste war.

Operationstechnik: Im Gegensatz zu früher gebräuchlichen zweizeitigen Operationsverfahren (4) wird heute die Totalkorrektur der TLVFM einzeitig entweder am totalen Bypass mit Aorten- und getrennter Hohlvenenkanülierung in leichter Hypothermie oder in tiefer Perfusions-

Tab. 1: Ort der totalen Lungenvenenfehlmündung und postoperative Überlebensrate bei 55 Kindern unter 1 Jahr. Die Kinder wurden in die Gruppen unter und über 3 Monate alt unterteilt

Ort der totalen Lungenvenenfehlmündung (TLVFM)	Kinder unter 3 Monate		Kinder über 3 Monate	
	Anzahl	Überlebende	Anzahl	Überlebende
Supracardial				
li. v. anonyma	16	3	18	13
re. obere Hohlvene	2	0	0	0
Cardial				
Coronarsinus	6	0	5	1
rechter Vorhof	0	0	2	0
Infracardial	3	0	0	0
Gemischt	0	0	3	2
gesamt	27	3	28	16

Tab. 2: Herzkatheterbefunde und postoperative Überlebensrate bei 55 Kindern mit totaler Lungenvenenfehlmündung unter 1 Jahr. Die Kinder wurden in die Gruppen unter und über 3 Monate alt unterteilt

Herzkatheterbefund	Kinder unter 3 Monate		Kinder über 3 Monate	
	Anzahl	Überlebende	Anzahl	Überlebende
Druck im rechten Ventrikel höher als 3/4 des systemischen:				
vorhanden	22	3	11	3
nicht vorhanden	1	0	14	12
unbekannt	4	0	3	1
Druckgradient von mehr als 6 mmHg zwischen Pulmonalvenen und rechtem Vorhof:				
vorhanden	16	3	8	2
nicht vorhanden	9	0	19	13
unbekannt	2	0	1	1

hypothermie (am partiellen Bypass mit nur einer Vorhofdrainage) und Kreislaufstillstand bei 20°C durchgeführt. Durch bilaterale Thorakotomie bei den supra- und infracardialen Formen bzw. Sternumlängseröffnung bei den cardialen Formen der TLVFM kann der Bypass leicht angelegt, ein offener Ductus arteriosus unterbunden und der gemeinsame Pulmonalvenenstamm extrapleural hinter dem Herzen gegebenenfalls gut erreicht werden. Das Operationsverfahren (2) besteht in: a) Anheben des Herzens und Eröffnen des linken Vorhofs von posterior; b) Verschluß des Vorhofseptumdefektes durch den linken Vorhof; c) Herstellen der größtmöglichen Seit-zu-Seit-Anastomose zwischen dem Pulmonalvenenstamm und dem linken Vorhof; d) Ligatur des Pulmonalvenenstammes distal der Anastomose. Bei TLVFM in den Coronarsinus werden der rechte Vorhof eröffnet und Teile des Vorhofseptums zwischen Vorhofseptumdefekt und vergrößertem Coronarsinus reseziert. Der erweiterte Vorhofseptumdefekt wird mit einem Patch verschlossen, der das gesamte Blut aus dem Coronarsinus in den linken Vorhof umleitet, wobei der Rechts-Links-Shunt durch das Coronarvenenblut unbedeutend ist. Münden die Lungenvenen an anderer Stelle direkt in den rechten Vorhof, werden sie durch Verlagerung des Vorhofseptums nach rechts mit dem linken Vorhof verbunden. Postoperativ werden alle Kinder beatmet und erhalten eine beschränkte Flüssigkeitszufuhr. Die Bluttransfusion richtet sich nach dem Druck im linken Vorhof, der zusammen mit dem arteriellen Blutdruck fortlaufend gemessen wird. Daneben werden Röntgenbild, Elektrocardiogramm, Blutgaswerte und Plasmaelektrolyte überwacht.

Ergebnisse: Von 55 Kindern unter 1 Jahr mit TLVFM überlebten 19 (35 %) die Operation, wobei allein 16 der supracardialen Gruppe angehörten. Die Sterblichkeit war umso größer, je jünger die Kinder bei der Operation waren und je höher der Druck im rechten Ventrikel bei der Herzkatheteruntersuchung angetroffen wurde (Tab. 2). Von 27 Kindern unter 3 Monaten überlebten nur 3 (11 %), von 28 Kindern über 3 Monate dagegen 16 (57 %) die Operation. 80 % der Kinder starben, wenn der Druck im rechten Ventrikel größer und nur 20 %, wenn der Druck im rechten Ventrikel kleiner als 3/4 des systemischen Blutdrucks war. Während praktisch alle Kinder unter 3 Monaten eine pulmonale Hypertension aufwiesen, die Mehrzahl mit Obstruktion, waren diese hämodynamischen Störungen bei den Kindern über 3 Monaten in weniger als der Hälfte der Fälle ausgeprägt. Von den 36 Kindern, die nicht überlebten, starben 18 (50 %) während und 14 (39 %) innerhalb der ersten 48 Stunden nach der Operation an Herzversagen und Lungenödem. Obstruktion des Pulmonalvenenabflusses in den linken Vorhof durch Schrumpfung der Anastomose war bei den übrigen 4 Kindern (11 %) die spätere Todesursache. Aus den Ergebnissen geht hervor, daß die hohe Operationssterblichkeit im frühesten Säuglingsalter nicht so sehr durch das Alter als solches bedingt ist, sondern vielmehr dadurch, daß gerade die schwersten Fälle so früh lebensbedrohliche Symptome zeigen. Ähnliche Ergebnisse wurden von COLLEY et al. (2) sowie von GOMES et al. (3) mitgeteilt.

Zusammenfassung: 55 Kinder unter 1 Jahr mit TLVFM wurden zwischen 1963 und 1971 operiert. Die Operationssterblichkeit betrug bei 27 Kindern unter 3 Monaten 89 % und bei 28 Kindern über 3 Monate 43 % (Gesamtletalität 65 %). Die hohe Sterblichkeitsrate im frühesten Säuglingsalter war in erster Linie durch die Schwere des Herzfehlers bedingt und nicht durch das Alter der Kinder zum Zeitpunkt der Operation. Genaue Darstellung der hämodynamischen und strukturellen Verhältnisse dieses und evtl. zusätzlicher Herzfehler ist notwendig, um über das Vorgehen bei der Operation zu entscheiden. Das derzeitige Operationsverfahren besteht in der einzeitigen Totalkorrektur, entweder am totalen Bypass oder in tiefer Perfusionshypothermie mit Kreislaufstillstand.

Summary: 55 children under 1 year of age underwent operation for total anomalous pulmonary venous drainage (TAPVD) between 1963 and 1971. Operation mortality was 89 % in 27 children under 3 months of age and 43 % in 28 over 3 months (total mortality 65 %). The high mortality in the youngest children was due to the severity of the lesion in that group. Accurate haemodynamic and angiographic assessment of each case is essential to exclude additional anomalies and to facilitate operation. Our current policy is to perform a one-stage corrective operation using either total cardiopulmonary bypass or perfusion-induced hypothermia with circulatory arrest.

Literatur

1. BONHAM-CARTER, R. E., CAPRILES, M., NOE, Y.: Total anomalous pulmonary venous drainage. Brit. Heart J. 31, 45-51 (1969).
2. COOLEY, D. A., HALLMAN, G. L., LEACHMAN, R. D.: Total anomalous pulmonary venous drainage: Correction with the use of cardio-pulmonary bypass in 62 cases. J. Thorac. Cardiovasc. Surg. 51, 88-102 (1966).
3. GOMES, M. M. R., FELDT, R. H., McGOON, D. C., DANIELSON, G. K.: Total anomalous pulmonary venous connection: Surgical considerations and results of operation. J. Thorac. Cardiovasc. Surg. 60, 116-122 (1970).
4. MUSTARD, W. T., KEITH, J. D., TRUSLER, G. A.: Two-stage correction for total anomalous pulmonary venous drainage in childhood. J. Thorac. Cardiovasc. Surg. 44, 477-484 (1962).

190. Zur operativen Behandlung des persisitierenden AV-Kanals

L. Braun und D. C. McGoon

Chirurgische Universitätsklinik Münster, Mayo Clinic und Mayo Foundation, Rochester, Minn. USA

Bei der kompletten Trennung des embryonalen atrioventriculären Kanals durch die endocardialen Polster kann eine Gruppe von Fehlbildungen entstehen, die sich durch einen Defekt des unteren Teiles des Vorhofseptums und des oberen Abschnittes des Ventrikelseptums sowie durch eine Abnormalität der av-Klappen auszeichnet. Je nach Ausmaß der Fehlbildungen werden die partielle und die komplette Form des persistierenden av-Kanals unterschieden.
Bei der partiellen Form finden sich ein Defekt im untersten Teil des Vorhofseptums sowie eine Spalte im vorderen Segel der Mitralklappe; es besteht keine interventriculäre Verbindung. Das Lävogramm zeigt eine Elongation und Verschmälerung des Ausflußtraktes, die charakteristisch für dieses Vitium sind und als Gänsehals-Deformität bezeichnet werden. Der kompletten Form liegt ein Defekt des Vorhof- und Kammerseptums sowie der Mitral- und Tricuspidalklappe zugrunde. Es werden die Typen A, B und C unterschieden, die in 60 %, 20 % bzw. 20 % auftreten und sich durch die Anatomie der gemeinsamen vorderen Segel von Mitralis und Tricuspidalis sowie durch das Vorhandensein oder Fehlen einer Verbindung mit dem Ventrikelseptum unterscheiden (5). Im Lävogramm findet sich beim Typ A ebenfalls die Gänsehals-Konfiguration, bei den Typen B und C dagegen nicht. Bei letzteren erstreckt sich der Ventrikelseptumdefekt bis dicht an die Aortentaschen, während er beim Typ A nicht so weit nach vorn reicht.

Klinik: Patienten mit einem partiellen av-Kanal können asymptomatisch, jedoch auch schwerkrank sein. Die typischen Symptome sind: verlangsamtes Wachstum, wiederholte pulmonale Infektionen, Herzinsuffizienz (10 % der operierten Fälle) sowie in seltenen Fällen Mongolismus.
Die Symptomatik der kompletten Form ähnelt jener der partiellen, zusätzlich treten jedoch häufig leichte Cyanose, Herzversagen (60 % der operierten Fälle) und Mongolismus (30 % bei Autopsien) auf. Über 90 % der Patienten sterben vor dem 6. Lebensjahr, falls eine operative Korrektur nicht durchgeführt wird.
Röntgenaufnahmen von Thorax lassen in der Regel Herzvergrößerung, Erweiterung des Pulmonalisstammes und verstärkte Lungengefäßzeichnung erkennen. Das EKG zeigt ebenfalls typische Veränderungen.
Bei Herzkatheteruntersuchungen werden nahezu stets ein großer Links-Rechtsshunt, ein kleinerer Rechts-Linksshunt, eine pulmonale Hypertension, die bei operierten Patienten mit partiellem av-Kanal in 20 % und mit komplettem av-Kanal in 70 % fortgeschritten ist, sowie eine av-Klappeninsuffizienz nachgewiesen. Die Differentialdiagnose zwi-

schen kompletten und schweren Formen der partiellen Form kann schwierig sein.

Therapie: Beim partiellen av-Kanal wird bei totalem kardiopulmonalen Bypass zunächst die Spalte des Mitralsegels repariert. Die Nähte, welche den Patch zum Verschluß des Septumdefektes an den posterioren-inferioren Rand des Defektes befestigen, werden sehr oberflächlich plaziert, um eine Verletzung des HIS'schen Bündels, welches in diesem Bereich verläuft, zu vermeiden. Der Patch wird erst dann in seine endgültige Position gebracht, wenn sämtliche Nähte im Septum gelegt sind.
Bei der kompletten Form wird ebenfalls zunächst das vordere Mitralsegel rekonstruiert und darauf das gemeinsame hintere Segel in der Mittellinie durchtrennt. Die Nähte, welche den Patch an den hinteren unteren Rand des Defektes heften, müssen auch hier oberflächlich gelegt werden, um das Reizleitungsgewebe zu schonen. Die Korrektur wird durch Befestigung des Patch an das Vorhofseptum vervollständigt. Diese Technik erlaubt es, die Funktion der av-Klappen zu erhalten und eine Einengung des ventriculären Ausflußtraktes zu vermeiden (1, 2, 3).

Ergebnisse der operativen Therapie: An der Mayo Clinic wurden von 1955-1970 208 Patienten mit einem partiellen av-Kanal operiert. Die Operationsletalität betrug 5 % (10 Todesfälle). Im gleichen Zeitraum wurden 52 komplette Formen operativ korrigiert. Bei 28 Patienten betrug die Sterblichkeit bis 1963 61 % (17 Todesfälle). Durch eine Verbesserung der Operationstechnik wurde sie seitdem bei 24 Patienten auf 9 % (2 Todesfälle) gesenkt.
Ein permanenter kompletter av-Block ist während der letzten 140 Operationen einer partiellen Form nicht aufgetreten, während bei den letzten 33 Fällen mit komplettem av-Kanal nur ein av-Block beobachtet wurde.
Die meisten Patienten sind nach chirurgischer Korrektur beschwerdefrei, wenngleich jedoch in vielen Fällen eine leichte oder mittelschwere Mitralinsuffizienz bestehen bleibt (2, 3). Wird nach Beendigung der Korrektur eine schwere Mitralinsuffizienz festgestellt, wird die Mitralklappe in derselben Sitzung durch eine künstliche Herzklappe ersetzt (4). Der Klappenring ist dabei an den Patch und nicht an den Rand des Ventrikelseptums zu fixieren (1).

Zusammenfassung: Von 1955-1970 wurden an der Mayo Clinik 208 Patienten mit partiellem und 52 Patienten mit komplettem persistierenden av-Kanal operiert. Die Operationsletalität konnte durch eine verbesserte Operationstechnik auf 5 % bzw. 9 % gesenkt werden.

Summary: Between 1955-1970 208 patients with partial and 52 patients with complete persistent av-canal were operated upon at the Mayo Clinic. Mortality rates have dropped to 5 % and 9 % in recent years as operative technique has improved.

Literatur

1. McGOON, D. C.: Atrioventricular endocardial cushion defects. in: Cooper: The Craft of Surgery, 602 (1971). Little, Brown u. Comp.
2. McGOON, D. C., DuSHANE, J. W., KIRKLIN, J. W.: The surgical treatment of endocardial cushion defects. Surgery 46, 185 (1959).
3. ONGLEY, P. A., RASTELLI, G. C., McGOON, D. C.: Surgical repair of complete form of persistent atrioventricular canal "Cardiology - Current Topics and Progress". Academic Press, New York u. London, 239 (1970).
4. RASTELLI, G. C., WALLACE, R. B., ONGLEY, P. A., McGOON, D. C.: Replacement of mitral valve in children with persistent common atrioventricular canal associated with severe mitral incompetence. Mayo Clin. Proc. 43, 417 (1967).
5. RASTELLI, G. C., KIRKLIN, J. W., TITUS, J. L.: Anatomic observations on complete from of persistent common atrioventricular canal with special reference to atrioventricular valves. Mayo Clin. Proc. 41, 296 (1966).

191. Vergleich zwischen natürlichen konservierten Aortenklappen und BJÖRK-SHILEY-Klappen beim künstlichen Herzen

R. Mohnhaupt, K. Affeld, H. Keilbach, D. Clevert und E. S. Bücherl

Chirurgische Klinik im Klinikum Westend der Freien Universität Berlin

Im Rahmen der Entwicklung eines künstlichen Herzen ist der Einfluß der Ventile auf die Blutströmung von Bedeutung. Da eine isolierte Betrachtung der Ventile nur zu Teilkenntnissen führt, werden die Ventile im Zusammenhang mit den Ventrikeln untersucht. Es wurde ein künstliches Herz mit BJÖRK-SHILEY Ventilen in beiden Ventilpositionen mit einem anderen verglichen, das mit tierischen Aortenklappen versehen war. Die teilbiologische Lösung (1) soll für den Tierversuch anwendbar sein.

Methodik: Für die Untersuchung wurde ein künstliches Herz, wie es z. Zt. im Tierversuch verwendet wird, benutzt. Die äußere Form ist weitgehend durch die anatomischen Verhältnisse im Brustraum des Versuchstieres (Pony) bestimmt. Die Pumparbeit leistet der Ventrikel als Verdrängerpumpe. Den Schnitt eines Ventrikels mit biologischen Klappen zeigt Abb. 1. Als Klappen werden frische Rinderaorten nach bekannten Verfahren präpariert und fixiert (2, 3). Aus glasfaserverstärktem, kalthärtendem Kunststoff wird ein Ring hergestellt, der mit gewebeverstärktem Silastic vollständig ummantelt wird. Daran wird der Klappenring an beiden offenen Seiten angenäht. Für den

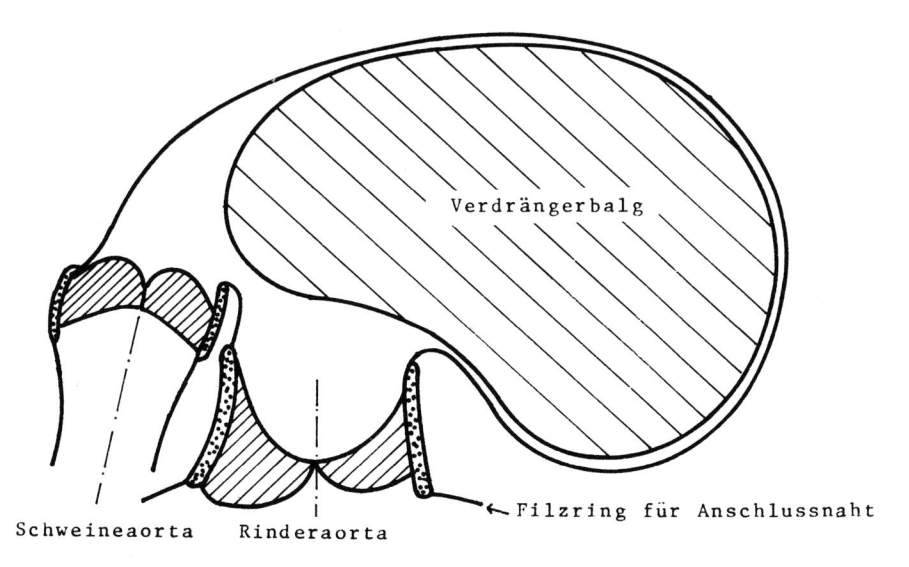

Abb. 1: Querschnitt eines künstlichen Herzens mit natürlichen Ventilen

durchgeführten Vergleich hatten die biologischen Klappen einen mittleren Innendurchmesser von ca. 32 und 24 mm, und die BJÖRK-SHILEY Klappen 29 und 26 mm jeweils für die Einlaß- und Auslaßposition. Es wurden 2 Ventrikel aus durchsichtigem Material hergestellt, die in der Form den Silasticventrikeln entsprechen. Die Strömung im Innern der zu vergleichenden Ventrikel wurde mit Hilfe eines fotooptischen Verfahrens (4) untersucht. In Wasser suspendierte Kunststoffteilchen ermöglichen mit einer scharfen seitlichen Beleuchtung die Beobachtung der Strömung im Ventrikel. Durch eine Fotoaufnahme mit relativ langer Belichtungszeit (1/30 sec) im Verhältnis zur Bewegung, zeichnen die Kunststoffteilchen Striche, die ihre Strombahn darstellen. Um zu einer Aussage über die Geschwindigkeit zu kommen, läßt man nun die Kameraachse kreisförmig Schwingungen bekannter Frequenz (70 Hz) ausführen. Es überlagern sich beide Bewegungen und man erhält die Zeichnung spiralenförmiger Strombahnen, aus deren Zackenabstand man die Geschwindigkeit der Teilchen gewinnen kann. Durch zeitlich verteilte Aufnahmen während einer Aktionsphase gewinnt man eine Aussage über den gesamten Strömungsablauf. Daneben wurden in einem Pumpenprüfstand die Pumpenkennlinien beider Ventrikel aufgenommen und die Druckverluste durch die Ventile aufgezeichnet.

Ergebnisse: Die Auswertung der Strömungsuntersuchungen beider Ventrikel ergibt wesentliche Unterschiede. Das BJÖRK-SHILEY Ventil lenkt den diastolischen Einlaufstrahl so um, daß er tangential in die Kammer eintritt und einen geordneten Wirbel bildet, der während einer Phase erhalten bleibt. In einem kleinen Bereich auf der Rückseite der Ventilscheibe kommt es zu Wirbelablösungen, die Turbulenz

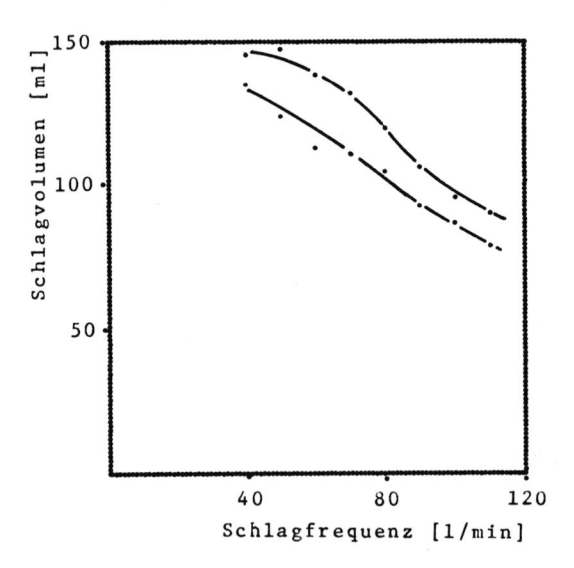

Abb. 2: Schlagvolumen als Funktion der Schlagfrequenz eines künstlichen Herzens mit homologen Klappen (obere Kurve) und mit BJÖRK-SHILEY Klappen (untere Kurve)

erzeugen. Daneben treten an der Kammerwand kleine Gebiete sekundärer Strömung auf. Sie sind durch die Form der Kammer bedingt. Das Strömungsbild des Ventrikels mit homologen Klappen zeigt einen zentralen Einlaufstrahl. Er erzeugt mit der Bewegung der Membran einen Wirbel mit 90° gedrehter Achse gegenüber der Strömung im Ventrikel mit BJÖRK-SHILEY Klappen. Die kinetische Energie dieses Wirbels ist am Ende der Diastole aufgezehrt.
Die dissipierte Gesamtenergie erscheint größer als beim Ventrikel mit BJÖRK-SHILEY Ventilen. Es ist aber wahrscheinlich, daß an der Ventilscheibe des BJÖRK-SHILEY Ventils Blut mechanisch stärker beansprucht wird, weil dort die Turbulenzenergie höher ist. Diese Turbulenzen sind Gegenstand einer gesonderten Untersuchung. Die Pumpenleistung beider Ventrikel bei gleichen Antriebsparametern wird in Abb. 2 gezeigt. Man erkennt eine ca. 15 % größere Leistung des Ventrikels mit homologen Klappen. Dies wird auf den geringeren Druckverlust der Ventile zurückgeführt. Die Ergebnisse der Untersuchung zeigen quantitative Vorteile des Ventrikels mit homologen Klappen.

Zusammenfassung: Der Vergleich zwischen homologen Aortenklappen und BJÖRK-SHILEY Klappen beim künstlichen Herzen zeigt eine deutliche Überlegenheit der homologen Klappen (Abb. 2). Die Pumpenleistung ist ca. 15 % größer. Die Strömung im Ventrikel läßt erkennen, daß die mechanische Belastung des Blutes im Ventrikel mit homologen Klappen geringer ist.

Summary: The performance comparision of artficial hearts utilizing homologous aortic valves and BJÖRK-SHILEY valves shows an advantage in favor of the homologous valves (fig. 2). The pumpstrokevolume is increased by about 15 %. The flow patterns in the ventricle show that the mechanical stress of the blood is decreased in ventricles with homologous valves.

Literatur

1. NOSE, Y.: Artifical heart constructed with biological materials. ASAIO 17, 482 (1971).
2. RICHARDSON, J.P.: Heterologous aortic valves for mitral replacement. Thor. and Cardiovas. Surg. 59, 489 (1970).
3. BARNES, F.: A clinical experience with betapropiactone sterilized homologous aortic valves. Thor. and Cardiovas. Surg. 59, 785 (1970).
4. AFFELD, K., CLAUSS, G.: Über ein fotooptisches Verfahren zur Strömungsmessung. ILTUB-Bericht 66/1, TU Berlin 1966.

192. Klinische Erfahrungen mit Aortenklappenersatz durch Fascia-lata-Prothesen nach IONESCU

N. Bleese, P. Kalmar, U. Kirsch, G. Rodewald und N. Heinz

Kardiologische Arbeitsgruppe der Universität Hamburg

Die Fascia-lata-Klappe in Aortenposition erweist sich wegen ihrer guten hämodynamischen Eigenschaften sowie durch das Fehlen thrombembolischer Komplikationen als ein brauchbarer Aortenklappenersatz.
In Hamburg wird daher seit Januar 1970 bei nahezu jedem Aortenklappenersatz eine Fascia-lata-Prothese nach der Technik von IONESCU (1) implantiert.

Patientengut: Bei 54 Patienten wurde die Aortenklappe ersetzt. Bei 12 weiteren Kranken lag ein Mehrklappenvitium mit Aortenbeteiligung vor. In der Gruppe mit Einzelklappenersatz waren 46 Männer und 8 Frauen mit einem Durchschnittsalter von 38 Jahren. Der jüngste Patient war 20, der älteste 55 Jahre alt. In der Gruppe der Mehrklappenvitien befanden sich 9 Männer und 3 Frauen. Das Durchschnittsalter betrug 40 Jahre. Die Mehrzahl der Patienten hatten erworbene Klappenfehler rheumatischer Genese.

Methodik: Bei der Präparation der Fascia-lata-Klappe wird nach dem von IONESCU und ROSS erarbeiteten Verfahren vorgegangen. Im Gegensatz zur Technik von SENNING (2), der freie Fascia-lata-Transplantate in die Aortenwurzel einnäht, hat die Ionescu-Klappe ein Grundgerüst aus Titan, das vollständig von Dacron-Velourgewebe überkleidet ist. An dieses Klappenskelett wird ein rechteckiger Fascia-lata-Streifen so vernäht, daß eine dreiseglige Taschenklappe entsteht. Das Fascia-lata-Gewebe wird sorgfältig von Fett- und Bindegewebe befreit und bis zur Implantation mit physiologischer 0,2%iger Kanamycinlösung angefeuchtet. Es ist wichtig, daß der freie Klappenschließungsrand von einer Schicht parallel verlaufender Kollagenfasern gebildet wird. Die Klappengröße wird präoperativ nach der Aortographie errechnet.
Die extrakorporale Zirkulation wurde in Normothermie nach dem Prinzip der Hämodilution durchgeführt; es wurde ein Rygg-Kyvsgaard-Bubble-Oxygenator benutzt. Bei allen Patienten erfolgte ein ischämischer Herzstillstand durch die Kombination aus Aortenabklemmung mit Kardioplegie nach KIRSCH. Seit Anfang 1971 wurde bei allen Perfusionen nach spätestens 40 Minuten zusätzlich mit der Coronarperfusion begonnen.
Intimaverletzungen der Aorta ascendens, bedingt durch die Dorne des Fascia-lata-Klappengerüstes, wurden durch eine Erweiterungsplastik mittels Dacron-Patch vermieden. Routinemäßig erhielten alle Patienten postoperativ während der ersten 8 Tage 4x4 g Ampicillin und 4x1,5 g Dicloxacillin pro die, wobei die erste Dosis noch vor Beginn

der Perfusion gegeben wurde. Antikoagulantien wurden 3 Monate nach der Operation abgesetzt.

Ergebnisse: In der Gruppe der 54 Patienten mit Aorteneinzelklappenersatz starben 5 Kranke im Zusammenhang mit der Operation, davon 2 Kranke an den Folgen prolongierter Ischämie ohne Coronarperfusion, 1 Kranke an einem nicht gleichzeitig korrigierten Mitralfehler und 2 Kranke an den Folgen von Blutung bzw. Arrhythmie. Ein weiterer Patient kam 6 Monate später im Rahmen einer Endocarditis mit Befall der Fascia-lata-Klappe ad exitum. Von den 12 Patienten mit Mehrklappenvitien verstarben 4 an den Folgen prolongierter Ischämie. Nach Kombination mit Coronarperfusion verstarb von den letzten 9 Patienten dieser Gruppe lediglich einer. Kein Patient ist infolge einer Klappendysfunktion gestorben, zum Zeitpunkt des Todes waren alle Klappen funktionell intakt.
In einem Beobachtungszeitraum von 4-28 Monaten hat in 3 von 56 überlebenden Fällen eine Dysfunktion der Fascia-lata-Klappe in Form einer schweren Insuffizienz eine Reoperation erfordert. Bei 2 Patienten trat die Insuffizienz 2 Monate, bei einem dritten 6 Monate postoperativ auf. In einem Fall waren 2, in einem Fall war 1 Taschensegel zerstört, im dritten Fall lagen die Zerstörung einer Tasche und ein perivalvuläres Leck vor. Die Ursache war bei 2 Kranken eine gesicherte bakterielle Endocarditis. Ein vierter Patient hat eine nicht operationswürdige Klappeninsuffizienz, die keine Progredienz aufweist.
Die halbjährlich durchgeführten Nachuntersuchungen zeigten in allen anderen Fällen aufgrund des Verlaufes, des klinischen Befundes und der in fast allen Fällen durchgeführten Schwemmkatheteruntersuchung eine gute Klappenfunktion. Thrombembolische Komplikationen wurden nicht beobachtet.

Diskussion: Die unmittelbare postoperative Letalität steht nicht im Zusammenhang mit der Verwendung der Fascia-lata-Klappen. Klappenzerstörung mit Aorteninsuffizienz ist wahrscheinlich überwiegend Folge von bakterieller Endocarditis. Dies ist die Hauptkomplikation des Verfahrens. Bei komplikationslosem Verlauf sind die hämodynamischen Resultate gut. Thrombembolien wurden nicht beobachtet. Langzeitresultate müssen abgewartet werden.
Das unterschiedliche Verhalten von implantierten Fascia-lata-Klappen in Aorten-, Mitral- und Tricuspidalposition bleibt ungeklärt.

Zusammenfassung: Seit Januar 1970 wurden insgesamt 66 Fascialata-Klappen in Aortenposition implantiert. Die Mortalität beim Einfachklappenersatz sowie seit 1971 auch beim Doppelklappenersatz lag bei 10 %. Bei den 56 Überlebenden traten in 4 Fällen Klappeninsuffizienzen auf, von denen 3 erneut operiert werden mußten. Alle 3 überlebten die Reoperation und erhielten Smeloff-Cutter-Klappen.
Die bisherigen Resultate, die günstige Hämodynamik, die Möglichkeit auf Antikoagulantien zu verzichten sind Grund, die seit über 2

2 Jahren geübte Technik des Aortenklappenersatzes durch Fascia-lata-Klappen nach IONESCU fortzuführen.

Summary: Since January 1970 66 fascia-lata-valves were implantated in aortic position. The mortality of single-valve and double-valve replacement was about 10 %. In four cases valve-incompetence appeared, three of them had to be operated again. The generally good hämodynamic function and absence of thrombembolic complications encourage us to continue with this method.

Literatur

1. SENNING, A.: Acta Chir. Scand. Suppl. 356, 17 (1966).
2. IONESCU, M. I., ROSS, D. N., DEAC, R. C., GRIMSHAW, V. A., TAYLOR, St. H., WHITTAKER, W., WOOLER, G. A.: Thorax 25, 46 (1970).

193. Die Rekonstruktion der Mitralklappe: Indikation und Ergebnisse bei 100 Patienten

B. J. Messmer, K. Gattiker, M. Rothlin und Å. Senning

Chirurgische Universitätsklinik A, Kantonsspital Zürich (Direktor: Prof. Dr. A. Senning)

Trotz enormer Bestrebungen zur Schaffung idealer Prothesen für den Mitralklappenersatz bleibt das Embolierisiko hoch. Daher steht die plastische Rekonstruktion der Mitralklappen in den letzten Jahren wieder vermehrt zur Diskussion.

Krankengut: Von 1961-1969 erfolgte eine isolierte plastische Rekonstruktion der Mitralklappe bei 33 männlichen und 67 weiblichen Patienten im Alter zwischen 4 Monaten und 65 Jahren (Durchschnittsalter 38 Jahre). In 51 Fällen handelte es sich um ein kombiniertes Mitralvitium, in 36 Fällen um eine reine Mitralinsuffizienz. Bei 13 Patienten mußte eine Rekonstruktion nach geschlossener Mitralcommissurotomie vorgenommen werden.
Entsprechend der Klassifikation der New York Heart Association gehörten präoperativ 2 Patienten zur funktionellen Klasse II, 60 Patienten zur Klasse III und 38 Patienten zur Klasse IV.
25 Patienten waren vor der Operation voll arbeitsfähig, während bei 20 die Arbeitsunfähigkeit mit 50 % und bei 5 mit 25 % angegeben wurde. 48 Patienten waren präoperativ arbeitsunfähig.
Entsprechend der operativen Technik wurden die Patienten in 3 Gruppen unterteilt:
Gruppe I: Anuloraphie mit oder ohne Commissurotomie (34 Patienten).
Gruppe II: Eingriffe (Nähte, Entkalkung, Defibrosierung) an den Klappensegeln mit oder ohne Anuloraphie (44 Patienten).
Gruppe III: Korrektur abgerissener Sehnenfäden (22 Patienten).
Die regelmäßige Nachkontrolle von 86 Patienten erstreckte sich minimal über 1 Jahr, maximal über 9 Jahre. Die mittlere Beobachtungszeit betrug 4 Jahre. Das funktionelle Resultat wurde aufgrund früher aufgestellter Kriterien ermittelt.

Operative Technik: Nach rechtsseitiger Thorakotomie wurde der linke Vorhof hinter dem Sulcus interatrialis eröffnet. Die Operation erfolgt am flimmernden Herzen und, wenn nötig, bei abgeklemmter Aorta. Verwachsene Commissuren, fusionierte Chordae und bei stark verkürzten Chordae die Spitze des zugehörigen Papillarmuskels, wurden gespalten. War die Klappenbeweglichkeit durch Kalkeinlagerungen beeinträchtigt, so wurden diese entfernt. Stark fibrotische Klappen wurden durch tangentiales Abschälen der Verdickungen mit dem Skalpell am freien Rand weitgehend flexibel und funktionstüchtig gestaltet.
Spalten, Risse oder Klappenperforationen wurden genäht. Elongierte, in den Vorhof prolabierende Mitralsegel wurden durch Keilexcision oder Plikatur gerafft. Abgerissene Sehnenfäden wurden in vielen Fäl-

len über einem kleinen Teflonfilzstück am entsprechenden Papillarmuskel neu verankert. Zusätzlich wurden mittels Mersilen Entlastungschordae nahe der abgerissenen Sehnenfäden gespannt. Die Technik der Segelraffung über dem Chordaabriß erfolgte mit oder ohne Fixation der gebildeten Falte am Papillarmuskel. Eine Raffung des Mitralanulus in einer oder beiden Commissuren erfolgte bei 97 Patienten. Nach Rekonstruktion wurde jede Klappe unter Druck am offenen Herzen auf Dichtigkeit geprüft.

Ergebnisse: Die Frühletalität innerhalb der Gesamtserie betrug 8 % (Gruppe I 12 %, Gruppe II 7 %, Gruppe III 4 %). Bei durchschnittlicher Beobachtungszeit von 4 Jahren betrug die kumulative Letalität der Gesamtserie 15 % (Gruppe I 21 %, Gruppe II 14 %, Gruppe III 10 %). Frühtodesursache war in 5 Fällen ein Myocardversagen, in je 1 Fall ein Myocardinfarkt, eine retrograde Aortendissektion sowie eine intraoperativ ausgelöste cerebrale Embolie. Ursache der Spättodesfälle war ein Myocardversagen in 4 Fällen und ein Myocardinfarkt in 1 Fall. Bei 2 Patienten konnte die Todesursache nicht ermittelt werden.

Die funktionellen Früh- und Spätergebnisse sind in Tab. 1 zusammengestellt.

Tab. 1: Postoperative Früh- und Spätresultate nach Mitralrekonstruktion

	Frühresultate (1-2 J. postop.) N = 81	Spätresultate (4-9 J. postop.) N = 36
Gebessert um:		
3 Funktionelle Klassen	10 (12 %)	1 (3 %)
2 Funktionelle Klassen	30 (37 %)	14 (39 %)
1 Funktionelle Klasse	32 (40 %)	14 (39 %)
Nicht gebessert	7 (9 %)	3 (8 %)
Gestorben	2 (2 %)	4 (11 %)

Zur Objektivierung des Mitralklappenschlusses wurde der Quotient Aufsättigungszeit/Lungenohrzeit beigezogen. Dieser wurde bei 52 Patienten anläßlich einer Kontrolle 1-2 Jahre postoperativ (Frühresultat) durchgeführt. Er war bei 36 Patienten normal (unter 1,7), bei 9 Patienten leicht erhöht (1,7-2,0) und bei 7 Patienten signifikant erhöht (über 2,0). Dieselbe Bestimmung bei 23 von 36 mehr als 4 Jahre überlebenden Patienten (Spätresultate) ergab einen normalen Wert in 16 Fällen, eine leichte Erhöhung in 6 Fällen und eine starke Erhöhung in 1 Fall.

Von 76 beurteilbaren Patienten waren bei der letzten Kontrolle 63 voll, 10 teilweise arbeitsfähig und 3 Patienten arbeitsunfähig.

Bei der letzten Kontrolle, 1-9 Jahre nach Operation, wurde das Resultat bei 100 Patienten 50 mal als sehr gut, 13 mal als gut, 7 mal als mäßig und 9 mal als schlecht bewertet. 15 Patienten sind früh-

oder spätpostoperativ verstorben. 6 Patienten konnten nicht nachkontrolliert werden. Eine Reoperation wurde bei 5 Patienten 1 1/2 bis 6 1/2 Jahre nach Rekonstruktion notwendig. Je 1 Patient stammte aus Gruppe I bzw. II, 3 Patienten aus Gruppe III. Bei 6 Patienten traten postoperative, bei 3 intraoperative Embolien auf.

Diskussion: Bei 355 isolierten Mitralvitien war eine klappenerhaltende Operation in 87 %, bei kombinierten Mitralvitien und Mitralinsuffi-

MITRALREKONSTRUKTION UND MITRALKLAPPENERSATZ
KUMULATIVE ÜBERLEBENSKURVE

△——△ Normalbevölkerung
○——○ Mitralisrekonstruktion n 100
○---○ Mitralklappenersatz Kay-Shiley Klappe n 190

JAHRE POSTOP.

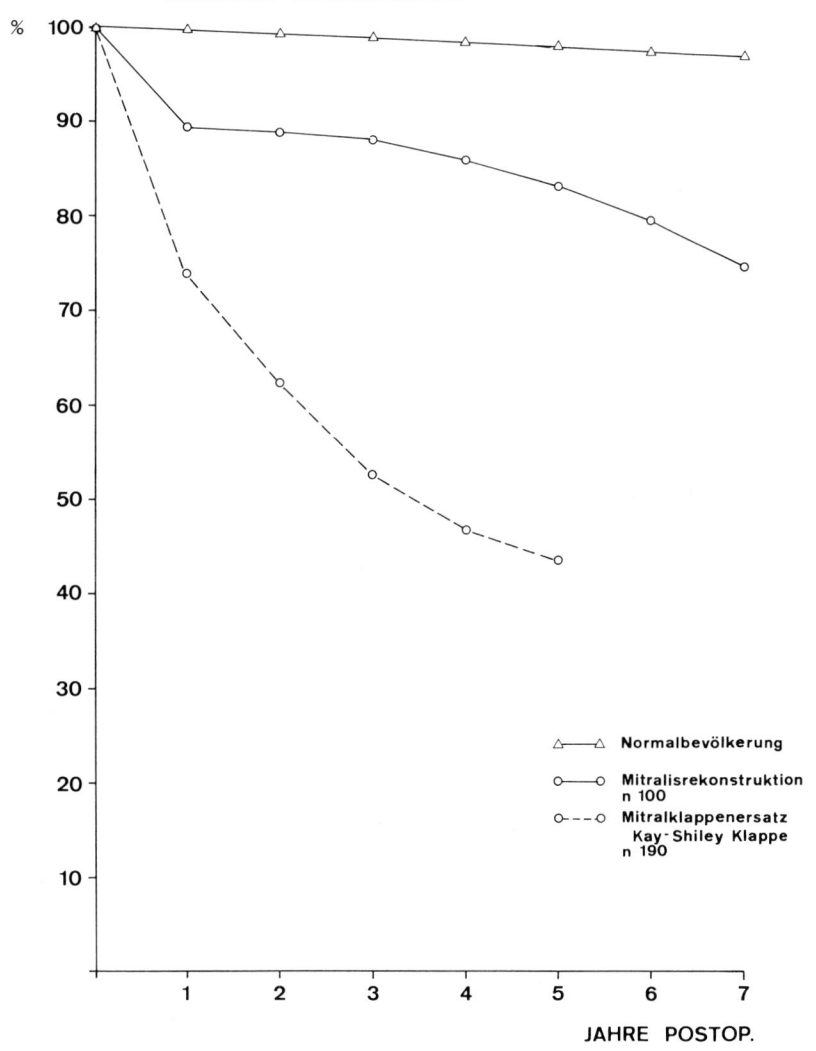

Abb. 1: Kumulative Überlebenskurve nach Mitralisrekonstruktion im Vergleich zur Normalbevölkerung und zu einer Gruppe von 190 Patienten mit isoliertem Mitralklappenersatz

zienzen eine Rekonstruktion in 70 % möglich. Bei abgerissenen Sehnenfäden und nicht schwer veränderten Klappen besteht bezüglich Frühresultat eine dankbare Indikation zur Rekonstruktion. 3 Patienten dieser Gruppe mußten jedoch wegen Reinsuffizienz reoperiert werden. Die Frühletalität von 8 % ist relativ niedriger als beim isolierten Mitralklappenersatz, wo sie in neueren Serien zwischen 7 % und 10 % schwankt (1, 2). Abb. 1 zeigt die Überlebenskurve der Gesamtserie von 100 Mitralisrekonstruktionen im Vergleich mit einer Serie von 190 Patienten mit isoliertem Mitralklappenersatz (Kay-Shiley Prothese) aus den Jahren 1966-1967. Hauptursache der hohen Absterberate nach Klappenersatz sind thromboembolische Komplikationen, hämodynamisch wirksame Restgradienten bei Scheibenklappen mit Behinderung des zentralen Durchflusses und möglicherweise eine negative Beeinflussung der Kammerdynamik durch den starren Mitralring (3). Ein Vergleich der Überlebenskurven der Gruppen I, II und III zeigte keine wesentlichen Unterschiede.

Zusammenfassung: Von 1961-1969 wurde bei 100 Patienten eine Rekonstruktion der Mitralklappen durchgeführt. Entsprechend der operativen Technik (Eingriffe am Anulus, an den Klappensegeln oder Chordae) wurden die Patienten in 3 Gruppen unterteilt. Das Gesamtresultat wurde 1-9 Jahre, im Mittel 4 Jahre nach Operation in 50 % als sehr gut, in 13 % als gut, in 7 % als mäßig und in 9 % als schlecht bewertet. Die Frühletalität betrug 8 %, die kumulative Letalität 15 %. Verglichen mit dem isolierten Mitralklappenersatz erscheint die Überlebenschance nach Rekonstruktion wesentlich besser.

Summary: Mitral valve reconstruction was performed in 100 patients during the period of 1961-1969. Patients were divided into three groups corresponding to the operative method (single annuloplasty, reconstruction of leaflets, reconstruction of chordae). After an observation time varying between 1 and 9 years (average 4 years) the operative result was judged to be excellent in 50 %, good in 13 %, fair in 7 % and unsatisfactory in 9 %. Early mortality was 8 %, cumulative mortality 15 %. The actuarial survivial curve of the present series demonstrates a better course after mitral valve reconstruction when compared to the curve of a group of patients having had isolated mitral valve replacement.

Literatur

1. BEALL, A. C. Jr., BLOODWELL, R. D., ARBEGAST, N. R., LIOTTA, D., COOLEY, D. A., DeBAKEY, M. E.: Mitral valve replacement with Dacron-covered disk prosthesis to prevent thromboembolism: Clinical experience in 202 cases. In: Prosthetic Heart Valves (L. A. Brewer Editor), Ch. 21, p. 319, Charles C. Thomas, Springfield Ill. 1969.
2. HALLMAN, G. L., MESSMER, B. J., ELKADI, A., von der EMDE, J., COOLEY, D. A.: Clinical experience with the Wada-Cutter valve prosthesis. Ann. Thorac. Surg. 10, 9-17 (1970).

3. LIOTTA, D., MESSMER, B. J., CHAFIZADEH, G. N., HALLMAN, G. L., HALL, R. L., MARTIN, C., COOLEY, D. A.: Prosthetic and Fascia Lata Valves: Hydrodynamics and Clinical Results. Trans. Amer. Soc. Artif. Int. Organs 16, 244-251 (1970).

194. Zirkulärer Ersatz der thorakalen Trachea mit Ösophagus

G. Uhlschmid

Chirurgische Universitätsklinik A, Kantonsspital Zürich

Alle bisher beschriebenen Versuche, einen zirkulären Ersatz der thorakalen Trachea zu schaffen, entsprachen auf die eine oder andere Art nicht den in sie gesetzten Erwartungen. Bei diesen Ersatzoperationen mit autologem, homologem oder alloplastischem Material und zum Teil sehr umständlichen, zweizeitigen Eingriffen, haben 2 Komplikationen immer wieder eine erfolgreiche klinische Anwendung verhindert: Die Infektion und Einengung des Lumens. Diese beiden Faktoren verstärken sich besonders bei der Verwendung alloplastischen Materials gegenseitig im Sinne eines circulus vitiosus.
Unser Ziel war es, mit einer einzeitigen Operation, unter Verwendung autologen Gewebes, eine suffiziente, relativ einfach durchzuführende Überbrückung zirkulärer, thorakaler Tracheadefekte zu erreichen. Wir prüften in dieser Hinsicht die Eignung von autologem Ösophagus.

Methodik: Verwendet wurden 10 Hunde beiderlei Geschlechts zwischen 8-36 kg. Nach Prämedikation mit Polamivet/Combelen und Narkoseeinleitung mit Pentothal erfolgte die Intubation und Beatmung mit dem Engströmrespirator.
Eingehen durch eine rechtsseitige, totale Thorakotomie über der 4. Rippe, die mit Periost reseziert wurde. Nach Abdrängen der rechten Lunge wurde die Bifurcation von dorsal freigelegt und der Abgang des linken Hauptbronchus mit einem Haltefaden markiert. Über einem Tracheaabschnitt von 3,5-5 cm wurde die Adventitia zirkulär abpräpariert. Der Ösophagus wurde in gleicher Höhe von lateral und hinten ausgelöst. Der Eintritt der Gefäße in den Ösophagus wurde festgestellt, ein dem Tracheadefekt entsprechender Abschnitt gestielt reseziert und die Ösophagusenden nach stumpfer Mobilisation in beiden Richtungen mit zweischichtigen Einzelknopfnähten reanastomosiert. Anschließend Intubation des linken Hauptbronchus durch Bronchotomie im Bereich der Pars membranacea mit einem Spiralfedertubus, der durch ein steriles Schlauchsystem an den Engströmrespirator angeschlossen wurde. Der markierte Tracheaabschnitt wurde reseziert und der gestielte Ösophagusabschnitt in den Defekt geklappt. Die Ösophagusmucosa wurde mit einer fortlaufenden 3-0 Chromcatgutraffnaht an das craniale und caudale Tracheaende fixiert. Diese schlauchförmige Überbrückung wurde mit Knochenspänen aus der resezierten Rippe, die den Tracheadefekt in beiden Richtungen um ca. 1/2 cm überragten, armiert. Mit einer Haye-Klemme wurde an beiden Seiten und ventral der Trachea ein Kanal zwischen Mucosa und Muscularis geschaffen und je ein Knochenspan mit der periostbedeckten Seite nach außen durchzogen. Die Knochenspäne wurden an beiden Enden mit Seidennähten an der Trachea fixiert und die Muscularis gleichfalls mit Seiden-

nähten über die Knochenenden gezogen und an der Adventitia befestigt (Abb. 1). Extubation des linken Hauptbronchus und Verschluß desselben. Blähen der rechten Lunge unter Überdruck und Prüfung der Plastik auf Luftdichtheit. Thorakotomieverschluß nach Einlegen einer Saugdrainage. Am Ende der Operation atmeten die Tiere spontan und konnten nach ca. 1 Stunde extubiert werden. Die Saugdrainage wurde nach 2-3 Stunden entfernt. Die Tiere tranken meist am darauffolgenden Tag und fraßen nach 5 Tagen weiches Futter.

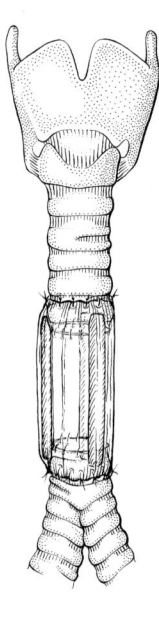

Abb. 1: Schematische Darstellung des Tracheaersatzes mit gestieltem Ösophagussegment
Innere Anastomose: Ösophagusmucosa - Trachea
Äußere Anastomose: Ösophagusmuscularis - Trachealadventitia
Knochenspäne zwischen Muscularis und Mucosa

Ergebnisse: Von den 10 Tieren überlebten 6 (7) (Tab. 1) und wiesen keine wesentliche Behinderung der Atmung auf.

Tab. 1

	Tier Nr.	Bisherige Überlebenszeit	Bemerkungen
1	C 55	6 Wochen	danach Reoperation wegen Stenose - Resektion - Spiralplastik
2	C 64	4 Monate	Ösophagusstenose ☦
3	C 80	6 Monate	
4	C 41	5 Monate	
5	C 44	3 Monate	
6	C 137	9 Tage	Tierseuche ☦
7	C 140	2 Monate	
8	C 147	3 Tage	Tierseuche ☦
9	C 173	1 Monat	Baby (8 kg)
10	C 191	2 Monate	

Ein Tier mußte nach 4 Monaten wegen einer Ösophagusstenose reoperiert werden. Die Röntgenuntersuchung zeigte ein weit offenes Lumen im Bereiche des Ersatzes ohne wesentliche Veränderung bei Inspiration und Exspiration. Die Knochenspäne zeigten keine Resorptionszeichen. Das Tier starb 2 Tage nach diesem Eingriff bei unbehinderter Atmung wegen primär stark reduziertem Ernährungszustand. Die Obduktion ergab einen glatten Übergang zwischen Ösophagus und Tracheaepithel an beiden Anastomosen.

Bei Hund C 55 (Tab. 1) traten nach 6 Wochen Stenoseerscheinungen auf. Beim ersten Versuch waren die Knochenspäne zu kurz gewesen und ins Lumen der Trachea gewandert. Die Schleimhautanastomosen waren jedoch glatt. Nach Resektion von insgesamt 8 cm Trachea End-zu-End Anastomose und Spiralplastik der Trachea, Resektion des rechten Oberlappens. Seither unkomplizierter Verlauf und unbehinderte Atmung.

Zusammenfassung: An 10 Hunden wurde mit Hilfe eines gestielten Ösophagussegmentes bis zu 5 cm der thorakalen Trachea zirkulär ersetzt, wobei zur Armierung periostbedeckte Knochenspäne einer resezierten Rippe verwendet wurden. Bis zu 6 Monaten konnte ein befriedigendes Ergebnis erzielt werden.

Summary: Circular replacement of up to 5 cm of the thoracic trachea by a pedicle esophageal segment - supported by longitudinal rib bone implants, covered by periosteum - was performed in 10 animals (8-36 kg). In 6 surviving animals - up to 6 months from the operation - satisfactory results were achieved.

Gefäßchirurgie

195. Stoffwechselveränderungen während postischämischer Hyperämie nach langdauernder Unterbrechung der Blutzirkulation einer Hundeextremität[+]

W. Stock und W. Isselhard

Abteilung für Experimentelle Chirurgie (Leiter: Prof. Dr. W. Isselhard) der Chirurgischen Universitätsklinik (Direktor: Prof. Dr. G. Heberer) Köln-Lindenthal

In der rekonstruktiven Gefäßchirurgie ist es wünschenswert, das operative Ergebnis zum Ende des Eingriffes zu objektiveren. Technische Verbesserungen der elektromagnetischen Flußmessungen ermöglichen den routinemäßigen Einsatz dieser Geräte. Bekanntlich kommt es nach Eröffnung einer arteriellen Occlusion zur reaktiven Hyperämie. Ziel der Untersuchungen war, an einem Versuchsmodell mit 5-stündiger Unterbrechung der Blutzirkulation einer Hundeextremität die Blutflußveränderungen zu untersuchen. Da bisher nur Berichte über kurzdauernde Ischämie von 5 sec bis 15 min Dauer vorliegen, sollten hierdurch die Flußveränderungen nach langdauernder Ischämie, wie z.B. bei Embolektomien, Desobliterationen oder Bypass-Operationen bestimmt werden. Gleichzeitig sollte durch Registrieren möglichst vieler Stoffwechselparameter versucht werden, eine Wertigkeit der Faktoren zu gewinnen, die zur reaktiven Hyperämie führen.

Methodik: Die Versuche wurden an 36 Bastardhunden (Gewicht zwischen 22 und 27 kg) durchgeführt. In Neurolept-Analgesie und kontrollierter Beatmung mit O_2/N_2O-Gemisch wurde an einer hinteren Extremität durch einen Gummitourniquet eine komplette Unterbrechung der Blutzirkulation erzeugt und nach Eröffnung der Blutsperre eine Wiederdurchblutung ermöglicht. Die Kreislaufveränderungen wurden durch arteriellen und zentralvenösen Druck, Pulsfrequenz, EKG und Herzzeitvolumen gemessen. Der Blutfluß wurde elektromagnetisch in beiden Aa. femorales registriert. Elektrolyte, Lactat und Pyruvat im Serum wurden bestimmt. Der Säurebasenhaushalt wurde fortlaufend in Aorta und beiden V. femorales gemessen. Aus der Muskulatur des ischämischen Beines wurden Biopsien vermittels der Gefrierstopmethode zur Metabolitanalyse entnommen. Das entsprechende postischämische Muskelödem wurde aus der Differenz des Feucht-Trockengewichtes errechnet.

Ergebnisse: Während der Ischämieperiode blieben die Kreislaufparameter konstant, während nach Wiederfreigabe der Strombahn der ischämischen Extremität alle Zeichen des Tourniquetshocks auftraten. Lokal entwickelte sich ein massives postischämisches Muskelödem, das nach 2 Std 20,6 % und nach 5 Std 30,8 % des normalen

[+]Mit Unterstützung der Deutschen Forschungsgemeinschaft

Trockengewichtes betrug. Unmittelbar nach Lösen des Tourniquets kam es in der A. femoralis zum Anstieg des Blutflusses mit einem Maximum nach 15 min (Abb. 1). Danach bildete sich der Fluß zunächst

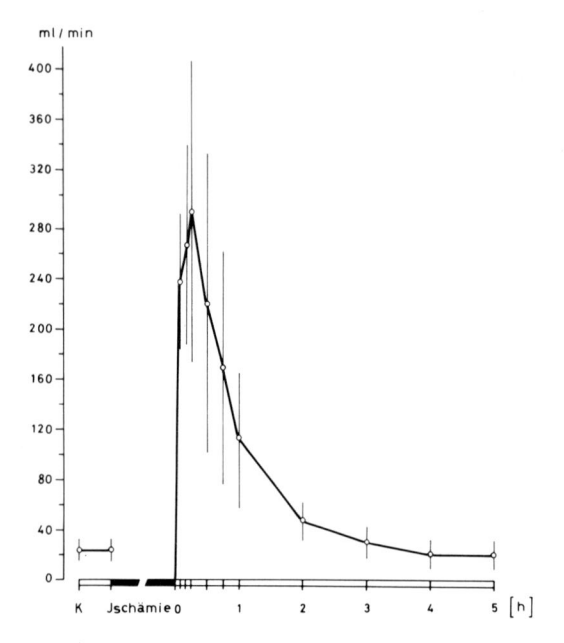

Abb. 1: Veränderungen des Blutflusses in der A. femoralis des Hundes (n = 6). Unmittelbar nach Freigabe der Blutzirkulation nach 5-stündiger Ischämie einer hinteren Extremität entwickelt sich eine exzessive postischämische Hyperämie

rasch, dann langsamer zurück, um erst nach 4 Std wieder Normwerte zu erreichen. Während der 5-stündigen Ischämie kam es zum nahezu vollständigen Zusammenbruch der Metabolite des Adenylsäure-Phosphokreatinsystems und Glykolysecyclus (Abb. 2). In der 5 Std. dauernden postischämischen Beobachtung konnte nur eine leichte Tendenz zur Normalisierung des Stoffwechselstatus nachgewiesen werden. Im Säurebasenhaushalt kam es im Rahmen der Schocksymptomatik zur schweren metabolischen Acidose. So betrug das aktuelle pH -7, 15 und der BE -13. Auffallend war, daß das Blut der V. femoralis hellrot aus der ischämischen Extremität zurückfloß. Die venöse Sauerstoffsättigung war hier während der ersten beiden postischämischen Stunden mit 88 % fast so hoch wie die arterielle Sättigung (94 %) und doppelt so hoch wie die des Kontrollbeines (44 %). Nach 5 Std. hatte sich die venöse Sauerstoffsättigung des ischämischen Beines der des Kontrollbeines bei 48 % angeglichen.

Mit Beginn der postischämischen Phase kam es zur deutlichen Hyperkaliämie und Hypermagnesiämie, während Natrium- und Kalziumspiegel sich unwesentlich änderten. Kalium stieg von $3,54 \pm 0,60$ auf $6,39 \pm 1,54$ mval in der ersten Stunde und Magnesium von $1,37 \pm 0,39$ auf $2,40 \pm 0,16$ mval in 5 Std an. Lactat stieg von $11,76 \pm 3,20$ innerhalb von 15 min auf 51,15 ± 7,79 mg% und Pyruvat von 0,60 ± 0,17 auf 1,69 ± 0,48 mg% in 30 min an.

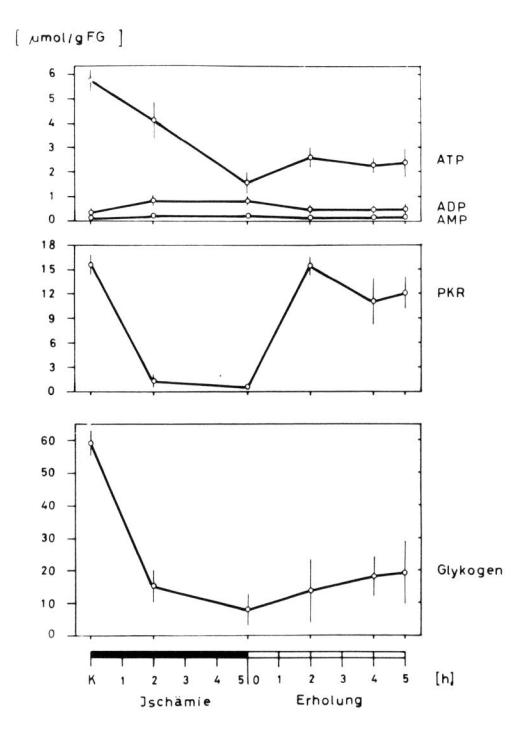

Abb. 2: Stoffwechselstatus der Skeletmuskulatur des Hundes während 5-stündiger Ischämie und 5 Std Erholung (n = 8). Im gewählten Beobachtungszeitraum kommt es nicht zu einer postischämischen Normalisierung des Stoffwechselstatus

Diskussion: Die reaktive Hyperämie nach arterieller Occlusion kommt durch Vasodilatation zustande. Ihr Entstehungsmechanismus ist jedoch nicht genau geklärt. Bekannt ist, daß die Dauer der reaktiven Hyperämie direkt proportional der Ischämiedauer ist. Als Ursache werden Stoffwechselprodukte, die sich in der ischämischen Extremität anhäufen, diskutiert (4). Die auch in unserem Versuch erhöhten Stoffwechselparameter (Kalium, Magnesium, Lactat, Pyruvat, weitere Abbauprodukte des Adenylsäure-Phosphokreatinsystems und Glykolysecyclus) können einzeln für sich vasodilatatorisch wirksam werden. Das Ausmaß der exzessiven Blutflußerhöhung läßt sich mit einer Kumulierung der vasoaktiven Metabolite allerdings kaum erklären. CRAWFORD (1) wiesen durch Bestimmung des Sauerstoffdefizits eine Abhängigkeit zur Sauerstoffschuld nach. FAIRSCHILD (2) unterstützte diese Ansicht, indem er nachwies, daß es in Abwesenheit von Sauerstoff nicht zur Rückbildung der Hyperämie kommt. Nach vorliegenden Untersuchungen ist es naheliegend, daß der Zusammenbruch der energiereichen Phosphate in der glatten Gefäßmuskulatur (5) ebenso wie in der quergestreiften Muskulatur verläuft, woraus eine vollständige

Vasodilatation resultiert. Während nach kurzer Occlusionszeit die Energiespeicher der Gefäßmuskulatur sich sofort restituieren, ist dies nach 5-stündiger Ischämie nicht möglich. Ein suffizienter Gefäßtonus kann sich deshalb zunächst nicht zurückbilden. Der trotzdem eintretende Rückgang der Hyperämie ist wahrscheinlich durch das rapide entstehende postischämische Ödem bedingt. Im Unterschied zur rasch reversiblen reaktiven Hyperämie nach kurzer Occlusion bzw. starker mechanischer Belastung sollte bei diesem Mechanismus nach langer Unterbrechung der Blutzirkulation von einer postischämischen Hyperämie gesprochen werden.

Zusammenfassung: Nach 5-stündiger Unterbrechung der Blutzirkulation einer hinteren Hundeextremität bildet sich die postischämische Hyperämie im Gegensatz zu kurzen Ischämiezeiten erst nach 4 Std zurück. Als Ursache der postischämischen Hyperämie wird eine vollständige Vasodilatation, bedingt durch den Zusammenbruch der energiereichen Phosphate der glatten Gefäßmuskulatur, angesehen. Die Rückbildung der Hyperämie ist weniger durch die Zurückgewinnung des Gefäßtonus als durch das massive postischämische Ödem bedingt. Intraoperative Blutflußmessungen im Anschluß an einen rekonstruktiven Gefäßeingriff erlauben im Stadium der postischämischen Hyperämie keine Rückschlüsse über den definitiven Fluß in diesem Gefäß.

Summary: Following a 5 hr interruption of circulation to the dog hind limb postischaemic hyperemia decreased only after 4 hr in contrast to short ischaemic periods. The reason for postischaemic hyperemia is a complete vasodilatation, due to the break-down of energy-rich phosphates of smooth vascular musculature. Decrease of hyperemia is caused more likely by increase of postischaemic edema than by vascular constriction. As far as the definitive blood-flow is concerned, no statement can be made by intraoperative blood-flow-measurements during the state of postischaemic hyperemia.

Literatur

1. CRAWFORD, D.G., FAIRCHILD, H.M., GUYTON, A.C.: Oxygen lack as a possible cause of reactive hyperemia. Amer. J. Physiol. 197, 613 (1959).
2. FAIRCHILD, H.M., ROSS, J., GUYTON, A.C.: Failure of recovery from reactive hyperemia in the absence of oxygen. Amer. J. Physiol. 210, 490 (1966).
3. FLEISCH, A., WEGER, P.: Die gefäßerweiternde Wirkung der phosphorylierten Stoffwechselprodukte. Pflügers Arch. 239, 362 (1938).
4. HARDY, F.J., SCOTT, J.B.: Metabolically linked vasoactive chemicals in local regulation of blood flow. Physiol. Rev. 48, 688 (1968).
5. ZEBE, E.: Vergleichende Physiologie des Energiestoffwechsels von Muskeln. Ergebn. Biol. 24, 247-86 (1961).

196. Ursachen des Ödems nach femoro-poplitealen Wiederherstellungsoperationen

K. Laubach, M. Trede und F. J. Roth

Chirurgische Universitätsklinik Heidelberg (Direktor: Prof. Dr. Dr. F. Linder)

Nahezu bei jedem zweiten Patienten treten nach erfolgreicher Wiederherstellung der arteriellen Strombahn im femoro-poplitealen Gefäßabschnitt z. T. erhebliche Schwellungen am operierten Bein auf. Die Ödembildung beschränkt sich oft nicht nur auf die Fuß- und Knöchelregion sondern umfaßt das ganze Bein und kann eine Umfangsdifferenz an Ober- und Unterschenkel bis zu 5 cm bewirken. Als mögliche Ursachen der Ödembildung kommen in Frage:
1. Gestörter venöser Rückfluß durch postoperative Venenthrombose (4),
2. plötzlich erhöhter Filtrationsdruck nach vorausgegangener längerbestehender Ischämie des Beines (3),
3. Abflußbehinderung im Bereich der Lymphbahnen (2, 5).

Im eigenen Krankengut wurden unter 1. 200 Wiederherstellungsoperationen im femoro-poplitealen Gefäßabschnitt bei mehr als 50 % der Patienten postoperativ Ödeme beobachtet, und zwar unabhängig vom Schweregrad der präoperativen Durchblutungsinsuffizienz und der Art der Gefäßrekonstruktion.

Zur weiteren Klärung der Genese der postoperativen Beinödeme wurden bei 10 Patienten zwischen dem 8. und 12. postop. Tage phlebo- und lymphographische Untersuchungen durchgeführt. Untersucht wurden nur Patienten, die eine erhebliche Schwellneigung des Beines aufwiesen. Bei 4 der untersuchten Patienten bestand präoperativ ein Stadium III, nach Fontaine bei 5 Patienten ein Stadium II und bei einem Patienten ein Stadium IV.
Die Wiederherstellung der arteriellen Strombahn erfolgte 5 mal durch eine Ausschälplastik und 5 mal durch einen femoro-poplitealen Venenbypass.

Die Venendarstellung wurde als typische aszendierende Phlebographie von einer Fußrückenvene aus durchgeführt. Bei der Lymphographie wurde das ventro-mediale Bündel vom Fußrücken aus dargestellt unter direkter Injektion eines öligen Kontrastmittels in das nach Farbstoffinjektion freipräparierte Lymphgefäß. Da die tiefe Venenthrombose als absolute Kontraindikation für die Lymphographie gilt, wurde die Phlebographie als Erstuntersuchung durchgeführt.
Die Phlebographie ergab bei den 10 untersuchten Patienten, die postoperativ eine erhebliche Schwellneigung des Beines aufwiesen, in keinem Fall einen Anhalt für eine tiefe Venenthrombose als Ursache der Schwellneigung.

Im Gegensatz hierzu fanden sich bei allen lymphographischen Untersuchungen pathologische Befunde, d. h. eine Abflußbehinderung im Bereich des ventro-medialen Bündels. Aus gefäßchirurgischer Sicht ist der Verlauf dieses Bündels in Höhe des Kniegelenkes und im Bereich der Leistenbeuge von besonderer Bedeutung, weil hier die Hauptzugangswege für die Korrektur der femoro-poplitealen Verschlüsse liegen. Das ventro-mediale Bündel wird am medialen Kniegelenksspalt gerafft und diese Region stellt einen Engpass des Lymphabflusses dar. Ein zweiter Engpass liegt in der Leistenregion, da hier Lymphbahnen und Lymphknoten ebenfalls auf engem Raum zusammengepfercht sind. Wie experimentelle Untersuchungen gezeigt haben (2) kann ein Lymphödem allein durch die Schädigung des oberflächlichen Lymphgefäßsystems erzeugt werden, ohne daß die tiefen Lymphbahnen betroffen sind. Bei den untersuchten Patienten fand sich am häufigsten eine Läsion der Lymphbahnen in Höhe des Kniegelenkes. Als Zeichen eines gestörten Lymphabflusses gingen mit der Unterbrechung der Lymphbahnen in Höhe des Kniegelenkes oder in der Leistenbeuge immer ausgedehnte Kontrastmittelparavasate am Unterschenkel als Zeichen des gestörten Lymphabflusses einher. Die stärksten postoperativen Ödeme wurden beobachtet, wenn gleichzeitig eine Abflußbehinderung in Höhe des Kniegelenkes und in der Leistenbeuge gefunden wurden. Weiterhin gewannen wir den Eindruck, daß die Ödembildung besonders nach femoro-poplitealem Venenbypass stark ausgeprägt war, möglicherweise infolge des gemeinsamen Verlaufs der V. saphena magna und des ventro-medialen Lymphbündels. Aufgrund unserer Befunde ist die postoperative Schwellneigung am ehesten als sekundäres Lymphödem aufzufassen, das durch eine Läsion der Lymphgefäße und eine dadurch bedingte Abflußbehinderung zustande kommt. Verstärkt wird die Schwellneigung sicherlich durch eine präoperativ länger bestehende stärkere Ischämie (Stadium III und IV) im Sinne des postischämischen Ödems. Die starke Regenerationsfähigkeit der Lymphbahnen und die in einzelnen Fällen lymphographisch bereits nach 12 Tagen nachgewiesene Kompensation durch kollaterale Lymphgefäße erklärt das Verschwinden der postoperativen Ödeme innerhalb von 2-3 Monaten. Nur ausnahmsweise wurde eine länger bestehende Schwellneigung beobachtet.

Die Therapie des postoperativen Beinödems besteht in Entwässerung, Hochlagern der entsprechenden Extremität und bei Belastung in einer Kompressionsbehandlung. Prophylaktisch kann bei der Operation durch eine laterale Hautincision eine Läsion der Lymphbahnen in der Leistenbeuge vermieden werden. Die Hautincision zur Freilegung der Endstrecke der A. poplitea oder der Endstrecke der A. femoralis superficialis ist nach Möglichkeit so zu wählen, daß eine mediale Hautbrücke in Höhe des Kniegelenkspaltes belassen werden kann. Durch Injektion von 0,5 ml 11%igen Patentblau-violett in die erste Interdigitalfalte können die subcutan gelegenen Sammelrohre als feine blaugrüne Streifen sichtbar gemacht und so bei der Operation geschont werden.

Zusammenfassung: Zur Klärung der Ödeme nach Wiederherstellungsoperationen im femoro-poplitealen Bereich wurden 10 Patienten mit starker Schwellneigung der Beine zwischen dem 8. und 12. postop. Tage phlebo- und lymphographiert. Die Phlebographie ergab bei den untersuchten Patienten keinerlei Anhalt für eine tiefe Venenthrombose als Ursache der Schwellneigung. Dagegen fanden sich bei allen Lymphographien Abflußbehinderungen im Bereich des ventro-medialen Bündels durch intraoperative Läsion und zwar am häufigsten in Höhe des Kniegelenkes und der Leistenregion.

Summary: In order to clarify the aetiology of oedema following femoro-popliteal reconstruction, 10 patients with marked swelling of the leg were examined by means of phlebography and lymphography from 8 to 12 days postoperatively. In all patients phlebography was able to exclude a deep vein thrombosis as a cause for oedema. Lymphography however demonstrated iatrogenic lesions of the ventro-medial lymphatic bundle with lymphatic stasis, most frequently located at the level of the knee joint and the groin.

Literatur

1. BECKER, H. M.: Über das postischämisch auftretende Ödem. Zbl. Chir. 93, 1529 (1968).
2. BRUNNER, U.: Das Lymphödem der unteren Extremitäten. Angiologie 5 Huber, Bern (1969).
3. HUSNI, E. A.: The edema of arterial reconstruction. Circulation 35 suppl. 1, 169 (1967).
4. PIZA, F.: Zur Problematik der Endarteriektomie. Klin. Med. (Wien) 19, 497 (1964)
5. VAUGHAN, G. F., SLAVOTINEK, A. H., JUPSON, R. P.: Edema of the lower limb after vascular operations. Surg. Gynec. Obst. 131, 282 (1970).

197. Klinische, röntgenologische und feingewebliche Untersuchungen über verschiedene Formen chronischer arterieller Verschlußkrankheiten

E. Bertram, G. Spillner, U. Goerttler und V. Schlosser

Abteilung für Herz- und Gefäßchirurgie (Leiter: Prof. Dr. V. Schlosser) der Chirurgischen Universitätsklinik Freiburg i. B. (Direktor: Prof. Dr. M. Schwaiger)

Unter der chronischen arteriellen Verschlußkrankheit der unteren Extremität werden ätiologisch und pathogenetisch verschiedene Erkrankungen zu einem klinisch nahezu monomorphen Bild zusammengefaßt, dessen Gleichförmigkeit insbesondere in fortgeschrittenen Stadien durch erhebliche Gehstreckeneinschränkung, durch Ruheschmerzen und durch Nekrosebildung charakterisiert ist. Voraussetzung für die chirurgische Therapie ist u. a. die Angiographie, die meist eine Unterscheidung zweier Typen der peripheren chronischen arteriellen Verschlußkrankheit erlaubt, die sich sowohl in der Schwierigkeit der Revascularisation als auch bezüglich der Reverschlußwahrscheinlichkeit deutlich unterscheiden.

Krankengut: Aus unserem Krankengut wurden im Jahre 1971 60 Kranke in ununterbrochener Reihe mit chronischer arterieller Verschlußkrankheit der unteren Extremität nach klinischen, radiologischen, morphologischen und feingeweblichen Gesichtspunkten untersucht. Zunächst wurde anhand des präoperativen Angiogrammes eine Zuordnung nach den folgenden Gesichtspunkten vorgenommen: Typ I mit angiographisch breiten, meist etwas elongierten Arterien, deutlichen Kalibersprüngen und unregelmäßiger Wandkonturierung, Typ II mit auffällig kaliberschwachem Arteriensystem ohne Elongationen und glatten Konturen bis zu den obliterierten Abschnitten.

Ergebnisse: Bei 60 unter diesen Gesichtspunkten geprüften Kranken fanden sich 48, die dem Typ I, und 12 Patienten, die dem Typ II zugeordnet wurden. Eine Verteilung der beiden Erkrankungstypen auf verschiedene Verschlußlokalisation (Tab. 1) und Lebensalter (Tab. 2) zeigt eine Häufung des Typs II bei jüngeren Patienten (50 % unter 50 Jahren). Eine sichere Unterscheidung beider Erkrankungstypen war auch vom Operationsbefund her in der Regel möglich.
Typ I: Die kräftigen Arterien lassen sich gut aus dem Nachbargewebe darstellen und isolieren. Sie zeigen die für die Sklerose der großen Arterien vom musculären Typ charakteristischen Plaques und Kalkspangen. Nach Arteriotomie gelingen Dissektion der inneren Wandschichten und Ringdesobliteration meist ohne Schwierigkeiten.
Typ II: Die Isolierung der dünnen Arterien ist meist durch intensive Verklebungen mit dem Nachbargewebe erschwert. Verkalkungen werden vermißt. Das Auffinden einer günstigen Dissektionsschicht ist schwierig. Die Ringdesobliteration ist oft mühevoll, gelingt häufig nur in kleineren Etappen oder ergibt kein befriedigendes Ergebnis. In 6

Fällen (50 %) waren wir in Abweichung vom Operationsplan zum Venenbypass gezwungen (Typ I = 6, 3 %).

Tab. 1: Verschlußlokalisation

	Typ I n = 48	Typ II n = 12
Becken und Oberschenkel	37 ≙ 77 %	8 ≙ 66, 6 %
A. poplitea und Unterschenkel	11 ≙ 23 %	4 ≙ 33, 3 %

Tab. 2: Altersverteilung

Lebensjahre	Typ I n = 48	Typ II n = 12
unter 35	∅	4 ≙ 33, 3 %
36 - 50	7 ≙ 14, 5 %	3 ≙ 25, 0 %
51 - 70	35 ≙ 73 %	5 ≙ 41, 6 %
über 70	6 ≙ 12, 5 %	∅

Vor der Dissektion wurde aus dem Arteriotomiebereich jeweils eine Probe aller Arterienwandschichten einschließlich thrombotischer Intimaauflagerungen für die histologische Untersuchung entnommen. Die geringe Größe der Gewebsproben und die schwere histologische Veränderung der Gefäßwand schränken die Aussagekraft dieser Untersuchung sicher ein. Trotzdem war eine histologische Unterscheidung der 2 Typen weitgehend möglich. Typ I zeigt histologisch eine ausgeprägte Intimasklerose mit Atherombildungen und häufig mehrere Schichten verschieden alter thrombotischer Auflagerungen in unterschiedlichen Degenerationsstadien. Die Media erscheint aufgesplittert, die Muskelfasern durch hyalines, teilweise verkalktes Material auseinander gedrängt. An der Adventitia zeigen sich stellenweise geringfügige Entzündungszeichen. Die einzelnen Wandschichten erscheinen scharf gegeneinander abgesetzt.
Beim Typ II ist die Intimasklerose gegenüber dem Typ I stärker. Die Media erscheint eher homogen, nennenswerte entzündliche Veränderungen fehlen auch hier, Verkalkungen finden sich nicht. Die Abgrenzung der Wandschichten gegeneinander ist weniger augenfällig.
Histologisch läßt sich der Typ I als verkalkende Arteriosklerose, der Typ II als obliterierende Fibrose charakterisieren.
Innerhalb des Beobachtungszeitraumes von 3-12 Monaten nach der Operation zeigten sich Reverschlüsse bei Typ I in 9 Fällen (18, 7 %), bei Typ II in 6 Fällen (50 %).
Wir können nicht sagen, ob dieser praktisch-klinischen Einteilung in 2 Erscheinungsformen chronischer arterieller Verschlußkrankheit jeweils auch unterschiedliche Krankheitsursachen, pathogenetische Mechanismen oder nur verschiedene Stadien derselben Arterienerkrankung entsprechen, oder ob diese neue Einteilung quer über andere Abgrenzungskriterien hinwegläuft. Ihre Berechtigung erhält sie unseres

Erachtens aufgrund der Altersverteilung, der schwierigeren Operationsverhältnisse und der ungünstigeren Prognose der Erscheinungsform II. Beides veranlaßt uns heute bei dem Erkrankungsbild II primär auf die Desobliteration zugunsten des Venenbypass zu verzichten.

Zusammenfassung: Es wird eine klinische Einteilung der chronischen arteriellen Verschlußkrankheit in eine mehr verkalkend-arteriosklerotische (Typ I) und fibrös-obliterierende Form (Typ II) aufgrund der präoperativen Angiogramme vorgeschlagen. Da Typ II der Ringdesobliteration größere Schwierigkeiten entgegenstellt und eine höhere Rezidivneigung zeigt, ist in diesen Fällen ein primärer Venenbypass vorzuziehen. Die präoperative Unterscheidung ist für Therapie und Prognose bedeutungsvoll. Intraoperative und histologische Differenzierungskriterien der Typen werden angegeben.

Summary: A clinical classification of chronic obliterative arterial disease into a calcified arteriosclerotic type (Type I) and a fibrous obliterating type (Type II) is suggested. This classification can be made from preoperative arterial radiography and so enables the surgeon to a previous calculation of the special operative risks, because each type requires a different surgical treatment.

198. Ursachen von Früh- und Spätverschlüssen nach Endarteriektomie und Venenrekonstruktion der Arteria femoralis

P. Brücke, G. Lechner, F. Piza und W. Simma

I. Chirurgische Universitätsklinik Wien

Kein Manuskript eingegangen

199. Tierexperimentelle Untersuchungen bei Transplantationen von aorto-iliacalen Bypasses und Streifentransplantaten aus lyophilisierter menschlicher Dura

H. J. Scherer und P. Maurer

Chirurgische Klinik des Klinikums rechts der Isar der Technischen Universität München (Direktor: Prof. Dr. G. Maurer)

Der arterielle Gefäßersatz war und ist Ziel zahlreicher Forschungen. Mit dem autologen Venentransplantat und der Kunststoffarterie stehen uns derzeit 2 nahezu ideale Möglichkeiten bei der Rekonstruktion einer arteriellen Strombahn zur Verfügung. Dennoch weist VOLLMAR (2) darauf hin, daß es einen Gefäßersatz zu finden gilt, der sowohl den Aufbau eines in seinen mechanischen Eigenschaften voll suffizienten körpereigenen Ersatzgewebes induziert, als auch im Laufe von Jahren schrittweise zum Abbau und zur Resorption gelangt. Als Ersatzmaterialien bieten sich dafür am ehesten biogene Stoffe, wie Kollagen an (1, 3).
Mit den vorliegenden tierexperimentellen Untersuchungen sollte die Brauchbarkeit von Röhren und Streifentransplantaten aus dem reinen Kollagen der menschlichen Dura für den arteriellen Gefäßersatz geprüft werden, da dieses Material seit mehreren Jahren als Gewebeersatz in mehreren operativen Fachgebieten erfolgreich angewendet wird.

Methodik: In einer Versuchsreihe an 18 Bastardhunden wurden bei 8 Tieren insgesamt 20 Patch-Plastiken und bei 10 Tieren 18 Bypasses durch transperitonealen Operationszugang eingenäht. Die dabei verwendete menschliche Dura war durch entsprechende Verfahren gereinigt, desantigenisiert, desenzymatisiert, pyogenfrei gemacht und lyophilisiert. Die Implantate waren durch γ-Strahlen in einer Dosis von 2,5 Mrad sterilisiert. Durch Strahlensterilisierung und chemische Gerbung ist die Resorptionsgeschwindigkeit des Kollagens in gewissem Umfang steuerbar. Das Transplantatmaterial war nur bezüglich seiner flächenhaft gleichmäßigen Beschaffenheit selektiert. Über das Alter der Duraspender war nichts bekannt. Nach Rehydrierung war die Dura sehr geschmeidig, gut nähbar und brauchte nicht vorgeronnen werden.

Die Ersatzröhren für die Implantation der Bypasses aus lyophilisierter menschlicher Dura (= LMD, Lyodura Braun) wurden durch einfache, seitlich fortlaufende maschinelle Naht hergestellt. Sie waren zwischen 40-100 mm lang und hatten einen Durchmesser von 5-7 mm. Die Umgehungstransplantate wurden 8 mal bilateral, in 2 Fällen nur einseitig aorto-iliacal eingenäht. Alle aortalen Anastomosen wurden End-zu-Seit, die peripheren Anastomosen 5 mal termino-lateral und 13 mal End-zu-Seit angelegt (Abb. 1b). 8 Bypasses bestanden aus ungegerbter LMD mit einer hochporösen Dacronhülle, die übrigen 10 Implantate hatten keine Dacron-Verstärkung, wobei 4 mal leicht und 6 mal mittelstark gegerbte Lyodura verwendet wurde.

Nach Excisionen von ovalären Anteilen aus der Vorderwand der Aorta abdominalis oder der A. iliaca wurden die entstandenen Defekte durch entsprechende LMD-Streifen gedeckt. Dabei wurden 4 Tieren je ein langer Aortenpatch, 1 Hund je 3 Streifen, 2 weiteren Tieren je 4 und 1 Hund gleichzeitig 5 Patchplastiken eingenäht. Die Länge der Implantate schwankte zwischen 15-100 mm, die Breite zwischen 4-15 mm (Abb. 1a). Nur 2 lange Patches bestanden aus mittelstark gegerbter LMD ohne Dacronhülle, die übrigen 18 Streifen waren ungegerbt und mit einem Dacronnetz verstärkt.

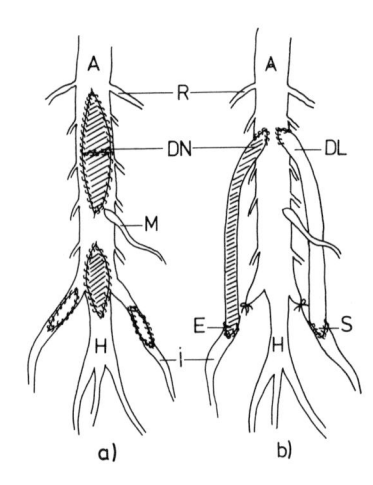

Abb. 1a und 1b: Schematische Darstellung der implantierten Patch-Plastiken und aorto-iliacalen Umgehungstransplantate
A = Aorta   M = A. mes. inf.
H = A. hypogastrica   I. = A. iliaca
R = A. renalis   E = End-zu-End-Anastomose
DN = Dura m. Dacron   S = End-zu-Seit-Anastomose
DL = Dura o. Dacron, leicht od. mittelgegerbt

Die Ergebnisse wurden klinisch durch Erhebung der peripheren Pulstastbefunde und angiographisch kontrolliert.

Ergebnisse: Insgesamt waren von 18 Bypasses nach 10-101 Tagen postoperativ 10 Bypasses (55 %) verschlossen. Am ungünstigsten waren die Ergebnisse bei den Transplantaten aus mittelstark gegerbter Dura, wobei von 6 Bypasses nach 76 Tagen nur noch einer funktionstüchtig war. Die ungegerbten, mit Dacronnetz umhüllten Prothesen blieben in 62,5 %, die leicht gegerbten in 50,0 % offen.

Bei LMD-Streifenimplantaten verendete 1 Hund am 17. postoperativen Tag infolge zu rascher Resorption der ungegerbten Dura. Bei 1 weiteren Tier hatte sich ein Aneurysma spurium paraaortal links ausgebildet, was angiographisch zu einer angedeuteten Stenosierung der Aorta führte. Insgesamt blieben 90,0 % der Streifen-Implantate klinisch und angiographisch funktionstüchtig.

Sektionen und histologische Untersuchungen wurden 3-22 bzw. 2-29 Wochen postoperativ vorgenommen. Makroskopisch fanden sich immer deutliche bindegewebige Verwachsungen an der Außenseite der Implantate. Bei allen funktionstüchtigen Transplantaten hatte sich eine glatte Innenschicht ausgebildet, die bei den Bypasses teilweise unterbrochen und vereinzelt mit kleinen Gerinnseln bedeckt waren. Histologisch zeigten sich mit Ausnahme der obliterierten Prothesen ab der 6. Woche nach Implantation weitgehende Resorption und Substitution der LMD, Ausbildung einer Pseudo-Neointima mit Endothelbelag, nur teilweise entzündliche Zellinfiltrationen und Fibrinniederschläge, jedoch keine elastischen Elemente. Einmal fand sich ein umschriebener Degenerationsherd, ähnlich dem Bild einer Arteriosklerose.

Zusammenfassung: Die Verwendung von LMD für den arteriellen Gefäßersatz ergab nach dieser Versuchsreihe mit insgesamt 38 Implantaten nur teilweise befriedigende Ergebnisse. Wesentlich erscheint die Altersselektion der Duraspender und der Grad der Gerbung. Ein LMD-Implantat kann als Leitschiene für die Neubildung eines körpereigenen fibrokollagenen Gefäßersatzes angesehen werden.

Summary: Results of 38 replacements of arterial segment with lyophilised human dura (LHD) were only partially satisfying. Age of dura-donors and degree of tanning seems to be of great importance. LDH-implants may induce regeneration of an endogeneous fibrocollagenous vascularsubstitute.

Literatur

1. KRAJICEK, M., ZASTAVA, V., CHVAPIL, M.: Collagen-fabric vascular prostheses. Biological and morphological experience. J. surg. Res. 4, 290 (1964).
2. VOLLMAR, J.: Rekonstruktive Chirurgie der Arterien. Thieme, Stuttgart 1967.
3. WESOLOWSKI, S. A., FRIES, C. C., DOMINGO, R. T., LIEBIG, W. J., SAWYER, P. N.: The compound prosthetic vascular graft: a pathologic survey. Surgery 53, 19 (1963).

200. Über die Beziehungen zwischen Druck, Fluß und Geschwindigkeit gemessen bei Eingriffen an Arterien und Venen

L. Schlicht

Chirurgische Klinik der Medizinischen Fakultät für Klinische Medizin Mannheim der Universität Heidelberg (Direktor: Prof. Dr. H. Oberdahlhoff)

Die simultane Messung verschiedener Strömungsparameter vertieft den Einblick in funktionelle und strukturelle Zusammenhänge an Arterien und Venen. Gleich anderen Untersuchern (1-4) wurden eigene intraoperative Messungen (5) fortgesetzt.

Methodik: Die Druckmessung erfolgte mit Stathamelementen, die Flowregistrierung durch Biotronexgeräte und die Tachometrie durch Ultraschallsonde mit Messung nach dem Prinzip des Laufzeitdifferenzverfahrens[+] (Verstärker und Schreibvorrichtung: Hellige, Freiburg).

Ergebnisse: 1. Das Strömungsverhalten an der Aortengabelung bei teilweiser und völliger Sperre des Abstromes: Die stufenweise Abklemmung einer und beider Iliacaschenkel zeigt ein entgegengesetztes Verhalten von Druck und Flow (Abb. 1a), die gleichzeitige Tachometrie, daß der entstandene Druckanstieg mit einer Strömungsverlangsamung einhergeht.
Bei völliger Abklemmung der Aortengabel verbleibt eine Restströmung, die einer Pendelströmung entspricht. Da ihre Geschwindigkeit minimal ist, kann dieses Pendeln nur in vorwiegend querer Richtung erfolgen. Dies wird durch einen pulssynchronen Weitenwechsel bei elastischer Rohrwand ermöglicht.
Für die Entstehung der stenosierenden Fibrintapete, die sich häufig an abflußgestörten Bauchaorten findet, geben diese Werte einen Hinweis. Der erhöhte Wanddruck führt zur Endothelüberlastung, die Strömungsverlangsamung zur Plasma-Sedimentation, die Pendelströmung zur laufenden Durchmischung der corpusculären Blutanteile, so daß ein roter Gerinnungsthrombus verhindert wird.
Das Ausmaß der Pendelströmung ist von der Wandelastizität abhängig. Dies wird durch die Beobachtung beim Aklemmen zentral und distal der peripheren Anastomose eines Gabeltransplantates aus Kunststoff (Abb. 1b und c) bestätigt. Wird distal der Gabelung der natürlichen A. iliaca communis abgeklemmt, steigt die Pendelströmung erheblich an, obwohl der abgeklemmte Rohrraum nur gering vergrößert wurde.
2. Zur Abhängigkeit des venösen Rückstromes vom arteriellen Puls und zur venösen Abflußförderung am Bein durch mechanische Einwirkung: Die gemeinsame, straffe Gefäßscheide ist die Voraussetzung,

---

[+]Herrn Professor Dr. Ing. Fr. Borgnis, Vorstand des Institutes für Hochfrequenztechnik, ETH Zürich, danke ich für die Überlassung der Geräte

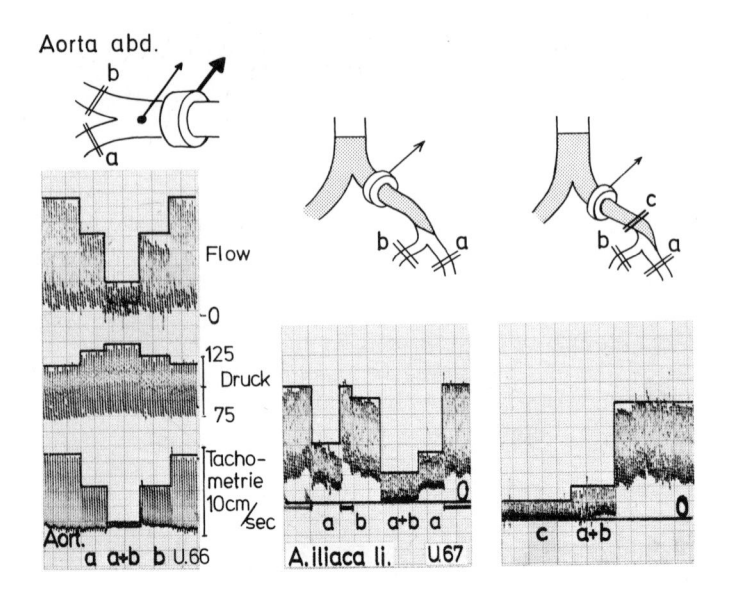

Abb. 1a: Verhalten von Druck, Durchfluß, Geschwindigkeit an der Bauchaorta bei völliger Abflußsperre. Anstieg der Druckhöhe, Abfall des Tachowertes auf ein Minimum, Entstehen einer Pendelströmung
b) Pendelströmung im Iliacaschenkel eines Gabeltransplantates bei Anastomose an der A. iliaca communis-Gabelung und Abklemmen an der A. iliaca externa und interna
c) Abhängigkeit der Größe der Pendelströmung von der Elastizität des Gefäßstumpfes. Bei Sperre unmittelbar oberhalb der Anastomose am Transplantat Verringerung auf die Hälfte.

daß sich der arterielle Volumenpuls rückstromfördernd auf die Vene übertragen kann. Zunächst ist anzunehmen, daß der Abstrom aus der Vene während ihrer systolischen Einbuchtung durch die sich aufweitende Arterie erfolgt. Die Simultanschreibung von Druck und Flow an Arterie und Vene ergibt jedoch (Abb. 2a), daß der pulssynchrone Anstieg der Venenströmung genau beim Abfall der arteriellen Flowsystole einsetzt.
Die Erklärung dafür ist eine relative Stauung durch die sich weitende Arterie, aufgefangen durch eine Dehnung von elastischer Venenwand und Klappen. Mit dem Rückgang der arteriellen Aufweitung erfolgt der Anstieg des Abstromes, sowohl durch die gespeicherte venöse Wandenergie wie durch die unbehinderte Wirkung der vis a tergo des nachströmenden Blutes. Bei gespaltener Gefäßscheide entfällt zunächst dieser Synergismus. Hierdurch ist das postoperative Unterschenkelödem zu begründen, das nach einem Femoralis-Bypass mit Anastomose im Bereich des Adduktorenkanales entstehen kann.

Zur Thromboseprophylaxe am Bein sind bei einem operierten Patienten zahlreiche Maßnahmen möglich. Die Fußgymnastik wird seit jeher aus Erfahrung geschätzt. Ihr Einfluß auf den venösen Druck und Flow ist größer, als man zunächst annimmt (Abb. 2b). Die Dorsalbeugung

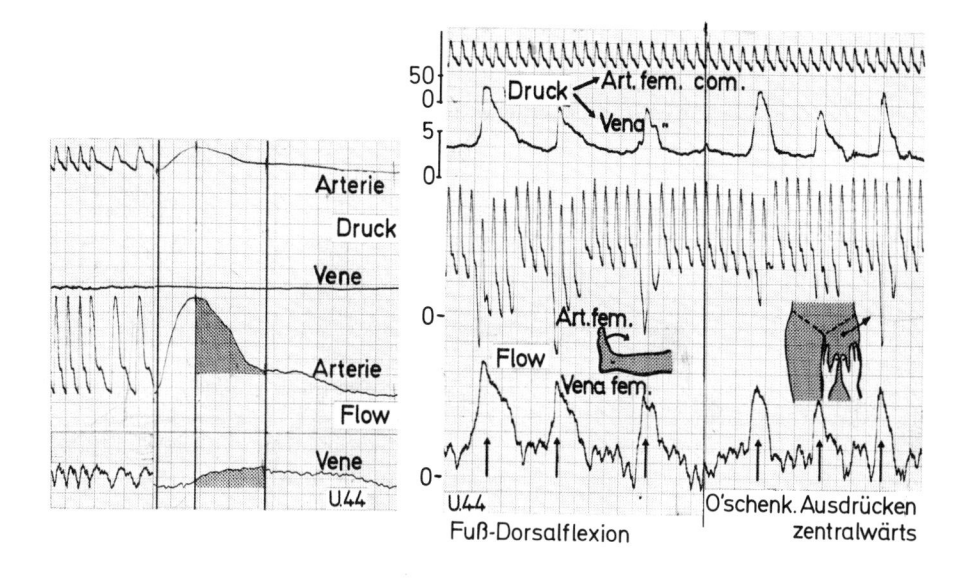

Abb. 2a: Abhängigkeit des Ablaufes des venösen und arteriellen Volumenpulses; Abhängigkeit des Anstieges der venösen Flowsystole vom absteigenden Schenkel der arteriellen Flowsystole.
b) Auswirkung der passiven Dorsalbeugung des Fußes und des kräftigen manuellen Ausdrückens in Oberschenkelmitte auf den venösen Abstrom. Anstieg der Druck- und Flowwerte nach Art und Größe übereinstimmend. Messung nach Ligatur einer insuffizienten V. saphena magna. Deutliche Abnahme des Flow in der A. femoralis communis bei Erreichen der Fußbeugung, Druck unverändert

des Fußes fördert schwallartig Blut aus der Iliacavene und erhöht ebenso stoßartig das Druckgefälle in deren Richtung. Beides bedingt physikalisch einen kräftigen Abstrom aus den Beinvenen und eine intensive Durchmischung innerhalb des weiten Rohrraumes der Iliacalvene.

Zusammenfassung: Bei simultanen, intraoperativen Messungen zeigen sich u. a.: Eine lokale Pendelströmung bei Abklemmen großer Arterien und Abhängigkeit deren Ausmaßes von der Elastizität; ein Zusammenhang des Fibrinniederschlages an der abflußgestörten Bauchaorta mit dieser Pendelströmung und ihrer minimalen Geschwindigkeit; die Abhängigkeit des pulssynchronen Anstieges des venösen Flowpulses vom abfallenden Schenkel der arteriellen Flow-Systole; die kräftige Förderung des venösen Rückstromes durch Dorsalbeugen des Fußes.

Summary: Simultaneous intraoperative measurements show: a local pendulum-flow after clamping of large arteries, dependent on the elasticity of the vessels concerned; a correlation between fibrin deposition in the occluded abdominal aorta and this low-velocity "pendulum-flow"; dependance of the pulse-synchronous rice in venous flow on the downward segment of arterial flow-systole; powerful enhancement of venous return-flow by dorsiflexion of the foot.

Literatur

1. BJORDAL, R.: Simultaneous pressure and flow recordings in varicose veins of the lower extremity. Acta Chir. Scand. 136, 309-317 (1970).
2. BOLLINGER, A., BRUNNER, U.: Meßmethoden bei arteriellen Durchblutungsstörungen. Huber, Bern 1971.
3. BORGNIS, F. E., FRUTIGER, P.: An improved ultrasonic flowmeter. Cardiologia 54, 193-204 (1969).
4. CRONESTRAND, R. et al.: The value of blood flow measurements in acute arterial surgery. Scand. J. Thor. Cardiovasc. Surg. 3, 48-51 (1969).
5. SCHLICHT, L.: Hydraulic aspects of arteriosclerosis and arterial repair. Progr. in Surg., Vol. 5, 123-161, Hrsg. M. Allgöwer, Karger Basel, New-York 1966.

201. Ergebnisse von 50 thorakalen Sympathektomien nach ADSON

G. Carstensen

Chirurgische Abteilung des Evangelischen Krankenhauses Mülheim a. d. Ruhr (Chefarzt: Prof. Dr. G. Carstensen)

Im Gegensatz zur lumbalen Sympathektomie sind Mitteilungen über thorakale Grenzstrangentfernungen spärlich anzutreffen. Dieser auffallende Unterschied kann nicht nur darin begründet sein, daß das Beobachtungsgut kleiner ist. Offenbar bestehen keine einheitlichen Ansichten über Wert und Technik. Es konkurrieren: der axilläre transpleurale Zugang nach ATKINS, das extrapleurale Vorgehen nach ADSON und das KUX' sche endoskopische Verfahren.

Krankengut: Bei 36 Männern (Durchschnittsalter 46,5 Jahre) und 14 Frauen (Durchschnittsalter 40,2 Jahre) wurden 50 Sympathektomien nach ADSON durchgeführt. Der jüngste Patient war 19, der älteste 67 Jahre alt. 4 Patienten (1 Mann, 3 Frauen) wurden doppelseitig operiert. Die Eingriffe liegen 8 Jahre bis 1 Jahr, im Durchschnitt 3 1/2 Jahre zurück. 3 Patienten sind an Herzinfarkt, Nephrosklerose und Apoplexie verstorben, 3 waren unerreichbar. Die Seitenverteilung, 24 mal rechts und 26 mal links, ist gleich.
Die Indikationen gehen aus der Tab. 1 hervor. Es überwiegt mit 70 % die Arteriosklerosis obliterans vor der Vasoneurose des RAYNAUD' schen Formenkreises mit 26 %. 1 Patientin dieser Gruppe wurde doppelseitig lumbal und thorakal sympathektomiert.
Unter insgesamt 48 Obliterationen dominieren die Arterien des Unterarmes mit 25 vor denen der Hand und der Finger mit 19 Verschlüssen. Am häufigsten befallen sind die A. ulnaris oder die Aa. digitales.

Tab. 1

	♂	♀	
Arteriosklerose	33	2	35
Vasoneurose	1	12	13
Trauma	2		2
	36	14	50

Technik: Bauchlagerung und paravertebrale Incision über der 2. Rippe, die am Ansatz mit dem zugehörigen Processus transversus reseziert wird. Man kommt immer mit der Resektion dieser einen Rippe aus. Die Pleura wird stumpf abgelöst. Die Darstellung des Grenzstranges gelingt umso leichter, je mehr der Processus transversus nach medial abgetragen wird. Die Exstirpation der beiden oberen Brustganglien des sympathischen Grenzstranges ist dann unter Sicht des

Auges möglich. Zur Vermeidung eines HORNER'schen Syndroms ist das erste Brustganglion, das in das Ganglion stellatum übergeht, atraumatisch zu behandeln. Die erfolgte Entfernung des Grenzstranges kann man unmittelbar postoperativ kontrollieren: die Hand der operierten Seite ist vermehrt durchblutet und trocken, die kontralaterale Hand schwitzt.

Ergebnisse: Die Operationsletalität betrug 0 %. Erwartungsgemäß schnitten die Vasoneurosen am besten ab; stets war die Durchblutung eindeutig gebessert oder normalisiert. In der Gruppe der Arteriosclerosis obliterans mußte bei 7 Patienten postoperativ eine bereits präoperativ fällige Teilamputation eines Fingers vorgenommen werden. Danach war bei keinem Patienten eine weitere Amputation notwendig. Schon hieraus geht hervor, daß auch bei langer Nachbeobachtungszeit keine wesentliche Verschlechterung festzustellen war. Dies ist im Verhältnis zum Grundleiden mit oft ausgedehnten Verschlüssen ein in manchen Fällen erstaunlicher Befund. Die Durchblutungssituation war umso ungünstiger, je weiter peripher die Arterienverschlüsse gelegen waren. Wenig gebesserte Beschwerden ließen sich in 6 Fällen auf ein unabhängig bestehendes Cervicalsyndrom zurückführen.
Die Schwitzneigung der kontralateralen Seite hielt nur bei 23 Patienten an, davon war 8 mal auch der Kopf erheblich betroffen. Es besteht kein Zusammenhang mit einer Rückbildung der Hidrosis und einer Verschlechterung der Durchblutung. Ein Patient wies eine paradoxe Reaktion mit dem Schwitzphänomen an Kopf und Arm der operierten Seite auf. Ein gustatorisches Schwitzen wurde nicht beobachtet.

Intra- und postoperative Komplikationen: 1. Blutung, 2. Pleuraverletzung, 3. HORNER'sches Syndrom, 4. sekundäre Wundheilung, 5. Neuralgie. Intrathorakale Blutungen sind wegen des schmalen Zuganges unangenehm. Wir erlebten eine Blutung aus der A. vertebralis, zur Versorgung war eine Erweiterung der Incision erforderlich. 2 Pleuraverletzungen waren bedeutungslos. Ein HORNER'sches Syndrom bildet sich nicht zurück, es läßt sich jedoch nach unseren Erfahrungen bei schonendem Umgang mit dem 1. Brustganglion immer verhindern. Eine kosmetisch nicht auffallende, geringfügig engere Lidspalte wurde 3 mal vorgefunden. Belastet ist der Eingriff mit einer Neigung zur sekundären Wundheilung - bei uns in 32 % -, worauf auch BUFF hingewiesen hat. Die Ursachen sind sicherlich nicht einheitlich. Ernste Neuralgien, wie sie WEESE beschrieben hat, wurden nicht beobachtet.

Zusammenfassung: 50 thorakale Sympathektomien nach ADSON werden analysiert. Die besten Spätergebnisse weisen Patienten mit Vasoneurosen aus. Die Arteriosclerosis obliterans mit Verschlüssen der Unterarmarterien wird stationär gehalten oder gebessert. Obliterationen der Fingerschlagadern verhalten sich prognostisch ungünstiger.

Summary: 50 thoracic sympathectomies (ADSON's method) are analyzed. The most favorable late results are achieved in patients with vasonerotic conditions. Arteriosclerotic changes of forearm arteries remain stationary or are improved. Occlusions of the digital arteries carry less satisfactory prognosis.

Literatur

ADSON, A. W.: Amer. J. Surg. N. S. 11, 227-232 (1931).
ATKINS, H. J. B.: Lancet I, 538-539 (1954).
BUFF, H. U.: Helv. Chir. Acta 28, 86-90 (1961).
WEESE, K.: Zbl. Chir. 91, 1867-1874 (1966).
KUX, E.: Dtsch. med. Wschr. 74, 753-754 (1949).

202. Der femoro-popliteale Armvenen-Bypass. Bericht über drei Fälle

L. C. Tung, R. Häring, St. John, R. De Pena Pérez, B. Stallkamp und J. Waldschmidt

Chirurgische Klinik im Klinikum Steglitz der Freien Universität Berlin (Direktor: Prof. Dr. med. H. Franke)

Der autologe Venen-Bypass und die Thrombendarteriektomie (TEA) gelten als Operationen der Wahl bei chronischen arteriellen Verschlüssen der unteren Extremitäten. Wir selbst bevorzugen im allgemeinen den Venen-Bypass unter Verwendung der V. saphena magna (4). Nicht immer aber steht eine geeignete V. saphena zur Verfügung. Die Gründe hierfür können folgende sein:
1. Die Vene wurde früher durch Varizenstripping entfernt.
2. Sie ist nach Thrombophlebitis verödet.
3. Ihre Länge oder ihr Kaliber ist zu gering.
4. Sie wurde bereits für einen Bypass verwandt, der inzwischen thrombosiert ist.

Ist in solchen Fällen eine TEA nicht möglich oder bereits erfolgreich durchgeführt worden, so können Armvenen als Transplantat dienen (2). Da das Kaliber der Armvenen meist zu gering ist, hat BEALS (1) die Arterialisation einer Vene am Unterarm vorgeschlagen. Hiermit kann in wenigen Monaten eine Zunahme des Gefäßkalibers und der Wandstärke erzielt und die Vene dann mit Erfolg transplantiert werden. Bei 3 Patienten haben wir auf diese Weise einen femoro-poplitealen Bypass mit einer "gezüchteten" Armvene durchgeführt.

Methodik: Als Transplantat verwenden wir die V. cephalica oder basilica. Präliminar wird eine subkutane AV-Fistel durch End-zu-Seit-Anastomose zwischen der A. radialis und einer Vene angelegt. Bei dieser Technik bleibt die Kontinuität der A. radialis erhalten (3). Zeigt das Venogramm nach 3-6 Monaten eine ausreichende Erweiterung der arterialisierten Vene, kann sie in ganzer Länge entnommen und als Umkehrplastik mit üblicher Technik am Oberschenkel implantiert werden.

Ergebnisse: Unsere 3 Patienten hatten ein arterielles Verschlußsyndrom vom Oberschenkeltyp im Stadium II bzw. III. Bei dem 39-jährigen Kranken handelte es sich um einen kurzstreckigen Verschluß der A. femoralis superficialis. Da eine geeignete V. saphena magna fehlte und eine TEA ohne Erfolg war, hatten wir uns zu einem Armvenen-Bypass entschlossen. Dieser konnte 5 Monate nach Anlegen des AV-Shunts erfolgreich durchgeführt werden. Bei dem zweiten Patienten (K. H., 58 Jahre) handelte es sich um Verschlüsse der Aa. femorales superficiales bds. Zunächst wurde die linke Seite thrombendarteriektomiert und eine Patch-Plastik mit der sehr kurzen und englumigen V. saphena magna vorgenommen. Kurze Zeit später kam es zur Rethrombose. Bei der Revision war eine Rekonstruktion nur mit der V. saphena magna der Gegenseite möglich. 6 Monate später erfolgte die Operation des rechten Beines wegen zunehmender Claudicatio intermittens. Da hier aber die V. saphena bereits exstirpiert war, mußten wir auf eine Armvene zurückgreifen. Bei unserem dritten Patienten (H. Sch., 43 Jahre) war bereits ein beiderseitiger femoro-poplitealer Saphena-Bypass und ein einseitiger iliaco-femoraler Dacron-Bypass vorausgegangen. Da eine einseitige Transplantatthrombose eine Revision erforderlich machte, kam für die Erhaltung des Beines nur noch ein Armvenen-Bypass in Frage. Dieser wurde 3 Monate nach Anlegen der AV-Fistel durchgeführt.

Wir haben keine postoperativen Komplikationen beobachtet. Die Patienten sind bisher beschwerdefrei geblieben. Die ausgezeichnete Funktion des Bypass konnten wir jeweils durch postoperative Angiogramme dokumentieren.

Zusammenfassung: Bei einem femoro-poplitealen Bypass gilt die V. saphena magna als Transplantat der Wahl. Steht keine entsprechende Vene zur Verfügung, kann eine Armvene als Ersatz dienen. Nach vorheriger Arterialisation ist die V. cephalica oder basilica als Transplantat geeignet. Es wird über 3 auf diese Weise erfolgreich behandelte Patienten berichtet.

Summary: The choice of graft in a femoro-popliteal bypass reconstruction is an autogenous saphenous vein graft. Since the saphenous vein is not always available the arm vein may be used. The arm vein will be suitable for this purpose after having been arterialized for a few months. This is the report of 3 cases in which an arm vein graft for the femoro-popliteal bypass was successfully employed.

Literatur

1. BEALS, R. L.: Surgically created arteriovenous fistula to augment the cephalic vein: use as an arterial bypass graft. N. Engl. J. Med. 285, 29-30 (1971).
2. KAKKAR, V. V.: The cephalic vein as a peripheral vascular graft. Surg. Gynec. and Obstet. 128, 551-56 (1969).
3. PENA PEREZ, De R., HÄRING, R., JOHN, ST., STALLKAMP, B., TUNG, L. C., WALDSCHMIDT, J.: Periphere subkutane AV-Fisteln. Erfahrungen mit einer neuen Operationstechnik. Med. Welt 22 (N. F.), 660-663 (1971).
4. PENA PEREZ, De R., RÜCKER, G., HÄRING, R., JOHN, ST., STALLKAMP, B., TUNG, L. C., WALDSCHMIDT, J.: Der autologe Venenbypass als Operation der Wahl bei chronischen arteriellen Gefäßverschlüssen - Komplikationen und Ergebnisse bei ca. 500 operierten Fällen. Langenbeck's Arch. klin. Chir. 1971, im Druck.

203. Extreme Venen-Bypass-Verfahren bei der Behandlung chronischer femoro-poplitealer Arterien-Verschlüsse im Stadium III und IV

G. Baumann

Chirurgische Klinik der Universität München, Gefäßchirurgische Abteilung (Direktor: Prof. Dr. Dr. h. c. R. Zenker)

Patienten mit chronischen femoro-poplitealen Arterien-Verschlüssen im Stadium III und IV weisen regelmäßig auch Verschlüsse oder multiple Stenosen einzelner Unterschenkel-Schlagadern auf. Damit bestehen für eine Rekonstruktion der Strombahn und Erhaltung der Extremität wegen des schlechten Ausstromes im Unterschenkel und der enormen Länge des erforderlichen Gefäß-Transplantats extrem ungünstige Vorbedingungen. Bei der Behandlung solcher Kranker haben sich in den letzten 3 Jahren bei uns zwei Verfahren besonders bewährt: Der "überlange" femoro-tibiale Venen-Bypass in situ (BAIRD et al., CONNELLY, DUNDAS) und der homologe femoro-popliteale Venen-Bypass (KUNLIN, OCHSNER et al.).

Technik: Beim überlangen femoro-tibialen Venen-Bypass in situ wird die V. saphena magna durch Längsincisionen am Innenknöchel und in der Leistenbeuge freigelegt und eröffnet. Mit einem 90 cm langen Ringstripper wird ein 3-er Mersilene-Faden von proximal nach distal in die Vene eingezogen, mit einem dem Kaliber der Vene entsprechenden Knoten versehen und dann als Faden ohne Ende zweimal durch die Vene von oben nach unten durchgezogen. Die ausreichende Zerstörung der Venenklappen wird nach Entfernung des Fadens mit einem Spülversuch von proximal nach distal überprüft. Nach Abtrennung der Vene an der Einmündungsstelle an der V. femoralis wird zunächst mittels fortlaufender 6x0 Ethiflex-Naht (teflonisiertes Mersilene) eine End-zu-End-Anastomose mit dem Anfang der A. femoralis superficialis hergestellt. Distal wird nach Abtrennung und Mobilisierung der Vene die Anastomose mit der A. tibialis posterior oder anterior in ihrem unteren Drittel angelegt. Zur A. tibialis anterior wird die Vena prätibial subcutan hingeführt. Nach Spaltung der Haut in ganzer Länge über dem pulsierenden Venen-Bypass mit einer Schere können sämtliche Seitenäste der Vene aufgesucht, unterbunden und durchtrennt werden. Es bleiben dann keine arterio-venösen Fisteln zurück, dennoch wird die Vene in ihrer Ernährung nicht wesentlich gestört und verjüngt sich von proximal nach distal entsprechend dem kleineren Kaliber des Unterschenkelgefäßes.

Patienten ohne eine zum Transplantat geeignete V. saphena magna und ohne eine gute V. cephalica waren bisher bei ausgedehnten Verschlüssen weitgehend inoperabel. Im letzten Jahr sind wir in solchen Fällen dazu übergegangen, homologe Venen-Transplantate zu verwenden. Mit der Babcock-Sonde wird bei dem Spender die V. saphena magna entnommen, abgedichtet und unmittelbar anschließend implantiert. Als

Spender dienen Patienten mit einer tubulären Insuffizienz der V. saphena magna und einer Varicosis der Unterschenkel. Immunologische Testungen oder eine immunsuppressive Therapie haben wir nicht durchgeführt, doch haben wir möglichst auf eine Blutgruppen-Kompatibilität geachtet.

Ergebnisse: Der überlange Venen-Bypass wurde in den letzten 3 Jahren 9 mal durchgeführt, 6 mal mit einer distalen Anastomose an der A. tibialis posterior und 3 mal an der A. tibialis anterior. 4 mal wurde die Vene in situ belassen. 6 der 9 Kranken sind mit funktionierendem Bypass beschwerdefrei.

Der homologe Venen-Bypass wurde von uns im letzten Jahr 7 mal femoro-popliteal, 1 mal femoro-tibial (A. tibialis anterior) und 1 mal subclavio-cubital angelegt. 7 der 9 Transplantate funktionieren. Bei einem der beiden verschlossenen Transplantate mußte eine Oberschenkel-Amputation vorgenommen werden. Mit der beschriebenen Methode gelang es uns allein 3 mal, das letzte Bein eines Patienten vor der Amputation zu retten und wieder gebrauchsfähig zu machen. Die sehr zeitraubenden Verfahren können sicher nur in einzelnen besonders bedürftigen Fällen Anwendung finden, bringen hier aber überraschend gute Resultate.

Zusammenfassung: Die Technik des "überlangen" femoro-tibialen Venen-Bypass in situ und des homologen femoro-poplitealen Venen-Bypass zur Behandlung chronischer femoro-poplitealer Arterien-Verschlüsse im Stadium III und IV wird beschrieben. 6 von 9 femoro-tibialen Venen-Transplantaten der letzten 3 Jahre und 7 von 9 homologen Venen-Transplantaten des letzten Jahres sind funktionstüchtig.

Summary: The technic of the "superlong" femoro-tibial venous graft in situ and of the homologous femoro-popliteal venous transplant for the treatment of chronic femoro-popliteal artery occlusions in the stage III and IV is described. 6 out of 9 femoro-tibial venous grafts of the last 3 years and 7 out of 9 homologous venous grafts of the last year are in good function.

Literatur

BAIRD, R. J., TUTASSAURA, H., MIYAGISHIMA, R. T.: Saphenous Vein Bypass Grafts to the Arteries of the Ankle and Foot. Ann. Surg. 172, 1059 (1970)
CONNELLY, J. E.: Autogenous In Situ Saphenous Vein Grafts. Surg. 55, 144 (1964)
DUNDAS, P.: Befriedigende Langzeiterfolge mit venösem In-situ-Bypass. 7. Internationaler Kongreß für Angiologie in Lüttich 1970
KUNLIN, J.: in HESS, H., KUNLIN, J., MITTELMEIER, H., SCHLICHT, L., STAMPEL, B.: Die obliterierenden Gefäßerkrankungen. München: Urban & Schwarzenberg 1959

OCHSNER, J. L., DECAMP, P. T., LEONARD, G. L.: Experience with Fresh Venous Allografts as an Arterial Substitute. Ann. Surg. 173, 933 (1971)

204. Antikoagulantientherapie in der Gefäßchirurgie

W. Saggau und K. Laubach

Chirurgische Universitätsklinik Heidelberg (Direktor: Prof. Dr. F. Linder)

Die Antikoagulantientherapie in der rekonstruktiven Gefäßchirurgie wird von den verschiedenen gefäßchirurgischen Zentren unterschiedlich durchgeführt (1, 5). Eine gesteigerte intravasale Gerinnung als Ursache für die Entstehung von Gefäßkrankheiten konnte bisher nicht nachgewiesen werden. Die Bedeutung thrombocytärer Ablagerungen für die Thromboseentstehung, besonders an der veränderten Gefäßwand, konnte gezeigt werden (3). In der Regel beginnt die Thrombose mit der Haftung und Aggregation von Thrombocyten bei einer arteriosklerotisch veränderten Gefäßwand (2).

Verwendung als Antikoagulantien finden Heparine, Dicumarole und in neuester Zeit Salicylate als Thrombocytenaggregationshemmer. Sie können bei akuten und chronischen Arterienverschlüssen präoperativ, intraoperativ lokal oder systemisch und postoperativ angewandt werden.

Eine präoperative Antikoagulantientherapie ist bei akuten Arterienverschlüssen in der Klinik angezeigt, wenn kein komplettes Ischämiesyndrom besteht oder die Operation aus anderen Gründen nicht sofort durchgeführt wird. Intraoperativ halten wir eine allgemeine Heparinisierung nicht für erforderlich, da in die abgeklemmten Gefäßabschnitte eine Heparin-Kochsalzlösung (1:100) eingebracht wird.

Indikation und Zeitpunkt der Antikoagulantientherapie in der postoperativen Phase hängen von folgenden Faktoren ab:
1. Wandbeschaffenheit des operierten Gefäßabschnittes nach Durchführung einer Thrombendarteriektomie.
2. Ausflußbahn der operierten Arterie.
3. Schweregrad (Stadium I-IV) der Verschlußkrankheit.

Grundsätzlich sollte man sich vor Augen halten, daß postoperative Frühverschlüsse meistens auf technische Fehler, unvollständige Desobliteration, Intimadissektion usw. zurückzuführen sind und nicht durch Antikoagulantien verhindert werden können. Indikationen zur postoperativ eingeleiteten Anwendung von Antikoagulantien sind eine schlechte Ausflußbahn, enges Kaliber der implantierten Vene oder schlechte Wandbeschaffenheit des desobliterierten Gefäßes. In diesem Fällen geben wir sofort postoperativ Heparin, meist in Form der subcutanen Calciparin-Injektion (4). Diese Therapie wird dann ab 3.-4. postoperativen Tag mit Marcumar fortgesetzt. Bei allen anderen Fällen beginnen wir mit der Marcumarbehandlung zwischen dem 5. und 8. postoperativen Tag.

Um eine Aussage über die von uns durchgeführte Thromboseprophylaxe zu machen, wurden 1.103 femoro-popliteale Gefäßoperationen (1959-1970) nachuntersucht. Aufgrund der Nachuntersuchungen lagen von 485 Patienten verwertbare Angaben in bezug auf die Antikoagulantientherapie vor.

Für die statistische Sicherung der Rezidivquote wurden die Patienten in 3 Gruppen unterteilt:
1. Patienten mit gut eingestellter Marcumartherapie (Quick unter 25 %).
2. Patienten mit schlecht eingestellter Marcumartherapie (Quick über 25 %).
3. Patienten ohne Marcumartherapie.
Diese 3 Gruppen wurden in Beziehung gesetzt zur Art der Operation und zum Stadium der Verschlußkrankheit (Tab. 1).

Tab. 1

	Quickwert	Op.-Zahl	Rezidivverschlüsse
	< 25 %	215	54 (25 %)
	> 25 %	200	60 (30 %)
	kein Marcumar	70	22 (32 %)
	Summe	485	136
Ausschäl-Plastik	< 25 %	188	49 (26 %)
	> 25 %	178	56 (32 %)
	kein Marcumar	59	19 (32 %)
Venenbypass	< 25 %	27	5 (19 %)
	> 25 %	22	4 (18 %)
	kein Marcumar	11	3 (27 %)

Ergebnisse: Zwischen der Rezidivhäufigkeit und der Art der Operation mit Marcumar und ohne Marcumar oder mit insuffizient durchgeführter Marcumartherapie konnte kein signifikanter Unterschied festgestellt werden. Die Abhängigkeit der Rezidivverschlüsse vom Stadium mit oder ohne Marcumar zeigte dagegen einen signifikanten Unterschied ($p < 0,01$). Im Stadium II betrug die Rezidivquote ohne Marcumar 11,4 %, im Stadium III und IV 22,7 %.

Diese Ergebnisse erlauben nur eine Aussage über die Abhängigkeit der Rezidivquote von der Antikoagulantientherapie. Wieweit der Verlauf der chronisch arteriellen Verschlußkrankheit durch eine Antikoagulantienbehandlung beeinflußt werden kann, muß weiteren Untersuchungen vorbehalten bleiben.

Wenn nach Durchführung des rekonstruktiven gefäßchirurgischen Eingriffes bei chronischen Verschlüssen im Stadium II eine gute Ausflußbahn besteht, wird keine Dauerantikoagulantienbehandlung durchgeführt, da diese nach unseren Erfahrungen keinen Einfluß auf die Rezidivhäufigkeit hat. Die Stadien III und IV und eine schlechte Ausflußbahn sind dagegen unbedingt eine Indikation zur Thromboseprophylaxe.

Akute Verschlüsse durch arterielle Embolie werden postoperativ einer Dauerantikoagulantienbehandlung zugeführt. Nur wenn ein Embolusstreuherd sicher ausgeschlossen werden kann, erfolgt keine Antikoagulierung.

Patienten, bei denen eine Kontraindikation für eine Marcumar- oder Heparinbehandlung besteht, werden mit dem Thrombocytenaggregationshemmer (Colfarit) behandelt. Inwieweit diese Therapie oder eine Kombinationsbehandlung von Colfarit mit Marcumar der üblichen Marcumar- und Heparinbehandlung vorzuziehen ist, muß einer prospektiven Studie vorbehalten werden.

Zusammenfassung: Aufgrund von Nachuntersuchungen bei 1.103 femoro-poplitealen Gefäßoperationen konnten 485 Patienten in bezug auf die Antikoagulantientherapie analysiert werden. Es fand sich dabei ein signifikanter Unterschied bei den Rezidivverschlüssen mit oder ohne Marcumar in Abhängigkeit vom Stadium. Ein signifikanter Unterschied zwischen Rezidivhäufigkeit und der Art der Operation mit oder ohne Marcumar wurde nicht nachgewiesen. Eine Indikation für eine Antikoagulantientherapie nach Korrektur chronischer Verschlüsse sind eine schlechte Ausflußbahn und die Stadien III und IV.

Summary: Of 1.103 re-examinations on femoro-popliteal operations, 485 in referrence to anticoagulent therapy could be more closely analyzed. A very significant difference was found on relapse occlusions with or without Coumadin in relation to the disease stage. A significant difference could not be proven between the frequency of occlusion and the type of operation with or without Coumadin. After correction of chronic occlusions the indications for a anticoagulant therapy are poor distal outflow and stage III or IV disease.

Literatur

1. DeBAKEY, M.E., CRAWFORD, E.S., MORRIS jr, G.C., COOLEY, D.A., GARRET, H.E.: J. cardiovascular Surg. Torino 5, 473 (1964).
2. BREDDIN, K., BANKE, J.: Blut 11, 144 (1965).
3. MURPHY, E.H.: Canad. med. Ass. J. 87, 259 (1962).
4. SESSNER, H.H., BROCKHAUS, W.: Die Med. Welt 22, 187 (1971).
5. VOLLMAR, J., LAUBACH, K.: Chirurg 38, 498 (1967).

Schock

205. Das Verhalten von arteriellem und venösem Widerstand im hämorrhagischen Schock

G. F. Brobmann, H. B. Ulano und E. D. Jacobson

Chirurgische Universitätsklinik Freiburg (Direktor: Prof. Dr. M. Schwaiger)

BRECHER (1) konnte 1956 nachweisen, daß das Herz auf den venösen Rückstrom (VR) eine diastolische Saugwirkung ausübt. Er konnte beweisen, daß diese vis a fronte zu einem teilweisen Kollabieren der großen Venen führt. SAPIRSTEIN (2) vertritt eine interessante Theorie: Der VR wird im wesentlichen von 2 Faktoren beeinflußt, vis a tergo und vis a fronte. Er postuliert, daß in einem Zustand akuter hypovolämischer Hypotonie bei sonst normalen Kreislaufverhältnissen Frequenz und Kontraktionskraft des Herzens zunehmen. Dadurch wird die vis a fronte verstärkt. Normalerweise würde der Anstieg der vis a fronte zu einem Anstieg des VR führen. Ist aber das venöse Reservoir durch Blutverlust vermindert, so führt der Anstieg der vis a fronte dazu, daß die großen Venen über das normale Maß hinaus kollabieren und so der VR verringert wird. Diese Vorgänge auf der venösen Seite des Kreislaufs führen nach SAPIRSTEIN zu einer Vertiefung des Schockgeschehens. Ziel der vorliegenden Arbeit war es, zu prüfen, ob diese Hypothese mit tatsächlichen hämodynamischen Veränderungen übereinstimmt.

Methodik: Die Versuchsanordnung bestand aus 2 Gruppen. Als Versuchstiere verwendeten wir Hunde beiderlei Geschlechts zwischen 13-26 kg. Sie wurden mit 30 mg/kg Nembutal narkotisiert, linksseitig im 5. ICR thorakotomiert und während des gesamten Versuchs mit positivem Druck (Havard Apparatus Co.) beatmet. Bei allen Tieren wurden arterieller Druck, peripherer und zentraler Venendruck, Herzminutenvolumen (HMV) und VR (in der V. cava inferior) gemessen und daraus der periphere und der venöse Widerstand in den großen Venen kalkuliert. Zur Messung des HMV und des VR wurden elektromagnetische "blood flow transducer" (Micron Inst.) verwendet. Zur Messung des HMV wurde die Aorta ascendens freipräpariert und ein "noncanulating flow transducer" implantiert. Zur Messung des VR benutzten wir ähnlich gebaute "transducer". Ihr einziger Unterschied bestand darin, daß das elektrische Kabel den ringförmigen Meßkopf rechtwinklig zur Ringebene verließ. Durch Incision im rechten Herzohr wurde der "transducer" so in der V. cava inferior plaziert, daß der gesamte VR den Meßkopf passieren mußte. Der Vorteil dieser von uns entwickelten Methode besteht darin, daß der Venendurchmesser im Meßbereich unabhängig vom Ausmaß des Kollapses proximal und distal immer konstant bleibt. Der arterielle Druck in der Aorta thoracalis wurde mit Statham-Druckelementen gemessen. Der periphere (V. femoralis) und zentrale (rechter Vorhof) Venendruck wurde mit Wassermanometern gemessen. Den Versuchstieren wurde nach Beendigung der Operation 30 % des Blutvolumens entzogen. Das Blutvolumen wurde 24 Stunden präoperativ mit ^{125}J-Albumin bestimmt. In beiden Gruppen wurde der VR in der V. cava inferior gemessen, in der zweiten wurde zusätzlich ein α-Rezeptorenblocker (5,0 mg/kg Phenoxybenzamin) gegeben. Die statistische Auswertung erfolgte mit dem Sign Test.

Ergebnisse: Die Ergebnisse sind in Tab. 1 wiedergegeben. In jeder Gruppe führte der Entzug von 30 % des Blutvolumens zu einer signifikanten Abnahme des HMV, des VR, des arteriellen Druckes, des peripheren und zentralen Venendruckes und des totalen peripheren Widerstandes. Der venöse Widerstand stieg signifikant an.

Tab. 1: Arterieller und venöser Widerstand im hämorrhagischen Schock mit und ohne Gabe von Phenoxybenzamin

ohne Phenoxy-benzamin	AD mmHg	ZVD mmH$_2$O	PVD mmH$_2$O	HMV ml/min	VR ml/min	TPW mmHg/ml/min	VW mmHg/ml/min
Kontrolle Mittelwert	100	19	48	2.110	1.354	0,00187	0,047
± SE	5,87	1,55	11,6	128	22	0,00045	0,0035
30 % Blutverlust Mittelwert	39+	3+	33+	1.290+	754+	0,00349+	0,030+
± SE	3,56	1,44	8,4	112	76	0,00084	0,0023
mit Phenoxy-benzamin	mmHg	mmH$_2$O	mmH$_2$O	ml/min	ml/min	mmHg/ml/min	mmHg/ml/min
Kontrolle Mittelwert	76	19	55	1.773	1.055	0,00294	0,046
± SE	3,9	1,08	5,25	269	206	0,00066	0,006
30 % Blutverlust Mittelwert	29+	4+	32+	942+	453+	0,00765+	0,033+
± SE	4,1	1,9	4,6	164	102	0,00231	0,006

AD = arterieller Druck, ZVD = zentraler Venendruck, PVD = peripherer Venendruck, HMV = Herzminutenvolumen, VR = venöser Rückstrom, TPW = totaler peripherer Widerstand, VW = venöser Widerstand
+Signifikanter Unterschied, $p < 0,05$

Diskussion: Die Diskrepanz zwischen dem im Schrifttum (3) oft berichteten Anstieg des peripheren Widerstandes und unseren eigenen Ergebnissen führen wir in erster Linie auf die verschiedene Methodik zurück. Autoregulatorische Dilatation im Bereich des cerebralen, mesenterialen und renalen Kreislaufes erklärt den Abfall des peripheren Widerstandes hinreichend. Wir glauben, daß der Anstieg des venösen Widerstandes, der durch Gabe von α-Rezeptorenblockern nicht zu beeinflussen war, ein passives Phänomen ist, wenn auch eine aktive Venokonstriktion durch andere vasoaktive Substanzen nicht ausgeschlossen werden kann. Wenn einfache mechanische Faktoren für einen verminderten VR im Schock verantwortlich sind und der Anstieg des venösen Widerstandes tatsächlich ein entscheidendes Kreislaufhindernis darstellt, ist auch erklärt, warum reiner Volumenersatz im hämorrhagischen Schock so wirkungsvoll ist.

Zusammenfassung: Wir untersuchten die frühen hämodynamischen Veränderungen im hämorrhagischen Schock. HMV und VR wurden mit elektromagnetischen "blood flow transducer", die arteriellen und venösen Drucke mit Statham-Druckelementen oder Wassermanometern gemessen. Entzug von 30 % des Blutvolumens resultierte in einer Abnahme aller gemessenen Parameter. Der periphere Widerstand fiel ebenfalls ab, während der venöse Widerstand anstieg. Dieser Anstieg wurde durch die Gabe eines α-Rezeptorenblockers nicht beeinflußt. Der Anstieg des venösen Widerstandes bei vermindertem Blutvolumen legt die Vermutung nahe, daß die Kombination einer abnehmenden vis a tergo und einer gleichbleibenden vis a fronte zu einem verstärkten Kollabieren der großen Venen führt.

Summary: Early hemodynamic responses to rapid hemorrhage were studied. Electromagnetic blood flow transducers were to measure cardiac output and venous return. Systemic arterial, peripheral, and central venous pressures were measured with strain gauges and water manometers. Removal of 30 % of blood volume caused significant decreases in all measured values. Total peripheral resistance decreased, large vein resistance increased, and the increase in venous resistance was not affected by α-adrenergic blockade. The increased venous resistance with a diminished blood volume suggests that the combination of a decreasing vis a tergo and a combination of a decreasing vis a tergo and a competent vis a fronte may reinforce the normal tendency of veins to collapse.

Literatur

1. BRECHER, G. A.: Experimental evidence of ventricular diastolic suction. Circulation Res. $\underline{6}$, 513-518.(1956).
2. SAPIRSTEIN, L. A.: Central pressure-flow mechnisms in the regulation of cardiac output. In: Shock and Hyotension: The Twelfth Hahnemann Symposium. New York, Grune & Stratton,- S. 39-44, (1963).
3. WADDELL, R., SCHUMACKER, H. B.: Vascular pressure changes during hemorrhage and transfusion. Surg. $\underline{65}$, 617-622 (1969).

206. Irreversibler Schock durch Nor-Adrenalin

K. van Ackern, U. B. Brückner, B. Hakimi, H. Leinberger und J. Schmier

Chirurgische Universitätsklinik Heidelberg, Abteilung für Experimentelle Chirurgie (Vorstand: Prof. Dr. J. Schmier)

Klinische Beobachtungen schwerer Schocksituationen lassen häufig den begrenzten Wert einer Infusion hoher Nor-Adrenalin-Dosen erkennen. Die vorliegende Untersuchung dient einer experimentellen Klärung dieser Beobachtung.

Methodik: 11 gemischtrassige Hunde beiderlei Geschlechts mit einem mittleren Gewicht von 21,2 kg werden mit 15 mg/kg Nembutal narkotisiert und mit 600 oder 300 USP-E pro kg heparinisiert. Eine Gruppe (n = 5) wird einem standardisierten hämorrhagischen Schock durch Blutentzug ausgesetzt. Der Blutdruck wird mit einem Windkessel auf einer Höhe von 40 mmHg fixiert. Nach spontaner Rücknahme von 30 % der maximal abgegebenen Blutmenge wird die verbleibende Menge reinfundiert. 20 min nach Reinfusion werden 7,5 µg/kg/min Nor-Adrenalin maschinell i.v. infundiert. In einer 2. Gruppe erhalten 6 Tiere unmittelbar eine Dauerinfusion von 7,5 µg/kg/min Nor-Adrenalin.

Gemessen und fortlaufend registriert werden die Drucke in der A. femoralis und A. pulmonalis. Das Herz-Zeit-Volumen (HZV) und intrathorakale Blutvolumen (ITV) werden mit der Kälteverdünnungsmethode bestimmt. Arterielles und venöses pH des Blutes werden mit einer Glaselektrode gemessen. Der "screen filtration pressure" (SFP) nach SWANK (1) wird in arteriellen und venösen Blutproben bestimmt.

Ergebnisse: Nach Blutentzug, einer im Mittel 3 Std 20 min dauernden Hypotoniephase und anschließender Reinfusion, sind das HZV von 128,0 auf 84,5 ml/kg/min, der arterielle Mitteldruck von 132,5 auf 103,0 mmHg, arterielles und venöses pH von 7,308 bzw. 7,279 auf 7,094 bzw. 7,015 vermindert. Der Druck in der A. pulmonalis steigt bereits während der Oligämiephase im Mittel um 6,3 mmHg ($p < 0,005$), durch Reinfusion um weitere 11,6 mmHg ($p < 0,05$) an.

Die hämodynamischen Veränderungen durch Nor-Adrenalininfusion ergeben sich im Prinzip gleichartig bei beiden Gruppen. Nach vorausgehendem hämorrhagischen Schock erreicht der arterielle Druck bereits nach 3 min ein Maximum von 203,0 mmHg, das HZV liegt mit 73,2 ml/kg/min schon unterhalb des Normbereichs. Arterielles und venöses pH mindern sich signifikant auf 7,016 bzw. 6,960 ($p < 0,001$). Der Siebverlegungsdruck steigt deutlich ($p < 0,05$) an. Nach 30 min ist das HZV auf 31,1 ml/kg/min signifikant gefallen ($p < 0,005$). Der TPR erreicht ein Maximum mit 19.898 $dyn/sec/cm^{-5}$ ebenfalls 30 min nach Infusionsbeginn. Arterielles und venöses pH betragen zu diesem Zeitpunkt 6,802 bzw. 6,728 und mindern sich weiter. Die mittlere Überlebenszeit dieser Gruppe beträgt 1 Std 50 min.

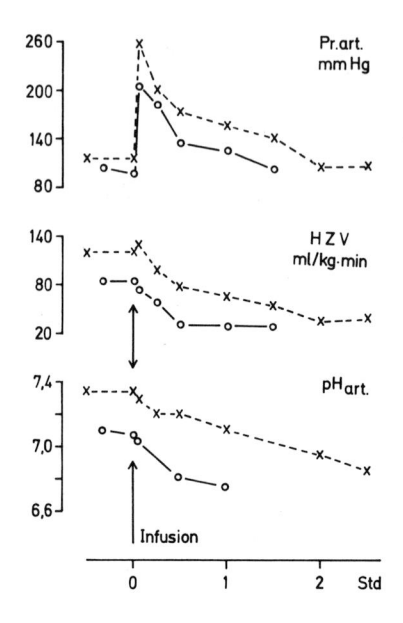

Abb. 1: Mittelwerte von Blutdruck (Pr. art.), Herz-Zeit-Volumen (HZV) und arteriellem pH (pH art.) unter Infusion von 7,5 µg/kg/min Nor-Adrenalin. Die Änderungen der Meßgrößen der Hunde mit vorausgehendem hämorrhagischen Schock (o—o) und den Tieren mit alleiniger Infusion von Nor-Adrenalin (x---x) zeigen keinen prinzipiellen Unterschied

Durch alleinige Nor-Adrenalininfusion erreicht der arterielle Druck ebenfalls nach 3 min ein Maximum. Das HZV steigt kurzzeitig und nicht signifikant an. Der "screen filtration pressure" nimmt zu ($p < 0,02$). Nach 1 Stunde liegen das HZV mit 46,3 ml/kg/min ($p < 0,05$), arterielles und venöses pH mit 7,099 bzw. 7,039 ($p < 0,001$) signifikant unter ihrem Ausgangswert. Der TPR erreicht ein Maximum mit 17.618 dyn/sec/cm^{-5} erst 2 Stunden nach Infusionsbeginn und fällt dann wieder ab. Arterielles und venöses pH liegen zu dieser Zeit bei 6,954 bzw. 6,856. Die mittlere Überlebenszeit beträgt 2 Std 51 min.

Diskussion: Es zeigt sich, daß auch durch alleinige Infusion hoher Nor-Adrenalin-Dosen ein tödlicher Schock hervorgerufen wird, dessen Verlauf von einem vorausgehenden hämorrhagischen Schock nur unwesentlich beeinflußt wird. Der irreversible Schock durch Nor-Adrenalininfusion wird ausgelöst durch eine erhebliche Verminderung des Herz-Zeit-Volumens. Der starke Anstieg des peripheren Strömungswiderstandes hält den arteriellen Druck über lange Zeit im Normbereich. Die verringerte Durchblutung und der damit zu kleine O_2-Antransport ergibt, wie bei jedem Schock, eine Gewebshypoxydose mit konsekutiver Acidose. Damit erklärt sich die Wiederabnahme des Strömungswiderstandes und des arteriellen Druckes.

Zusammenfassung: 7,5 µg/kg/min Nor-Adrenalin werden maschinell 11 gemischtrassigen Hunden infundiert. Eine Gruppe (n = 5) wird zuvor einem standardisierten hämorrhagischen Schock unterzogen. Messungen des Blutdrucks, des Herz-Zeit-Volumens und pH des Blutes ergeben für beide Gruppen eine erhebliche Zunahme des Strömungswiderstandes und eine kritische Erniedrigung des Herz-Zeit-Volumens. Eine generalisierte Acidose ergibt sich durch den verringerten O_2-Antransport und der Gewebshypoxydose. Alle Tiere sterben innerhalb 2-3 Stunden. Es zeigt sich somit, daß auch durch alleinige Infusion hoher Nor-Adrenalin-Dosen ein tödlicher Schock hervorgerufen wird, dessen Verlauf nur unwesentlich von einem vorausgegangenen hämorrhagischen Schock beeinflußt wird.

Summary: Norepinephrine 7,5 µg/kg/min is steadily infused in 11 mongrel dogs. In one group (n = 5) a standardized hemorrhagic shock is previously created. Arterial and pulmonary artery pressure, cardiac output, and venous and arterial pH are measured. In both groups an increase of total peripheral resistance and a decrease in cardiac output occurs. A metabolic acidosis develops. All animals die within 3 hours. It is shown that fatal shock can be induced by infusion of Norepinephrine alone, and that the course and severity of the measured hemodynamic changes ist approximately the same in both groups.

Literatur

1. SWANK, R. L., ROTH, J. G., JANSEN, J.: Screen filtration pressure method and adhesiveness and aggregation of blood cells. J. Appl. Physiol. 19, 340-346 (1964).

207. Der Einfluß einer stromafreien Hämoglobin-Lösung auf den Kreislauf und die Nierenfunktion im hämorrhagischen Schock

H. Unseld

Institut für Anaesthesiologie der Universität Tübingen (Direktor: Prof. Dr. med. R. Schorer)

Hämoglobin-Lösungen können Sauerstoff transportieren und austauschen, da sie die typische S-förmige O_2-Dissoziationskurve besitzen. RABINER et al. (1, 3) konnten zeigen, daß stromafreie Hb-Lösungen keine Störung der Nierenfunktion verursachen, was wir durch Untersuchungen in Normovolämie bestätigen konnten. Das akute Nierenversagen nach Hämolyse ist nach BURCK (2) zirkulatorisch ausgelöst und beruht auf einer Ischämie infolge intravasaler Gerinnungsvorgänge. Eine stromafreie Hb-Lösung dagegen hat keinen Einfluß auf die Blutgerinnung und verursacht daher auch keine ischämischen Nierenschäden. Sie erscheint als Blutersatzlösung geeignet.

Methodik: Wir untersuchten bei 10 im Mittel 24 kg schweren, narkotisierten Minipigs die Wirkung einer stromafreien Hb-Lösung auf Kreislauf und Nierenfunktion nach einem dreistündigen hämorrhagischen Schockzustand und verglichen sie mit einer Blutretransfusion. Hierzu bestimmten wir in einer 45-65 Minuten dauernden Ausgangsperiode das Herzzeitvolumen (HZV) mit Hilfe der Thermodilution, den arteriellen Mitteldruck, die Herzfrequenz, das Schlagvolumen und den gesamten peripheren Widerstand, sowie Hämatokrit (Hk), Hämoglobinkonzentration und den Säurebasenstatus. Über eine zweistündige Clearanceperiode wurden die Ausgangswerte für Urinvolumen, endogene Kreatininclearance, osmolare Clearance und den osmolaren Quotienten U/P gewonnen. Danach wurde durch schnelle Blutung aus der A. iliaca - die Blutentnahme betrug im Mittel 27 ml/kg KG - der arterielle Mitteldruck auf 40 Torr über 3 Stunden hinweg gesenkt. Anschließend erfolgte bei 8 Tieren die Infusion einer stromafreien Hb-Lösung, bei 2 Tieren eine Retransfusion von ACD-Blut.

Ergebnisse: Das HZV fiel sofort nach der Blutung um 31 % ab, stieg aber nach 1 Stunde zusammen mit dem arteriellen Mitteldruck wieder etwas an (Abb. 1). Durch erneute kleine Blutungen konnte der Druck bei 40 Torr gehalten werden, wobei das HZV in der 2. Stunde der hämorrhagischen Hypotonie um 22 %, nach 3 Stunden nur noch um 16 % unter dem Ausgangswert lag. Die Herzfrequenz fiel nach der Blutung zuerst um 8-15 % ab, stieg dann aber sehr stark an und trug damit deutlich zur Aufrechterhaltung des HZV bei. Schlagvolumen und gesamter peripherer Widerstand lagen durchweg erheblich unter den Kontrollwerten. Damit einhergehend fiel der Base Excess bei 5 von 8 Tieren der Hb-Gruppe und bei beiden Tieren der Blutreihe von im Mittel +2 mval/l auf Werte von -7 mval/l als Anzeichen einer mittelschweren metabolischen Acidose ab.

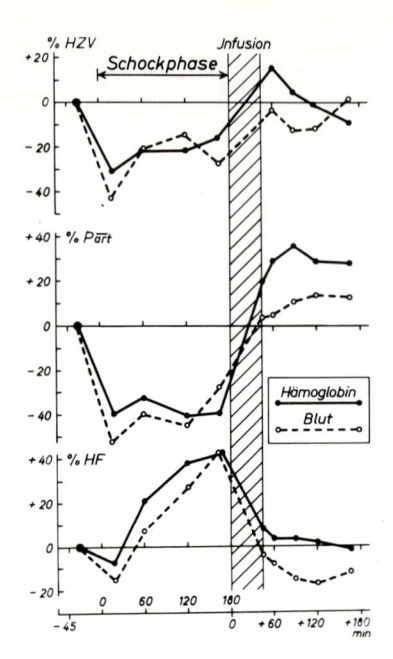

Abb. 1: Verhalten von Herzzeitvolumen (HZV), arteriellem Mitteldruck (part) und Herzfrequenz (HF) im hämorrhagischen Schock und nach Infusion einer stromafreien Hb-Lösung bzw. einer Blutretransfusion

Die Infusion der stromafreien Hb-Lösung verursachte einen raschen Anstieg des arteriellen Mitteldruckes und des HZV über den Ausgangswert während die Herzfrequenz auf die ursprünglichen Werte von 105-108 Schläge pro min zurückkehrte. Auch das Herzschlagvolumen und der gesamte periphere Widerstand normalisierten sich sofort nach Infusion der Hb-Lösung. Gegen Ende der Beobachtungszeit von ca. 3 Stunden nahm jedoch der Widerstand stetig zu und das HZV begann bei noch immer erhöhtem arteriellen Mitteldruck wieder abzusinken. Nach Blut verlief die Normalisierung der Kreislaufparameter etwas verzögert, da das HZV anfänglich bei erhöhtem peripheren Widerstand noch erniedrigt blieb, nach ca. 2 Stunden jedoch den Ausgangswert erreicht hatte.

Zum Zeitpunkt der starken Zunahme der Durchblutung bestand ein deutlicher Abfall des Hk von im Mittel 25 % auf 17 %. Es war somit zu einer Erythrocytenverdünnung gekommen. Der Plasma-Hb-Spiegel stieg bis auf 2.000 mg% an und fiel im Beobachtungszeitraum um ca. 1/3 ab.

Nach Blut blieb der Hk erwartungsgemäß unverändert. Die metabolische Acidose war 2 Stunden nach Hb völlig korrigiert, der Base Excess betrug +0,9 mval/l. Nach Blut war der Base Excess -2 mval/l.

Die Plasmaspiegel für Kreatinin, Harnstoff und Harnsäure stiegen im Schock signifikant an. Während die Harnsäure sofort nach Infusion der

Hb-Lösung wieder abfiel, waren die Kreatininwerte erst am nächsten Tag, ca. 18 Stunden nach der Infusion, nicht mehr signifikant vom Ausgangswert verschieden. Der Harnstoff war jedoch mit 61 mg% noch leicht erhöht. Nach Blut waren am folgenden Tag alle Werte wieder normal.

Die übrigen Parameter der Nierenfunktion (Abb. 2) hatten nach Infusion der Hb-Lösung denselben Verlauf wie nach Blutretransfusion. Die Urinausscheidung und die osmolare Clearance, beide im Schock erheblich vermindert, nahmen in der anschließenden Clearanceperiode leicht, aber insignifikant zu, während dei endogene Kreatininclearance und der osmolare Quotient U/P singifikant erniedrigt waren.

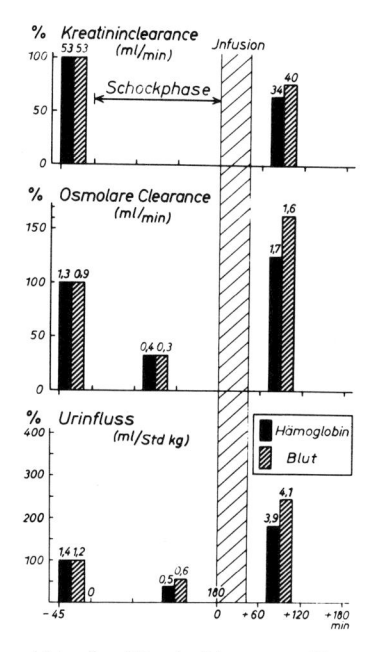

Abb. 2: Verhalten von Kreatininclearance, osmolarer Clearance und Urinausscheidung im hämorrhagischen Schock und nach Infusion einer Hb-Lösung bzw. nach Blutretransfusion

Zusammenfassung: Eine stromafreie Hb-Lösung kann im hämorrhagischen Schock das HZV stärker und schneller als eine Bluttransfusion steigern. Gleichzeitig sorgt ein kräftiger Druckanstieg für den notwendigen Filtrationsdruck mit überschießender Diurese. Die Nierenfunktion wird nicht wesentlich beeinträchtigt. Wie bei den üblichen Plasmaexpandern kommt es zu einer Erythrocytenverdünnung, die zur Verminderung der Blutviscosität und verbesserten Strömungseigenschaften beiträgt. Der gleichzeitige Anstieg des Plasma-Hb auf im Mittel 2 g% bedeutet eine Erhöhung des O_2-Gehaltes des Blutes und damit ein erhöhtes O_2-Angebot an die Peripherie. Dies führt zusammen mit der verbesserten Durchblutung zu einer völligen Korrektur der metabolischen Acidose.

Summary: The influence of a stromafree Hb-solution on circulation and kidney function of minipigs was determined and compared to the effects of a blood retransfusion after a 3 hour period of hemorrhagic shock. The Hb-solution was found to be able to raise cardiac output and especially mean arterial blood pressure above preshock control values and to return heart rate, stroke volume and total peripheral resistance to normal. The metabolic acidosis originating from hemorrhagic hypotension was corrected within 2 hours after infusion of the Hb-solution. There were no deleterious effects on kidney function other than those seen from hemorrhagic shock alone.

Literatur

1. BIRNDORF, N. J., LOPAS, H.: Effects of red cell stroma-free homoglobin solution on renal function in monkeys. J. Appl. Physiol. 29, 573 (1970).
2. BURCK, H.-Chr., AUGST, J.: Tierexperimenteller Beitrag zum Nierenversagen durch Hämoglobin. In: Aktuelle Probleme der Dialyseverfahren und der chronischen Niereninsuffizienz. Hrsgb. P. v. Dittrich. IV. Innsbrucker Symposium 1971.
3. RABINER, S. F., HELBERT, J. R., LOPAS, H., FRIEDMAN, L. H.: Evaluation of a Stroma-free Hemoglobin Solution for Use as a Plasma Expander. J. Exper. Med. 126, 1127 (1967).

208. Der Einfluß von Blutverlust und Infusion verschiedener Plasmaersatzlösungen auf den Stoffwechsel freiwilliger Probanden

W. Vogel, W. E. Zimmermann, N. Kleine und F. Walter

Institut für Anaesthesiologie (Direktor: Prof. Dr. K. Wiemers), Chirurgische Klinik (Direktor: Prof. Dr. M. Schwaiger), Blutspendezentrale der Medizinischen Klinik (Leiter: Dr. M. Matthes) der Universität Freiburg

Bei einem durch Größe und Dauer des Blutverlustes definierten Präschock und Schock des Menschen liegen bisher weder Untersuchungen über Stoffwechselentgleisungen noch über deren Rückbildung nach Retransfusion von Blut oder Volumsubstitution mit Plasmaersatzlösungen vor. Ziel der vorgelegten Untersuchungen war es deshalb, bei gesunden Versuchspersonen die hämodynamischen und Stoffwechselveränderungen nach Entnahme von 1000 ml Blut und während einer Hypovolämie von 1 Stunde zu registrieren und den therapeutischen Effekt einer Volumsubstitution mit frischen oder gelagerten Blutkonserven bzw. den Plasmaersatzlösungen Humanalbumin, Hydroxyäthylstärke, Dextran und Gelatine zu erfassen.

Methodik: Bei 44 gleichaltrigen Blutspendern wurden unter Grundumsatzbedingungen neben den hämodynamischen Parametern (systolischer, diastolischer und arterieller Mitteldruck, Pulsfrequenz, Pulmonalisdruck und zentralvenöser Druck) die arteriellen und zentralvenösen Blutgase, O_2-Sättigung, O_2-Partialdruck, CO_2-Spannung, Standardbikarbonat, pH, Lactat, Pyruvat und die Serumlipide (freies Glycerin, Neutralfette) bestimmt.

Ergebnisse: Bereits 30 min nach Blutentnahme zeigen sich deutliche Veränderungen des Lipidstoffwechsels im Sinne einer Hyperlipacidämie, die mit einer vorübergehenden pulmonal-arteriellen Druckminderung von 40 % einhergeht. Mit Zunahme der Neutralfette und Intensivierung der Hyperlipacidämie ist eine Minderung der O_2-Spannung und -Sättigung zu verzeichnen. Diese resultiert weniger aus einer Verschiebung der O_2-Dissoziationskurve als aus Perfusionsveränderungen der Lunge. Die Lipidstoffwechselveränderungen und Verschiebungen des Lactat-Pyruvatquotienten sowie des Säure-Basen-Haushaltes sind im Blut der A. pulmonalis besonders ausgeprägt, so daß die a.v.-Differenz teilweise signifikante Unterschiede ergeben.
Bei Retransfusion von frischen und gelagerten Blutkonserven (4 Wochen) ist ein signifikant differentes Verhalten der Fettstoffwechselveränderungen und des Blutlactatspiegels festzustellen. Bei Retransfusion von frischem Blut normalisiert sich der Pulmonalarteriendruck. Es findet sich aber ein Abfall der O_2- und CO_2-Spannung und der Lactat- und Pyruvatspiegel bleibt um 20 bzw. 14 % gegenüber dem Ausgangswert vermindert. Nach Retransfusion von gelagertem Konservenblut steigt der Lactat- und Pyruvatspiegel wieder über den

Ausgangswert um 12 bzw. 10 % an. Die gesteigerten Werte für freies Glycerin und Neutralfett normalisieren sich nach Transfusion mit frischem Konservenblut. Nach Gabe von gelagertem Konservenblut ist ein Anstieg des freien Glycerins um 49 %, der Gesamtglyceride um 32 % und ein Abfall der Neutralfette um 19 % festzustellen. Der Pulmonalarteriendruck steigt dabei um 15 % gegenüber dem Ausgangswert an.

Bei Volumensubstitution mit Plasmaersatzlösungen gleichen die Lipid- und Lactatveränderungen von Humanalbumin (5 %) im wesentlichen den Veränderungen, wie sie bei gelagerten Blutkonserven auftreten. O_2-Sättigung und -Spannung nehmen kontinuierlich von 94 auf 92 % bzw. von 83 auf 72 mmHg ab. Die Neutralfette werden um 8 % gegenüber dem Ausgangswert vermindert. Das HZV dieser Gruppe weist mit 28 % die stärkste Steigerung auf und auch der Druck in der Pulmonalarterie nimmt um 23 % gegenüber dem Ruhewert zu.

Dextran 60 (6 %) zeigt im Vergleich dazu eine mit einem $p < 0,01$ signifikante Besserung der O_2-Werte. Der pCO_2 steigt bei Dextran im Vergleich zu Humanalbumin mit einem $p < 0,001$ signifikant an und ist leicht pathologisch. Dementsprechend findet sich ein Abfall des pH-Wertes auf 7,3. Die erhöhten Werte für Neutralfett und freies Glycerin nehmen um 57 bzw. 5 % ab. Der Lactatwert bleibt mit 25 % gegenüber dem Ausgangswert erhöht. Bei einer Steigerung des HZV um 15 % findet sich eine Zunahme des Pulmonalarteriendruckes um 30 % in der ersten Stunde nach Volumensubstitution.

Die Hydroxyäthylstärke (6 %) bewirkt eine schwach signifikante Zunahme der O_2-Werte; pH und pCO_2 bleiben im physiologischen Bereich. Die Neutralfette werden um 7 % vermindert und das freie Glycerin und der Lactatspiegel nicht beeinflußt. HZV und Pulmonalarteriendruck sind nur um 6 % erhöht.

Bei Gelatine (3,5 %) verhalten sich die O_2-Werte gleich dem Humanalbumin und weisen eine Minderung der Sättigung auf 93 % auf. Bei erheblich verminderter CO_2-Spannung findet sich ein pH-Abfall auf 7,35 bei einer Zunahme des Lactatspiegels um 10 %. Das freie Glycerin ist gegenüber dem Ausgangswert um 40 % mit einem $p < 0,01$ signifikant gesteigert (Hyperlipacidämie) und das Neutralfett um 40 % vermindert. HZV und Pulmonalarteriendruck liegen jeweils nur 5 % höher als der Ausgangswert.

Zusammenfassung: Die Untersuchungen belegen, daß nach Transfusion gelagerter Blutkonserven Lipidstoffwechsel-, Lactat- und Blutgasveränderungen provoziert werden, die bei Transfusion und Frischblut nicht festzustellen sind. Gleichartige Stoffwechselveränderungen liegen aber beim Patienten im Schock vor, so daß eine Intensivierung unvermeidbar und der therapeutische Effekt gelagerter Blutkonserven in Frage gestellt wird. Ursache ist weniger der Abfall des 2,3 DPG-Gehaltes der Erythrocyten und die geringe Verschiebung der O_2-Dissoziationskurve als vielmehr die in den gelagerten Blutkonserven gebildeten Mikrogerinnsel. Da sie die Transfusionsfilter passieren, ist eine Verschlechterung der Lungenperfusion anzunehmen. Solche Mikrogerinnsel können durch Porenfilter (10 µ) eliminiert werden.

Einen ähnlichen Effekt wie den der gelagerten Blutkonserven auf Stoffwechsel und Blutgase zeigen Humanalbumin (5 %) und Gelatine (3, 5 %). Trotz adäquater Steigerung des HZV und des Pulmonalarteriendruckes unterscheiden sich die Auswirkungen auf Blutgase und Stoffwechsel bei Dextran. Den geringsten Einfluß auf Blutgase, Stoffwechsel, HZV und Pulmonalarteriendruck verzeichnen wir bei der Volumensubstitution mit Hydroxyäthylstärke.

Summary: In contrast to fresh blood the transfusion of stored blood causes changes in lipid and lactate metabolism as well as in blodd gases and acid-base balance. The therapeutic effect of stored blood is dubious because it causes the same metabolic disturbances as observed in traumatic hemorrhagic shock. They are not caused by the decrease of 2, 3 DPG in the erythrocytes and the unimportant deviation of the O_2-dissociation curve to the right, but are the result of microcoagulas which emerge in stored blood and may injure the capillary blood flow in the lungs. They can only be eliminated by pore filters (10 u). The same effect on metabolism and gas exchange is produced by human albumin (5 %) and gelatine (3, 5 %). In spite of an equal increase in cardiac output and the pressure in the pulmonary artery the effect of dextran (6 %) on the metabolism is different. Of all colloidal blood substitutes hydroxyethyl starch has the most favorable effect on metabolism, cardiac output, pulmonary pressure and gas exchange.

209. Die Wirksamkeit kolloidaler Infusionslösungen auf die Dynamik der normalen und gestörten Mikrozirkulation

L. Sunder-Plassmann, W. P. Kloevekorn, D. H. Lewis und K. Meßmer

Institut für Chirurgische Forschung an der Chirurgischen Universitätklinik München

Gemeinsames Charakteristikum aller Schockformen ist, unabhängig vom Verhalten zentralhämodynamischer Parameter, eine akute Verminderung der nutritiven Kapillardurchblutung mit massiver Erythrocytenaggregation in postkapillären Venolen. Das Ziel jeder Infusionstherapie muß daher nicht allein in der Restitution des Blutvolumens, sondern in der Restitution der nutritiven Kapillardurchblutung bestehen. Inwieweit Kolloidlösungen im Schock eine echte Mehrperfusion der Endstrombahn bewirken können, läßt sich am Verhalten zentralhämodynamischer Parameter nicht ablesen. Mit der klinisch leicht anwendbaren Doppelisotopenmethode von APPELGREN und LEWIS (1) lassen sich dagegen die Vitalfunktionen der Mikrozirkulation, Sauerstofftransport und Gewebsdrainage gleichzeitig quantitativ bestimmen. Neben zentralhämodynamischen Parametern wurde daher mit dieser Methode die Wirksamkeit kolloidaler Lösungen auf die normale und massiv gestörte Mikrozirkulation des Skeletmuskels überprüft.

Methodik:
a) Isovolämische Hämodilution: Nach i. v. Injektion von 20 mg/kg Pentobarbital wurde an 8 Bastardhunden der Hämatokrit (Hkt) durch akuten, wiederholten Blutaustausch (20 ml/kg) gegen gleiche Mengen normothermer Dextranlösung[+] schrittweise auf 10 % gesenkt. Nach jedem Dilutionsschritt wurden Bestimmungen des Herzzeitvolumens (HZV), arteriellen Mitteldruckes (MAP), Blut- und Plasmaviskosität (Brookfield-Viscometer) und zentralvenösen pH, PCO_2 und PO_2 durchgeführt. Nach i. m. Injektion eines ^{133}Xenon- und ^{51}Cr-EDTA enthaltenden Isotopengemisches (0, 1 ml) wurden die Clearance-Kurven beider Isotope registriert. Aufgrund der hohen Diffusionsrate wird die Xenon-Clearance ausschließlich von der Kapillardurchblutung, die des Cr-EDTA dagegen von der zur Diffusion zur Verfügung stehenden Oberfläche und Permeabilität der Kapillaren bestimmt. Beide Größen zusammen ergeben ein Maß für Durchblutung und transkapilläre Transportrate innerhalb des Skeletmuskels.

b) Isovolämische Hämodilution nach Hämokonzentration: In der 2. Gruppe (7 Hunde) wurde der Hämatokrit zunächst durch wiederholten Blutaustausch gegen homologes Erythrocytenkonzentrat akut auf 72 % erhöht und dann ein erneuter Blutaustausch von 20 ml/kg gegen die gleiche Menge normothermer Dextran-40[++] Lösung vorgenommen. Alle

[+]Macrodex ^{R}, Knoll AG
[++]Rheomacrodex ^{R}, Knoll AG

unter a) genannten Parameter wurden zu Beginn, bei maximaler Hämokonzentration und 10, 30 und 60 min nach Dilutionsbeginn erneut gemessen.

Ergebnisse:
a) Isovolämische Hämodilution: Bei akuter Hämodilution wird der periphere Strömungswiderstand (TPR) bis auf 50 % vermindert (Abb. 1). Er verhält sich damit analog zur Blutviskosität, gemessen bei schneller Strömungsgeschwindigkeit (Schergrad 46 sec^{-1}). Reaktiv steigt das HZV um über 100 % an, wodurch der arterielle Mitteldruck völlig konstant gehalten wird. Bis zum Hkt von 20 % (limitierte Hämodilution) bleibt der zentralvenöse PO_2 annähernd konstant. Bei Unterschreiten dieses Grenzwertes nimmt die arterio-venöse Sauerstoffsättigungsdifferenz bei gleichzeitigem Abfall des zentralvenösen PO_2 zu. Die kapilläre Muskeldurchblutung (MBF) steigt bei unveränderter Cr-EDTA Clearance von 7,7 ± 1,8 auf 24 ± 8 ml/min x 100 g signifikant (p 0,001) an.

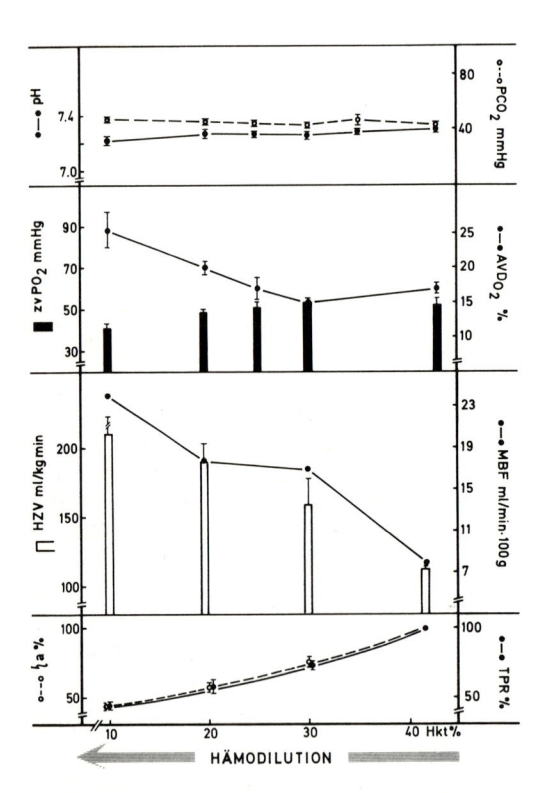

Abb. 1: Verhalten hämodynamischer und blutchemischer Parameter während isovolämischer Hämodilution mit Dextran-60 (Mittelwerte + SEM)

b) Hämodilution nach Hämokonzentration: Bei akuter Hämokonzentration steigt der Strömungswiderstand in strenger Parallelität zur Blutviskosität auf 250 % des Kontrollwertes an (Abb. 2). Das HZV sinkt auf 40 %, die kapilläre Muskeldurchblutung von 7,7 ± 1,7 auf 4,3 ± 1,3 ml/min 100 g ab. Der zentralvenöse PO_2 wird signifikant auf 38 ± 3 mmHg vermindert. Die akute Dilution mit Dextran-40 bewirkt unmittelbar einen Abfall von Hämatokrit, Blutviskosität und peripheren Widerstand auf den Ausgangswert. Dagegen steigt die Kapillardurchblutung signifikant über den Ausgangswert an. Der zentralvenöse pH sinkt vorübergehend auf 7,17 ab, der zentralvenöse PCO_2 steigt bei gleichzeitiger transitorischer Erhöhung des Lactat- und Kaliumspiegels kurzzeitig auf 56 ± 2 mmHg an. Nach 60 min haben sich nahezu alle pathologischen Veränderungen vollständig zurückgebildet (Abb. 2).

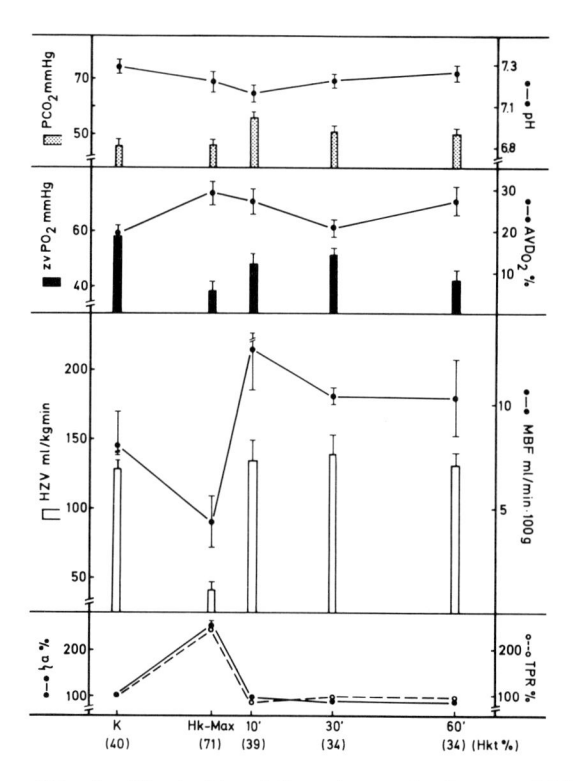

Abb. 2: Verhalten hämodynamischer und blutchemischer Parameter bei akuter Hämokonzentration und konsekutiver Hämodilution mit Dextran-40 (Mittelwerte + SEM; K: Kontrollwert; max: maximale Hämokonzentration)

Diskussion: Mit diesen Ergebnissen konnte erstmals direkt nachgewiesen werden, daß die Verbesserung der zentralen Hämodynamik nach Anwendung von Kolloidlösungen einer echten Mehrperfusion nutritiver Kapillaren entspricht, wodurch bis zu einem Hämatokrit von 20 % eine volle Kompensation des verminderten Blutsauerstoffgehaltes erreicht wird. Dies zeigt sich am Verhalten von zentralvenösen PO_2, $AVDO_2$ und pH, welche bis zu diesem Grenzwert unverändert bleiben. Da somit oberhalb eines Hämatokrit von 20 % keine Anzeichen für eine Hypoxie vorliegen, kann auch die Senkung des peripheren Strömungswiderstandes nicht auf eine hypoxiebedingte Vasodilatation zurückgeführt werden. Vielmehr besteht während akuter Hämodilution und Hämokonzentration, wie bereits früher nachgewiesen (2), zwischen TPR und Blutviskosität eine lineare Korrelation. Die Zunahme des HZV unter Dilution und die HZV Abnahme während Hämokonzentration werden demnach durch Veränderungen der Blutviskosität hervorgerufen.

Therapeutisches Ziel beim akuten Volumenmangel sollte daher sein, neben Volumenrestitution zunächst durch Viskositätssenkung und Erythrocytendesaggregation in den postkapillären Venolen die Mikrozirkulationsstörung zu beseitigen. Anschließend muß geprüft werden, ob eine Vermehrung des Erythrocytenvolumens zur Sicherstellung der Sauerstoffversorgung tatsächlich benötigt wird.

Zusammenfassung: An 8 narkotisierten Hunden wurde gezeigt, daß akute, normovolämische Hämodilution mit Dextran-60 eine Zunahme des HZV und der kapillären Muskeldurchblutung bewirkt, welche bis zu einem Hämatokrit von 20 % dei Verminderung der Blutsauerstoffkonzentration voll kompensiert. Weiterhin konnte das durch akute Hämokonzentration stark verminderte HZV und die kapilläre Durchblutung durch Dilution mit Dextran-40 bei 7 Hunden wieder bis zum Ausgangswert bzw. signifikant darüber hinaus gesteigert werden. Als Ursache der hämodynamischen Veränderungen wird die Bedeutung der Blutviskosität diskutiert.

Summary: Acute normovolemic hemodilution with dextran-60 has been shown to increase CO and muscle blood flow (double isotope technique) in 8 dogs to such an extent that down to a hct of 20 % full compensation for the reduced O_2 content of the blood could be achieved. Following acute polycythemia to a hct of 72 % acute dilution with dextran-40 provided a prompt increase of the reduced CO and MBF over its control value. The interference of hypoxic vasodilatation and a reduced blood viscosity in determining the changes in TPR and thus CO in acute dilution and polycythemia is discussed.

Literatur

1. APPELGREN, K. L., LEWIS, D. H.: Europ. Surg. Res. 2, 161 (1970).
2. SUNDER-PLASSMANN, L., KLOEVEKORN, W. P., MESSMER, K.: Hemodynamic and rheological changes induced by hemodilution with colloids. In: Meßmer and Schmid-Schoenbein: Hemodilution, theoretical basis and clinical application (Karger, Basel, p. 184 1972).

210. Die Verteilung von Thrombocyten, Fibrinogen und Erythrocyten im traumatischen Schock

W.-J. Nolte, L. Ivarsson, C.-M. Rudenstam und M. Alpsten

I. Chirurgische Klinik, Universität Göteborg, Sahlgrenska Sjukhuset

Zahlreiche Untersuchungen über die Blutgerinnung im traumatischen Schock haben recht komplexe Zusammenhänge aufgezeigt. Von Bedeutung sind dabei Befunde, die Sequestrationsvorgänge von Gerinnungsfaktoren und Thrombocyten in verschiedenen Organen, traumatisierten und nicht traumatisierten Regionen nachweisen. Ziel dieser Untersuchung war es, nach einem standardisierten Trauma eine mögliche Sequestration von Thrombocyten und Fibrinogen zu erfassen.

Material und Methodik: Sowohl im Experiment als auch zur Gewinnung von Thrombocyten und Fibrinogen wurden Ratten desselben Inzuchtstammes (hooded rats) verwendet. Fibrinogen wurde nach BLOMBÄCK fraktioniert und nach McFARLANE mit ^{125}J markiert. Zur Markierung von Thrombocyten wurde ^{51}Cr benutzt. Fibrinogen und Thrombocyten wurden 24 Stunden vor dem Experiment injiziert. Die Erythrocyten waren in vivo 7 Tage vor dem Versuch mit ^{59}Fe markiert.

Bei 25 Tieren wurde ein einseitiger Tourniquet für 3 Stunden angelegt. 30 min (n = 5), 2 Std. (n = 10) und 4 Std. (n = 10) nach Freigabe des Tourniquets wurden die Ratten durch Entbluten getötet. 10 zusätzliche Tiere dienten als Kontrolle.

Lunge, Milz, Leber und Niere wurden exstirpiert, traumatisierte und nicht traumatisierte hintere Extremitäten auf vergleichbarer Höhe amputiert. Die Aktivität aller 3 Isotopen wurde im Blut und in den entnommenen Organen gemessen.

Ergebnisse: Alle Tiere zeigen eine deutliche Hämokonzentration nach Freigabe des Tourniquets. Die ^{59}Fe-Aktivität im Blut steigt kontinuierlich an. Die Fibrinogenkonzentrationen schwanken nur unerheblich. Die Aktivität von ^{51}Cr nimmt zunächst stärker, dann nur noch gering zu, wobei die Relation von Cr- und Fe-Aktivität jedoch erhalten bleibt (Tab. 1).
In der Lunge zeigen die Cr- und Fe-Aktivitäten in allen Gruppen ein ähnliches Verhalten wie im Blut. Die Konzentration markierten Fibrinogens nimmt zu. Unter Berücksichtigung der unterschiedlichen Blutgehalte ist jedoch kein deutliches Trapping von Thrombocyten oder Fibrinogen feststellbar. In der nicht traumatisierten Region findet sich ein geringer Anstieg aller 3 Isotopen (Tab. 1).
In der traumatisierten Region sind ausgeprägte Veränderungen im Sinne eines Verbrauchs von Thrombocyten und Fibrinogen nachweisbar. Bei nur gering erhöhten ^{59}Fe-Aktivitäten ist die Konzentration von Thrombocyten und Fibrinogen hier signifikant höher im Vergleich zu den Kontrolltieren und der nicht traumatisierten Region (Abb. 1).

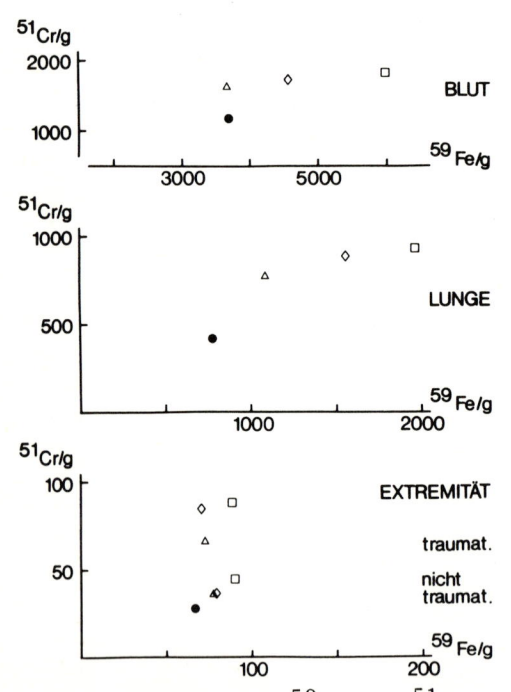

Tab. 1: Aktivitäten von ^{59}Fe, ^{51}Cr und ^{125}J in Blut, Lunge, traumatisierter und nicht traumatisierter Region (counts/min x g, Mittelwert und Standardabweichung)

		Kontrollen	30 min	2 Std.	4 Std.
Blut	^{59}Fe	3720 ±534	3607 ±477	4548 ±679	5968 ±1040
	^{51}Cr	1135 ±240	1636 ±312	1684 ±244	1864 ± 337
	^{125}J	2227 ±313		2585 ±507	2260 ± 283
Lunge	^{59}Fe	768 ±122	1085 ±145	1551 ±152	1947 ±454
	^{51}Cr	418 ±119	791 ±117	883 ±141	935 ±217
	^{125}J	859 ±107	1364 ±200	1418 ±111	1411 ±229
Traumatisierte Extrem.	^{59}Fe	67 ± 7	72 ± 8	70 ± 7	89 ± 27
	^{51}Cr	27 ± 4	65 ± 22	84 ± 21	87 ± 19
	^{125}J	130 ± 21	630 ± 11	700 ± 15	765 ± 16
Nicht traumatisierte Extrem.	^{59}Fe	67 ± 7	78 ± 11	79 ± 5	90 ± 9
	^{51}Cr	27 ± 4	36 ± 6	37 ± 5	45 ± 16
	^{125}J	130 ± 21	168 ± 11	157 ± 20	147 ± 22

Abb. 1: Aktivität von ^{59}Fe und ^{51}Cr in Blut, Lunge, traumatisierter und nicht traumatisierter Extremität
● Kontrollen; △ 30 min; ◇ 2 Stunden und □ 4 Stunden nach Freigabe des Tourniquets

Zusammenfassung: Durch radioaktive Markierung von Thrombocyten, Fibrinogen und Erythrocyten bei Ratten wurde die Verteilung nach einem Tourniquet untersucht. Die Ergebnisse zeigen einen deutlichen Verbrauch von Thrombocyten und Fibrinogen im traumatisierten Bein. Im Blut findet man Zeichen einer Hämokonzentration. In der Lunge ist kein ausgeprägtes Trapping von Thrombocyten und Fibrinogen feststellbar.

Summary: Using a radioactive labelling of platelets, fibrinogen, and erythrocytes in rats the distribution was studied after a tourniquet. The results indicate a pronounced consumption of platelets and fibrinogen in the traumatized leg. Changes in blood reflect a haemoconcentration. There is no pronounced trapping of platelets and fibrinogen in the lung.

Literatur

1. BERGENTZ, S.-E., LEWIS, D.H., LJUNGQVIST, U.: Trapping of platelets in the lung after experimental injury. Microcirculatory Approaches to Current Therapeutic Problems. Symposia. 6th Europ. Conf. Microcirculation, Aalborg 1970, pp. 35-40 (Karger, Basel 1971).
2. LEANDOER, L., APPELGREN, L., BERGENTZ, S.-E.: Fibrinogen turnover after massive haemorrhage in dogs studied with radioactivelylabelled fibrinogen. Acta chir. scand. 134, 517-524 (1968).
3. LJUNGQVIST, U., BERGENTZ, S.-E.: The effect of experimental trauma on the platelets. Acta chir. scand. 136, 271-275 (1970).

211. Gewebesauerstoffmessungen an der Niere des Hundes unter der Einwirkung vaso- und gerinnungsaktiver Substanzen[+]

M. M. Linder, W. Hartel und J. Lenz

Chirurgische Klinik des Krankenhauses Nordwest, Frankfurt am Main
(Direktor: Prof. Dr. E. Ungeheuer)

Die Gewebesauerstoffmessung hat sich als eine Meßmethode zur Beurteilung der Mikrozirkulation bewährt. In früheren Untersuchungen wurde das Verhalten des Gewebesauerstoffs an der Nierenoberfläche des Hundes im Schock und nach Hämodilution gezeigt (1).
In dieser Arbeit wird der Gewebssauerstoff bei zwei wichtigen Komponenten des Schocks gemessen: 1. bei Veränderung der Vasomotorik und 2. bei intravasaler Gerinnung. Der therapeutische Effekt der Streptokinase bei stattgehabter intravasaler Gerinnung wird aufgezeigt.

Methodik: Die Untersuchungen wurden an 19 narkotisierten und relaxierten Bastardhunden in kontrollierter Zimmerluftbeatmung durchgeführt. Es wurden fortlaufend registriert: arterieller und venöser Blutdruck, Blutdurchfluß in der A. renalis mit einem elektromagnetischen, nonocclusiven Flowmeter (Statham), Sauerstoffgewebsdruck von der Nierenoberfläche mit einer Platinmehrdrahtelektrode. Über einen durch die A. femoralis eingeführten und prärenal plazierten Katheter wurden vasoconstringierende Stoffe injiziert (Gruppe 1) und gerinnungsaktive Substanzen infundiert (Gruppe 2): 1. Noradrenalin (Arterenol[R]), Angiotensin (Hypertensin[R]) und 2. Thrombin (Topostasin[R]), Epsilonaminokapronsäure (Capramol[R]) und anschließend in einigen Versuchen Streptokinase (Streptase[R]). Innerhalb von 5 sec wurden 0,4 bis 4,0 µg/kg KG Noradrenalin und 2,0 bis 10,0 µg/Angiotensin intraarteriell injiziert. Thrombin wurde in verschiedenen Versuchen in einer Dosis bis zu 9.000 E für eine Zeit von 1-60 min infundiert. Die EACS Dosis lag zwischen 40 und 80 mg/kg KG. Die Streptokinase-Therapie wurde mit einer intraarteriellen Injektion von 100.000 E begonnen und 10 min später mit einer etwa einstündigen Infusion von 150.000 E fortgeführt.

Ergebnisse: Bei intraarterieller Injektion von Noradrenalin sowie Angiotensin sank entsprechend der Dosis regelmäßig der Nierenarterienfluß um 10-30 % und der Sauerstoffgewebsdruck an der Nierenoberfläche um 10-50 %. Beide Größen normalisierten sich innerhalb von 30-120 sec in Abhängigkeit von der Dosis. Einen Originalversuch stellt Abb. 1 dar. Die hier nachgewiesene Senkung des Gewebssauer-

---

[+]Die Experimente wurden im Pharmakologischen Labor der Farbwerke Hoechst Frankfurt am Main-Hoechst (Leiter: Dr. Muschawek) durchgeführt.

stoffdruckes durch Noradrenalin und Angiotensin dürfte eine Folge ihrer gefäßverengernden Eigenschaften sein.

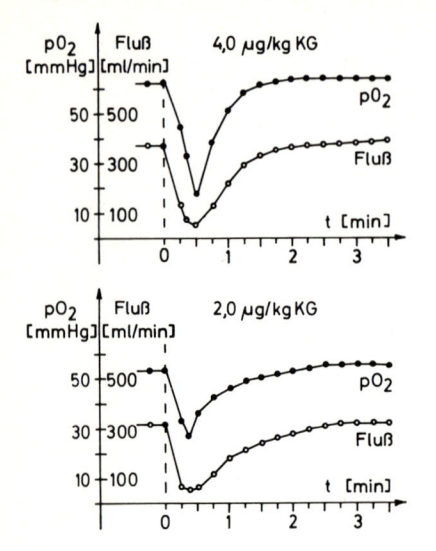

Abb. 1: Nierengewebs-pO_2 und Fluß der A. renalis nach arterieller Injektion (t=0) von Noradrenalin (2 und 4 µg/kg KG)

Bei intakter Fibrinolyse führte sowohl kurze als auch längere Infusion von Thrombin zu einem zwar ausgeprägten, aber nur wenige Minuten dauernden Sauerstoffgewebsdruck- und Fluß-Abfall. Auch bei hoher Dosierung fielen beide Werte nur kurzfristig ab. Die Blockade der Fibrinolyse mit EACS bewirkte einen anderen Versuchsablauf: einstündig infundiertes Thrombin in niedriger Dosierung (2-3 E/kg KG/ min) reduzierte den Nierenarterienfluß und den Gewebssauerstoff-

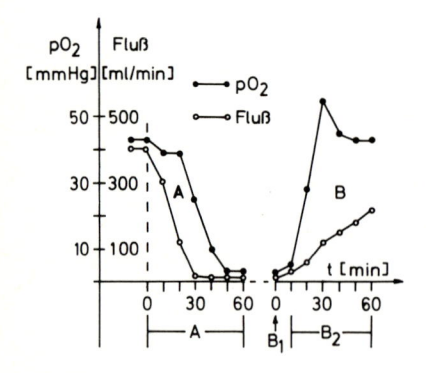

Abb. 2: Wirkung von Thrombin und Streptokinase auf den Nierenarterienfluß und den Gewebs-pO_2 an der Nierenoberfläche
A. Einstündige Thrombin-Infusion (2,5 E/kg KG/min)
B. Streptase-Therapie
    B_1 Injektion 100.000 E
    B_2 Infusion 150.000 E

druck um 60-100 %. Nachdem diese Senkung für mindestens 20 min persistiert hatte, wurde eine Streptokinase- Behandlung eingeleitet. Unter dieser Therapie kehrte der Gewebesauerstoffdruck innerhalb einer Stunde zum Ausgangsniveau zurück. Beim Fluß blieb ein Defizit von 20-50 % bestehen. Einen solchen Versuch zeigt Abb. 2. Durch Bestimmung des Gewebssauerstoffdruckes läßt sich die therapeutische Wirkung der Streptokinase bei stattgehabter intravasaler Gerinnung beurteilen.

Zusammenfassung: Durch medikamentöse Vasokonstriktion kann der Sauerstoffgewebsdruck an der Nierenoberfläche des Hundes gesenkt werden. Ebenso sinkt der Sauerstoffgewebsdruck bei intravaskulärer Gerinnung durch intraarterielle Thrombingabe. Streptokinase kann diese Senkung wieder aufheben. Therapeutische Maßnahmen in der Klinik sollten auch nach ihrem Effekt auf den Gewebesauerstoffdruck im Experiment beurteilt werden.

Summary: Drug induced vasoconstriction lowers tissue pO_2 of the renal surface in the dog. Intraarterially administered thrombin reduces renal tissue pO_2 by triggering intravascular coagulation. Streptokinase is able to restore oxygen pressure to normal.

Literatur

1. HARTEL, W., THERMANN, M., KESSLER, M.: Veränderungen des Gewebssauerstoffdruckes im hämorrhagischen Schock und nach Volumenersatz. Langenbecks Arch. klin. Chir. 1971 im Druck.
2. McKAY, D. G., LINDER, M. M., CRUSE, V.: Mechanismus of thrombosis of microcirculation. Amer. J. Path. 63, 231-242 (1971).

212. Gasaustauschstörungen der Lunge im Schock bei Hyperlipaemie und ihre therapeutische Beeinflussung

W. E. Zimmermann, F. Walter, N. Kleine, W. Vogel, M. Hirschauer, E. Kuner und H. Schäfer

Chirurgische Klinik (Direktor: Prof. Dr. M. Schwaiger), Institut für Anaesthesiologie (Direktor: Prof. Dr. K. Wiemers) der Universität Freiburg

Als schockspezifische morphologische Substrate der Lungen werden beim traumatisch-hämorrhagischen Schock (THS) und postoperativ-septischen Schock Mikrothromben und Endotheldefekte in den kleineren Lungengefäßen, perivasculäres und interstitielles Ödem mit Verbreiterung der Alveolarsepten und Lymphbahnen nachgewiesen. Neben hyalinen Membranen und unspezifischen Nebenbefunden besteht bei beiden Schockformen eine auffallende Diskrepanz darin, daß jeder 2. Patient mit traumatisch-hämorrhagischem Schock massenhaft, jedoch nur jeder 14. Patient nach septischem Schock vereinzelt Fettembolie in der terminalen Strombahn aufweist.
Ziel der vorgelegten Untersuchungen war es deshalb zu überprüfen, ob eine Hyperlipämie beim THS vorliegt, welche Bedeutung ihr für die Gasaustauschstörungen der Lunge zukommt und ob durch eine symptomatische oder kausale Therapie die initialen Symptome einer respiratorischen Insuffizienz wirkungsvoll zu beeinflussen sind.

<u>Krankengut und Methodik:</u> 79 Patienten mit THS wurden je nach Behandlung in 4 Gruppen eingeteilt:
1. Symptomatische Behandlung (Volumensubstitution + Beatmung),
2. Fettclearance (0,1 g Heparin/100 ml Plasma) und Antithrombintherapie (5,0 g/100 ml Plasma = 20.000 IE/24 h),
3. Proteinaseinhibitor (200.000 KIE/kg/24 h),
4. Heparin + Proteinaseinhibitor.
Die einzelnen Gruppen wurde in Verstorbene und Überlebende unterschieden. Im arteriellen und c.-v. Blut wurden simultan registriert: pO_2- und pCO_2, O_2-Sättigung, pH, Standardbikarbonat, Laktat, freies Glycerin und Neutralfette. Außer Blutdruck und Puls wurden in einzelnen Fällen noch Herzzeitvolumen (HZV) und Pulmonalarteriendruck (P_{am}pul.) registriert und der intrapulmonale Shunt sowie die Totraumventilation (VD/VT) bestimmt.

<u>Ergebnisse:</u> Initial bestehen Gasaustauschstörungen der Lungen für O_2 bei allen Patienten (PO_{2a} 58 ± 11 mmHg, O_2-Sätt. $90,3\pm3,6$ %). Beim THS sind sie nach 20 min, beim postoperativ-septischen Schock nach 2 Tagen nachweisbar. 50 % der Gruppe 3 (Inhibitor) benötigen assistierte, die übrigen und die Patienten der anderen Gruppen kontrollierte Beatmung. Trotz Respiratorbeatmung mit Verdoppelung des Atemminutenvolumens (AMV 16-18,4 l/min) und Steigerung des O_2 in der Inspirationsluft auf 70-80 % fallen die arteriellen O_2-Werte bei

denjenigen Patienten weiter ab, die später versterben. Ein 2 pCO_2-Anstieg (54±5 mmHg) markiert den Beginn der moribunden Phase. Der intrapulmonale Shunt nimmt dann von 30±8 % auf 46±7 % des HZV (6-14 l/min) zu und verschlechtert die Prognose. VD/VT wird von 0,33 auf 0,48-0,63 erhöht. 63 % des AMV sind nicht mehr effektiv, da nicht perfundierte Alveolen belüftet werden. Die Compliance ist vermindert und der P_{ampul} auf 32±4 mmHg erhöht. Ein Thrombocytensturz 100.000/mm^3 und die Abnahme der plasmatischen Gerinnungsfaktoren I, II, V, VIII und XIII 50 % erfolgt meist am 2.-3. Tag.

1. Gruppe: Bei symptomatischer Behandlung der später Versterbenden (10 Patienten) nimmt unter Verkleinerung der a.-v. DO_2 die arterielle O_2-Sättigung um 10 % und der pO_2 um 65 mmHg ab. Der auf 51 mg% erhöhte Lactatspiegel wird am 3. Tag auf 17 mg% gesenkt und steigt am 6. Tag wieder auf 27 mg% an. Die Hyperlipacidämie nimmt durch Zunahme des freien Glycerins um das 3-fache auf 3,6 mg%, die Neutralfette von 190 mg% unter Vergrößerung der v.-a. Differenz auf 398 mg% zu.

Die 12 Überlebenden weisen einen Anstieg der O_2-Sättigung von 90-94 % auf. Der Lactatspiegel von 20 mg% fällt zur Norm ab. Das freie Glycerin zeigt am 6. Tag einen Anstieg auf 2,1 mg% (Norm 1,2 mg%). Die Neutralfette nehmen vom unteren Normbereich (100 mg%) bis zum oberen Normbereich (170 mg%) zu.

2. Gruppe: Von 14 mit Heparin behandelten Patienten versterben 12. Am 2. Tag steigt die arterielle Sauerstoffsättigung von 87-96 % und der pO_2 von 64-144 mmHg an. Es besteht eine kombinierte Acidose bei einem pCO_2 von 49±6 mmHg und einem Lactatspiegel von 35 mg%, der nur bis 20 mg% abgebaut wird. Am 2. Tag findet sich ein Gipfel des freien Glycerins (1,9 mg%). Dem 1. Gipfel der Neutralfette (200 mg%) folgt nach einem Abfall auf 130 mg% ein erneuter Anstieg am 6. Tag auf 365 mg%.

3. Gruppe: Die 14 Patienten rekrutieren sich zu 50 % aus Kranken, die nur assistiert beatmet wurden, so daß ein Vergleich mit den übrigen Gruppen nicht ohne weiteres möglich ist. Nach Applikation des Proteinaseinhibitors normalisieren sich die arteriellen O_2-Werte bereits am 2. Tag. Die Lactatspiegelerhöhung nimmt von 33 mg% auf 17 mg% ab. Das freie Glycerin zeigt am 2. Tag einen einmaligen Anstieg auf 2,7 mg% und die Neutralfette bleiben mit einer Schwankung von 80-100 mg% im oberen Normbereich.

4. Gruppe: Bei der Therapie von Heparin + Proteinaseinhibitor (29 Patienten) versterben innerhalb der ersten 3 Tage 10 und überleben 19 Patienten. Bei den Verstorbenen besteht die Tendenz zur Normalisierung der arteriellen O_2-Werte. Die Lactatacidose von 30 mg% wird auf 22 mg% abgebaut. Der Anstieg des freien Glycerins erfolgt bis zum oberen Normbereich. Die Neutralfette zeigen unter Wahrung einer größeren v.-a. Differenz einen Anstieg von 90-200 mg%.

Bei den Überlebenden finden sich normale O_2-Werte innerhalb von 24 Stunden. Die Lactatwerte werden rasch bis zur Norm abgebaut. Das freie Glycerin zeigt am 2. Tag einen einmaligen steilen Anstieg auf 2,8 mg%. Die Neutralfette nehmen erst am 6. Tag auf 60 mg% zu.

Zusammenfassung: Eine Hypoxämie beim THS weist auf eine disseminierte intravasculäre Gerinnung hin und ist als Zeichen einer drohenden pulmonalen Insuffizienz zu werten. Die symptomatische Therapie mit O_2-Anreicherung in der Inspirationsluft, Tracheotomie und Respiratorbeatmung ist in 50 % der Fälle unwirksam. Ein zusätzlicher pCO_2-Anstieg verschlechtert die Prognose und korreliert eng mit dem signifikanten Anstieg der Neutralfette, die die Gasaustauschstörungen zusätzlich negativ beeinflussen.

Die kausale Behandlung der Störungen mit Heparin verbessert zwar das Ventilations/Perfusionsverhältnis. Die Überlebenschance wird aber dadurch nicht begünstigt. Vielmehr tritt eine Verschiebung der Lipidstoffwechselveränderungen ein, die vermuten läßt, daß eine länger durchgeführte Heparintherapie bei unzureichender kalorischer Ernährung die Lipoproteinlipaseaktivität im Kreislaufsystem provoziert, während eine Verwertungsstörung resultiert. Diesem negativen Effekt der Heparintherapie kann durch eine Glukose-Insulinzufuhr begegnet werden.

Eine vorteilhafte Auswirkung der Therapie mit Proteinaseinhibitor auf die Überlebenschance ist bei der relativ positiven Auswahl des Krankengutes nur zu vermuten, aber nicht zu beweisen. Als Mittel der Wahl zur spezifischen Behandlung der Hypercoagulabilität und Hyperlipämie ist z. Zt. die kombinierte Anwendung von Heparin + Proteinaseinhibitor anzusehen.

Summary: Patients suffering from traumatic hemorrhagic shock often develop signs of increasing respiratory failure with arterial hypoxia and hypoxemia refractory to oxygen treatment, tracheotomy and mechanical or controlled respiration (50 %). This arterial hypoxemia occurring immediately after severe trauma, may signal a disseminated intravascular coagulation and lethal pulmonary insufficiency. An increased hypercarbia coincides with a significant increase in neutral fat which in most cases introduces the morbid phase. A direct treatment of the symptoms with Heparin improves the ventilation/perfusion imbalance but not the chance of surviving. When Heparin is induced in larger dosis after fasting it is likely that most of the lipoproteinlipase activity (LPL) functional at tissue sites can be released into the circulation, since a reciprocal decrease in tissue activity has been shown and a reduced maximal removal capacity occurred. When LPL is stimulated by glucose and insulin infusion the neutral fat uptake and incorporation increase. A favorable effect of the causal therapy with protease inhibitor on the chance of surviving can only be suggested but not proved. Therefore today the best causal therapy for hypercoagulability and hyperlipämie is the combination of Heparin and protease inhibitor.

213. Veränderungen wichtiger Kreislaufparameter durch tracheobronchiales Absaugen

G. Hempelmann, U. Helms, W. Hempelmann und G. Karliczek

Institut für Anaesthesiologie der Medizinischen Hochschule Hannover
(Direktor: Prof. Dr. E. Kirchner)

Einleitung: Die Notwendigkeit tracheobronchialer Absaugmanöver bei beatmeten Patienten und die damit verbundenen Gefahren sind aus der Intensivmedizin bekannt. Als Todesursache werden von den Atemwegen ausgehende reflektorische Einflüsse (1), Herzversagen hervorgerufen durch eine akute Zunahme des venösen Rückflusses (durch Fortfall des Beatmungsdrucks) (3) und vor allem arterielle Hypoxien (2) diskutiert. In jedem Fall dürfte durch diese therapeutische Maßnahme eine Beeinflussung der hämodynamischen Parameter erfolgen. Ausgehend von dieser Tatsache, die bisher in der Literatur nur qualitativ oder mit Methoden, die nur approximative Werte liefern kann (5), bestätigt wurde (4), interessierte uns das Ausmaß der Veränderungen wichtiger Kreislaufparameter durch tracheobronchiales Absaugen.

Methodik: Bei 10 intubierten, postoperativ assistiert beatmeten Patienten beiderlei Geschlechts im Alter von 12-51 Jahren ($\bar{x}$ = 35 Jahre) bestimmten wir die durch ein 30 Sekunden dauerndes tracheobronchiales Absaugmanöver hervorgerufenen Veränderungen des arteriellen Blutdrucks (RR), der Herzfrequenz (HF), des rechtsatrialen Drucks (RA) und des Herzzeitvolumens (HZV) (Kälteverdünnungsmethode) über einen Zeitraum von 30 Minuten.

Ergebnisse: Für das HZV fanden wir einen mittleren Ausgangswert von 6,78 l/min (=100 %) und für den Herzindex 3,9 l/min/m^2 (=100 %). Nach dem Absaugen stiegen beide Parameter in den ersten 3 Minuten auf im Mittel 115,8 % des Ausgangswertes an, um während der 20. bis 30. Minute nahezu in Ausgangsbereiche zurückzugehen. Die Herzfrequenz (97/min=100 %) stieg nach 30 Sekunden auf 116 % an; von der 9. bis zur 30. Minute zeigte sie keine wesentlichen Veränderungen mehr. Für das Schlagvolumen (69,6 ml=100 %) fanden wir nach 3 Minuten eine mittlere maximale Steigerung auf 110 %. Systolischer und diastolischer Blutdruck sowie arterieller Mitteldruck (100,9 mm Hg=100 %) zeigten nur geringe Schwankungen. Im Gegensatz dazu stieg der rechtsatriale Druck (12,9 cm H$_2$O=100 %) 30 Sekunden nach Ende des Absaugmanövers auf 175,7 %, war nach 1 Minute bei 110,7 %, um dann nur noch geringe Schwankungen bis zur 30. Minute zu zeigen. Der Gesamtkreislaufwiderstand stieg initial auf 104,4 % an und fiel dann bis zur 11. Minute gering unter den Ausgangswert von 1409 dyn x sec x cm^{-5}.

Diskussion: Aufgrund der vorliegenden Ergebnisse kann man sagen, daß die Veränderungen der hämodynamischen Meßgrößen durch tracheobronchiales Absaugen in der Regel keine besondere Gefährdung des Patienten durch eine erhöhte Kreislaufbelastung darstellen. Dennoch darf nicht übersehen werden, daß in Einzelfällen eine Steigerung der gemessenen Parameter auf über 160 % aufgetreten ist. Besonders bei cardiopulmonalen Risikopatienten dürfte somit eine erhöhte Vorsicht und die Anwendung schonendster Absaugverfahren (2) geboten sein.

Zusammenfassung: An 10 beatmeten Patienten wurden die akuten hämodynamischen Veränderungen durch tracheobronchiales Absaugen untersucht (HZV, SV, HF, RR, p_m, RA, W_{ges}). Dabei kam es zu einer mittleren maximalen Steigerung des Herzzeitvolumens auf 115,8 %. Der rechtsatriale Druck stieg initial auf 175 % an. 9 Minuten nach Beendigung des 30 Sekunden dauernden tracheobronchialen Absaugmanövers waren keine wesentlichen Veränderungen der hämodynamischen Parameter mehr nachweisbar. Es wird empfohlen, bei cardiopulmonal vorgeschädigten Patienten Absaugmanöver nicht häufiger als fünfmal pro Stunde durchzuführen, um keine permanente Kreislaufbelastung zu provozieren.

Summary: Acute hemodynamic changes in cardiac output, heart rate, blood pressure, right atrial pressure and peripheral resistance following tracheobronchial suction have been investigated in 10 intubated patients being on respirator treatment. Cardiac output increased up to 115,8 %, whereas right atrial pressure climbed up to 175 %. 9 minutes after suction, which lasted for 30 seconds, there were no significant changes of hemodynamics. It is suggested to limit suction especially in high risk patients with cardiopulmonary problems to 5 maneuvers/h.

Literatur

1. HEINONEN, J., POPPIUS, H.: Effect of tracheobronchial suction on arterial oxygen tension. Ann. Chir. Gynaec. Fenn. 58, 27 (1969)
2. HEMPELMANN, G., HARTMANN, W., FABEL, H., LEITZ, K.H., NOLTE, W.J.: Tracheobronchiales Absaugen als Problem der Intensivbehandlung. Z. Prakt. Anästh. 6, 447 (1971)
3. ROSEN, M., HILLARD, E.K.: The effects of negative pressure during tracheal suction. Anesth. Analg. Curr. Res. 41, 50 (1962)
4. SCHMIDT, K.: Zur akuten Wirkung des endotrachealen Absaugens auf den Kreislauf und die arteriellen und hirnvenösen Blutgase. Anaesthesist 15, 130 (1966)
5. WEIGAND, K.H., MENNER, K., RAUTENBURG, H.W.: Zur Pharmakodynamik des Herzzeitvolumens im Kindesalter. DMW 32, 1302 (1971)

214. Herztätigkeit und Kreislaufreaktionen nach Ausfall zerebraler Strukturen

F. W. Schildberg, R. R. Olbrisch, H. J. Fischer und W. Isselhard

Abteilung für Experimentelle Chirurgie (Leiter: Prof. Dr. W. Isselhard) der Chirurgischen Universitätsklinik und Poliklinik Köln-Lindenthal (Direktor: Prof. Dr. G. Heberer)

Nach Ausfall zerebraler Strukturen durch intracranielle Drucksteigerung (Hirntod) sind sowohl elektrokardiographische Veränderungen als auch morphologische Herzmuskelschäden im Sinne von intramuralen Blutungen, Ödemen und Muskelfasernekrosen bekannt. Aufgrund dieser Tatsache war die Vermutung geäußert worden, daß diese Störungen für das Frühversagen von Herztransplantaten mitverantwortlich sein könnten.
Es war das Ziel unserer Untersuchungen, näheren Aufschluß über die Arbeitsweise des Herzens und über Kreislaufreaktionen nach Ausfall zerebraler Strukturen zu erhalten.

Methodik: Die Untersuchungen wurden an Kaninchen und Hunden durchgeführt. Folgende Meßgrößen wurden vor und im Stadium der kompletten, anhaltenden Hirnischämie bestimmt: Zentraler Venendruck, Herzfrequenz, linksventrikulärer Druck, dp/dt, dp/dt max/IP, mittlerer Aortendruck, Herzzeitvolumen (HZV), Thermodilutions-Methode, Schlagvolumen, Herz-Leistungs-Index, Schlagarbeit und totaler peripherer Widerstand. Die Hirnischämie wurde bei Kaninchen mit Hilfe einer auf 2 atü aufgeblasenen Halsmanschette, bei Hunden durch Injektion eines im Gefäßsystem auspolymerisierenden Kunststoffs (Methacrylat) in die A. carotis communis bds. durchgeführt.

Ergebnisse: Die Ergebnisse der Kleintierversuche gehen aus der Abb. 1 hervor. Es lassen sich im Kreislaufverhalten deutlich 2 Phasen unterscheiden. In einer ersten Phase kommt es unmittelbar nach Beginn der Hirnischämie zum deutlichen Blutdruckanstieg von 107 ± 10 mmHg auf 165 ± 25 mmHg, nach 1 Minute ist der Höhepunkt des Blutdruckanstieges bereits erreicht und in den nachfolgenden 9 Minuten tritt ein kontinuierlicher Abfall bis auf 41 ± 14 mmHg ein. Ursache des Blutdruckanstieges ist die ischämiebedingte Steigerung des totalen peripheren Widerstandes von $22 \cdot 10^3$ dyn·sec/cm^5 auf $103 \cdot 10^3 \cdot$ dyn sec/cm^5, die sich nach 10 Minuten mit $16 \cdot 10^3$ dyn·sec/cm^5 wieder normalisiert hat. In dieser ersten Phase zeigt das gleichzeitig gemessene HZV einen Abfall von 106 ± 21 ml/min/kg auf 36 ± 12 ml/min/kg, steigt mit sinkendem Druck in der zweiten Minute nach Hirnischämie vorübergehend auf 68 ml/min/kg an, um schließlich nach Ablauf von 10 Minuten seine endgültige Höhe von 45 ± 12 ml/min/ kg zu erreichen. Die zweite Phase der ischämiebedingten Kreislaufreaktion (10 bis 60 min nach Ischämiebeginn) war gekennzeichnet durch eine Konstanz der Kreislaufgrößen: Der Blutdruck hielt sich auf der Höhe von 40 mmHg. Konstant blieb auch das HVZ mit 40 bis 45 ml/min/kg. Die Herzfrequenz nahm vom Beginn der Hirnischämie progredient von 300/min auf 185/min ab. Das errechnete Schlagvolumen zeigte bereits 2 Minuten nach Beginn der Hirnischämie einen Abfall von 1, 2 ml auf 0, 75 ml und blieb für den Ablauf der Meßperiode unverändert auf dieser Höhe. Die Reduktion des Herzminutenvolumens wurde im wesentlichen durch einen Abfall der Herzfrequenz hervorgerufen, während Veränderungen des Schlagvolumens einen geringeren Anteil hatten.

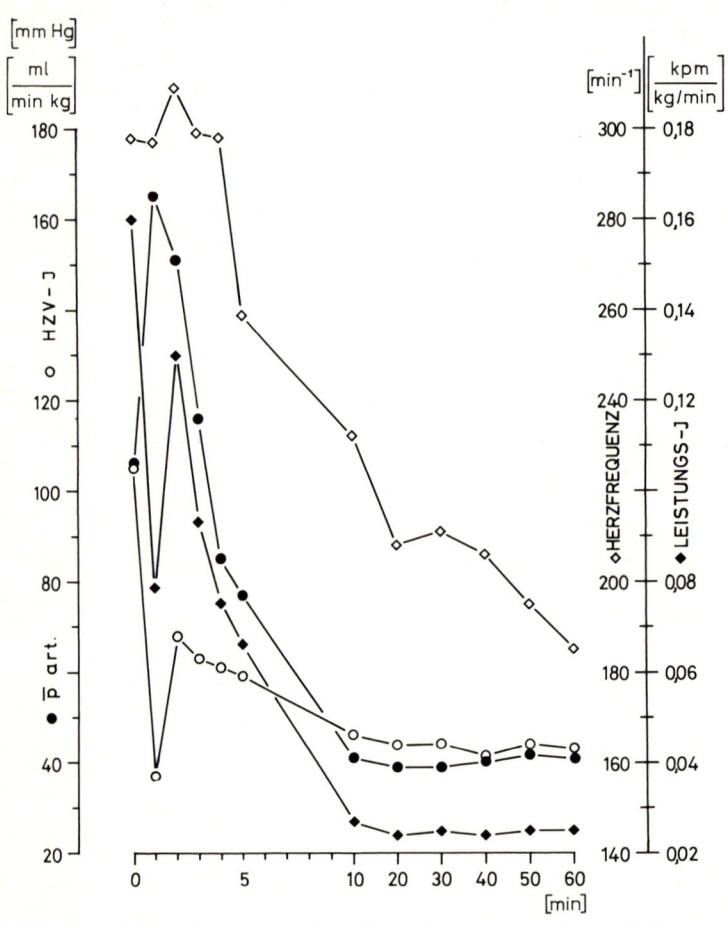

Abb. 1: Veränderungen der Herzfrequenz, des mittleren arteriellen Druckes, des HZV-Index und des Herzleistungs-Index zu verschiedenen Zeiten nach Einführung einer kompletten Hirnischämie

Die Ergebnisse konnten im Hundeversuch in wesentlichen Punkten bestätigt werden, obwohl hier der zeitliche Ablauf der Veränderungen protrahierter war und ein deutlicher Abfall der Herzfrequenz fehlte, so daß die Einschränkung des HZV ausschließlich durch eine Verringerung des Schlagvolumens um annähernd 50 % hervorgerufen wurde. Zum Ausschluß einer myokardialen Kontraktionsinsuffizienz als Ursache für die Herabsetzung der Herzleistung um durchschnittlich 85 % wurden die Tiere im Stadium der Hirnischämie einer Druckbelastung (Angiotensin II-Infusion, 3 μg/kg) unterzogen, wobei es zu einer Normalisierung der Druckwerte und einem Anstieg des HZV kam, welches jedoch den Ausgangswert nicht erreichte. Erst unter Expansion des extravasalen Volumens konnten HZV registriert werden, die den Ausgangswert überschritten. Es war damit erwiesen, daß die erhebliche Reduktion der Flußvolumina durch mangelnden venösen Rückfluß bei Sequestration des Blutes in der erweiterten Gefäßperipherie hervorgerufen war.

Die Bestimmung intraventrikulärer Drucke und der Druckanstiegsgeschwindigkeit zeigte, daß im Stadium der Hirnischämie die Kontraktilität des Myokard signifikant herabgesetzt war. So verminderte sich der Quotient dp/dt max/IP von $42,1 \pm 9,4$ auf $30,1 \pm 5,8$. Gleichzeitig verlängerte sich die Zeitspanne vom Beginn der Kontraktion bis zum Zeitpunkt von dp/dt max von $45,6 \pm 6,7$ auf $50,8 \pm 4,8$ msec. Inwieweit die Verschlechterung der Kontraktilität Ausdruck einer funktionellen Schädigung des Herzens im hirntoten Organismus oder ausschließlich Folge mangelnder sympatischer Impulse ist, kann z. Zt. noch nicht eindeutig entschieden werden.

Zusammenfassung: Im hirntoten Organismus tritt eine Umstellung der Kreislauffunktion ein, die durch Hypotonie, Bradycardie und Reduktion des HZV charakterisiert ist. Gleichzeitig ist die myocardiale Kontraktilität herabgesetzt. Die diesen Veränderungen zugrunde liegenden Ursachen werden diskutiert.

Summary: In brain death, alterations of the circulation may be characterized by hypotension, bradycardia, and reduction of cardiac output. Myocardial contractility is depressed. The basic mechanisms of these alterations are discussed.

Forum 1973
beim 90. deutschen Chirurgenkongreß in München vom 30. 5. bis 2. 6. 73

Laut Präsidiumsbeschluß vom 22. 1. 1972 wird auch im kommenden Jahr genügend Zeit und Raum für freie Vorträge (8 Minuten) geboten, um Arbeiten aus der experimentellen und klinischen Forschung zu diskutieren. Die Sammeltitel der Spezialsitzungen können sich je nach Bedarf auf Schock und Trauma, prae- und postoperative Behandlung, Lunge, Herz, Magen und Darm, Leber und Pankreas, Niere, Gefäße, Knochen, Transplantation, endokrine Organe etc. verteilen. Auch Beiträge von Nicht-Chirurgen sind zur Pflege wichtiger interdisziplinärer Kontakte erwünscht. Die Verhandlungssprache ist deutsch, jedoch sind auch Vorträge in englisch möglich.

Um vor allem dem chirurgischen Nachwuchs Gelegenheit zu geben, sich rechtzeitig auf diesen Meinungsaustausch vorzubereiten, werden die folgenden

Bedingungen für die Anmeldung

schon jetzt mitgeteilt:

1. Für die Anmeldung ist ein Abstrakt in 6-facher Ausfertigung bis spätestens zum 12. November 1972 an die Forum-Kommission der Deutschen Gesellschaft für Chirurgie

    Sekretariat „Chirurgisches Forum"
    Chirurgische Universitätsklinik
    6900 Heidelberg

    einzusenden.

2. Der Abstrakt soll ausschließlich objektive harte Fakten, Ergebnisse und Zahlen der durchgeführten Untersuchungen oder Experimente bringen. Ausführliche Einleitungen, historische Daten oder Literaturübersichten sind überflüssig und erschweren nur eine faire und sachliche Beurteilung durch die Forum-Kommission.

3. Der komplette Abstrakt einschl. Titel, Namen der Autoren und Angabe der Klinik soll maximal 2 Seiten (doppelzeilig geschrieben mit 4 cm Rand) nicht überschreiten.

4. Die Beiträge können durch die Autoren selbst durch einen besonderen Vermerk für eine der oben zitierten Forumssitzungen vorgeschlagen werden.

5. Die Forum-Kommission wird in der letzten Novemberwoche tagen und über die Annahme entscheiden.

6. Die Autoren der angenommenen Beiträge werden bis zum 1. Dezember 1972 verständigt. Von ihnen muß dann das *endgültige Manuskript* in doppelter Ausfertigung bis zum 15. Januar 1973 an das Forum-Sekretariat der Deutschen Gesellschaft für Chirurgie in der Chirurgischen Universitätsklinik Heidelberg eingesandt werden.

7. Die endgültige Fassung soll wieder in einem eigenen zitierfähigen Forum-Band als Supplement des Langenbecks Archiv zum nächsten Kongreß gedruckt vorliegen. Sie darf den Umfang von insgesamt 3 Schreibmaschinenseiten DIN A 4 mit je 35 Zeilen bei 1 1/2-zeiliger Schaltung nicht überschreiten.

8. Alle Manuskripte müssen eine klare Gliederung mit Zielsetzung, Methodik, Ergebnissen und einer Zusammenfassung *(deutsch* und *englisch)* sichtbar aufscheinen lassen.

9. Die Bibliographie soll 5 Zitate nicht überschreiten.

10. Zusätzlich zu den 3 Manuskriptseiten ist die Wiedergabe von 2 Schwarzweiß-Abbildungen (vorzugsweise schematische Strichabbildungen oder Halbtonbilder) und 2 Tabellen möglich. Die Originalzeichnungen werden in tiefschwarzer Tusche in etwa doppelter Endgröße mit einer Kopie erbeten. Die Beschriftungen sollen entsprechend 4 mm hoch sein. Fotos müssen als rechtwinklig beschnittene *kontrastreiche* Hochglanzkopien eingereicht werden. Der zur Verfügung stehende Satzspiegel ist 12,0 cm breit und 19,5 cm hoch. Für jede Abbildung und Tabelle wird eine kurze prägnante Erklärung auf besonderem Blatt erbeten.
Von jedem Beitrag werden 40 Sonderdrucke kostenlos geliefert.

11. Manuskripte, die bis zum 15. Januar 1973 nicht eingegangen sind, können im Forumband nicht berücksichtigt werden und schließen eine Aufnahme im endgültigen Kongreß-Programm aus.

12. Da aus Zeitgründen Korrekturen an die Autoren nicht verschickt werden können, ist die sorgfältige Beachtung der redaktionellen Vorschriften dringlich. Bei Nichtbeachtung muß sich die Schriftleitung redaktionelle Änderungen im Rahmen der gegebenen Vorschriften vorbehalten.

Forum-Kommission der Deutschen Gesellschaft für Chirurgie
gez. F. Linder – Heidelberg